의학용어집
6판 적용

쉽게 배우는

제4판

필수 약리학

저자 박정숙 · 신환호 · 이미호 · 정은선 외

PHARMACOLOGY

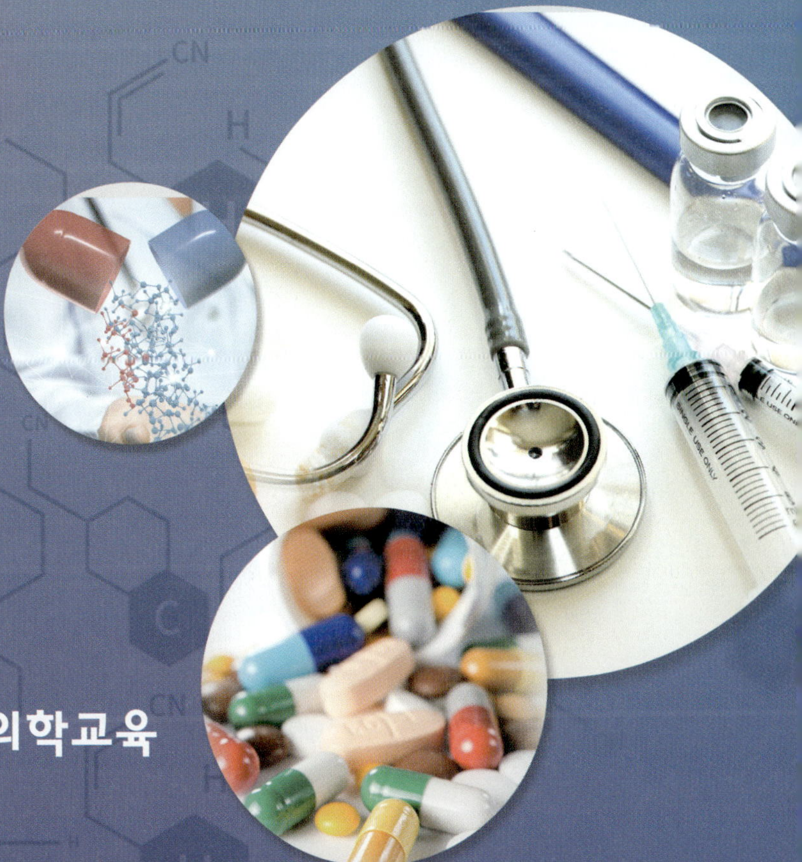

의학교육

머리말

병원에서 진찰을 받으면 대부분의 경우 약이 처방될 정도로 현대 의료에서는 약물요법이 매우 중요한 위치를 차지한다. 따라서 약리학은 보건의료인을 목표로 하는 학생이라면 반드시 들어야 하며 또 보건의료인 국가시험에도 문제가 출제되기 때문에 기본적으로 학습해야 하는 과목이다. 이처럼 약리학의 중요성은 이해하지만, 약리학을 어려워하는 학생들이 많은 것도 사실이다. 그 이유로 약의 이름을 외우기가 어렵다는 점을 들 수 있다. 현재 매년 약 3,000~5,000종류의 신약이 개발되어 식품의약품안전처의 허가를 기다리고 있고, 병상수 400 정도의 종합병원 한 곳에서 사용되는 약만 해도 1,200~1,300종류에 이른다고 한다. 이 많은 약물의 이름을 모두 외우기란 불가능에 가깝다.

하지만 일반적으로 내과 치료의 90% 이상에서 100종류의 약이 처방되는 사실을 감안할 때 임상 현장에서 빈번히 사용되고 또 국가시험에 자주 출제되는 약을 중심으로 학습한다면 한결 수월하게 약리학에 접근할 수 있으리라 본다.

이 책은 이러한 점에 중점을 두어 최대한 쉽게 이해하고 암기할 수 있도록 구성하였다.

① 임상현장에서 많은 쓰이는 약물 위주로 다루는 약의 수를 최대한 줄였다.
② 그림과 표를 활용하여 간결하게 설명하였다.
③ 본문 외에 memo와 column을 통해 학습에 보충이 될 만한 설명을 추가하였다.
④ 학습한 내용을 다시 확인해볼 수 있도록 각 챕터 끝에 연습문제를 실었다.
⑤ 임상실습에 도움이 되도록 약의 성분명 옆에 영어를 병기하였다.
⑥ 의학용어는 대한의사협회 의학용어위원회에서 발간한 「의학용어집 6판」을 반영함으로써 최신 기준에 발맞추어 학습할 수 있도록 하였다.

이 책은 보건의료인이나 보건의료인이 되려고 노력하는 학생 모두를 위한 책이다. 머릿속에만 담아두지 말고 현장에서 적극적으로 활용하여 많은 생명을 구하는 데 쓰기를 바란다. 끝으로 이 책이 출판되기까지 많은 도움을 주신 의학교육 출판사 대표님 이하 편집부 여러분께 깊은 감사를 드린다.

저자 일동

Contents

Chapter 01 약리학의 기초지식

Chapter 02 말초신경계통 작용제

Chapter 03 중추신경계통 작용제

Chapter 04 오타코이드 · 항알레르기제

Chapter 05 심장혈관계통 작용제

Chapter 06 혈액조혈계통 작용제

Chapter 07 호흡계통 작용제

Chapter 08 소화계통 작용제

Chapter 09 생식계통 작용제

Chapter 10 물질대사 작용제

Chapter 11 항감염병제

Reference/Index 참고문헌/찾아보기

Chapter 01

약리학의 기초지식

1. 약리학의 개요
2. 약물의 작용 ························· 약리작용의 분류/약물수용체
3. 약물 효과에 영향을 미치는 요인 ······ 약물의 용량/연령 · 성별
   임부에 대한 약물투여
   신체상태에 따른 영향
   심리적인 영향/약물의 상호작용
   내성 및 교차내성/약물의존
   약물알레르기/유전적 인자
4. 약물의 적용방법
5. 약물의 체내동태 ························· 흡수/분포/대사/배설
   생물학적 반감기
   치료약물농도감시
   연령에 따른 약물동태의 변화
6. 약물의 부작용
7. 처방전과 의약품의 제형 ················· 처방전/의약품의 제형
8. 약물의 취급과 계량 ························· 약물의 보관/계량
   복약지도/고위험약물
9. 신약과 후발의약품 ························· 비임상시험/임상시험
   후발의약품

01 약리학의 개요

약리학(pharmacology)은 약물과 생체와의 상호작용을 연구하는 학문(그림 1-1)으로 약역학, 약물동태학, 임상약리학, 중독학으로 크게 분류된다(그림 1-2).

약물(drug)이란 생체에 어떠한 영향을 미치는 모든 화학물질을 말한다. 그중에서 질병 치료에 유용한 것을 의약품 또는 단순히 약물이라고 하며, 생체에 유해한 작용을 나타내는 것을 독물이라고 한다. 그러나 이 두 가지는 사용하는 용량 등에 따라 유익하게 작용하기도 하고 유해하게 작용하기도 하기 때문에 명확하게 구별하기 어렵다.

약물의 명칭은 화학명(chemical name), 일반명(generic name), 상품명(proprietary name)으로 분류해서 사용하며(그림 1-3), 약물치료는 약물의 사용 목적에 따라 원인, 대증, 예방 및 보충요법으로 분류할 수 있다(그림 1-4).

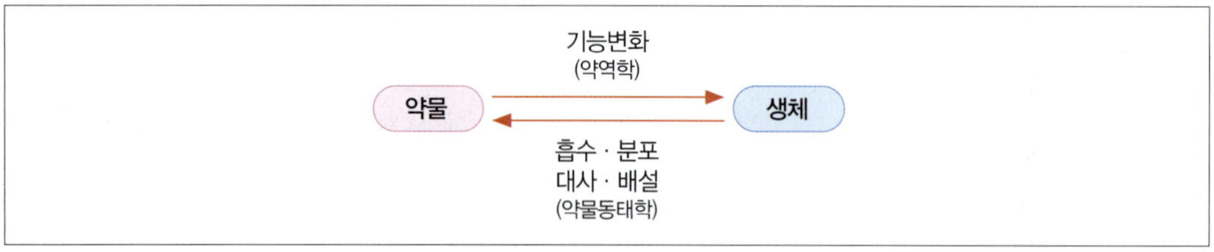

그림 1-1 약리학의 성립

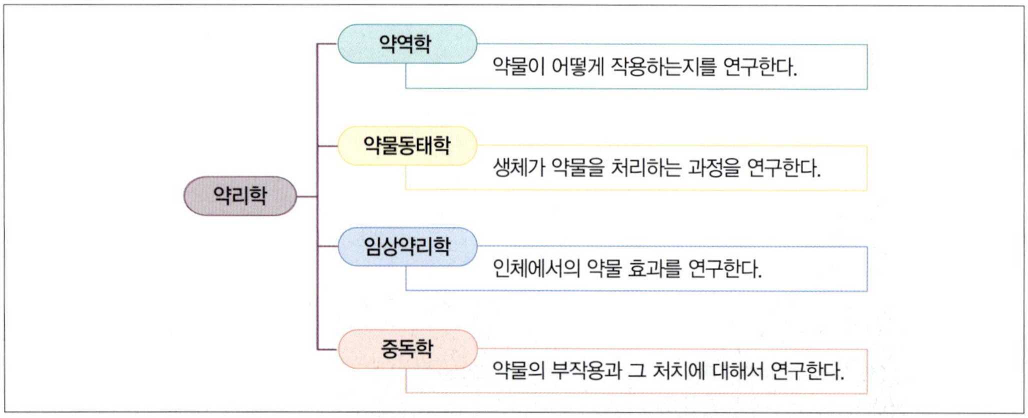

그림 1-2 약리학의 분류

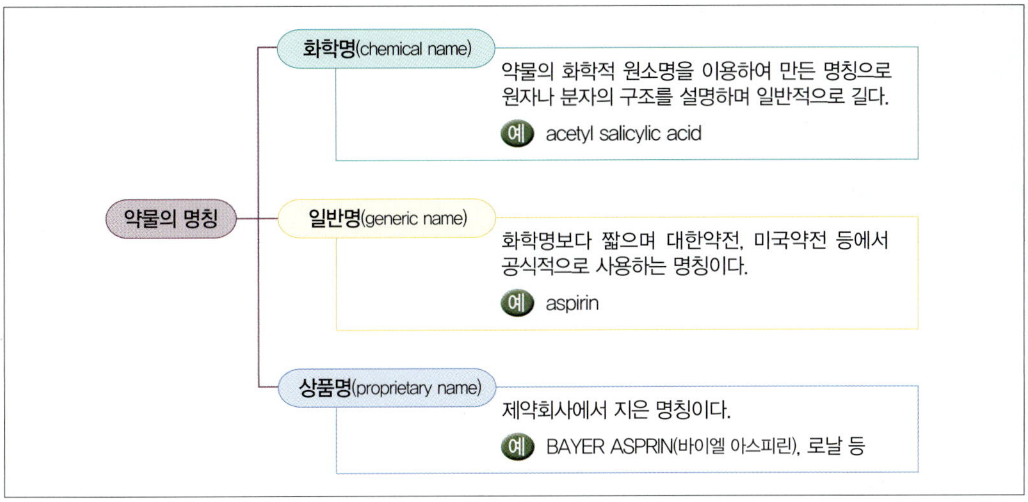

그림 1-3 약물의 명칭

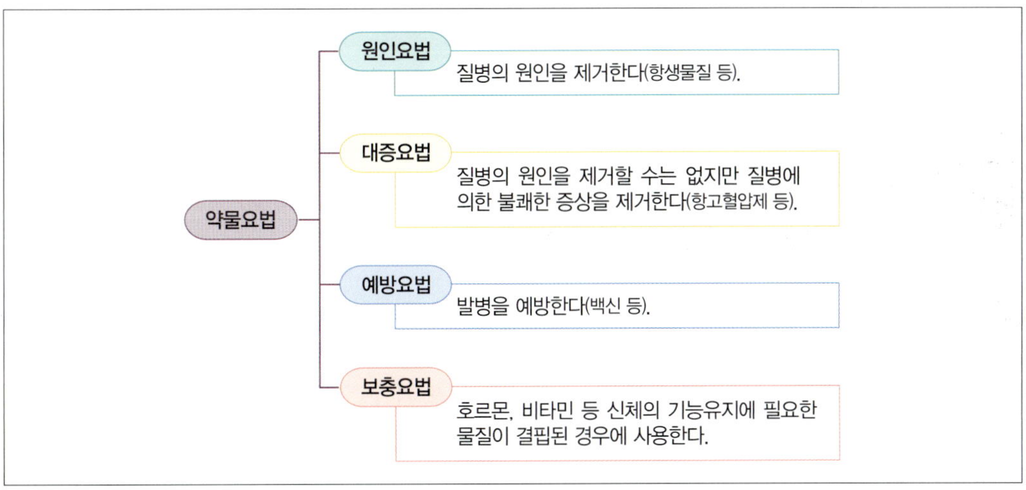

그림 1-4 약물요법의 종류

Memo

약물의 재료

- **생약** : 동 · 식물의 성분 또는 분비물 등을 간단하게 가공한 것을 말한다.
  예 아편분말(진통작용), 세네가(거담작용), 현초(정장작용) 등

- **유효성분** : 동 · 식물 등에서 질병 치료에 도움이 되는 성분만 추출한 것을 말한다.
  예 모르핀(양귀비의 미숙 과피에서 채취한 아편에서 추출), 레세르핀(인도사목에서 추출), 인슐린(동물의 췌장에서 추출) 등

- **합성품** : 화학적으로 합성되는 것으로 대부분의 약물 합성약이다.
  예 아스피린, 설파제, 클로르프로마진 등

- **유전자공학 이용** : 미생물과 세포 등의 생물체가 가진 능력과 유전자공학 기술을 접합시켜 안전성이 높은 약물이 만들어지고 있으며 앞으로 점점 더 증가할 것이다.
  예 인슐린, 적혈구형성호르몬, 인터페론 등

Column

약의 역사는 길지만 약리학의 역사는 짧다

인류가 언제부터 약을 사용하기 시작하였는지는 정확하지 않지만 기원전 3000년경 티그리스 유프라테스 강 유역에 세계 최초의 문명을 이룩한 슈메르인이 남긴 점토판에는 이미 산양, 벼, 서양배 등 약 10종류의 약을 사용하였다는 기록이 있다. 또 기원전 2500년경의 고대 이집트에서는 700종 이상의 약과 약 800종의 처방을 사용하였다는 기록이 남아 있다. 이와 같이 약의 역사는 인류의 역사만큼이나 길다.

그러나 이들 약의 사용은 경험과 전승을 토대로 한 것으로 실험 등의 과학적 근거에 따라 약의 작용이 연구되고 사용된 것은 19세기 이후로, 1883년 오스발트 슈미데베르크(Oswald Schmiedeberg)가 실험을 토대로 약의 작용을 검토하고 그 성과를 정리해서 출판한 책 중에 약리학이라는 단어가 처음 사용되었다. 따라서 약리학의 역사는 140년 정도밖에 되지 않았으며, 오스발트 슈미데베르크는 근대 약리학의 아버지라고 불린다.

현재 의료 현장에서 사용되고 있는 약의 약 95%는 1940년 이후에 개발되었거나 발견된 것으로, 실제로 사용되는 약에 대한 약리학은 80년 정도의 역사밖에 되지 않는다.

02 약물의 작용

1. 약리작용의 분류

약리작용(pharmacological action)은 기능면, 작용부위, 작용의 중점성, 치료면 및 작용발현 순서의 차이에 따라 분류할 수 있다.

1) 기능면

생리기능을 상승(촉진, 증가)시키는 작용을 **흥분작용**, 저하(억제, 저지)시키는 작용을 **억제작용**이라고 한다.

예 심장 흥분작용 : 에피네프린(epinephrine; = 아드레날린)
심장 억제작용 : 아세틸콜린(acetylcholine)

2) 작용부위

국소마취제, 동공확대제 등과 같이 적용부위에만 작용이 나타나는 것을 **국소작용**, 약물이 흡수되어 혈류를 통해서 몸 전체에 작용이 나타나는 것을 **전신작용**이라고 한다.

3) 작용의 중점성

약물이 특정 기관, 병원성미생물, 종양세포 등에 작용하는 경우를 **선택작용**, 생체의 세포 전체에 작용하는 경우를 **비선택작용** 또는 **일반작용**이라고 한다.

예 선택작용 : 자율신경작용제(autonomic drug), 강심제(cardiotonic agent), 항생제(antibiotic) 등
비선택작용 : 소독제(disinfectant), 전신마취제(general anesthetic), 퀴닌(quinine) 등

4) 치료면

목적에 부합되는 작용을 **주작용**, 치료 목적과 관계없이 치료에 오히려 불필요한 작용을 **부작용** 또는 **유해작용**이라고 한다. 약물에는 다양한 작용이 있어 상용량이라도 주작용에 숨겨진 부작용이 있다는 점에 주의해야 한다.

예 주작용 : 모르핀(morphine)의 진통작용
부작용 : 모르핀의 호흡억제작용

5) 작용발현 순서

생체에 대한 직접적인 작용을 **직접(일차)작용**, 직접작용의 결과 발생하는 작용을 **간접(이차)작용**이라고 한다. 또한 작용이 나타나는 시간에 따라 약물 투여 후 즉시 반응이 나타나는 **속효성 작용**과 반응이 나타나는 데 시간이 걸리는 **지효성 작용**이 있다. 속효성 작용은 지속시간이 짧고(**일과성 작용**), 지효성 작용은 지속시간이 길다(**지속성 작용**)(그림 1–5).

예
- 직접작용 : 디기탈리스(digitalis) 제제의 강심작용
- 간접작용 : 디기탈리스 제제의 이뇨작용(강심작용에 의해 순환상태가 개선된 결과)

- 속효성 작용 : 나이트로글리세린(nitroglycerin), 마취제(anesthetic), 에피네프린(epinephrine) 등
- 지효성 작용 : 디곡신(digoxin), 레세르핀(reserpine) 등

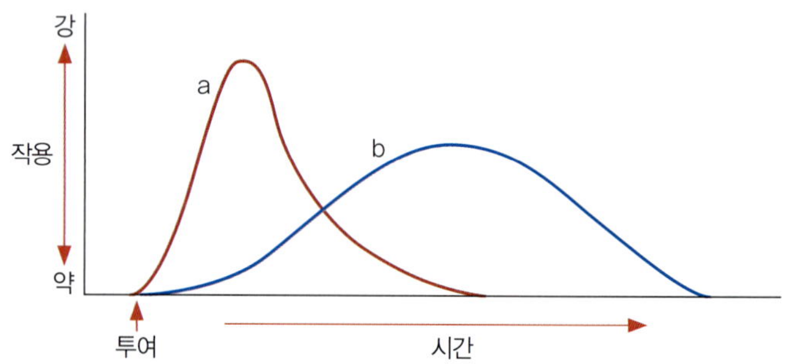

속효성이고 일과성인 약물(a)과 지효성이고 지속성인 약물(b)의 작용을 나타낸다.

그림 1–5 작용발현 순서에 따른 약리작용

2. 약물수용체(drug receptor)

많은 약물은 생체 내의 특정 수용체인 **약물수용체**와 결합해서 약리작용을 나타낸다. 약물수용체란 신경전달물질이나 호르몬, 오타코이드(autacoid) 등이 결합하는 부위로 생체에 본래 존재하는 구조물이다(그림 1–6). 최근 이들 수용체의 구조와 약물이 수용체와 결합한 후 세포 안이 어떻게 변하는지가 상당히 해명되었다.

약물수용체에는 세포막 표면에 존재하는 것과 세포 내(핵 내)에 존재하는 것이 있다. 세포막 표면에 존재하는 세포막수용체는 그 구조에 따라 ①이온통로형 수용체, ②G단백질결합형 수용체, ③효소결합형 수용체의 3종류로 분류된다.

세포막수용체의 과반수는 G단백질결합형 수용체에 속하는데, 전달기로서의 역할을 G단백질이 담당한다(그림 1-7).

약리작용을 나타내는 물질은 크게 2가지로 분류할 수 있다(그림 1-8).

① **작용제**(agonist) : 어떤 수용체에 결합해서 고유의 생리반응을 일으키는 물질이다.

② **대항제**(antagonist) : 어떤 수용체에 결합하지만 생리반응을 일으키지 않는 물질이다.

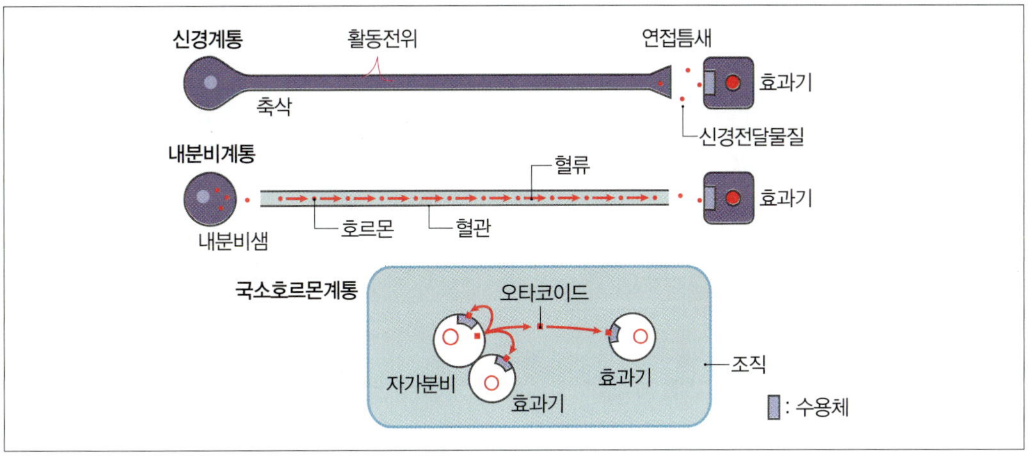

그림 1-6 약물수용체

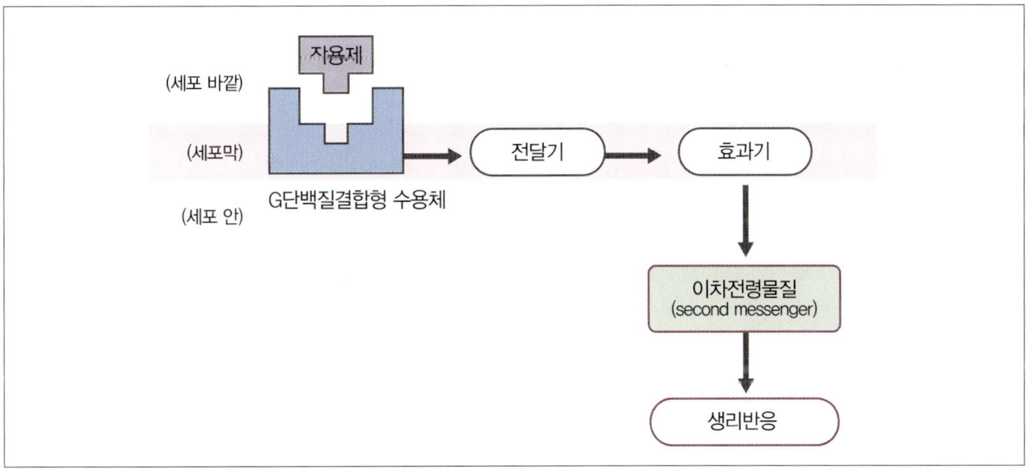

그림 1-7 작용제가 G단백질결합형 수용체와 결합해서 생리반응이 일어나는 과정

Memo

오타코이드(autacoid)

체내에서 생산되는 미량의 생리 및 약리 작용을 나타내는 생리활성물질 중 호르몬과 신경전달물질을 제외한 것을 말한다. 히스타민(histamine), 세로토닌(serotonin), 프로스타글랜딘(prostaglandin), 안지오텐신(angiotensin), 브라디키닌(bradykinin) 등이 있다. 자세한 내용은 Chapter 04를 참조하기 바란다.

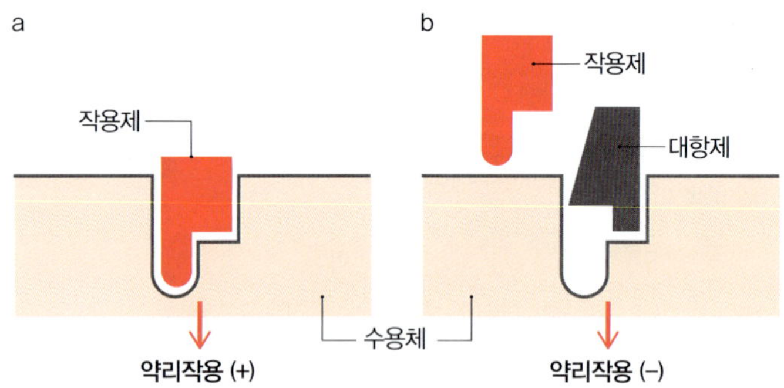

작용제는 수용체와 결합해서 약리작용을 나타내지만(a), 대항제가 수용체와 결합하면 작용제는 수용체와 결합할 수 없기 때문에 약리작용을 나타낼 수 없다(b).

그림 1-8 작용제와 대항제의 관계

대항제가 수용체와 결합해 있는 동안에는 작용제가 해당 수용체와 결합하지 못한다. 즉, 대항제는 작용제의 작용을 억제할 수 있다. 또한 생리적으로 기능하는 활성물질의 작용을 차단하고 생리기능을 변화시키는 작용도 있다. 예를 들어 생리적으로는 교감신경에서 분비되는 노르에피네프린(노르아드레날린)이 혈관의 α_1수용체에 작용하여 혈관을 수축시킴으로써 혈압이 일정 수준으로 유지된다. 그러나 α_1차단제(α_1수용체대항제)를 적용하면 노르에피네프린의 작용이 차단되어 혈압이 떨어진다.

Memo

약물수용체

① **이온통로형 수용체** : 특정 이온을 통과시키는 부분을 가진 수용체로, 아세틸콜린 · 니코틴수용체, $GABA_A$수용체 등이 여기에 해당한다.

② **G단백질결합형 수용체** : G단백질(GTP 결합단백질)을 통해 효과기에 정보를 전달하고 세포 내에서 이차전령물질의 양을 변화시키는 수용체로, 에피네프린수용체 등의 여러 종류가 여기에 해당한다.

③ **효소결합형 수용체** : 세포 밖에는 약물 결합부위, 세포 내에는 타이로신 인산화효소(tyrosine kinase), 세린/트레오닌 인산화효소(serine/threonine kinase) 등의 효소활성을 가진 수용체로, 인슐린 수용체 등이 여기에 해당한다.

④ **핵 내 수용체** : 약물이 세포 안으로 들어와 세포 내에 있는 수용체와 결합체를 형성한 후 핵 안으로 이동하는 유형의 수용체이다. 부신피질호르몬인 당질부신피질호르몬수용체, 갑상샘호르몬수용체 등이 여기에 해당한다.

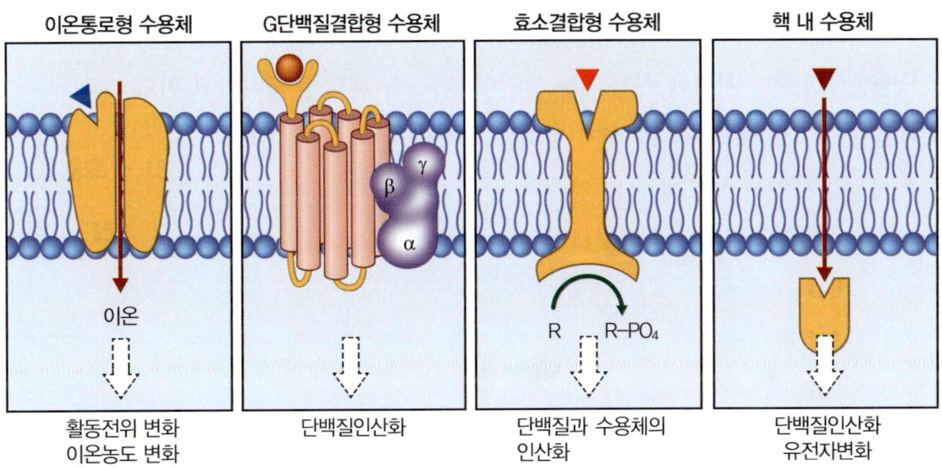

03 약물 효과에 영향을 미치는 요인

1. 약물의 용량

1) 투여량

약물의 사용량은 다음과 같이 분류할 수 있다(그림 1-9).

- 최소유효량 : 치료 효과를 나타내는 최소의 양이다.
- 약용량(치료량) : 치료에 사용되는 성인의 양으로, 흔히 용량이라고 한다.
- 무효량 : 치료 효과를 나타내지 못하는 양이다.
- 치사량 : 사망에 이르게 하는 양이다.
- 중독량 : 생체에 중독 증상을 나타내는 양이다.

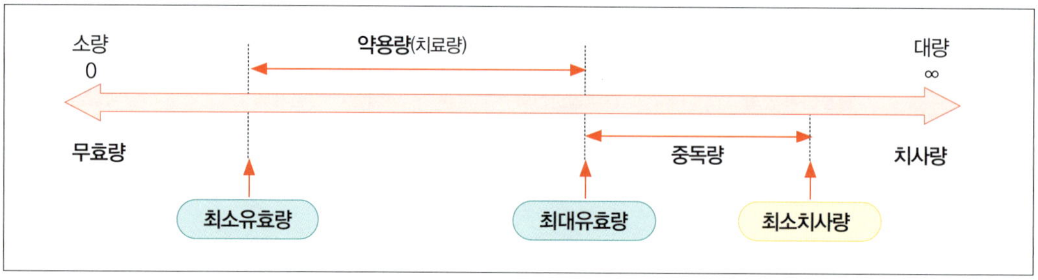

그림 1-9 약물의 사용량

2) 중간유효용량(ED50) · 중간치사용량(LD50)

가로축에 용량, 세로축에 유효율 또는 사망률을 나타내면 그림 1-10과 같이 각각의 약물에 특유한 용량 반응곡선(dose response curve)을 얻을 수 있다.

같은 무리의 동물에서 50%가 효과를 나타내는 양을 중간유효용량(median effective dose, ED_{50})이라고 하고, 50%가 사망하게 하는 양을 중간치사용량(median lethal dose, LD_{50})이라고 한다.

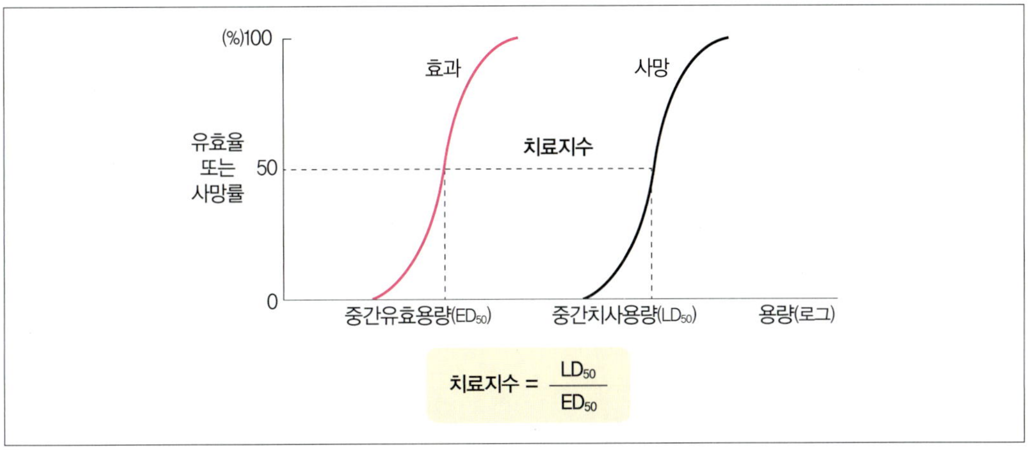

그림 1-10 **용량반응곡선**

3) 치료지수(therapeutic index)

LD_{50}을 ED_{50}으로 나눈 값(LD_{50}/ED_{50})을 **치료지수**라고 한다(그림 1-10). 수치가 클수록 ED_{50}과 LD_{50} 사이가 멀어지기 때문에 치료에 사용하는 양으로 사망하는 일이 거의 없어 결국 안전하다는 말이 된다. 그러나 이것은 어디까지나 동물실험의 결과이며, 용량반응곡선의 기울기를 고려하지 않았기 때문에 안전성의 일차적인 기준으로 생각하는 것이 좋다.

2. 연령 · 성별

신생아와 노인은 생리 · 생화학적 변화에 동반해서 약물동태나 약역학적 작용이 다르게 나타난다. 영유아는 디기탈리스(digitalis)에 감수성이 낮고 노인은 모르핀(morphine) 등의 중추신경억제제에 감수성이 높다.

성별에서는 일반적으로 여성이 남성보다 감수성이 높다.

[소아의 약용량]

소아는 성인의 축소판이 아니며 여러 가지 점에서 성인과 다르다. 따라서 소아의 약용량 산출법은 **연령**, **체중**, **체표면적**을 토대로 다양하게 연구되고 있다(표 1-1).

예전부터 연령을 토대로 한 수식인 **영식**(young formula)이 대표적으로 사용되어 왔으나 산출 결과가 실제 유효량보다 적다는 문제점이 지적되어 최근에는 체표면적비로 산출하는 것이 합리적이라고 보고 있다. 체표면적법에 근사한 약용량을 투여하는 계산식인 **아우구스버거식**이나 체표면적법에 기초한 간단한 **하르나크 표**도 있다.

표 1-1 소아의 약용량 산출법

영식	$\frac{\text{연령}}{\text{연령} + 12} \times$성인 약용량							
아우구스버거식	$\frac{4 \times \text{연령} + 20}{100} \times$성인 약용량							
하르나크 표	연령(나이)	1/4	1/2	1	3	7.5	12	성인
	소아 약용량(성인 약용량에 대한 비율)	1/6	1/5	1/4	1/3	1/2	2/3	1

3. 임부에 대한 약물투여

임부와 태아 사이에는 태반장벽(placental barrier)이 있어 임부가 복용한 약물이 모두 태아에게 가지는 않는다. 이 장벽을 통과해서 태아에게 가기 쉬운 것은 지용성 약물, 비이온화 약물, 분자량이 작은 약물이다.

다만, 이 장벽의 능력은 약해서 임부에게 투여된 약물 대부분이 태아에게 간다고 보면 된다. 또한 태아의 혈액뇌장벽(blood brain barrier, BBB)은 아직 발달되지 않았기 때문에 태반장벽을 통과한 약물 대부분은 뇌로 간다.

태아에게 영향을 미치는 주요 약물을 정리하면 표 1-2와 같다. 또 태아에게 미치는 약물의 영향은 임신 주수에 따라 다르다.

① 수정 전~임신 3주 말 : 출생 시 기형이 적다.

② 임신 4~7주 말(기관형성기) : 기형유발성의 절대민감기이다.

③ 임신 8~15주 말(생식기 분화, 입천장 폐쇄) : 부신피질스테로이드(adrenocortical steroid) 투여에 주의해야 한다.

④ 임신 16주 이후(기관형성 종료) : 약물을 지속적으로 투여하면 태아의 발달지연이 발생한다.

이 시기에 문제가 되는 중요한 태아독성은 다음과 같다.

① 비스테로이드소염제(nonsteroidal antiinflammatory drug, NSAID) : 양수과다 · 동맥관 조기폐쇄

② 안지오텐신전환효소억제제(angiotensin converting enzyme inhibitor, ACEI) : 신부전

③ 정신이완제(psycholeptic) : 진정작용

표 1-2 태아에게 영향을 미치는 주요 약물

약물	분류	영향
인도메타신(indomethacin)	항염증제	기형유발성
클로로프로마진(chlorpromazine)	항정신병제	기형유발성
설파제(sulfa drug)	화학요법제	핵황달(고빌리루빈혈증)
티아마졸(thiamazole)	항갑상샘제	영아의 갑상샘기능저하
테트라사이클린(tetracycline)	항생물질	태아 · 신생아의 이, 뼈 발육부전
나이페디핀(nifedipine)	항협심증제	기형유발성
모르핀(morphine)	진통제	신생아 호흡억제
와파린(warfarin)	항응혈제	신생아 출혈경향

4. 신체상태에 따른 영향

약물은 건강한 사람보다 환자에게 강력하게 작용하는 경우가 많다. 예를 들어 해열제(antipyretic)는 건강한 사람에게 투여하면 거의 효과가 없지만, 열이 있는 환자에게 투여하면 열이 내려간다. 또한 소화궤양이 있는 환자는 인도메타신(indomethacin)과 같은 비스테로이드소염제를 복용하면 궤양이 악화된다.

5. 심리적인 영향

약물의 효과는 환자의 심리상태에 크게 영향을 받는다. 의학적 상식으로 볼 때 약리작용이 전혀 없는 **위약**(헛약, placebo; 녹말, 젖당, 생리식염수 등)을 진짜 약인 것처럼 사용하면 조건에 따라서는 치료 효과가 나타나는데(그림 1-11) 이를 **위약효과**(placebo effect)라고 한다.

반대로 효과적인 약물이 심리적 영향 때문에 그 효과가 감소되는 경우도 있는데 이 또한 위약효과라고 할 수 있다. 임상에서는 약물의 실제 효과와 위약효과, 그리고 질환의 자연적 변화가 합쳐져 약물 효과로서 나타난다. 이 위약효과는 약물뿐만 아니라 외과치료나 물리치료에서도 나타난다.

약물 효과 = 실제 효과 + 위약효과 + 질환의 자연적 변화

그림 1-11 약물 효과

Memo

약의 개발 – 이중맹검법(double blind test)

동물실험에서 유효성과 안전성이 확인된 약은 사람을 대상으로 임상시험을 실시하는데, 이때 위약효과가 섞이는 것을 막기 위해 이중맹검법을 이용하여 약효를 평가한다. 이중맹검법이란 평가 대상약과 위약을 피험자에게 무작위로 투여하고, 어느 쪽이 평가 대상약인지를 피험자와 약효를 판정하는 의사 모두에게 알리지 않는다. 피험자와 의사의 눈을 모두 가린 상태에서 약에 대해 약효를 판정하는 방법이라고 해서 이중맹검법이라고 불린다.

6. 약물의 상호작용

2종류 이상의 약물을 동시에 사용하면 약역학적 상호작용이나 약물동태학적 상호작용이 나타나는 경우가 있다. 전자는 작용부위에서 발생하는 작용을 말하고, 후자는 흡수, 분포, 대사, 배설 과정에서 발생하는 작용을 말한다. 그 밖에도 물리화학적 상호작용이나 음식물 및 기호품과의 상호작용도 있다.

임상에서 좋지 않은 결과를 초래하는 약물 간의 상호작용과, 약물과 음식물 · 기호품의 상호작용을 정리하면 각각 표 1–3, 1–4와 같다.

1) 협력작용

약물을 함께 사용할 때 작용이 증가되는 것을 말하는데, 효과 강화와 부작용 경감을 기대할 수 있다. 협력작용에는 **상가작용**과 **상승작용**이 있다(그림 1–12).

① 상가작용(additive interaction) : 작용점과 작용기전이 같은 계열의 약물을 함께 사용하는 경우로, 약물의 작용이 합쳐져서 나타난다.

예 에터(ether)와 아산화질소(nitrous oxide)에 의한 마취, 히스타민(histamine)과 아세틸콜린(acetylcholine)에 의한 혈압강하 등

② 상승작용(synergistic action) : 작용점과 작용기전이 다른 계열의 약물을 함께 사용하는 경우로, 약물의 작용이 합쳐진 것보다 강하게 나타난다.

예 해열제와 수면제 또는 카페인 등의 사용

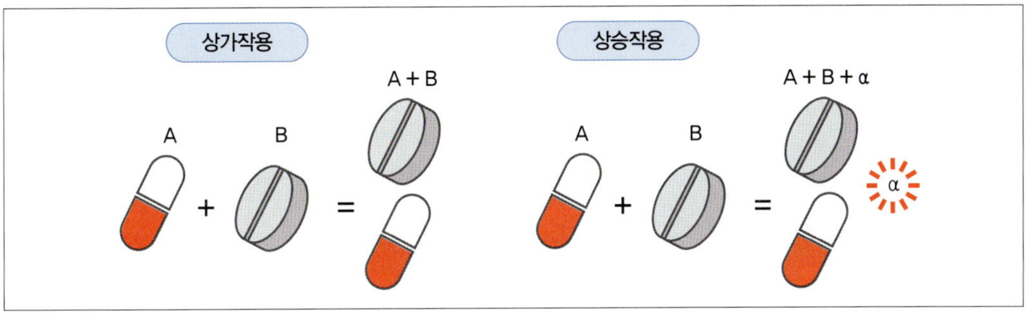

그림 1-12 상가작용과 상승작용의 차이

2) 대항작용(길항작용)

약물을 함께 사용함으로써 그 작용이 감소되거나 소실되는 것을 말하는데, 중독을 치료하거나 부작용을 줄이는 데 응용된다. 대항작용에는 약리학적 대항작용, 기능적 대항작용, 물리화학적 대항작용이 있다(그림 1-13).

① 약리학적 대항작용 : 공통의 작용점(수용체)에서 일어나는 대항작용이다.

예 히스타민과 다이펜하이드라민(diphenhydramine)이나 시메티딘(cimetidine), 에피네프린(아드레날린)과 프로프라놀롤(propranolol) 또는 프라조신(prazosin) 등

② 기능적 대항작용 : 작용점이 다른 2가지 약물의 작용이 반대방향에 있어서 일어나는 대항작용이다.

예 모르핀과 중추흥분제, 에피네프린의 혈압상승과 히스타민의 혈압강하 등

③ 물리화학적 대항작용 : 중화반응, 복합체 형성, 킬레이트 형성 등 화학반응에 의한 대항작용을 말하며, 중독 치료에 많이 응용된다.

예 산과 알칼리, 수은과 다이머카프롤(dimercaprol, BAL), 납과 EDTA(ethylenediamintetraacetic acid), 유기인제 중독과 PAM(pyridine aldoxime methiodide) 등

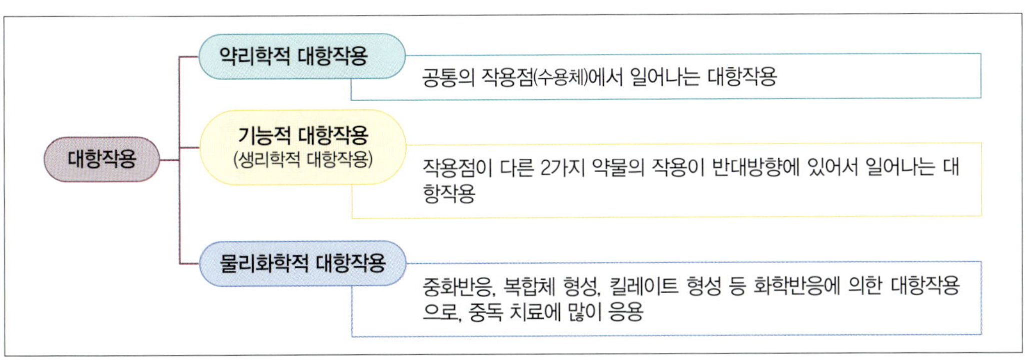

그림 1-13 대항작용

표 1-3 임상에서 좋지 않은 결과를 초래하는 약물 간의 상호작용

	약물 1	약물 2	상호작용
약역학적	디기탈리스(digitalis) 제제	싸이아자이드(thiazide) 계열 이뇨제 또는 고리작용이뇨제(퓨로세마이드, furosemide)	디기탈리스중독(부정맥)
	아미노당화물 계열 항생물질[스트렙토마이신(streptomycin), 젠타마이신(gentamicin)]	고리작용이뇨제(퓨로세마이드)	신장장애, 귀독성
	뉴퀴놀론 계열 항균제	비스테로이드소염제(NSAID)	경련
약물동태학적	경구 항응고제(와파린, warfarin)	비스테로이드소염제[아스피린(aspirin), 인도메타신(indomethacin)]	출혈경향
	경구 혈당강하제(톨부타마이드, tolbutamide) 또는 인슐린(insulin)	비스테로이드소염제 또는 β차단제, 알코올	저혈당
	테트라사이클린(tetracycline) 계열 항생물질 뉴퀴놀론(new quinolone) 계열 항균제	제산제(antacid; 알루미늄, 칼슘, 마그네슘 함유)	각 항생물질의 효력 감소
	페노바비탈(phenobarbital)	와파린(warfarin) 등	와파린 등의 효력 감소
	시메티딘(cimetidine)	와파린 등	와파린 등의 효력 증강

표 1-4 임상에서 좋지 않은 결과를 초래하는 약물과 음식물 · 기호품의 상호작용

약물	음식물 · 기호품	상호작용
와파린(warfarin)	청국장*, 클로렐라식품, 녹황색 채소 등 비타민 K를 함유한 식품	와파린의 비타민 K 대항작용과 경합하여 효과 감소
테트라사이클린(tetracycline) 계열 항생물질 뉴퀴놀론(new quinolone) 계열 항균제	우유나 유제품 등 칼슘을 많이 함유한 식품	약물의 흡수장애로 인해 효과 감소
나이페디핀(nifedipine) 사이클로스포린(cyclosporine)	자몽주스	자몽주스에 약물대사효소(CYP3A4) 억제물질이 포함되어 있어 효과 증가
테오필린(theophylline), 펜타조신(pentazocine), 벤조다이아제핀(benzodiazepine) 계열 약물	흡연	흡연으로 인해 약물대사효소(CYP3A4)의 활성이 항진되어 효과 감소
세팔로스포린(cephalosporin) 계열 항균제 일부[세포페라존(cefoperazone), 라타목세프(latamoxef) 등] 케토코나졸(ketoconazole; 항진균제) 메트로니다졸(metronidazole; 항원충제)	알코올	아세트알데하이드 탈수소효소 억제작용으로 인한 숙취증상(얼굴홍조, 구역질, 두통) 발현
중추신경계통 억제제	알코올	협력작용에 의해 약물의 억제작용 증가

* 대두 자체에 비타민 K는 적지만, 청국장균(바실러스균)이 장 내에서 비타민 K를 생산한다.

7. 내성 및 교차내성

1) 축적(storage)

체내분해나 체외배출이 느린 약물은 체내에 축적되어 중독을 일으킨다. 예를 들어 디기톡신(digitoxin)은 단백질 결합능력이 높고 장간순환(창자간순환, enterohepatic circulation)이 일어나기 때문에 축적이 잘된다.

2) 내성(tolerance)

연속적인 사용으로 약물의 효과가 저하되는 것을 **내성**이라고 한다. 간의 대사능력이 항진되어 혈중농도가 떨어지는 경우[페노바비탈(phenobarbital) 등]나 작용점에서의 약물감수성이 저하되는 경우[아이소프로테레놀(isoproterenol) 등] 등이 있다.

3) 교차내성(cross tolerance)

특정 약물에 내성을 나타내면 그것과 화학구조가 유사한 약물에도 내성을 나타내는데, 이를 **교차내성**이라고 한다. 알코올 내성과 에터(ether) 마취, 모르핀 내성과 다른 마약진통제 등에서 교차내성이 일어난다.

4) 빠른내성(tachyphylaxis)

단시간에 나타나는 급성내성을 **빠른내성**이라고 한다. 에페드린(ephedrine)을 정맥주사로 반복 투여하면 혈압상승반응이 감소되는 경우가 여기에 해당한다.

8. 약물의존(drug dependence)

연속적으로 사용함으로써 약물을 중단하기 어려운 상태가 되는 것을 **약물의존**이라고 하며, 정신적 의존과 신체적 의존으로 나눌 수 있다(그림 1-14).

약물의존을 일으키는 대표적인 약물에는 표 1-5와 같은 종류가 있다.

1) 신체적 의존

생리적 변화를 일으키며 약물중단에 따른 병적 반응(**금단증상**)이 나타난다. 신체적 의존을 일으키는 약물은 모두 정신적 의존을 거치는데, 그렇다고 정신적 의존이 가볍다는 뜻은 아니다. 코케인(cocaine)이나 각성제의 정신적 의존에 의한 욕구는 매우 심하고 사회에 미치는 영향도 크다.

신체적 의존을 일으키는 약물에는 모르핀(morphine), 바비튜레이트(barbiturate) 계열 수면제, 알코올(alcohol), 프로포폴(propofol) 등이 있다.

2) 정신적 의존

약물에 대해 정신적 욕구가 강해진 상태로, 약물을 중단하면 정신적으로 불안정해진다.

정신적 의존을 일으키는 약물에는 담배(tobacco), 대마초(마리화나, marihuana), 코케인(cocaine) 등이 있다.

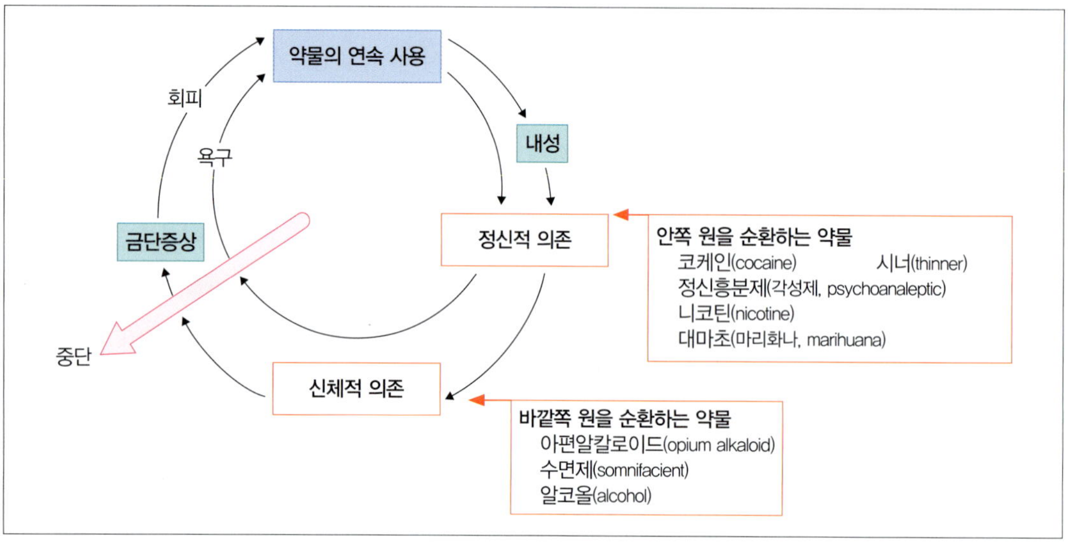

그림 1-14 약물의존의 2가지 순환

Memo

약물의존이 태아에게 미치는 영향

약물의존은 원래 후천적으로 발생하는 것이지만, 모르핀, 바비튜레이트 계열 수면제, 알코올 등에 의존성이 있는 여성에게서 태어난 신생아는 이미 이러한 약물에 의존성을 나타내는 경우가 많다.

표 1-5 약물의존을 일으키는 약물

약물	정신적 의존	신체적 의존
아편알칼로이드(opium alkaloid)	+++	++
바비튜레이트(barbiturate) 계열 수면제	++	++
알코올(alcohol)	++	++
코케인(cocaine)	+++	−
정신흥분제(각성제, psychoanaleptic)	++	−
대마초(마리화나, marihuana), 대마(cannabis)	++	−
시너(thinner)	++	−
담배(tobacco; 니코틴)	+	−

9. 약물알레르기

약물 분자가 체내의 단백질과 결합하여 완전항원을 형성하면 **알레르기반응**(allergic reaction)이 나타난다. 이처럼 그 자신은 항원성을 가지지 않지만 단백질과 결합해서 항원성을 나타내는 물질을 **불완전항원**(합텐, hapten)라고 한다.

약물알레르기에는 즉시알레르기반응(immediate allergic reaction)과 지연알레르기반응(delayed allergic reaction)의 2가지 유형이 있으며, 알레르기반응이 잘 나타나는 약물에는 페니실린(penicillin) 계열과 세팔로스포린(cephalosporin) 계열의 항생물질, 해열진통제(antipyretic analgesic) 등이 있다.

Memo

심각한 약물알레르기를 미연에 방지하려면?

① **문진** : 약물을 투여하기 전에 환자의 과거병력, 특히 약물감수성에 대해 상세하게 질문한다.
② **응급처치 준비** : 투약 시에는 반드시 쇼크 등에 대한 응급처치를 할 수 있는 준비를 해둔다.
③ **투약 중의 환자 관찰** : 투약 시작부터 종료까지 환자를 안정 상태로 유지시킨 후 충분히 관찰한다. 특히 투여를 시작한 직후에는 주의 깊게 관찰한다.

10. 유전적 인자

어떤 특정한 약물에 대해 비정상적인 반응을 나타내는 사람들이 있는데 예전에는 이러한 사람을 특이체질로 간주하였다. 그러나 최근 그 원인이 유전적 인자에 기인한다는 사실이 밝혀졌다. 예를 들어 어떤 약물에 대해 약물대사능력이 높은 사람들과 낮은 사람들이 있다(유전자다형). 대사능력이 낮은 사람에게 상용량의 약물을 투여하면 약물의 혈중농도가 너무 상승하여 유해반응(adverse reaction)이 나타나는 경우가 있다. 이것은 인종에 따라서도 차이가 있는데 대표적인 예를 표 1-6에 정리하였다.

앞으로는 유전자 진단을 통해 환자별로 약물대사능력을 파악하여 개개인에게 맞는 약의 선택과 용량을 결정할 수 있을 것으로 기대된다.

표 1-6 인종에 따른 약물대사효소 결핍자 빈도(%)

종류 / 인종	CPY2D6	CYP2C19	N-아세틸전환효소 (NAT2)	알데하이드탈수소효소 (ALDH2)
몽골인종	0.5~0.7	12.6~22.6	7~13	25~45
• 일본인	0.7	18.0~22.6	7~12	44
• 중국인	0.7	14.7~17.4	13	25~45
• 한국인	0.5	12.6	10.9	27
백인종	3.2~10.0	2.5~5.4	52~62	0
흑인종	7.1~8.1	4.0~7.0	42~65	0
인종 / 대상 약물	프로프라놀롤(propranolol) 코데인(codeine) 덱스트로메토르판(dextromethorphan) 데브리소퀸(debrisoquine)	오메프라졸(omeprazole) 다이아제팜(diazepam) 헥소바비탈(hexobarbital) 메페니토인(mephenytoin)	아이소나이아지드(isoniazid) 프로케인아마이드(procainamide) 하이드랄라진(hydralazine) 설파메티졸(sulfametizole)	에탄올(ethanol)

Memo

유전자다형

유전자를 구성하는 DNA 배열의 개인차를 말한다. 표 1-6에 있는 약물대사효소에서는 유전자다형이 관찰된다.

04 약물의 적용방법

약물은 체내의 표적장기에 도달하여 작용을 나타내는데, 약물을 체내에 적용하는 데는 다양한 방법이 있다(그림 1-15). 적용방법에 따라 혈중약물농도, 작용발현 및 지속시간이 다르다(그림 1-16, 1-17). 또 약물에 따라서는 특정 적용방법에서만 효과를 나타내는 경우도 있다.

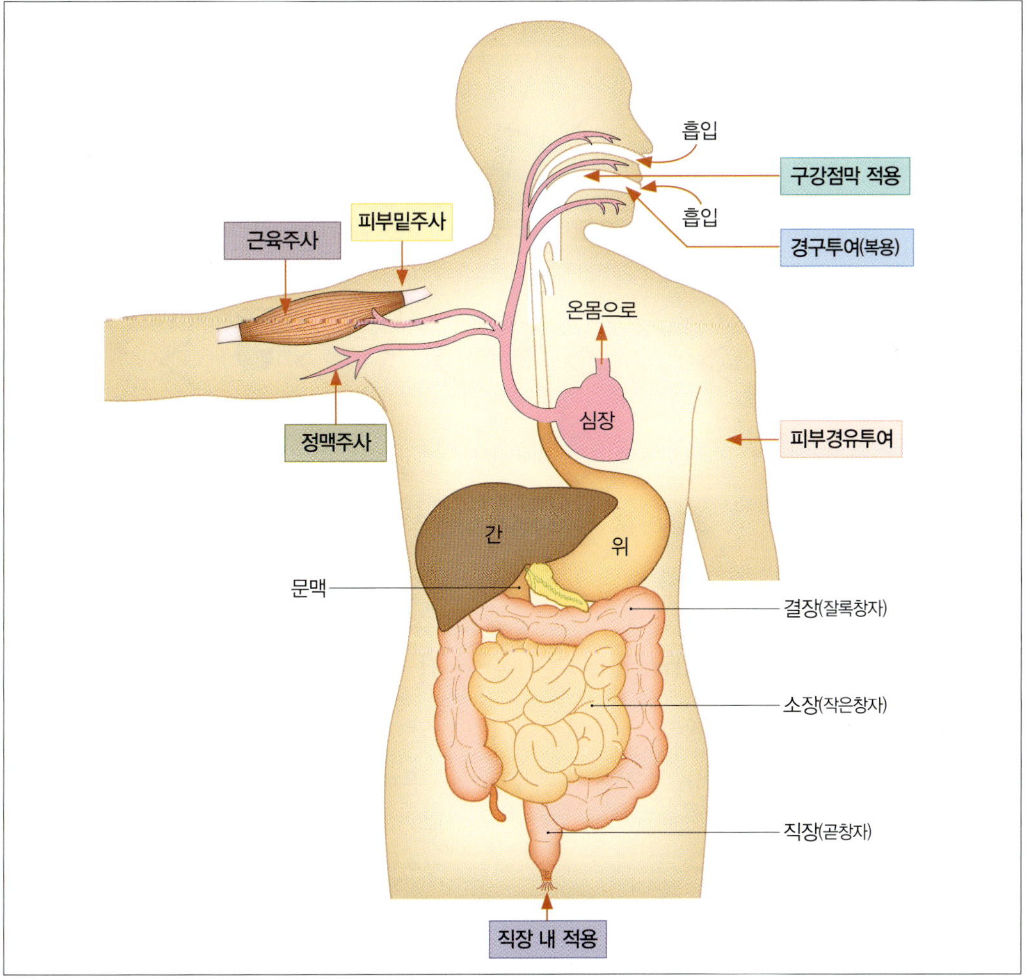

그림 1-15 약물의 적용경로

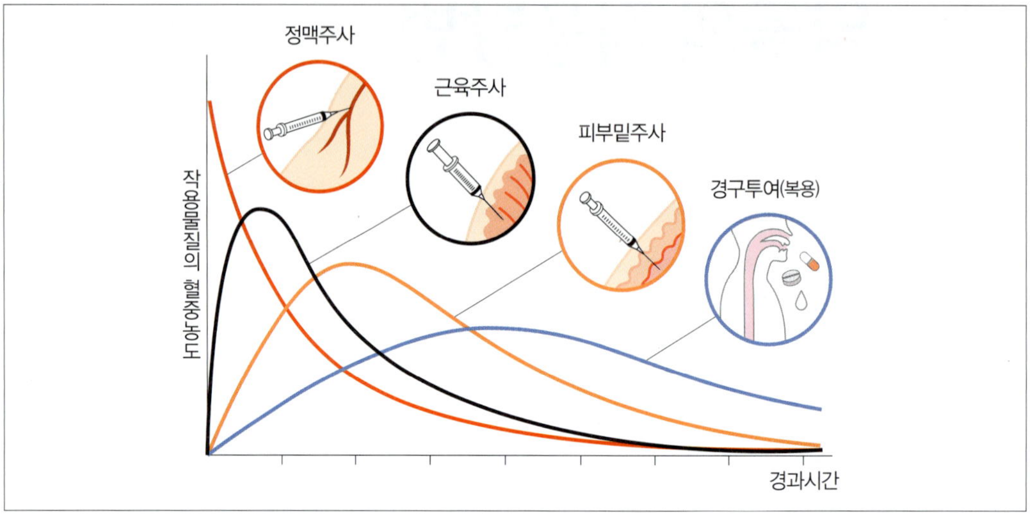

그림 1-16 주사 투여방법에 따른 작용물질의 혈중농도 경과

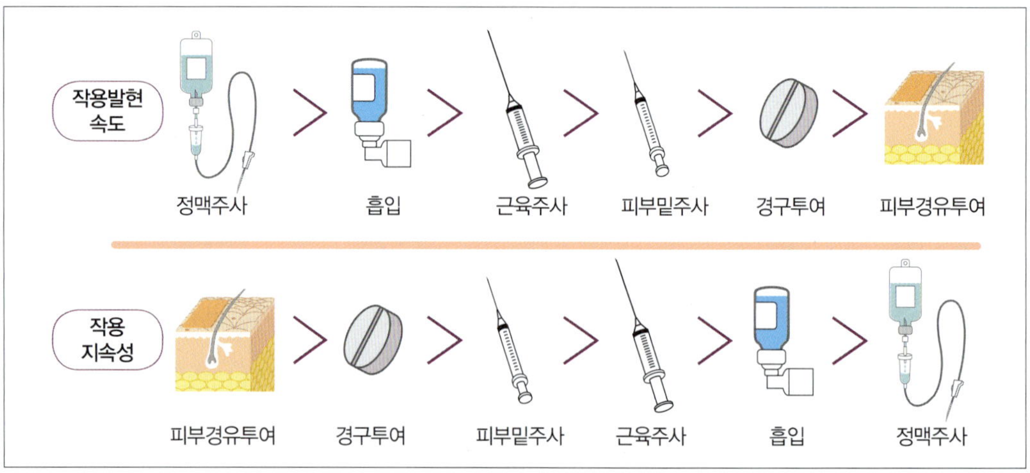

그림 1-17 적용방법에 따른 작용의 차이

1) 경구투여[복용, oral administration, PO(per os)]

복용한 약물 대부분은 소장(작은창자) 점막에서 흡수되지만, 일부는 구강, 위, 대장(큰창자)에서도 흡수된다. 또 지용성 약물이 잘 흡수된다. 소장에서 흡수된 약물은 간문맥(portal vein)을 통해 간으로 들어가며 심장을 경유해서 온몸으로 퍼진다.

[장점]

① 안전성이 높고 적용이 간편하며 경제적이다.

② 작용이 느리고 지속시간이 길다.

③ 투약 형태 중 가장 흔하다.

④ 과잉복용 시 위세척이나 구토를 유도해 제거가 가능하다.

[단점]

① 위에서 흡수되지 않는 약물[스트렙토마이신(streptomycin), 스트로판틴(strophantin) 등], 위액에 분해되는 약물[인슐린(insulin), 페니실린 G(penicillin G)], 간에서 대사되기 쉬운 약물[나이트로글리세린(nitroglycerin), 테스토스테론(testosterone), 에스트라다이올(estradiol) 등]에는 부적합하다.

② 긴급할 때나 위를 자극하는 약물에는 부적합하다.

③ 심한 구역(메스꺼움), 구토가 있거나 의식이 없는 대상자에게는 사용이 불가능하다.

[약물복용과 식사의 관계]

소화관에서 약물이 흡수되는 데는 식사의 영향을 받는다. 일반적으로 식후에는 혈중농도의 상승속도가 느리고 최고점(peak)도 낮지만, 지속시간은 길다(그림 1-18). 그러나 체내에 들어오는 총량에는 거의 차이가 없다. 다만, 예외적으로 식후에 혈중농도의 상승이 크고 총량도 많은 약물이나 그 반대인 약물도 있다. 또 약물의 흡수는 위 내의 pH 영향을 많이 받는다.

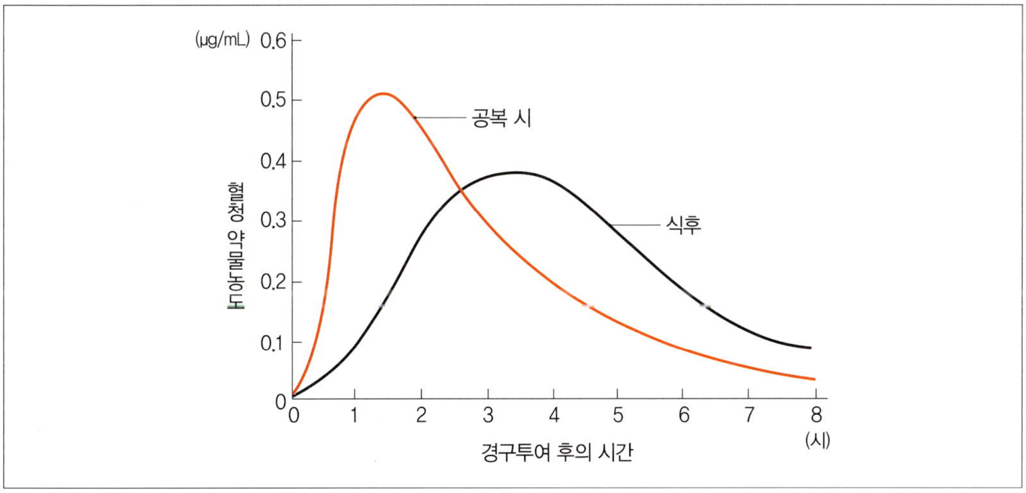

그림 1-18 약물의 소화관 흡수에 미치는 식사의 영향

Memo

약의 복용시간

약의 복용시간을 가리키는 표현으로 '식전', '식후', '식간'이 있다.

① **식전** : 식사 30분~1시간 전에 복용하라는 의미이며, 식사 직후의 작용을 기대하는 혈당강하제, 소화기능개선제 등을 이때 복용한다.

② **식후** : 식사 직후부터 30분 사이에 복용하라는 의미이며, 식사에 영향을 미치는 소화효소제나 위에 자극을 주는 약물 등을 이때 복용한다.

③ **식간** : 식사 후 2~2.5시간을 가리키며 위점막보호제와 같이 위가 비어 있을 때 작용하는 약물을 이때 복용한다.

또한, 식사와의 관계가 문제되지 않는 약물이라도 약의 복용을 잊지 않도록 하기 위해 '식후'로 지시하는 경우가 있다.

2) 구강점막 적용

항협심증제인 나이트로글리세린(nitroglycerin) 등의 설하정(sublingual tablet)이나 구강정(buccal tablet)은 구강 내에서 녹은 후 함유된 약물이 구강점막을 통해 흡수되어 간을 통과하지 않고 혈액 중으로 들어가 심장에서 온몸으로 퍼진다.

3) 주사(injection)

적용부위에 따라 피부밑주사(피하주사), 근육주사, 정맥주사, 피(부)내주사, 동맥주사, 관절주사, 골수주사, 거미막밑주사(지주막하주사), 경막외주사 등으로 나뉜다. 피부밑주사, 근육주사, 정맥주사는 전신작용을 목적으로 하는 경우가 많지만, 그 밖의 주사는 국소작용을 목적으로 하는 경우가 많다.

주사의 효력은 경구투여 용량을 1로 보았을 때 이와 동등한 효과를 얻을 수 있는 양을 말하며, 피부밑주사가 1/2, 근육주사가 1/3, 정맥주사가 1/4이라고 한다.

[장점]

① 작용 발현이 빠르고 확실하다.

② 경구투여에 비해 소량으로도 효과가 나타난다.

③ 약물이 위장관에서 파괴되는 것을 방지한다.

④ 첫째통과효과를 피할 수 있다.

[단점]

① 철저한 소독이 필요하다.
② 통증을 동반한다.
③ 주입 부위의 조직을 손상시킨다.
④ 간을 통과하지 않기 때문에 해독이 되지 않아 안전성이 낮다.
⑤ 경구투여에 비해 방법이 복잡하며 가격이 비싸다.
⑥ 전신작용 등의 부작용 위험이 따른다.

4) 흡입(inhalation)

휘발성 약물은 흡입을 통해 신속하게 폐포(허파꽈리)에서 흡수되어 전신작용을 나타내는데, 전신마취제(general anesthetic)의 흡입 등이 그 예이다.

또한 기관지확장제인 살부타몰(salbutamol) 등의 약액을 분무하여 기도에 국소적으로 적용시키기도 한다.

5) 직장내투여(rectal application)

직장(곧창자)에서 흡수된 약물 대부분은 간을 통과하지 않고 심장을 거쳐 전신으로 퍼진다. 약물을 복용할 수 없는 환자나 복용이 부적합한 약물에 효과적인 방법이며, 전신작용과 국소작용을 목적으로 한다.

6) 피부경유투여(transdermal administration)

국소작용을 목적으로 하는 것과 피부 · 점막에서의 흡수를 통해 지속적인 전신작용을 목적으로 하는 것이 있다. 전신작용을 목적으로 하는 약물에는 나이트로글리세린(nitroglycerin), 펜타닐(fentanyl) 등의 패치제가 있다.

Column

약물의존성을 과학적으로 평가하는 방법은?

행동약리학의 발달로 약물의존성의 강도(요구도)를 과학적으로 평가할 수 있게 되었다. 다음의 그림은 원숭이를 이용한 실험 모식도로, 약물 자동주입장치에 연결된 가는 도관을 원숭이의 등 피부 밑을 통해 목정맥(경정맥)에서 심장까지 삽입하고 있다. 원숭이가 왼쪽에 있는 손잡이를 누르면 자동주입장치가 작동하여 일정량의 약물이 주입되는 구조이다.

이 장치의 프로그램은 최초 100회 손잡이를 누르면 약액을 1번 주입받을 수 있으며, 이를 2번 성공하면 손잡이를 누르는 비율이 200회로 변경되고 그 다음은 400회, 800회, 1,600회 등 누진적으로 비율이 증가하도록 설정되어 있다. 몇 번까지 포기하지 않고 손잡이를 계속 눌렀는가로서 약물의 존도를 수량화할 수 있는 장치이다.

실제로 시험을 해본 결과 니코틴(nicotine)은 400회, 정신흥분제(각성제, psychoanaleptic)는 1,600회, 모르핀(morphine)이나 코케인(cocaine)은 무려 12,800회까지 계속 눌렀다고 한다.

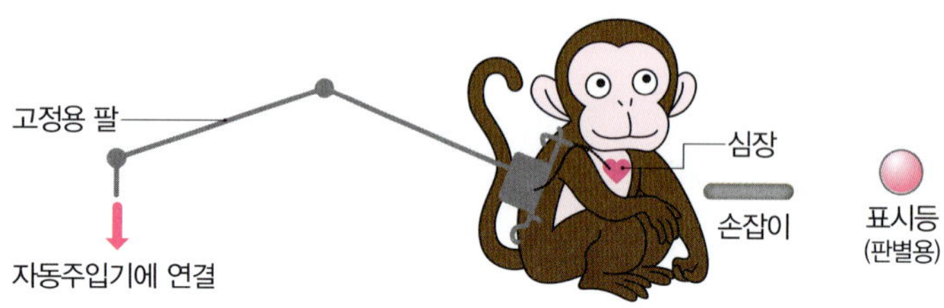

05 약물의 체내동태

다양한 방법으로 적용된 약물은 온몸순환으로 들어가 표적장기에 도달하여 약리작용을 나타낸다. 그리고 체내로 들어온 약물은 흡수되어 혈액 중으로 들어가 체내에 분포하며, 간에서 화학적 변화를 받아 대사된 후 신장 등으로 배설된다(그림 1-19). 이 과정을 약물의 체내동태라고 한다.

약물의 체내동태를 **흡수**(absorption), **분포**(distribution), **대사**(metabolism), **배설**(excretion)의 머리글자를 따서 ADME라고도 한다. 약효와 깊은 관계가 있는 약물의 혈중농도는 이 ADME에 따라 결정된다.

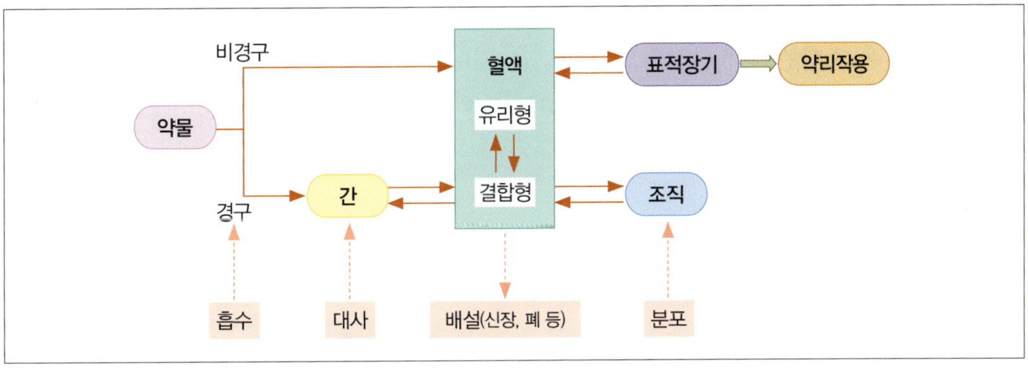

그림 1-19 **약물의 체내동태(ADME)**

1. 흡수(absorption)

적용된 약물이 온몸의 혈류로 들어갈 때까지의 과정을 **흡수**라고 한다. 흡수속도는 적용방법에 따라 다르며, 또 같은 약물이라도 제제의 형태에 따라 흡수속도가 다르다. 흡수가 빠르면 약물의 효과는 빨리 나타난다. 약물이 얼마나 빨리 단순한 형태로 분해되는지를 나타내는 **용해도**(solubility)에 따라 흡수 시간이 결정된다.

약물의 흡수는 표 1-7과 같은 일반적인 요소에 영향을 받는다.

표 1-7 약물의 흡수에 영향을 미치는 요인

요인	영향
약물의 제형	시럽이나 물약이 정제나 캡슐 형태의 약물보다 흡수가 빠르다.
약물의 용량	저용량 약물보다 고용량 약물이 흡수와 작용 발현 시간이 빠르다.
투여 경로	입안, 근육, 피부로 투여되는 약물은 흡수가 느리지만, 혈류로 바로 들어가는 정맥주사는 흡수가 빠르다.
흡수부위	투여하는 부위의 면적이 넓고 혈류가 많은 조직일수록 흡수가 빠르다.
상호작용	약물과 약물, 약물과 음식물을 함께 투여하면 상호작용으로 위장관의 운동이 느려지거나 빨라지면서 흡수에 영향을 미칠 수 있다.
소화운동	소화계통의 운동 정도에 따라 흡수가 달라진다.
지질 용해도	수용성 약물보다 지용성 약물이 흡수와 분포가 빠르다.
pH 환경	pH 환경에 의한 이온화 정도에 따라 흡수에 영향을 미친다. 예를 들어 아스피린의 경우 위의 산성 환경에서는 비이온화되면서 흡수되지만, 소장의 알칼리성 환경에서는 이온화되면서 흡수되지 않는다.

1) 첫째통과효과(first pass effect)

경구투여된 약물은 소화관에서 흡수되고 간문맥을 지나 간으로 들어간다. 그래서 간에서 대사된 후 온몸의 혈류로 들어가 퍼지는 것은 투여된 약물의 일부이다. 이것을 **첫째통과효과**라고 한다.

2) 생체이용률(bioavailability)

투여된 약물이 온몸의 혈류로 들어가는 비율을 말한다.

2. 분포(distribution)

온몸의 혈류로 들어온 약물은 혈류를 통해 온몸에 **분포**하게 되는데, 특정 조직이나 기관으로 이동하기 쉬운 것도 있다. 예를 들어 아이오딘(요오드, iodine)은 갑상샘으로, 전신마취제(general anesthetic)는 지질이 많은 중추신경계통으로 이동하기 쉽다. 또 중추신경계통이나 태아에게 약물이 이동하는 것을 규제하는 장벽이 있는데 각각을 **혈액뇌장벽**(blood brain barrier), **태반장벽**(placental barrier)이라고 한다. 그러나 지용성 약물과 비해리형 약물은 혈액뇌장벽과 태반장벽을 쉽게 통과한다. 중추신경계통 작용제는 지용성인 것이 많아 이들 관문을 쉽게 통과한다.

혈액 중으로 들어온 약물은 혈장단백질(주로 알부민)과 결합하는 **결합형**, 결합하지 않는 **유리형**으로 나뉜다. 약리작용을 나타내거나 대사 및 배설되는 것은 유리형이다.

Memo

혈장단백질과의 결합력 차이에 따른 상호작용

와파린(warfarin)과 비스테로이드소염제(nonsteroidal antiinflammatory drug, NSAID)의 예를 통해 혈장단백질과의 결합력 차이에 따른 상호작용을 살펴보면 투여된 와파린이 혈액으로 들어가면 99%가 결합형, 1%가 유리형이 된다. 즉, 약리작용을 나타내는 것은 불과 1%라는 말이 되는데, 이 상태에서 비스테로이드소염제가 투여되어 혈액으로 들어가면 이들이 와파린보다 혈장단백질과의 결합력이 강하기 때문에 지금까지 결합해 있던 와파린을 유리시키게 된다. 그 결과 유리형 와파린이 많아져서 약리작용, 즉 항응혈작용이 강해져 출혈경향을 나타낸다.

3. 대사(metabolism)

약물에는 변화되지 않은 채로 배설되는 것도 있지만, 대부분은 주로 간에서 화학적 변화를 받아 ①활성이 변하고, ②수용성이 높아져서 배설된다. 이것을 **약물대사**(drug metabolism) 또는 약물의 **생체내변환**(biotransformation)이라고 한다. 대사를 통해 작용이 소실되거나(불활성화, 해독) 활성 대사산물이 생겨서 유독해지거나 또는 임상에서 바람직하지 않은 작용이 나타나는 경우도 있다.

약물대사에 중요한 역할을 하는 것은 간의 미세소체(microsome)에 있는 **사이토크롬P450**(cytochrome P450, CYP)으로 이를 **약물대사효소**라고 한다. CYP는 약물을 주로 산화하여 처리한다. CYP에는 다양한 종류(동종효소, isozyme)가 있으며, 동종효소에 따라 대사되는 약물이 다르다. 또 사람에 따라 유전적으로 어떤 특정 동종효소의 작용이 결핍 또는 감소되어 있는 경우도 있다(표 1-8).

CYP 이외의 대사효소도 있는데 이들 모든 효소에 의한 대사양식에는 **산화 · 환원 · 가수분해**(제1기 반응)와 글루큐론산, 황산, 글루타싸이온 등과의 **결합**(제2기 반응; 지용성 약물에 수용성 물질을 결합시켜서 전체를 수용성으로 만드는 것)이 있다.

표 1-8 CYP의 주요 동종효소

동종효소	존재 비율	대사되는 약물	특징
CYP3A4	30%	칼슘대항제(calcium antagonist), 사이클로스포린(cyclosporine), 미다졸람(midazolam)	많은 약물의 대사에 관여한다. 자몽주스에 함유된 푸로쿠마린(furocoumarin)이나 마크롤라이드 계열 항생물질에 의해 억제된다.
CYP2C9	18%	이부프로펜(ibuprofen), 페니토인(phenytoin), 와파린(warfarin)	비교적 많은 약물의 대사에 관여한다. 유전자다형이 관찰된다.
CYP1A2	10%	테오필린(theophylline), 카페인(caffeine), 프로프라놀롤(propranolol)	흡연에 의해 유도된다.

표 1-8 CYP의 주요 동종효소 (계속)

동종효소	존재 비율	대사되는 약물	특징
CYP2D6	9%	코데인(codeine), 이미프라민(imipramine), 할로페리돌(haloperidol)	많은 중추신경계통, 심혈관계통 작용제가 대사된다.
CYP2C19	0.4%	오메프라졸(omeprazole), 다이아제팜(diazepam), 프로프라놀롤	유전자다형을 나타낸다. 우리나라 사람에게 이 효소 결핍자가 많다(표 1-6 참조).

Memo

● 대사를 통해 활성화되는 약물

페나세틴(phenacetin)은 아세트아미노펜(acetaminophen)으로 변화되어 진통작용을, 프리미돈(primidone)은 페노바비탈(phenobarbital)로 변화되어 항뇌전증작용을 나타낸다. 그 밖에 에날라프릴(enalapril; 항고혈압제), 록소프로펜(loxoprofen; 항염증제) 등도 대사되어 효과를 나타낸다. 이처럼 대사 전(활성이 나타나기 전)의 약물을 전구약물(prodrug)이라고 한다.

● 약물대사효소의 활성을 변화시키는 약물

바비튜레이트 계열 약물인 페노바비탈(phenobarbital) 등은 활성을 증가(효소 유도)시키고 시메티딘(cimetidine)은 저하시킨다. 따라서 이러한 약물과 다른 약물을 함께 사용하는 경우에는 투여량을 조절해야 한다.

4. 배설(excretion)

배설(배출)은 주로 신장을 통해 이루어지지만, 폐(허파), 침샘(타액샘), 땀샘(한선), 유선(젖샘) 등에서도 이루어진다. 수용성 약물은 신장에서 쉽게 배설되지만, 지용성 약물은 요세관에서 재흡수되어 신체 안으로 되돌아온다(그림 1-20). 즉, 수용성 약물은 그대로 배설되고 지용성 약물은 간에서 대사되어 수용성으로 바뀐 후 소변으로 배설된다(지용성 → [간] → 수용성).

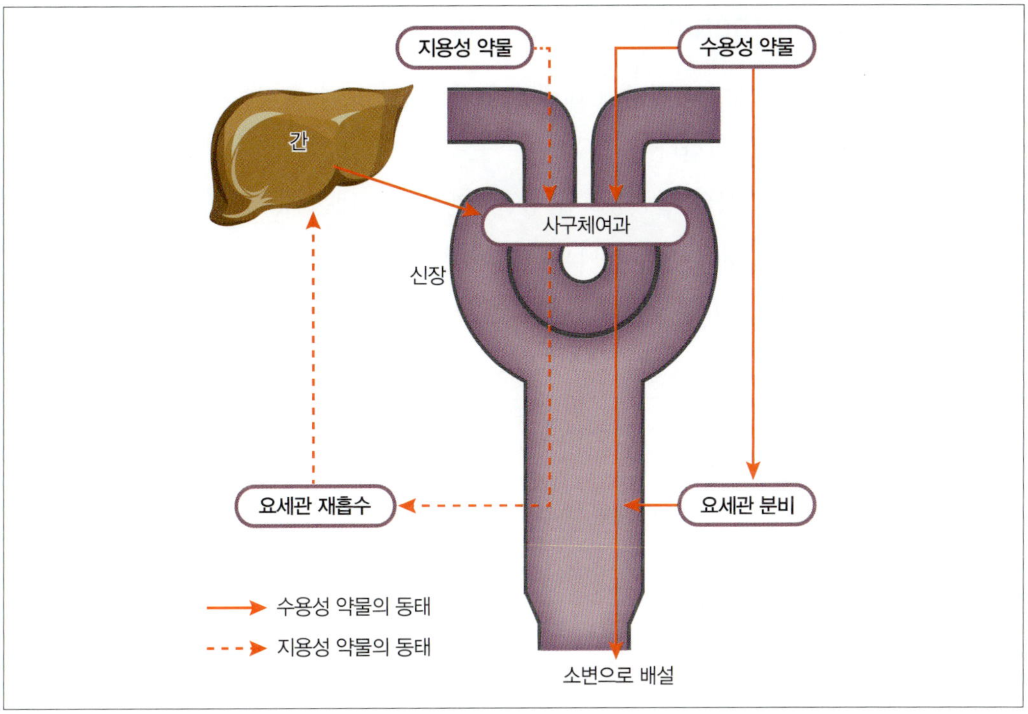

그림 1-20 **약물대사와 배설의 관계**

5. 생물학적 반감기(biological half life, $T_{1/2}$)

혈액 속의 약물 농도가 절반이 되는 시간을 **생물학적 반감기**라고 한다. 혈액으로 들어온 약물의 농도는 서서히 저하되어 가는데, 그 생물학적 반감기에 영향을 미치는 주요 인자는 혈장단백질과의 결합성, 대사, 신장에서의 배설, 장간순환(창자간순환)이다. 또한 간이나 신장의 기능이 저하되면 생물학적 반감기는 연장된다.

Memo

장간순환(창자간순환, enterohepatic circulation)

간에서 담즙으로 배설된 물질이 장으로 이동하고 그 후 장벽에서 흡수되어 간문맥을 지난 후 다시 간으로 되돌아가 또 간에서 담즙으로 배설되는 것을 반복하는 흐름을 말한다. 이 경우 약물이 체내에 머물러 있는 시간이 길어져 체외 배설은 늦어진다.

6. 치료약물농도감시(therapeutic drug monitoring, TDM)

치료약물농도감시(TDM)란 개개인의 환자에 대해 약물의 혈중농도를 측정해서 해당 약물의 투여계획(투여량이나 투여간격)을 세우는 것을 말한다.

대부분의 경우 약물 효과는 약물의 혈중농도와 상관관계를 나타내는데(그림 1-21), 같은 양의 약물을 복용해도 사람에 따라 혈중농도의 상승 정도는 다르다. 그래서 체내동태에 개인차가 큰 약물, 치료영역이 좁고 중독영역에 근접해 있는 약물(치료지수가 좁은 약물)은 TDM을 시행할 필요가 있다(표 1-9).

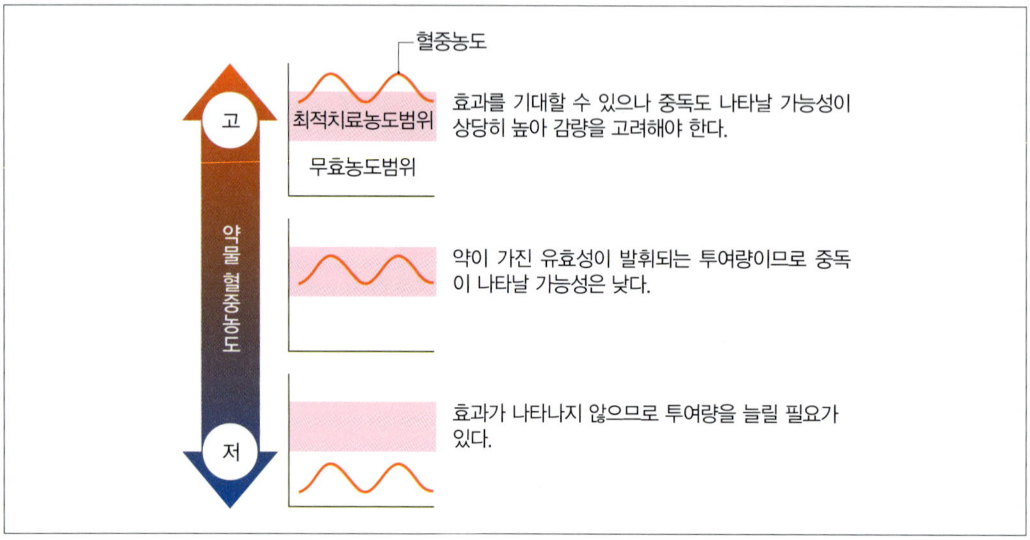

그림 1-21 **치료 약물의 혈중농도와 약물 효과**

표 1-9 **주요 TDM 대상 약물**

		약물명
항균제	아미노당화물 계열	아미카신(amikacin), 젠타마이신(gentamicin), 토브라마이신(tobramycin), 아베카신(arbekacin)
	당펩타이드 계열	반코마이신(vancomycin), 테이코플라닌(teicoplanin)
항진균제		보리코나졸(voriconazole)
항암제		메토트렉세이트(methotrexate)
면역억제제		사이클로스포린(cyclosporine), 타크로리무스(tacrolimus)

표 1-9 주요 TDM 대상 약물 (계속)

	약물명
항부정맥제	다이소피라마이드(disopyramide), 프로케인아마이드(procainamide), 시벤졸린(cibenzoline), 리도케인(lidocaine), 멕실레틴(mexiletine), 아프린딘(aprindine), 필시카이나이드(pilsicainide), 프로파페논(propafenone), 플레카이나이드(flecainide), 아미오다론(amiodarone)
디기탈리스 제제	디곡신(digoxin)
기관지확장제	테오필린(theophylline), 아미노필린(aminophylline)
항뇌전증제	페니토인(phenytoin), 페노바비탈(phenobarbital), 카바마제핀(carbamazepine), 발프로산소듐(sodium valproate), 조니사마이드(zonisamide), 클로바잠(clobazam), 클로나제팜(clonazepam), 니트라제팜(nitrazepam), 라모트리진(lamotrigine), 가바펜틴(gabapentin), 토피라메이트(topiramate), 레비티라세탐(levetiracetam)
기분안정제	탄산리튬(lithium carbonate)
항정신병제	할로페리돌(haloperidol)

7. 연령에 따른 약물동태의 변화

1) 신생아

간의 각종 효소에 대한 활성이 낮고 신장기능도 미숙하며 혈장단백질의 약물결합능력도 낮다. 이러한 점을 고려하여 신생아의 약용량은 몸무게에 비례하여 결정한다(보통 성인의 1/10 정도 사용).

2) 소아

소화관, 간 및 신장의 기능은 연령 증가와 함께 급격하게 상승하여 만 2세까지 성인과 같은 정도 또는 그 이상이 된다. 유아기의 체중당 대사능력은 성인보다도 높고, 간의 약물대사효소인 CYP1A2의 활성은 만 1~3세에 성인의 약 2배가 되며 그 후 서서히 감소된다. 황산결합은 신생아에서도 높은 활성을 나타내며, 글루큐론산결합도 약 3개월이 되면 성인과 비슷한 정도가 된다.

3) 노인

(1) 흡수

위산 분비량, 위장관 혈류, 위장관운동 등이 감소되지만 흡수에는 큰 영향을 미치지 않는다.

(2) 분포

총수분량이 감소하고 지방이 증가하기 때문에 시메티딘(cimetidine), 디곡신(digoxin) 등의 수용성 약물에서는 혈중농도가 상승하고 벤조다이아제핀(benzodiazepine) 계열 약물 등의 지용성 약물에서는 혈중농도가 저하된다.

또한 혈장알부민량이 감소하기 때문에(저알부민혈증) 알부민과 결합하지 않는 유리형 약물이 증가하여 약물 효과가 증가된다.

(3) 대사

화학물질을 해독시키기 위해 산소를 이용하는 효소 중 하나인 사이토크롬P450 계열 약물대사효소의 활성이 저하되면 이로 인해 대사되는 약물의 혈중농도가 상승하여 반감기가 연장된다. 즉, 약물 효과가 증가되어 지속시간이 연장된다. 결합능력은 연령 증가에 영향을 받지 않는다.

(4) 배설

신장의 신장단위(콩팥단위, nephron) 수와 신장혈류량이 감소하기 때문에 배설이 억제되어 약물의 혈중농도가 상승하고 반감기가 연장된다.

(5) 약물감수성 변화

삼환계 항우울제(tricyclic antidepressant), 항히스타민제(antihistamine) 등의 항콜린작용을 가진 약물에 의해 착란이나 기면, 변비, 소변정체, 갈증이 발생하기 쉽다. 벤조다이아제핀 계열 약물 등의 중추억제제는 진정작용이 나타나기 쉽다.

06 약물의 부작용

의약품을 투여할 때 치료 목적인 작용을 **주작용**(main effect), 주작용 이외의 작용을 **부작용**(side effect)이라고 한다. 부작용 중에서도 생체에 명확하게 불리한, 바람직하지 않은 작용을 특히 **유해작용**(adverse effect)이라고 한다. 그러나 우리나라에서는 부작용이라고 하는 용어의 사용법이 애매해서 유해작용을 부작용이라고 하는 경우도 많다.

이 책에서는 유해작용이라는 용어를 사용하지 않고 모두 부작용으로 통일하였다. 다음의 표 1-10에 부작용의 장기장애별 분류를, 표 1-11에 대표적인 약물 부작용을 정리하였다.

[부작용의 조기발견을 위한 주의점]

① 환자의 주관적 호소(두통, 복통, 목마름 등)를 듣는다.

② 환자의 객관적인 징후(발열, 발진, 황달 등)를 주의 깊게 관찰한다.

③ 사용 약물의 부작용에 대한 지식을 얻는다.

Memo

의약품 설명서에 명시된 '드물게'와 '때로'

의약품 설명서의 부작용란을 보면 부작용 앞에 '드물게'라든지 '때로'라는 단어가 붙어 있는 경우가 있다. 예를 들어 '드물게 위장장애', '때로 야간빈뇨'와 같은 표현인데, 이는 부작용의 발현빈도를 나타내는 말이다.

'드물게' : 0.1% 미만

'때로' : 0.1~5% 미만

이 2가지 단어가 없는 경우는 5% 이상 또는 빈도가 명확하지 않음을 의미한다.

표 1-10 **부작용의 장기장애별 분류**

장기장애		유발 약물 [( ) 안은 발현 증상]
간장애	간실질성	항암제(anticancer drug), 테트라사이클린(tetracycline) 계열 항생물질, 항결핵제(antituberculosis drug), 암포테리신 B(amphotericin B)
	담즙정체성	남성호르몬(androgen), 단백동화스테로이드(anabolic steroid), 경구피임제(oral contraceptive), 경구당뇨병제, 클로르프로마진(chlorpromazine) 등의 항정신병제
신장장애		젠타마이신(gentamicin), 스트렙토마이신(streptomycin) 등의 항생물질로, 아미노당화물 계열이 특히 강함
소화기장애		아스피린(aspirin), 인도메타신(indomethacin) 등의 비스테로이드소염제
혈액장애		클로람페니콜(chloramphenicol; 재생불량빈혈), 페나세틴(phenacetin; 메트헐색소혈증), 항갑상샘제인 티아마졸(thiamazole; 백혈구 감소)
신경 · 정신장애		레세르핀(reserpine; 우울상태), 레보도파(levodopa; 운동과다, 망상, 환각 등), 삼환계 항우울제(tricyclic antidepressant; 환각, 정신착란), 아이소나이아지드(isoniazid; 말초신경염), 부신겉질호르몬제(adrenocortical hormone; 정신병 기질이 있는 환자의 경우 신경과민, 성격변화, 다행감 등의 증상)
내분비장애		부신피질호르몬제(부신피질 위축), 남성호르몬(생식샘 위축)
대사장애		싸이아자이드 계열 이뇨제인 퓨로세마이드(furosemide; 저칼륨혈증, 고혈당, 고요산혈증), 부신피질호르몬제(지질대사이상에 의한 보름달 얼굴, 수분대사이상에 의한 체중증가)

표 1-11 **대표적인 약물 부작용**

약물명	부작용	약리작용 및 기타
아이소플루레인(isoflurane)	악성고열, 호흡억제, 급성중증과민반응쇼크, 간염, 간장애, 심실빈맥	마취작용
페니토인[디페닐하이댄토인(diphenylhydantoin)]	운동실조, 눈떨림, 과민증후군, SLE 유사 증상, 장기간 연속 사용으로 잇몸비대	뇌전증의 강직간대성 발작(대발작), 복합부분발작(정신운동발작)
레보도파(L-도파, levodopa)	운동과다, 망상, 환각, 구역질 · 구토, 식욕부진, 지남력장애, 백혈구 감소, 기립저혈압	항파킨슨병 작용
모르핀(morphine)	연속 사용으로 의존성 발현, 호흡억제, 착란, 섬망, 기관지경련, 부정맥, 변비, 축동	강력한 진통작용, 지사작용(설사제)
아스피린(aspirin)	위장장애(궤양), 출혈경향, 라이증후군(소아), 쇼크, 간장애, 황달, 두드러기, 현기증	해열 · 진통 · 항염증작용, 항류마티스작용, 혈소판응고억제작용, 드물게 천식 유발
인도메타신(indomethacin)	위장장애(궤양), 드물게 백혈구 감소	해열 · 진통 · 항염증작용, 드물게 천식 유발
클로르프로마진(chlorpromazine) 할로페리돌(haloperidol)	파킨슨증후군, 악성증후군, 마비장폐색증(장마비), 과민증(피부), 간장애	항정신병작용, 체온하강작용, 항구토(진토)작용

표 1-11 대표적인 약물 부작용 (계속)

약물명	부작용	약리작용 및 기타
레세르핀(reserpine)	우울상태, 소화궤양, 코막힘	고혈압작용, 항정신병작용
벤조다이아제핀 계열 약물 [다이아제팜(diazepam)]	운동실조, 약물의존, 금단증상, 착란, 호흡억제, 혀뿌리 침하에 의한 상기도 폐쇄	항불안작용, 항경련작용, 수면작용, 근육이완작용
삼환계 항우울제 [아미트리프틸린(amitriptyline), 데시프라민(desipramine), 이미프라민(imipramine)]	항콜린작용에 의한 부작용(갈증, 변비, 빈맥, 배뇨곤란), 부정맥, 기립저혈압, 환각, 정신착란	항우울작용, 녹내장에 금기
탄산리튬(lithium carbonate)	소화기장애, 떨림, 심각한 경우 경련, 혼수, 부종, 탈력, 권태	항조증작용, 안전역이 좁으므로 주의
항콜린에스터분해효소	부정맥, 간장애, 식욕부진	치매증상의 진행 억제
히스타민H_1수용체대항제 [다이펜하이드라민(diphenhydramine), 클로르페니라민(chlorpheniramine)]	졸음, 갈증, 두통	항히스타민작용(H_1수용체), 진통 · 수면 · 항구토작용, 국소마취작용
안지오텐신전환효소억제제 [캡토프릴(captopril), 이미다프릴(imidapril), 에날라프릴(enalapril)]	마른기침, 혈관부종, 신장장애, 혈소판 감소, 두통, 현기증, 휘청거림	강압작용, 고혈압, 만성심부전에 사용
디기탈리스 제제 [디곡신(digoxin), 데스라노사이드(deslanoside), 메틸디곡신 (methyldigoxin)]	부정맥(심실(주)기외수축, 방실차단 등), 구역질 · 구토, 현기증, 두통	강심작용, 이차적으로 이뇨작용
질산화합물[나이트로글리세린(nitroglycerin), 아이소소바이드(isosorbide dinitrate)]	혈압저하, 빈맥, 두통, 구역질 · 구토	협심증 발작 시 및 발작 예방에 사용
콜레스테롤합성억제제 (스타틴 계열) [프라바스타틴(pravastatin), 심바스타틴(simvastatin)]	횡문근융해(증), 간장애, 기형유발성	콜레스테롤 생합성의 속도결정단계 효소를 억제, 혈중 콜레스테롤을 저하
싸이아자이드 계열 이뇨제 [하이드로클로로싸이아자이드(hydrochlorothiazide] 고리작용이뇨제 [퓨로세마이드(furosemide)]	저칼륨혈증, 당뇨병 유발(내당력 이상), 고요산혈증(통풍 악화), 지질이상증, 광선과민증	이뇨작용
류코트라이엔수용체대항제 [프란루카스트(pranlukast)]	쇼크, 백혈구 감소, 혈소판 감소, 간장애, 사이질폐렴, 횡문근융해(증), 발진, 가려움	기관지천식, 알레르기비염, 소아에게도 사용 인정
설포닐이뇨제 [톨부타마이드(tolbutamide), 클로르프로파마이드(chlorpropamide)]	저혈당	췌장의 랑게르한스섬 B세포를 자극, 인슐린의 분비를 높여 혈당을 낮춤

표 1-11 대표적인 약물 부작용 (계속)

약물명	부작용	약리작용 및 기타
인크레틴 관련제 [시타글립틴(sitagliptin), 리나글립틴(linagliptin)]	저혈당, 간장애, 사이질폐렴, 장폐색, 부종, 변비	2형당뇨병에 적용, 혈당치가 너무 내려가는 특징이 있음
페니실린 G(penicillin G)	급성중증과민반응쇼크, 발진	세균의 세포벽 합성억제(살균작용)
아미노당화물 계열 항균제 [스트렙토마이신(streptomycin)]	귀독성(제8뇌신경 장애), 신장장애, 중증근무력증 악화	세균의 단백질 합성억제(정균 또는 살균작용), 결핵에 사용
아미노당화물 계열 항균제 [젠타마이신(gentamicin)]	신장장애, 귀독성(제8뇌신경 장애), 중증근무력증 악화	세균의 단백질 합성억제(정균 또는 살균작용), 녹농균 · 변형균 · 세라시아에 효과적
테트라사이클린 계열 [테트라사이클린(tetracycline), 마이노사이클린(minocycline), 독시사이클린(doxycycline)]	간장애, 소아 · 신생아의 뼈 · 이에 노란색 착색	세균의 단백질 합성억제(정균작용), 항균범위가 넓고 마이코플라즈마, 아메바이질에도 효과적
클로람페니콜(chloramphenicol)	재생불량빈혈, 회색증후군	세균의 단백질 합성억제(정균작용), 장티푸스, 파라티푸스 등의 살모넬라 감염병에 효과적
폴리엔마크롤라이드 계열 [암포테리신 B(amphotericin B)]	신장장애, 간장애, 소화기장애, 과민증	항진균작용, 심재성 진균에 효과적
캔딘 계열 [마이카펀진(micafungin)]	백혈구 · 혈소판 감소, 용혈빈혈	진균의 세포벽 합성을 억제, 아스페르길루스, 칸디다 등의 심재성 진균에 효과적
플루오로피리미딘 계열 [플루시토신(flucytosine)]	소화기장애(구역질 · 구토, 설사), 간장애, 혈액장애	진균세포 내에 들어가 DNA의 합성을 억제, 칸디다, 크립토코쿠스에 효과적
이미다졸 계열 [마이코나졸(miconazole), 플루코나졸(fluconazole)]	급성중증과민반응쇼크, 부정맥, 구역질 · 구토, 식욕부진	진균 사이토크롬P450 효소에 대해 특이적으로 억제, 심재성 및 표재성 진균에 효과적
아이소나이아지드(isoniazid)	말초신경염	항결핵작용, 정균 또는 살균작용
리팜피신(rifampicin)	간장애, 쇼크증상, 신부전	항결핵작용, 살균작용(핵산 합성억제)
에탐부톨(ethambutol)	시력장애(시야협착)	항결핵작용, 정균작용
티아마졸(thiamazole), 프로필싸이오유라실(propylthiouracil)	과립구감소증, 피부발진, 갑상샘기능저하, 갑상샘종	갑상샘항진증
알킬화제[사이클로포스퍼마이드(cyclophosphamide)]	출혈방광염, 골수억제, 탈모, 구역질 · 구토	다발골수종, 악성림프종, 급성백혈병
퓨린대사대항제 [머캅토퓨린(mercaptopurine)]	골수억제, 간장애, 입안염(구내염; 점막장애)	급성 · 만성백혈병

표 1-11 대표적인 약물 부작용 (계속)

약물명	부작용	약리작용 및 기타
엽산대사대항제 [메토트렉세이트(methotrexate)]	골수억제, 간장애, 신장장애, 설사	급성·만성백혈병, 융모성 질환
미세혈관억제제 [블레오마이신(bleomycin)]	폐섬유증(섬유모양폐), 피부증상, 구역질·구토	편평세포암종, 악성림프종
항생물질 [다우노루비신(daunorubicin)]	심장장애, 골수억제	급성백혈병
빈카알칼로이드 [빈크리스틴(vincristine)]	말초신경장애, 변비	백혈병, 악성림프종, 소아종양
백금화합물 [시스플라틴(cisplatin)]	구역질·구토, 신장장애, 골수억제, 내이장애, 저마그네슘혈증	고환종양, 난소·자궁·방광의 종양, 폐의 종양
EGFR억제제 [세툭시맙(cetuximab)]	설사, 구역질·구토, 입안염	대장암, EGFR의 단클론항체 → EGF에 의한 EGFR의 활성화를 억제
HER2억제제 [트라스투주맙(trastuzumab)]	심부전, 사이질폐렴, 설사, 심장장애	유방암, HER2에 대한 사람형 항체 → 면역계통을 활성화시켜 HER2 발현 세포를 사멸
혈관신생억제제 [베바시주맙(bevacizumab)]	소화관천공, 혈전색전증, 고혈압뇌병증, 사이질 폐렴 등	대장암, 폐암, VEGF에 대한 사람형 단클론항체 → VEGF의 기능억제, 혈관신생억제
항CD20항체제 [리툭시맙(rituximab)]	폐장애, 심장장애, 간장애, 혈전색전증, 사이질 폐렴 등	B형 림프구 표면항원 CD20의 키메라항체 → 면역계통을 활성화하여 CD20 발현세포를 사멸

EGFR : epidermal growth factor(EGF) receptor(표피성장인자수용체)
HER2 : human EGF receptor(사람표피성장인자수용체 2형)
CD20 : cluster of differentiation 20(성숙 B세포 표지자)
VEGF : vascular endothelial growth factor(혈관내피성장인자)

07 처방전과 의약품의 제형

1. 처방전

처방전이란 의사, 치과의사 또는 한의사가 치료를 위해 필요한 의약품을 약사에게 조제시키기 위해 기록한 지시서이다(그림 1-22). 병원 내에서만 사용하는 **원내처방전**과 병원 밖의 약국에서 조제하게 하기 위한 **원외처방전**이 있다.

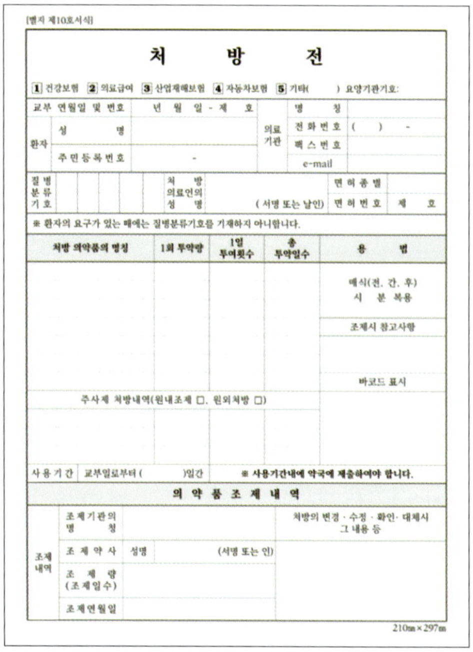

[별지 제10호서식]

처 방 전

1 건강보험 2 의료급여 3 산업재해보험 4 자동차보험 5 기타( ) 요양기관기호:

교부 연월일 및 번호 | 년 월 일 - 제 호

환자: 성명 | 주민등록번호 -

의료기관: 명칭 | 전화번호 ( ) - | 팩스번호 | e-mail

질병분류기호 | 처방 의료인의 성명 (서명 또는 날인) | 면허종별 | 면허번호 제 호

※ 환자의 요구가 있는 때에는 질병분류기호를 기재하지 아니합니다.

처방 의약품의 명칭	1회 투약량	1일 투여횟수	총 투약일수	용법
				매식(전, 간, 후) 시 분 복용
				조제시 참고사항
				바코드 표시
주사제 처방내역(원내조제 □, 원외처방 □)				

사용기간 | 교부일로부터 ( )일간 | ※ 사용기간내에 약국에 제출하여야 합니다.

의약품 조제 내역

조제내역: 조제기관의 명칭 | 조제약사 성명 (서명 또는 인) | 조제량(조제일수) | 조제연월일 | 처방의 변경·수정·확인·대체시 그 내용 등

210㎜×297㎜

그림 1-22 처방전

1) 처방전의 기재사항

①환자의 성명 및 생년월일, ②의약품명, ③분량, ④용법, ⑤용량(투여일수), ⑥처방전 발행 연월일, ⑦처방전 사용기간, ⑧보험의료기관의 이름과 소재지 및 전화번호(필요한 경우), ⑨처방한 의사의 성명과 서

명 또는 날인을 기재하고 처방의 내용을 파악하기 위하여 병명기호를 기재한다.

다만, 병원 내에서 조제되는 원내처방전에서는 ⑦, ⑧을 생략할 수 있다. 또한, 처방전에는 특별한 관용명이나 약어를 사용하여 기재하는 경우가 많다(표 1-12).

[마약 처방전]

마약을 처방하기 위해서는 특별한 처방전(마약 처방전)이 필요하다. 이 처방전에는 검은색 볼펜을 이용하며 일반 처방전 양식에 '환자의 주소, 의사의 마약사용자 면허증 번호'를 추가하여 기록한다.

2) 처방전의 보존기간

의료법 시행규칙의 법령에 따라 처방전은 병원, 약국 모두 2년간 보존하도록 의무화되어 있다.

3) 처방의 구성

- 주약 : 처방된 약물 중 핵심이 되는 약이다.
- 보조약 : 주약의 효과를 돕고 부작용을 방지하는 약이다.
- 부형제 : 약에 적당한 형태나 양을 부여하는 약으로, 젖당이나 전분 등이 있다.
- 교정약 : 의약품의 냄새, 맛, 색을 교정해서 복용하기 쉽게 하는 약이다.

4) 배합금기

처방약을 조합함으로써 화학변화에 따른 약효 저하, 위험물질 생성을 일으키는 것을 말한다. 현재 이를 고려한 배합제제가 많다.

표 1-12 처방전에 사용되는 약어 일람

약어	뜻	영어
ad lib.	직절	at pleasure as desired
aa.	각각	of each
a.c.	식전	before meals
ad	전량	to, up to
aq.	물	water
b.i.d.	1일 2회	twice a day
cap(s).	캡슐	capsule
collyr	점안제	eye lotion(drops)

표 1-12 처방전에 사용되는 약어 일람 (계속)

약어	뜻	영어
c.	함께	with
Cito!	응급	quickly
d.t.d.	~의 양을 투여한다.	give such doses
et	~와 ~	and
e.m.p.	지시받은 대로	as indicated
ft.	~로 만든다.	make
fld., f.	액체	fluid
gt.(gtt.)	방울	drop
h.	시간	hour
h.s.	취침 시	at bedtime
i.c.	식간	between meal
inj.	주사	injection
liq.	용액	solution
m.	~을 혼합한다.	mix
mist.	혼합	mixture
non rep.(n.r.)	재사용을 금한다.	do not repeat(no refill)
noct.	야간	night
o.d.	오른쪽 눈	right eye
o.s.	왼쪽 눈	left eye
o.h.	매시	every hour
p.c.	식후	after meals
p.r.n.	필요에 따라	as needed
pulv.(po.)	가루	powder
q.s.	적정량	as much as suffices
q.	마다	each, every
q.h.	매시	every hour

표 1-12 처방전에 사용되는 약어 일람 (계속)

약어	뜻	영어
q.i.d.	1일 4회	four times a day
R, Rp.	처방하라(처방전 첫머리).	prescription, take
s.o.s., sip, sit	필요하면	if needed
sol.	용액	solution
stat.	즉시	at once
syr.	시럽	syrup
tab.	정	tablet
t.i.d.	1일 3회	three times a day
u.d., ut dict.	지시대로	as directed
ung.	연고	ointment

Memo

비처방약물(일반의약품, OTC)

OTC란 'over the counter drug'의 약어로 안전성이 뛰어나기 때문에 의사의 처방전 없이 약국이 아닌 일반 소매점에서도 판매할 수 있도록 허용된 약물을 가리킨다.

우리나라에서는 자양강장제, 비타민, 위생용품, 외용소독제 등의 '의약외품'만 슈퍼마켓에서 판매하도록 허용하였으나 2012년 5월 약사법을 개정하여 2012년 11월 15일부터 해열진통제, 감기약, 소화제, 파스 등 13개 품목의 안전상비의약품의 약국 외 판매(편의점, 특수 지역 보건진료소)를 허용하고 있다. 이는 약국이 문을 닫는 공휴일이나 야간에 의약품 구입의 불편을 해소(심야, 휴일)하기 위함이다.

2. 의약품의 제형

의약품은 그 자체의 형태로 사용되는 것이 아니라 목적에 맞는 각종 제형의 제제가 개발되어 있다(그림 1-23).

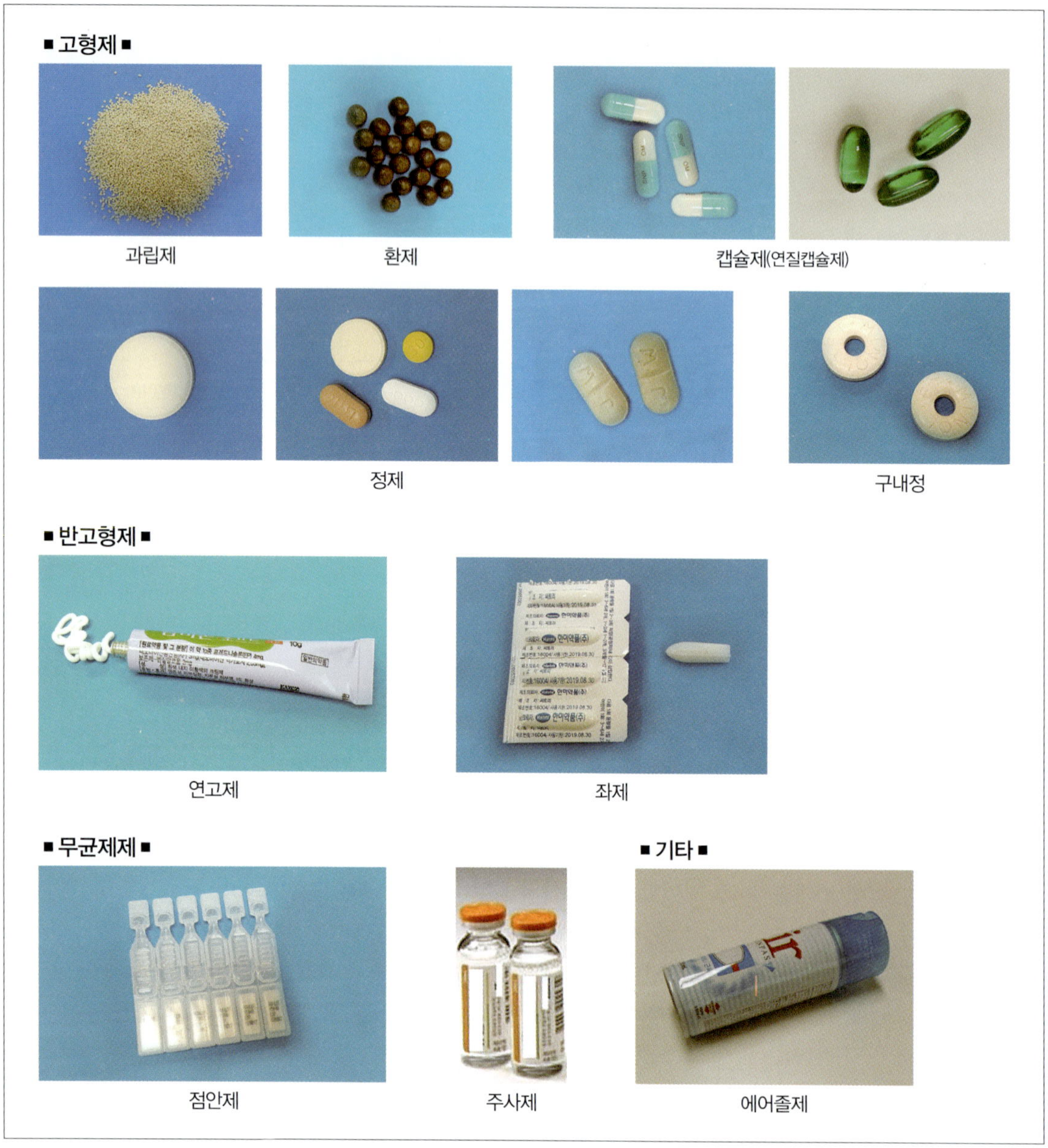

그림 1-23 의약품의 주요 제형

1) 경구투여(복용) 제제

- **정제** : 의약품에 부형제(excipient) 등을 첨가하여 압축 성형한 것이다. 정제에는 구강붕해정(disintegrating tablet), 추어블정(chewable tablet), 분산정(dispersible tablet), 용해정(soluble tablet)이 포함된다.
- **캡슐제** : 의약품을 액상, 현탁상, 겔상, 분말상 또는 과립상 등의 형태로 캡슐에 채우거나 캡슐 기제로 감싼 것을 말한다.

- **산제** : 의약품을 그대로 또는 의약품에 부형제 등을 첨가하여 분말 또는 미립상으로 만든 것이다. 그중에서도 입자가 큰 것을 특히 세립이라고 한다.
- **과립제** : 산제를 복용하기 편리하게 입자 형태로 만든 것으로, 세립보다 입자가 크다.
- **내용액제** : 경구투여하는 액상 또는 유동성이 있는 점조성 겔상의 제제를 말한다. 엘릭시르제, 현탁제, 유제, 레모네이드제 등이 포함된다.
  - **레모네이드제** : 단맛과 신맛이 있는 내용액제로, 염산레모네이드 등이 있다.
  - **현탁제 · 유제** : 의약품을 액체에 넣고 균등하게 현탁 또는 유화시킨 액제로, 황산바륨 현탁액 등이 있다.
  - **엘릭시르제** : 에탄올을 함유하는 내용액제로 단맛과 향이 있다. 에탄올 함량은 4~40%이며, 페노바비탈 엘릭시르 등이 있다.
  - **시럽제** : 당류의 농후액 또는 여기에 의약품을 넣은 것으로, 단일시럽, 세네가시럽 등이 있다. 본제에는 의약품의 성질에 따라 필요할 때마다 녹이거나 흔들어서 사용하는 제제(건조시럽)도 있다.
  - **구강젤리제** : 유동성이 없는 성형을 한 겔상의 제제이다.

2) 구강점막에 적용하는 제제

- **구강용 정제** : 입안 내에 적용하는 일정한 형태의 고형 제제이다. 구내정(troche), 설하정(sublingual tablet), 버칼정(buccal tablet), 부착정(buccal adhesive tablet), 껌제가 있다.
  - **구내정** : 입안에서 서서히 녹이거나 깨물어서 입안과 인두에 적용한다.
  - **설하정** : 유효성분을 혀 밑에서 신속하게 녹여 입안점막으로 흡수시키는 제제이다.
  - **버칼정** : 유효성분을 어금니와 볼 사이에서 서서히 녹여 입안점막으로 흡수시키는 제제이다.
  - **부착정** : 입안점막에 부착시켜서 사용한다.
  - **껌제** : 씹음으로써 유효성분을 방출시키는 제제이다.
- **구강용 액제** : 입안 내에 적용하는 액상 또는 유동성이 있는 점조성 겔상 제제로, 입을 헹구기 위한 함수제가 있다.
- **구강용 스프레이제** : 유효성분을 안개상, 분말상, 포말상, 연고상 등으로 하여 입안 내에 분무하는 제제이다.
- **구강용 반고형제** : 입안점막에 적용하는 제제로 크림제, 겔제, 연고제가 있다.

3) 주사로 투여하는 제제

- **주사제** : 피부 내 또는 피부나 점막을 통해 체내에 직접 적용하는 의약품 용액, 현탁액을 말한다. 필요시 용해제에 용해하거나 현탁하여 사용하기도 한다.

4) 기관지 · 폐에 적용하는 제제

- **흡입제** : 유효성분을 에어로졸로서 흡입하여 기관지 또는 폐에 적용하는 것으로, 흡입분말제, 흡입액제, 흡입에어로졸제가 있다.

5) 눈에 투여하는 제제

- **점안제** : 결막주머니(결막낭) 내에 적용하는 의약품 용액, 현탁액 또는 필요시 용해하거나 현탁하여 사용하는 제제로, 무균적으로 조제(보존제 첨가)한다.
- **눈연고** : 결막주머니 내에 적용하는 연고제로 무균적으로 조제한다.

6) 직장에 적용하는 제제

- **좌제** : 체온으로 용해하거나 또는 물에 용해 또는 분산함으로써 유효성분을 방출하는 일정한 형태의 반고형 제제로 직장 내에 적용한다.

7) 피부 등에 적용하는 제제

- **외용고형제** : 피부(두피 포함) 또는 손발톱에 도포 또는 산포하는 고형 제제이다.
- **외용액제** : 피부(두피 포함) 또는 손발톱에 도포하는 액상 제제이다.
- **도찰제(리니멘트제)** : 피부에 문질러서 사용하는 액상 또는 죽상 외용제로, 페놀아연화 리니멘트 등이 있다.
- **로션제** : 의약품을 수성 액체에 용해시키거나 미세하고 균등하게 분포시킨 후 피부에 바르는 액상 외용제이다.
- **스프레이제** : 유효성분을 안개상, 분말상, 포말상, 연고상으로 만들어 피부에 분무하는 제제로, 외용 에어로졸제, 펌프스프레이제가 있다.
- **경고제** : 상온에서는 고형으로 천, 종이 또는 플라스틱제 필름 등에 펴 발라 피부에 붙여서 사용하는 외용제로, 살리실산 반창고 등이 있다.
- **크림제** : 피부에 바르는 수중유형 또는 유중형으로 유화한 반고형 제제이다.
- **겔제** : 피부에 바르는 겔상 제제이다.
- **패치제** : 천이나 플라스틱제 필름 등에 약물을 펴 바르거나 봉입하여 피부에 붙여서 사용하는 외용제로, 나이트로글리세린패치, 펜타닐패치 등이 있다.
- **습포제(파프제)** : 의약품의 분말과 정유를 함유한 것으로 습포에 이용한다. 걸쭉하게 하거나 천 위에 도포된 외용제로, 카올린파프 등이 있다.

8) 생약 관련 제제

- **엑스제** : 생약 침출액을 농축하여 만든 제제로, 연조 엑스제와 건조 엑스제가 있다. 로트 엑스제(연조 엑스제), 마전자 엑스제(건조 엑스제) 등이 있다.
- **환제** : 의약품에 부형제 등을 첨가하여 둥글게 만든 것으로, 중량은 0.1g 정도이다.
- **주정제** : 휘발성 의약품을 에탄올 또는 에탄올과 물 혼합액으로 녹인 액제로, 암모니아회향정 등이 있다.
- **침제 · 전제** : 생약을 정제수에 담가 우려낸 것으로, 센나 침제, 해인초 전제 등이 있다.
- **다제** : 생약 분말 1일량 또는 1회량을 종이 또는 천에 채운 것으로, 침제 · 전제의 제법으로 사용한다.
- **팅크제** : 생약을 에탄올 또는 에탄올과 정제수의 혼합액으로 우려낸 액제로, 아편팅크 등이 있다. 아이오딘팅크와 같이 화학약품을 에탄올로 용해시킨 경우를 예외적으로 팅크라고 부르기도 한다.
- **방향수제** : 정유 또는 휘발성 물질을 증류수에 포화시켜 만든 투명한 수용액으로, 박하수 등이 있다.
- **유동 엑스제** : 생약 침출액으로 1mL 중에 생약 1g 중의 용해 성분이 함유된 것이다. 도라지 유동 엑스제, 맥각 유동 엑스제 등이 있다.

Memo

● 주사제의 조건

① 무균이어야 한다.
② 불용성 이물(질)이 혼합되지 않아야 한다.
③ 발열물질이 존재하지 않아야 한다.
④ 삼투압은 최대한 혈청과 같아야 한다.
⑤ 혈청 pH에 가까워야 한다.
⑥ 조직손상을 일으키지 않아야 한다.

● DDS(약물전달체계, drug delivery system)

약물을 작용부위에 선택적으로 또한 올바른 농도와 시간 패턴으로 보내기 위해 개발된 투여체계를 일컫는 말로, 다음과 같은 검토가 이루어지고 있다.

① **방출제어** : 약물의 방출속도를 제어함으로써 최종적으로 작용부위의 농도와 시간 패턴을 최적화한다.
② **새로운 투여경로 개발과 흡수장벽 극복** : 직장, 코안, 눈, 폐, 질, 피부 등을 이용하는 새로운 투여경로를 개발하고, 소화관 점막을 비롯한 각종 점막이나 피부에서의 흡수를 높인다.
③ **약물 표적화** : 약물의 분포과정을 제어함으로써 약물을 특정 부위(병터 등)에 보낸다.

08 약물의 취급과 계량

1. 약물의 보관

법적으로 정해진 독약 · 극약, 마약, 각성제 등은 그 보관에 주의해야 하며, 약물의 물리화학적 성질에 따라 냉장, 동결, 차광 보관해야 한다. 약물을 보관함에 있어 냉소보관, 실온보관 등의 기재가 있는 경우가 있는데, 대한약전에는 표 1-13과 같이 온도에 대해 규정하고 있다.

표 1-13 대한약전에 규정되어 있는 온도 표현

표준온도	20℃
상온	15~25℃
실온	1~30℃
미온	30~40℃
냉소	1~15℃
냉수	10℃ 이하의 물
미온탕	30~40℃의 물
온탕	60~70℃의 물
열탕	약 100℃의 물

2. 계량

1) 질량 · 체적

- 질량단위 : 1g = 1,000mg, 0.001g = 1mg = 1,000μg(γ)
- 체적단위 : 1L = 10dL = 1,000mL, 1mL = 1cc

2) 퍼센트

퍼센트 표시법에는 다음의 3가지 방법이 있다.

- 질량백분율(w/w%) : 100g 중에 몇 g의 약품이 함유되어 있는가를 나타낸다. 100g 중에 1g이 함유되어 있으면 1w/w%이다.
- 질량대용량백분율(w/v%) : 100mL 중에 몇 g의 약품이 함유되어 있는가를 나타낸다. 100mL 중에 1g이 함유되어 있으면 1w/v%이다.
- 체적백분율(vol%) : 100mL 중에 몇 mL의 액상 약품이 함유되어 있는가를 나타낸다. 100mL 중에 1mL이 함유되어 있으면 1vol%이다.

대한약전 통칙에서 질량백분율은 %, 질량대용량백분율은 w/v%, 체적백분율은 vol%로 나타내도록 규정되어 있으며 단순히 %로 기재되어 있으면 질량백분율로 나타낸 것이다. 또 ppm이란 질량백만분율을 의미한다.

3) 배산(trituration) · 배액(dispensing solution)

약물을 부형제나 용매를 이용하여 일정 배율로 희석한 것을 각각 **배산**, **배액**이라고 하며, 적용하는 약용량이 적은 경우에 이용된다.

퍼센트와 배수치의 관계는 다음과 같다.

① 100을 %치로 나누면 배수치를 얻을 수 있다.

② 100을 배수치로 나누면 %치를 얻을 수 있다.

Memo

%치, 배액 · 배산의 계산

예 1 디곡신 1,000배산은 몇 %인가?

100 ÷ 1,000 = 0.1　　　즉, 0.1%

예 2 2% 붕산액은 몇 배액인가?

100 ÷ 2 = 50　　　즉, 50배액

3. 복약지도

복약지도란 환자가 유효하고도 안전하게 약물 치료를 받을 수 있도록 복약에 관한 사항을 지도하는 것을 말하며, 의사, 약사, 간호사가 연계하여 시행할 필요가 있다. 비교적 대규모 종합병원에서는 약사가 병동으로 가서 입원 환자에게 복약지도를 하는 비율이 조금씩 증가하고 있지만, 일반 병원에서는 간호사가 시행하는 경우도 많다.

1) 복약지도의 내용

① **약물 치료의 의의** : 환자가 스스로 깨우치게 하여 자가 판단에 따른 불순응(noncompliance)을 방지한다.

② **복약방법 · 사용방법** : 알기 쉬운 용어와 지시방법 등을 고려한다.

③ **약품명 · 약효** : 환자의 이해도에 맞게 설명한다.

④ **부작용** : 부작용을 너무 강조하면 환자의 불안감을 증가시키는 결과를 초래하기도 한다. 또 동일한 부작용 증상이라도 질환이나 약물에 따라 그 의의와 위험성이 전혀 다르기 때문에 부작용에 대한 설명은 신중하게 해야 한다.

⑤ **일상생활의 지도** : 자동차 운전, 식사, 음주, 시판약 복용 등 일상생활에 관련한 주의점을 설명한다.

⑥ **약의 보관** : 냉소, 차광, 방습 등의 보관상 주의사항 및 소아의 오복용 방지를 위한 주의사항 등도 구체적으로 설명한다.

⑦ **약물 복용을 잊었을 때의 주의** : 필요에 맞게 설명한다.

⑧ **소변이나 대변의 색깔 변화** : 사전에 설명해 둔다.

Memo

● **불순응(noncompliance)**

순응(compliance)이란 '승낙, 순종, 굴종, 추종'을 나타내는 말인데, 약물요법에서는 '복약 준수'의 의미로 사용된다. 불순응이란 복약을 지키지 않은 것을 말하며, 그 원인으로 ①치료의 중요성 인식 부족, 복약 지시에 대한 이해 부족, ②무증상 또는 자각증상의 완화, ③부작용에 대한 불안 등을 들 수 있다. 불순응을 감소시키려면 적절하게 복약지도를 해야 한다.

● **순응(compliance)과 준수(adherence)**

순응이라는 개념은 '환자가 의료인의 지시에 어느 정도 따르는가?'로 평가되어 왔다. 즉, 그 평가는 의료인의 입장에서 이루어졌으며 의약품의 사용을 규칙적으로 지키지 않는 '불순응' 문제는 환자 쪽에 있는 것으로 강조되어 왔다. 그러나 실제 의료현장에서는 순응만으로는 달성할 수 없는 치료 성공에 대한 벽이 존재하며, 환자 자신이 치료에 적극적으로 참가(준수)하는 것이야말로 치료 성공의 열쇠가 된다고 하는 점에서 순응이 아닌 준수의 개념이 중시된다.

2) 약물 복용을 잊었을 때의 대응

환자 중에는 처방된 약의 복용을 잊어버리는 사람도 있다. 그러한 경우의 대응으로서 주의해야 할 점은 다음과 같다.

[기본]

① 약물 복용을 잊어버린 것을 깨달은 시점에 1회분을 복용한다.

② 다음 복용시간이 가까우면 잊어버린 분량을 뛰어 넘고 다음 복용시간에 1회 복용한다.

③ 2회분을 한꺼번에 복용하지 않도록 한다.

④ 하루의 복용횟수가 지정되어 있는 경우 횟수에 따라 대략 다음과 같은 시간 간격을 둔다.

- 1일 1회인 경우 : 8시간 이상
- 1일 2회인 경우 : 5시간 이상
- 1일 3회인 경우 : 4시간 이상

[각 약물에 따른 주의사항]

약물에 따라서는 특정한 주의를 기울여야 하는 경우가 있는데, 그 예는 다음과 같다.

① 위장장애를 일으키기 쉬운 약물은 공복 시라면 크래커 등을 간단히 먹은 후에 복용한다.

② 이뇨제를 저녁 이후에 복용하면 야간에 화장실에 자주 가게 되어 수면에 방해가 되므로 저녁 이후에 복용하지 않았음을 깨달았다면 그 날은 복용하지 않는다.

③ 식전 복용이 정해져 있는 당뇨병 치료제는 식후에는 먹어도 효과가 나타나지 않는다.

④ 항균제는 일정한 혈중농도를 유지할 필요가 있으므로 복용시간을 늦추더라도 하루 분량을 최대한 그 날 안에 복용한다.

4. 고위험약물

의료종사자가 사용법을 틀리면 환자에게 피해를 주는 약물을 고위험약물이라고 한다. 환자와 가족에게는 약물을 투여하기 전에 그 사실을 설명해야 한다. 또한 고위험약물을 투여하는 경우에는 환자의 기본정보, 심리상태, 생활환경 등의 정보를 수집해서 부작용 방지, 유효성 확인, 의약품의 적정 사용에 활용한다.

관리지도의 필요성이 있다고 판단되는 약물의 경우는 정보 제공과 복약지도뿐만 아니라 환자의 복약기간 중의 준수(adherence; 복약에 대한 집착), 다른 의료기관에서 처방받은 병용약이나 일반의약품의 사용 여부를 확인해야 한다. 또 약역학적 및 약물동태학적으로 부작용이나 상호작용을 정기적으로 모니터링해야 하며, 이러한 업무는 주로 약사가 한다.

고위험약물에는 다음과 같은 것이 있다.

① 투여량 등에 주의가 필요한 의약품

② 휴약기간이 정해져 있는 의약품이나 복용기간의 관리가 필요한 의약품

③ 병용 금기나 많은 약물과의 상호작용에 주의가 필요한 의약품

④ 특정 질병이나 임신부 등에게 금기인 의약품

⑤ 심각한 부작용을 피하기 위해 정기적인 검사가 필요한 의약품

⑥ 심정지 등에 주의가 필요한 의약품

⑦ 호흡억제에 주의가 필요한 주사제

⑧ 투여량이 단위(unit)로 설정되어 있는 주사제

⑨ 누출되면 피부장애를 일으키는 주사제

Memo

투약의 5가지 원칙

투약 오류를 예방하기 위해 보건의료인 모두가 지켜야 할 사항으로 5가지 기본원칙(5 Right)을 말한다.

1. 정확한 환자(Right patient)

- 개방형 질문으로 환자를 확인하고 같은 이름의 환자가 있거나 이름이 비슷한 경우 재차 확인한다.
- 환자에게 투약하기 전 환자 상태가 투약에 적절한지 확인한다.
- 환자가 투약을 거부하는 경우 이유를 파악하여 담당의사에게 보고한다.
- 투약 후 부작용 유무를 확인하고 부작용이 있을 때는 담당의사에게 보고한다.

2. 정확한 약물(Right drug)

- 같은 약물이라도 화학명, 일반명, 상품명이 다를 수 있으므로 모르는 약물명인 경우에는 반드시 확인한다.
- 약물의 유효기간을 확인하고 약물의 라벨이 불명확한 경우 투약하지 않고 약국에 확인한다.
- 여러 환자의 약을 동시에 준비하지 않고 한 사람씩 준비한다.

3. 정확한 용량(Right dose)

- 연령, 체중, 약물농도 등 용량 결정에 영향을 미치는 요인을 확인한다.
- 여러 번 사용할 수 있는 약물의 경우는 약물을 섞은 날짜, 시간, 혼합된 약물의 용량, 혼합자의 서명, 사용 가능 시간을 기록하여 냉장고에 보관한다.

Memo

투약의 5가지 원칙 (계속)

4. 정확한 시간(Right time)

- 모든 약물은 적절한 시간에 투여해야 최대의 효과를 얻고 부작용을 최소화할 수 있다.
- 치료적 혈중농도를 유지하기 위하여 약물의 투여시간 간격을 정확히 유지한다.
- 수액 주입 속도를 정확히 하여 정해진 시간 내에 주입한다.
- 진토제나 식욕촉진제는 식전 30분, 소화제는 식후 30분, 제산제는 위산 농도가 최대인 식후 2시간에 복용하도록 한다.
- 환자의 수면을 방해하지 않도록 고려하여 투약시간을 정한다.

5. 정확한 경로(Right route)

- 모든 약물은 적절한 방법으로 투여해야 기대하는 효과를 얻을 수 있다.
- 의사의 처방을 제대로 확인하여 처방에 따라 투여한다.
- 같은 약물이라도 목적에 따라 다른 경로로 투약할 수 있다.

09 신약과 후발의약품

1. 비임상시험

의약품을 개발함에 있어서는 우선 대상 질환, 치료법 등을 검토하여 개발의 단서가 되는 물질(선도물질, lead compound)을 결정하고 그것을 바탕으로 후보물질을 좁혀간다. *In vitro* 시험이나 동물실험을 통해 ①약효 · 약리시험, ②안전성 시험, ③약물동태시험을 하여 유효성과 안전성이 확인되면 사람을 대상으로 한 임상시험을 시행한다(그림 1-24).

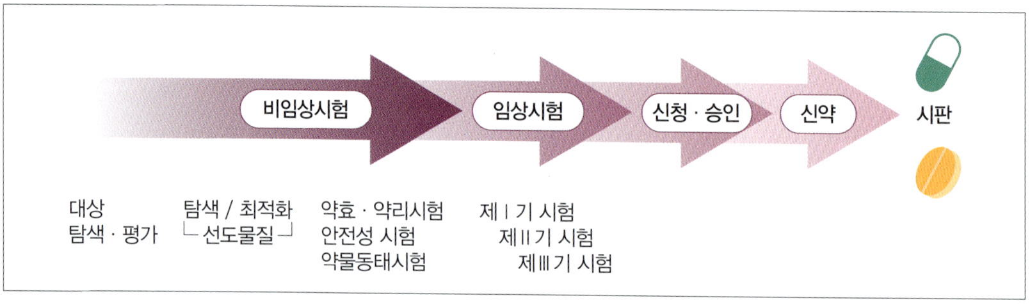

그림 1-24 신약 개발 과정

2. 임상시험

1) 제 I 기 시험(임상약리시험)

건강한 사람을 대상으로 약물의 안전성과 약물동태를 검토한다(항암제 등 명백하게 유해한 약의 경우는 예외적으로 환자를 대상으로 한다).

2) 제 II 기 시험(탐색적 시험)

소수 환자를 대상으로 평가항목을 설정하여 약물에 치료 효과가 있는지를 평가한다.

3) 제Ⅲ기 시험(검증적 시험)

다수의 환자를 대상으로 기존 약물보다 효과가 있는지를 조사한다. 이 단계에서 이중맹검법이 필요하다.

4) 제조판매 승인신청

제I기에서 제III기 시험까지의 성적을 종합하여 의약품 제조판매 승인신청이 이루어진다. 규제 당국(식품의약품안전처)의 심사를 받아 승인이 되면 의약품으로서 판매가 가능해진다.

5) 제조판매 후 임상시험

제IV기 시험이라고도 불리며, 신약 발매 후 일반 임상의에게서 유효성과 안전성에 관한 정보를 수집한다. 제III기 시험까지에서는 검출하지 못했던 예기치 못한 유해사례나 부작용을 검출하는 것이 주된 목적이다.

Memo

유해사례와 부작용

유해사례(adverse event)란 의약품을 투여받은 피험자에게 발생하는 모든 증상, 질병 또는 그 조짐을 가리키며, 그 의약품과의 인과관계 여부는 상관이 없다. 한편, 부작용이란 유해사례 가운데 대상 의약품과의 인과관계를 부정할 수 없는 유해반응을 가리킨다. 우선 유해사례를 들어 이것과 의약품의 인과관계를 조사한다면 조기에 부작용을 밝혀낼 수 있다.

3. 후발의약품(복제의약품, generic drug)

신약 개발을 통해 승인받은 의약품(선발의약품)의 특허권이 소멸된 후 다른 의약품 제조업체가 제조한 같은 성분의 의약품을 후발의약품이라고 한다.

선발의약품과 달리 거액의 개발비용이 들지 않기 때문에 저가에 공급할 수 있다. 그러나 ①제제의 생물학적 동등성(서방정 제제와 같이 특수한 가공이 이루어지는 경우에는 효과나 안전성이 동등하지 않을 가능성이 높음), ②의약품 정보제공체계, ③환자안전대책 등의 문제점도 많다.

연습문제

Q1. 다음 설명 중 틀린 것은?

① 간에서 지용성 약물이 수용성 약물로 변화된다.

② 내복약은 위 점막에서 흡수되어 간문맥을 지나 간에서 대사된다.

③ 먹기 힘든 내복약은 미각을 잘 느끼지 못하는 혀 중앙에 올려 삼킨다.

④ 피(부)내주사 후에는 약액의 흡수를 좋게 하기 위해 주사부위를 문지른다.

Q2. 소아 약용량의 환산식에 이용되는 지수가 아닌 것은?

① 키 ② 체중

③ 연령 ④ 체표면적

Q3. 약물의존성이 없는 것은?

① 모르핀(morphine) ② 아스피린(aspirin)

③ 암페타민(amphetamine) ④ 코케인(cocaine)

정답 및 해설

Q1. ④ / 피(부)내주사 후에는 문질러서는 안 된다. 주사 후 문질러야 하는 것은 피부밑주사와 근육주사(일부 불가능)이다.

Q2. ① / 키는 체표면적을 산출하기 위해 사용되는 경우도 있으나 소아 약용량을 산출하는 직접적인 지수는 아니다.

Q3. ② / 모르핀은 정신적 의존과 신체적 의존, 암페타민과 코케인은 정신적 의존을 나타낸다.

Q4. 다음 설명 중 옳은 것은?

① 와파린 사용 시 청국장을 먹으면 효과가 증가된다.

② 나이페디핀을 자몽주스와 함께 복용하면 효과가 약해진다.

③ 젠타마이신과 퓨로세마이드를 함께 사용하면 신장장애가 나타나기 쉽다.

④ 2종류의 약물을 함께 사용했을 때 그 효과가 단독 효과의 합보다 강해지는 것을 상가작용이라고 한다.

Q5. 약물의 취급에 대한 설명으로 옳은 것은?

① 시럽제는 상온에서 보관한다.

② 마약 사용 후 남은 약액은 냉소에 보관한다.

③ 향정신제는 잠금장치가 있는 곳에 보관한다.

④ 필요시 용해하는 약물은 사전에 용해 후 냉동보관한다.

Q6. 다음 설명 중 <u>틀린</u> 것은?

① 직장용 좌제는 직장점막에서 흡수된다.

② 설하정이나 구강정은 구강점막에서 흡수된다.

③ 주사된 약액의 흡수속도는 근육주사보다 피부밑주사가 빠르다.

④ 흡입한 약물은 입자나 송기력의 크기에 따라 상기도나 기관지에 도달한다.

정답 및 해설

Q4. ③ / ① : 와파린의 효과가 약해진다. ② : 나이페디핀의 효과가 증가한다. ④ : 상승작용을 말한다.

Q5. ③ / ① : 시럽제는 냉장고에서 얼지 않도록 보관한다. ② : 남은 약은 약제부(마약관리자)에 반납한다. ④ : 필요시 용해하는 약물이란 사용할 때 용해하여 사용하라는 의미이며, 미리 만들어 두어서는 안 된다.

Q6. ③ / 피부밑주사보다 근육주사가 흡수속도가 빠르다.

Q7. 다음 설명 중 옳은 것은?

① 약물이 태아에게 전달되는 일은 없다.
② 약물의 흡수 속도는 적용방법에 따라 다르다.
③ 심리적 영향에 의해 약효가 변화되는 일은 없다.
④ 지용성 약물은 중추신경계통으로 이행되지 않는다.

Q8. 다음 설명 중 옳은 것은?

① 간에서 수용성 약물은 지용성 약물로 변화한다.
② 지용성 약물은 신장에서 쉽게 소변으로 배설된다.
③ 적용된 약물이 간으로 들어올 때까지를 흡수라고 한다.
④ 혈액 중에서 혈장 단백질과 결합한 약물은 약리작용을 나타내지 않는다.

Q9. 약물과 그 부작용이 잘못 짝지어진 것은?

① 티아마졸(thiamazole) – 무과립구증
② 젠타마이신(gentamicin) – 신장기능장애
③ 디기탈리스(digitalis) 제제 – 빈맥(빠른맥)
④ 스트렙토마이신(streptomycin) – 제8뇌신경장애

정답 및 해설

Q7. ② / ① : 혈액뇌장벽을 통과하는 약물은 태반장벽을 통과하여 태아에게 전달된다. ③ : 약물 효과는 심리적 영향을 받는다. 이를 위약효과라고 한다. ④ : 지용성 약물은 중추신경계통으로 가기 쉽다.

Q8. ④ / ① : 지용성 약물이 수용성 약물로 변화한다. ② : 지용성 약물은 요세관에서 재흡수되기 때문에 소변으로 배설되기 어렵다. ③ : 적용된 약물이 온몸순환으로 들어갈 때까지를 흡수라고 한다. ④ : 혈장 단백질과 결합하지 않은 유리형이 약리작용을 나타낸다.

Q9. ③ / 디기탈리스 제제의 부작용은 서맥(느린맥) 및 부정맥(심실(주)기외수축, 방실차단 등)이다.

Q10. 항암제와 그 부작용이 잘못 짝지어진 것은?

① 시스플라틴(cisplatin) – 요세관괴사

② 빈크리스틴(vincristine) – 말초신경장애

③ 다우노루비신(daunorubicin) – 사이질폐렴

④ 사이클로포스퍼마이드(cyclophosphamide) – 출혈방광염

Q11. 약물과 부작용이 올바르게 짝지어진 것은?

① 항히스타민제 – 졸음

② 설포닐우레아제 – 기침

③ 비스테로이드소염제 – 골다공증

④ 안지오텐신전환효소억제제 – 소변정체

Q12. 저알부민혈증의 노인에게 발생하기 쉬운 약물동태는?

① 배설 억제 ② 독성 증가

③ 대사 억제 ④ 흡수 촉진

정답 및 해설

Q10. ③ / 다우노루비신의 부작용은 심장장애이다.

Q11. ① / ② : 설포닐우레아제는 경구혈당강하제이며 저혈당에 주의해야 한다. ③ : 비스테로이드소염제의 부작용은 위장장애이며, 골다공증은 스테로이드소염제(부신피질호르몬제)의 부작용이다. ④ : 마른기침이 나타난다.

Q12. ② / 혈액 중으로 들어간 약물은 혈장단백질인 알부민과 결합한 결합형과 결합하지 않은 유리형으로 나뉜다. 약리작용을 나타내는 것은 유리형이며, 혈액 중의 알부민량이 저하되면 유리형이 증가하게 되어 약리작용이 강하게 나타난다. 즉, 독성이 증가한다.

Q13. **노인에 대한 약물과 그 부작용이 올바르게 짝지어진 것은?**

① 수면제 – 경련

② 부교감신경차단제 – 기억장애

③ 삼환계 항우울제 – 서맥(느린맥)

④ 비스테로이드소염제 – 혈전증

Q14. **노인의 복약지도로 적절하지 않은 것은?**

① 포장에서 약을 꺼내는 방법을 설명한다.

② 노인은 약의 흡수가 빠르다고 설명한다.

③ 약은 1컵 정도의 물과 함께 복용하도록 설명한다.

④ 잊어버리고 복용하지 않은 약은 병원에 가지고 오도록 설명한다.

Q15. **복약지도로 잘못 설명한 것은?**

① 앰풀은 주사가 끝날 때까지 남겨둔다.

② 좌제는 체온 정도로 데워서 삽입한다.

③ 투여 시에는 환자에게 이름을 말하게 하여 확인한다.

④ 캡슐제는 먹기 어려워도 그대로 복용하도록 설명한다.

정답 및 해설

Q13. ② / 부교감신경차단제에는 약하지만 기억을 억제하는 작용이 있다. 보통은 문제가 되지 않지만, 노인의 경우는 중추억제작용이 나타나기 쉬우므로 주의가 필요하다.

Q14. ② / 노인은 약물의 흡수가 느려진다. 다만, 흡수되는 총량에는 변동이 없어 특히 문제는 되지 않는다. 노인에게서는 대사, 분포(혈장 알부민량), 배설의 변화가 문제가 된다.

Q15. ② / 좌제는 체온에 용해되도록 만들어져 있으므로 데워서는 안 된다. 또 여름에는 냉장고에 보관하도록 한다.

Chapter 02

말초신경계통 작용제

01 말초신경계통의 개요

신경계통은 받아들인 정보를 통합하여 처리하는 중추신경계통(central nervous system, CNS)과 신체 각 부위와 중추신경계통 사이에서 정보를 주고받는 말초신경계통(peripheral nervous system, PNS)으로 이루어진다(그림 2-1).

중추신경계통은 머리뼈안(두개강)에 들어 있는 뇌(brain)와 척주관에 들어 있는 척수(spinal cord)로 구성되며, 말초신경계통은 뇌로 출입하는 **뇌신경**(cranial nerve)과 척수로 출입하는 **척수신경**(spinal nerve)으로 구성된다. 또한 말초신경계통은 기능에 따라 몸신경계통(somatic nervous system)과 자율신경계통(autonomic nervous system)으로 나뉜다(그림 2-2).

몸신경계통은 피부 등의 말초에서 보내온 정보를 중추로 전달하는 **감각신경**(sensory nerve; 들신경)과 이 정보에 대응하는 중추에서 내려진 명령을 말초(뼈대근육)로 전달하는 **운동신경**(motor nerve; 날신경)으로 나뉜다. 따라서 의지를 가지고 행하는 운동이나 감각을 인식한다. 자율신경계통은 **교감신경**(sympathetic nerve)과 **부교감신경**(parasympathetic nerve)으로 나뉘며 순환, 호흡, 소화, 대사, 분비, 체온유지, 배설, 생식 등의 자율기능을 담당한다. 자신의 의지와는 상관없이 움직이기 때문에 식물신경이라고도 불린다.

말초신경계통에 작용하는 약물은 크게 몸신경계통의 감각신경에 작용하는 **국소마취제**(local anesthetic), 운동신경에 작용하는 **근(육)이완제**(muscle relaxant), 자율신경계통에 작용하는 **자율신경작용제**(autonomic drug)로 분류할 수 있으며, 자율신경작용제에는 에피네프린작용제, 항에피네프린작용제, 콜린작용제, 항콜린작용제, 자율신경절차단제 등이 있다.

말초신경계통에 작용하는 대표적인 약물을 정리하면 표 2-1과 같다.

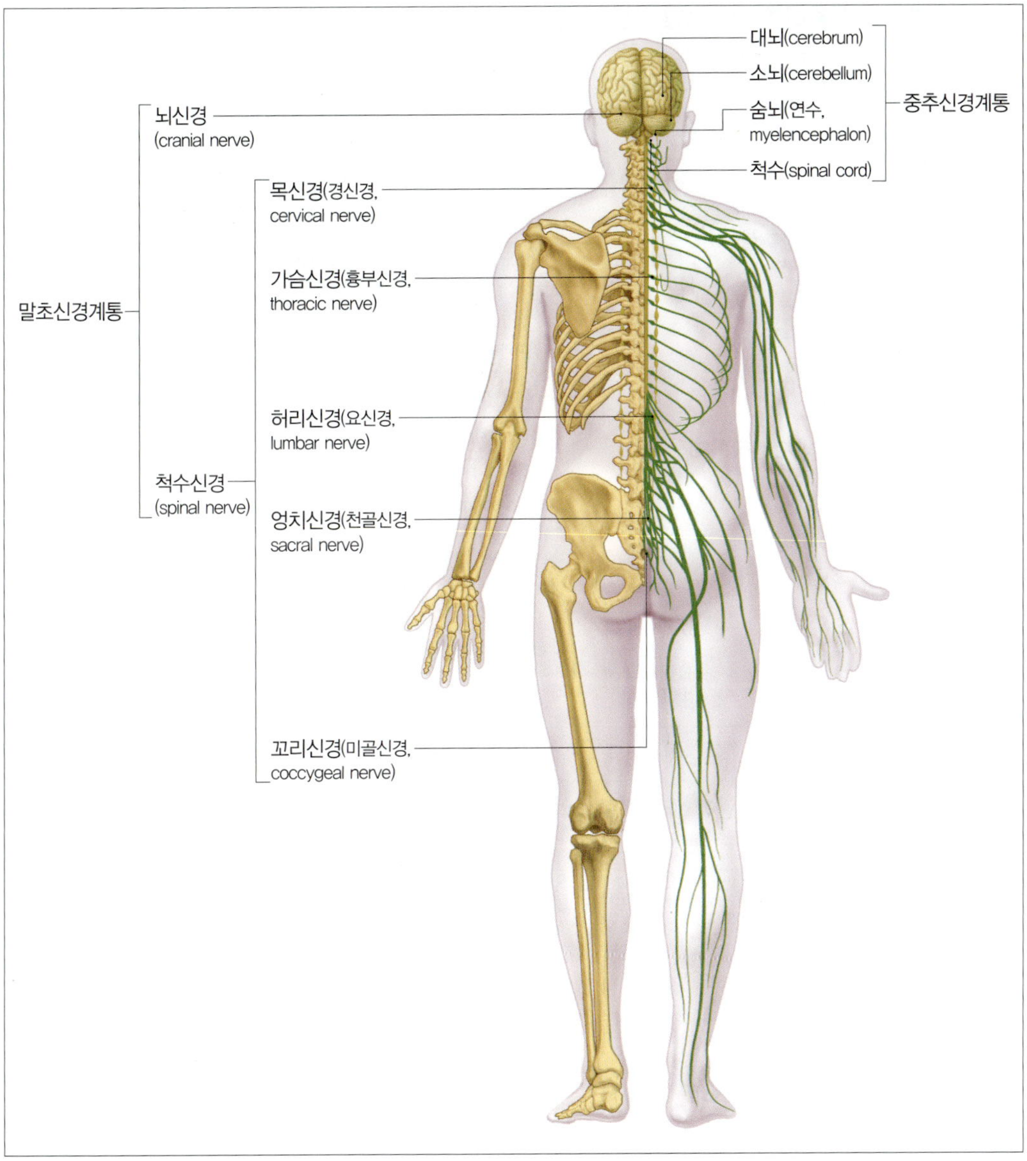

그림 2-1 온몸의 신경계통

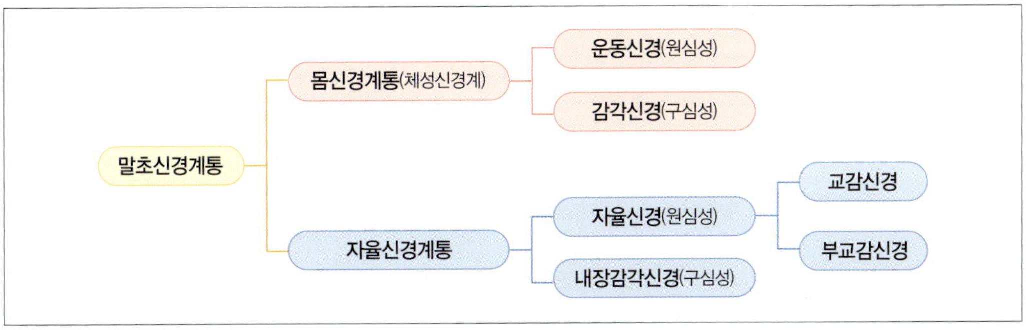

그림 2-2 말초신경계통의 분류

표 2-1 말초신경계통에 작용하는 대표적인 약물

<table>
<tr><th colspan="3">분류</th><th>약물(일반명)</th></tr>
<tr><td colspan="3">국소마취제</td><td>코케인(cocaine), 프로케인(procaine), 테트라케인(tetracaine), 리도케인(lidocaine), 프릴로케인(prilocain), 부피바케인(bupivacaine)</td></tr>
<tr><td rowspan="2">근(육) 이완제</td><td colspan="2">중추성</td><td>톨페리손(tolperisone), 클로르메자논(chlormezanone), 바클로펜(baclofen), 다이아제팜(diazepam)</td></tr>
<tr><td colspan="2">말초성</td><td>튜보쿠라린(tubocurarine), 판큐로늄(pancuronium), 석사메토늄(suxamethonium)</td></tr>
<tr><td rowspan="11">자율신경 작용제</td><td colspan="2">에피네프린작용제</td><td>에피네프린(epinephrine; 아드레날린), 노르에피네프린(norepinephrine; 노르아드레날린), 아이소프레날린(isoprenaline), 페닐에프린(phenylephrine), 살부타몰(salbutamol), 도파민(dopamine), 도부타민(dobutamine), 리토드린(ritodrine), 에페드린(ephedrine)</td></tr>
<tr><td rowspan="3">항에피네프린작용제</td><td>α차단제</td><td>펜톨아민(phentolamine), 프라조신(prazosin), 탐술로신(tamsulosin)</td></tr>
<tr><td>β차단제</td><td>프로프라놀롤(propranolol), 핀돌롤(pindolol), 티몰롤(timolol), 메토프롤롤(metoprolol)</td></tr>
<tr><td>αβ차단제</td><td>라베탈롤(labetalol)</td></tr>
<tr><td rowspan="2">콜린작용제</td><td>콜린에스터류</td><td>아세틸콜린(acetylcholine), 베타네콜(bethanechol)</td></tr>
<tr><td>콜린에스터분해효소 억제제</td><td>네오스티그민(neostigmine), 에드로포늄(edrophonium), 피소스티그민(physostigmine), 필로카핀(pilocarpine)</td></tr>
<tr><td rowspan="2">항콜린작용제</td><td>벨라돈나알칼로이드</td><td>아트로핀(atropine), 스코폴라민(scopolamine)</td></tr>
<tr><td>합성제</td><td>트로피카마이드(tropicamide), 부틸스코폴라민(butylscopolamine), 트리헥시페니딜(trihexyphenidyl), 피렌제핀(pirenzepine)</td></tr>
<tr><td colspan="2">자율신경절차단제</td><td>트리메타판(trimethaphan), 헥사메토늄(hexamethonium)</td></tr>
<tr><td rowspan="2">일산화질소 관련 약물</td><td>PDE-5억제제</td><td>실데나필(sildenafil)</td></tr>
<tr><td>질소산화물</td><td>나이트로글리세린(nitroglycerin), 아이소소바이드(isosorbide dinitrate)</td></tr>
</table>

02 국소마취제 local anesthetic

1. 감각신경전도로와 국소마취

피부와 점막에 있는 감각신경의 종말이 자극을 받으면 그 자극은 전기자극으로 변환되어 척수 뒤뿌리(후근, posterior root)를 통해 척수로 들어가 신경세포(neuron)를 2번 갈아타고 대뇌피질(대뇌겉질)의 감각영역에 도달한다. 그곳에서 비로소 통증으로서 인식된다.

국소마취제는 의식은 소실시키지 않으면서 감각신경을 마비시켜 통증을 완화 및 소실시키는 약물이며, 외과적 시술이나 내시경검사 등의 불쾌감을 동반하는 처치, 통증 조절 등에 사용된다. 약물의 적용 경로에 따라 국소마취는 5종류로 분류된다(그림 2-3, 2-4).

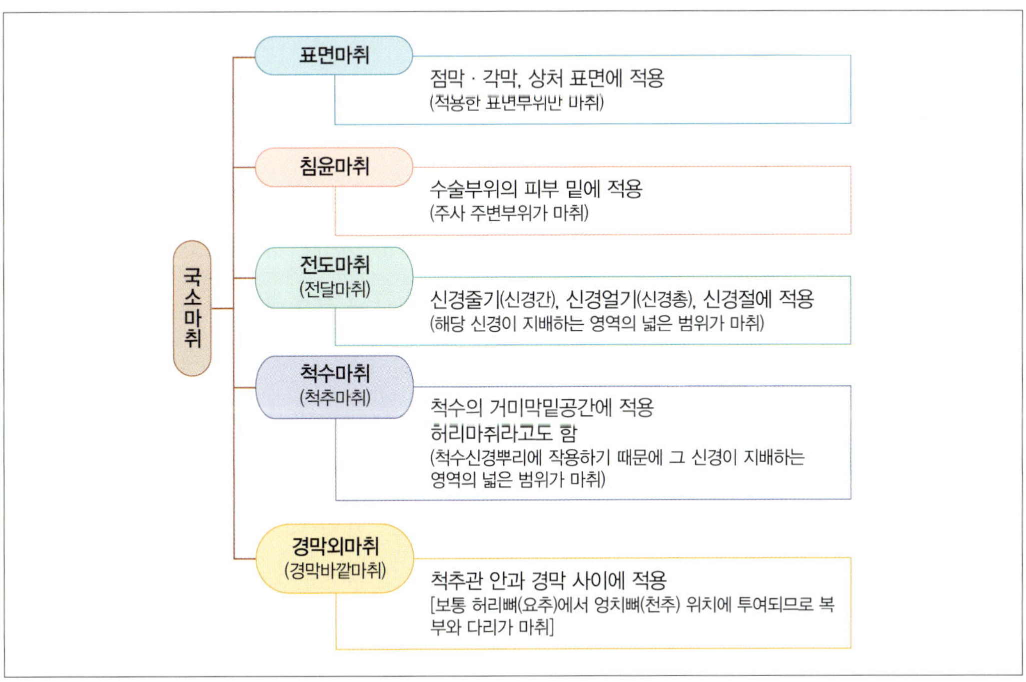

그림 2-3 국소마취의 분류

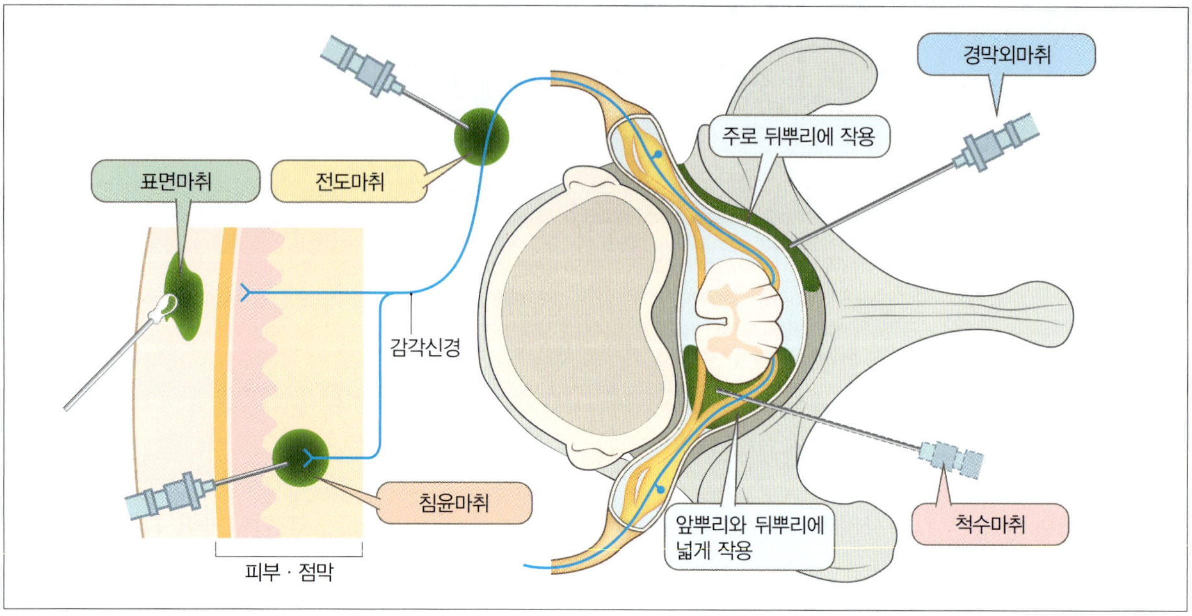

그림 2-4 감각신경전도로와 국소마취의 적용

1) 표면마취(surface anesthesia)

점막, 상처, 각막 등의 표면에 약액을 떨어뜨리거나 도포, 분무해서 표층의 감각을 마비시키는 방법이다. 표면마취제는 국소마취제이기 때문에 국소마취제에 알레르기가 있는 환자에게는 사용할 수 없으므로 문진을 통해 확인해야 한다.

2) 침윤마취(infiltration anesthesia)

피부 밑이나 점막 밑에 직접 주사해서 약물이 침윤한 부위의 감각신경 말단을 마비시키는 방법으로, 가장 흔히 사용된다. 약물이 표피를 통과하지 않아도 되기 때문에 표면마취보다 빨리 마취 효과가 나타난다. 간단한 피부절개수술 또는 치과 발치 시 많이 사용된다.

3) 전도마취(전달마취, conduction anesthesia)

신경 주위에 주사하여 주신경의 전도를 차단시키는 방법으로, 해당 신경이 분포하는 영역을 소량의 마취제로 광범위하게 마취시킬 수 있다. 피부밑주사로 수술부위로 가는 신경을 마취시킴으로써 그 신경이 분포하는 넓은 부위의 피부 전체를 마취시킬 수 있는 **부위차단마취**(field block anesthesia)와 말초신경이나 신경얼기(신경총)에 주사하여 그 신경이 분포하는 팔다리부위보다 광범위한 부분을 마취시키는 **신경차단마취**(nerve block anesthesia) 등이 있다.

4) 척수마취(척추마취, spinal anesthesia)

척수는 바깥쪽부터 경막, 거미막(지주막), 연막의 3중막으로 덮여 있으며 연막과 지주막 사이의 거미막밑공간은 뇌척수액(cerebrospinal fluid, CSF)으로 채워져 있다. 약액을 거미막밑공간에 주사해서 척수신경 지배영역의 감각을 소실시키는 방법이다. 척수신경뿌리에 작용하기 때문에 그 신경이 지배하는 영역의 넓은 범위가 마취되며, 허리마취라고도 한다.

5) 경막외마취(경막바깥마취, peridural anesthesia)

약물을 3~4번 허리뼈 또는 4~5번 허리뼈 사이의 추간판(척추(사이)원반) 공간을 통해 거미막밑공간의 뇌척수액 내에 주사하는 방법으로, 배꼽 아래의 하반신을 마취하는 경우에 많이 사용된다.

2. 국소마취제의 작용기전

신경섬유는 **활동전위**(action potential)의 전파에 따라 흥분을 전도하는데, 활동전위는 세포막의 **소듐이온(Na^+)통로**가 열림으로써 발생한다. 이 신경의 전도에 중요한 역할을 하는 소듐이온통로는 단백질(P)로 둘러싸인 이온통로 속에 M관문(M gate)과 H관문(H gate)이 있으며 이 관문이 열리고 닫힘으로써 소듐이온의 세포 내 유입이 조절된다.

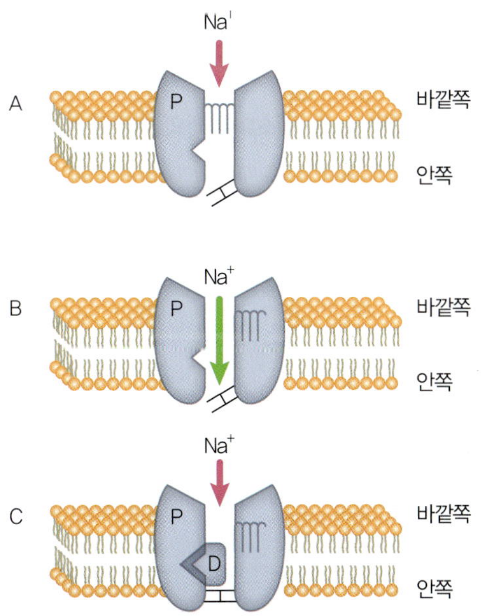

그림 2-5 국소마취제의 작용기전

A : 신경이 흥분해 있지 않은 상태 B : 흥분의 전도가 막을 통해 전달되어온 상태 C : 국소마취제가 작용한 상태

신경이 흥분되지 않은 상태에서는 M관문이 닫혀 있어 소듐이온은 세포 내로 유입되지 않는다. 흥분의 전도가 막으로 전해져 오면 M관문이 열려 소듐이온이 세포 내로 유입되기 때문에 주변의 막에 활동전위가 발생해 흥분이 전달된다. 국소마취제(그림 2-5의 그림 안 D)는 세포막을 통과하여 안쪽 소듐이온통로의 단백질에 결합되면 H관문이 닫힌다. 이 때문에 M관문이 열려도 소듐이온은 세포 내로 유입되지 못하고 활동전위의 발생이 억제되어 막의 안정상태가 유지된다. 따라서 감각의 전도가 억제된다(그림 2-5).

3. 국소마취제의 분류

국소마취제는 공통된 기본구조를 가지는데, 소수성의 방향족과 친수성의 아미노기와 이들을 연결하는 중간사슬로 이루어진다. 방향족과 중간사슬의 결합양식에 따라 에스터형과 아마이드형으로 크게 나뉜다(그림 2-6, 표 2-2). 에스터형은 혈중에서 신속하게 분해되는 한편, 아마이드형은 혈중에서는 안정적으로 존재하고 간에서 대사된다.

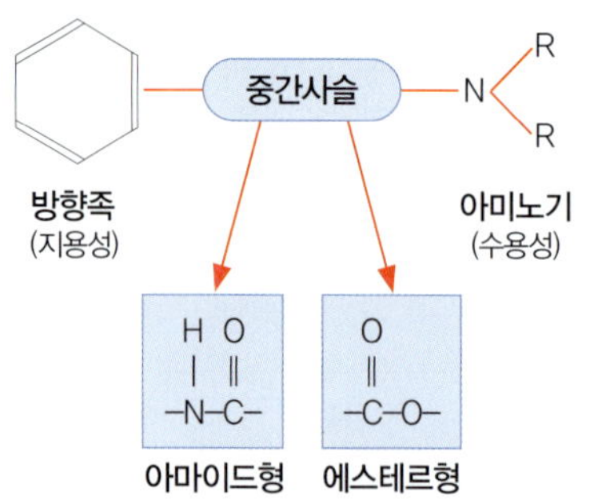

그림 2-6 국소마취제의 기본구조

1) 에스터형 국소마취제

중간사슬에 에스터결합(−CO · O−)이 있는 국소마취제로, **코케인**(cocaine), **프로케인**(procaine), **테트라케인**(tetracaine), **아미노벤조산에틸**(ethyl aminobenzoate)이 있다. 코케인과 프로케인은 국소마취제의 발달에 중요한 역할을 해왔는데, 코케인의 구조를 기본으로 해서 많은 국소마취제가 합성되었다. 에스터형 국소마취제는 주로 혈중의 거짓콜린에스터분해효소(pseudocholinesterase)에 의해 분해되며 일부는 간의 에스터분해효소에 의해 분해된다.

(1) 코케인(cocaine)

코카의 잎에서 추출한 천연 국소마취제이다. 강력한 국소마취작용 외에 중추흥분작용과 교감신경흥분작용을 일으킨다. 흡수되면 이들 부작용이 나타나기 때문에 침윤마취 등에는 이용되지 않고 눈결막이나 코, 인두 등의 점막과 같은 표면마취에만 사용되며, 마약으로 지정되어 있다.

표 2-2 대표적인 국소마취제와 약리학적 특징

약물명		효력	작용 발현	작용지속 시간	부작용	기타
에스터형	코케인 (cocaine)	1	중간 정도	중간 정도	노르에피네프린 재흡수 억제에 의한 중추흥분작용, 교감신경 흥분작용	상기도의 표면마취에 드물게 사용
	프로케인 (procaine)	0.3	중간 정도	짧음	중추신경계통 (호흡억제, 불온, 경련) 순환계통 (서맥, 심(장)박출량 저하, 혈압저하)	초기의 국소마취제로 침윤, 전도, 척수마취에 사용되었으나 현재는 사용되지 않음
	테트라케인 (tetracaine)	3	빠름	중간 정도		표면, 침윤, 전도, 척수마취에 사용
아마이드형	리도케인 (lidocaine)	1	빠름	중간 정도	중추억제, 심장기능억제 (프로케인보다 낮은 빈도)	표면, 침윤, 전도, 척수마취에 사용되며, 심실성 부정맥에도 사용
	프릴로케인 (prilocaine)	0.8	빠름	중간 정도	메트혈색소혈증	표면, 침윤, 전도, 척수마취에 사용
	다이뷰케인 (dibucaine)	6	빠름	긺	신경장애	표면, 침윤, 전도, 척수마취에 사용
	메피바케인 (mepivacaine)	0.6	약간 느림	중간 정도	적음	침윤, 전도, 척수마취에 사용

(2) 프로케인(procaine)

코케인의 부작용(중추흥분작용과 교감신경흥분작용)을 제거한 합성 국소마취제 제1호이다. 효력은 코케인의 약 1/4이며 점막을 통한 침투성은 낮아 표면마취 효과는 거의 없다. 혈관확장작용이 있기 때문에 에피네프린 등의 혈관수축제를 첨가해서 사용한다. 일반적으로 2% 프로케인에 1/50,000 농도의 에피네프린을 첨가한다. 급성중증과민반응쇼크(anaphylactic shock)를 일으키는 경우가 있기 때문에 최근에는 거의 사용하지 않는다.

(3) 테트라케인(tetracaine)

작용시간이 긴 약물이지만, 효과가 나타나기까지 10분 이상의 긴 시간이 소요되며 프로케인보다 독성과 작용이 10배 정도 강하다. 안과 영역과 코안, 인후두의 점막마취, 척수마취 등에 사용된다.

2) 아마이드형 국소마취제

중간사슬에 아마이드결합(-CO · NH-)이 있는 국소마취제로, **리도케인**(lidocaine), **프릴로케인**(prilocaine), **메피바케인**(mepivacaine), **부피바케인**(bupivacaine), **다이뷰케인**(dibucaine) 등이 있다. 아마이드형 국소마취제는 혈중에서는 분해되지 않고 간의 아마이드가수분해효소(amidase)라는 약물대사효소에 의해 천천히 대사되기 때문에 작용지속시간이 비교적 길다. 간기능이 저하된 환자에게서는 아마이드형 국소마취제의 독성이 강하게 나타날 수 있으므로 주의해야 한다.

(1) 리도케인(lidocaine)

최근 가장 많이 사용된다. 효력은 프로케인의 2배이며 조직침투성도 우수해 연고나 젤, 스프레이 등의 제제로 만들어 표면마취에도 사용한다. 혈관확장작용이 있기 때문에 에피네프린 등의 혈관수축제를 첨가해서 사용한다. 일반적으로 2% 리도케인에 1/80,000 농도의 에피네프린을 첨가한다.

(2) 프릴로케인(prilocaine)

리도케인보다 작용은 늦게 나타나지만 작용시간은 길고 독성이 적은 탓에 치과 치료에 많이 사용된다. 또한 혈관확장작용이 리도케인보다 약하기 때문에 혈관수축제는 적게 첨가해도 된다. 일반적으로 3%의 프릴로케인에 1/300,000 농도의 에피네프린을 첨가한다. 즉, 에피네프린의 사용을 억제하고 싶은 환자에게 사용한다. 프릴로케인을 대량 사용하면 드물게 메트혈색소혈증(methemoglobinemia)을 일으키는 경우가 있다.

(3) 부피바케인(bupivacaine)

저농도로 희석한 부피바케인을 경막바깥에 투여하면 운동신경보다 감각신경을 선택적으로 차단하는 장점이 있어 분만과 수술 후 마취의 용도로 많이 사용되었지만, 고농도에서 나타나는 심장독성으로 인해 현재는 제한적으로 사용된다.

복약지도 포인트

① 최대 허용범위 내에서 최소한의 국소마취제를 마취의 종류와 부위에 따라 적절히 사용해야 하며, 약리작용이 나타날 때까지 충분히 기다려야 한다.

② 작용지속시간을 연장시키기 위해 에피네프린 등의 혈관수축제를 병용할 수 있으나 1:200,000~1:500,000 이상의 비율로 사용해서는 안 된다.

4. 국소마취 효과에 영향을 미치는 요인

1) 신경섬유의 감수성

일반적으로 신경섬유가 가늘수록 국소마취제에 민감하며 자율신경과 감각신경이 먼저 마취되고 후에 운동신경이 마취된다. 감각의 상실은 통각 → 냉각 → 온각 → 촉각 → 압각 순서로 나타나며 회복 순서는 그 반대이다. 따라서 척수마취의 효과가 사라지는 과정에서 발이 움직이고(= 운동신경기능) 감각도 있지만(= 감각신경기능), 배뇨를 할 수 없어 소변정체(= 자율신경기능)가 일어나는 경우가 있다.

2) 조직의 pH 영향

국소마취제는 3차 아민 구조이므로 물에 대한 용해도가 낮아서 주로 물에 녹을 수 있는 염산염 제제로 사용한다. 그러나 약염기성을 띠기 때문에 산성 용액에서는 이온형의 비율이 증가한다. 국소마취제의 작용부위는 소듐이온통로의 세포 안쪽에 있어 국소마취제가 그곳에 도달하려면 지질과 친해지기 쉬운 비이온형이 되어 세포막의 지질층을 통과할 필요가 있으므로 비이온형의 약물이 많아야 효과가 강하게 나타난다.

정상 조직의 세포바깥액 pH는 7.4이지만, 국소마취제의 산성염을 중화시킬 수 있는 완충능력이 충분하여 국소마취제를 체내로 투여하면 비이온형 약물이 많아져 마취 효과를 얻을 수 있다. 한편, 염증 조직의 pH는 5~6 정도의 약산성을 나타내기 때문에 염증부위에서는 국소마취작용이 약화된다(그림 2-7). 또한 각막 같은 조직에서는 pH 완충작용을 하는 세포바깥액이 적어 각막에는 알칼리화한 국소마취제가 사용된다.

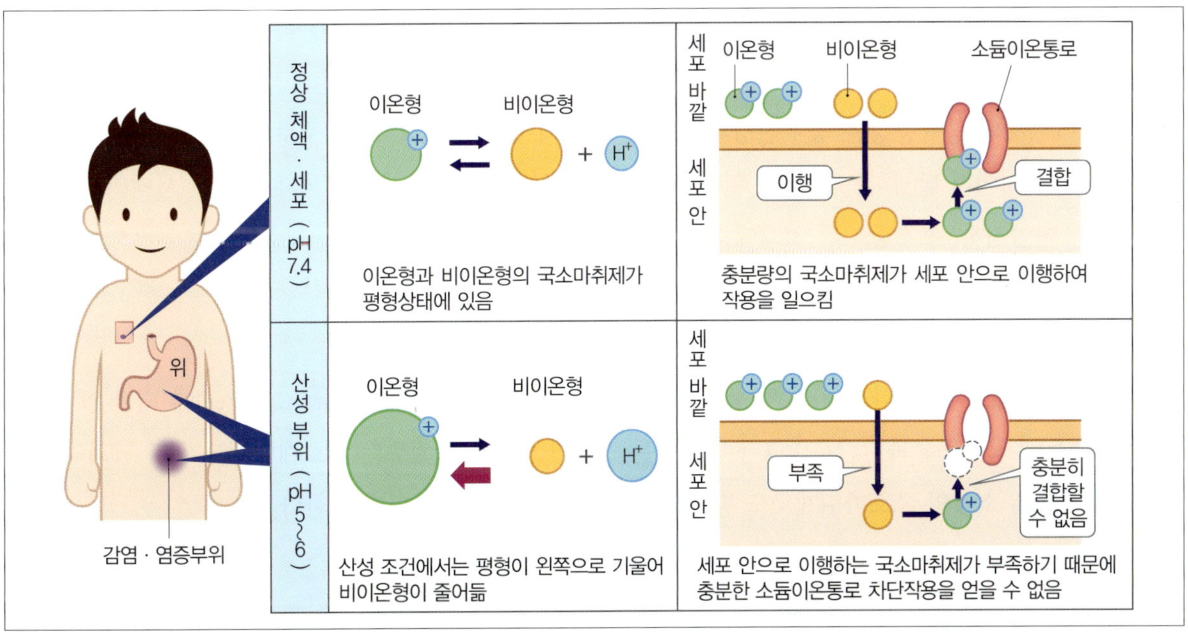

그림 2-7 마취 효과에 미치는 pH의 영향

3) 주사부위의 혈관

(1) 국소 혈관의 상태, 조직혈류량과의 관계

국소마취제의 효과를 충분히 얻기 위해서는 주사부위에 약물이 장시간 정체할 필요가 있다. 혈관의 분포밀도가 높은 조직이나 혈관확장에 의해 혈액량이 증가된 조직에서는 약물이 바로 혈액 중으로 이행되기 때문에 국소에 정체할 시간이 적다. 따라서 마취의 지속시간이 짧아져 급성중독이 발생하기 쉬운 상태가 된다.

(2) 혈관수축제의 첨가

국소마취제에는 혈관확장작용을 하는 것이 많아 혈관이 많은 점막조직에서는 충분한 효과를 얻기 힘들다. 그래서 임상에서는 소량의 에피네프린을 첨가하여 사용하기도 하는데, 에피네프린을 첨가함으로써 얻을 수 있는 장점으로는 작용시간의 연장, 투여량의 감소, 급격한 혈중농도의 상승에 의한 급성중독 발현의 방지, 출혈억제에 의한 수술영역의 명시 등이 있다. 그러나 **동맥경화**, **심부전**, **갑상샘기능항진**, **당뇨병**이 있는 환자 및 **혈관연축**의 과거병력이 있는 환자에게는 **원칙적으로 금기**이다. 또 고혈압 환자는 급격한 혈압상승을 초래할 수 있으므로 신중하게 투여해야 한다.

이러한 환자에게는 에피네프린 대용제인 펠리프레신(felypressin)을 사용한다. 빈맥(빠른맥) 등 에피네프린수용체 중 β수용체의 흥분이 원인이라고 생각되는 환자에게는 선택적 α작용제인 페닐에프린(phenylephrine)도 대용제로서 적합하다.

5. 국소마취제의 부작용

(1) 중추신경중독

국소마취제의 중독증상은 중추신경의 흥분에 동반되는 구역(메스꺼움), 구토, 불안, 떨림, 경련 등이다. 흥분에 이어서 발생하는 증상은 혈관운동중추 및 심장자극전도계통의 억제에 의한 서맥(느린맥), 혈관확장, 혈압저하, 호흡중추의 억제에 의한 호흡마비이다.

(2) 과민반응

에스터형 국소마취제나 주사제에 첨가되어 있는 방부제인 메틸파라벤(methylparaben)에 대한 알레르기 반응 때문에 급성중증과민반응쇼크가 발생하는 경우가 있다. 그 예로는 프로케인쇼크가 잘 알려져 있는데 이 반응은 소량의 국소마취제로도 발생하며 위중한 증상을 나타내기도 한다.

(3) 메트혈색소혈증

프릴로케인을 대량으로 주사하면 산소운반능력이 상실되는 메트혈색소혈증을 유발하여 청색증을 나타내는 경우가 있다.

(4) 신경성쇼크

국소마취제를 사용할 때 나타나는 전신적인 부작용이다. 경도의 신경성쇼크 증상이나 뇌허혈성 발작이 많은데, 환자의 머리를 심장보다 낮추어 수평위를 취하게 하고 산소흡입 등을 실시하면 대부분 회복된다.

(5) 과다환기증후군

불안, 공포, 긴장 등의 정신적 스트레스에 의해 과도의 호흡(환기)을 했기 때문에 호흡곤란을 일으킨 것으로 이산화탄소(CO_2)를 많이 함유한 날숨을 재흡입하게 하면 회복된다.

(6) 심장독성

국소마취제는 심장근육의 소듐이온통로를 억제하여 심장근육의 자극전도속도를 저하시키고 또 고농도에서는 칼슘이온통로도 억제하여 수축력 저하를 일으킨다.

일반적으로 심장독성은 중추신경독성이 생기는 양 5배 이상의 고용량에서 발생한다. 다만, 부피바케인은 장시간 작용형으로 작용도 강하기 때문에 그 이하의 양에서도 강한 심장독성(난치성 부정맥, 심정지 등)을 나타낸다.

Column

프로케인과 설파제의 관계

성장 및 세포분열을 위해 엽산을 합성하는 세균에서는 파라아미노벤조산(para–aminobenzoic acid, PABA)이 합성의 중요한 원료가 된다. 설파제(sulfonamide)는 분자구조가 PABA와 유사하기 때문에 이 PABA에 대항하여 항균작용을 나타낸다. 그런데 국소마취제 중 프로케인(procaine)은 체내에서 분해되는 PABA를 생산함으로써 설파제의 항균력을 저하시킨다. 따라서 설파제 치료를 받는 환자에게는 다른 국소마취제를 사용해야 한다.

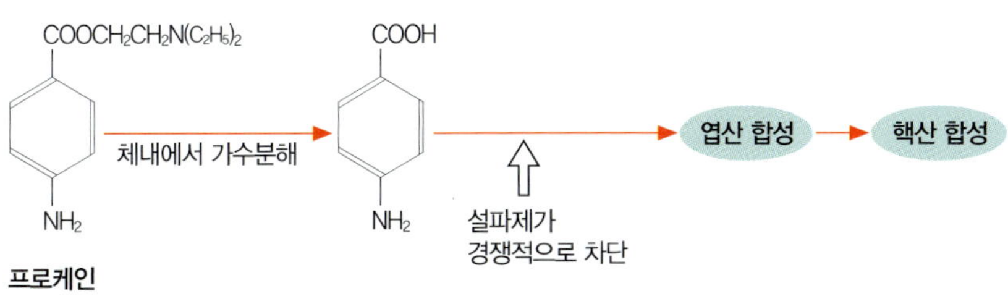

03 근(육)이완제 muscle relaxant

근(육)이완제(muscle relaxant)란 중추신경에서 뼈대근육에 이르는 경로를 차단 또는 억제함으로써 근육수축을 억제하는 약물로, 작용부위에 따라 중추성 근(육)이완제와 말초성 근(육)이완제로 나뉜다(그림 2-8).

중추성 근(육)이완제는 주로 척수신경로의 사이신경세포(개재신경세포, interneuron)를 억제하여 근육의 비정상적인 긴장을 억제하고, 말초성 근(육)이완제는 운동신경과 뼈대근육(골격근)의 신경근육접합부에 작용하여 일시적으로 운동마비 상태를 일으킨다(그림 2-9). 말초성 근(육)이완제는 다시 작용부위와 작용기전에 따라 경합형 근(육)이완제와 탈분극성 근(육)이완제로 세분된다.

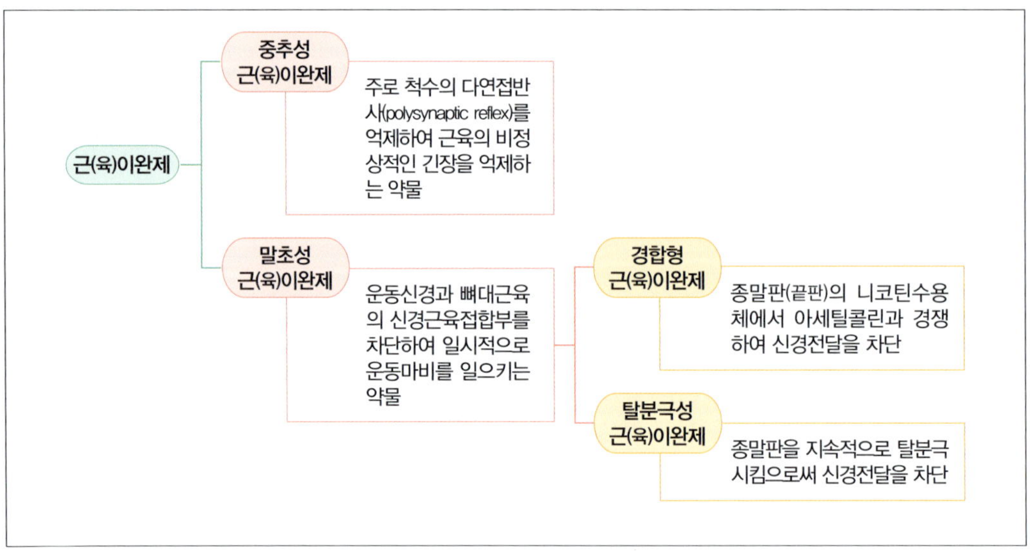

그림 2-8 근(육)이완제

Memo

종말판(끝판, endplate)

운동신경 종말부위와 결합된 근육 쪽 특수구조를 종말판(끝판)이라고 한다. 운동신경이 흥분하여 신경종말에서 방출된 아세틸콜린(acetylcholine)은 종말판의 수용체에 결합하여 근(육)섬유에 흥분을 전달한다.

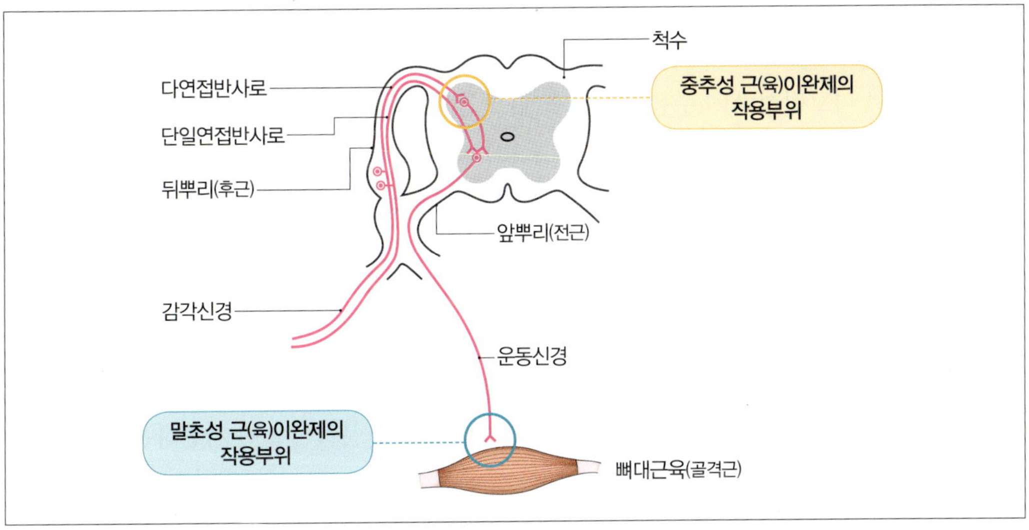

그림 2-9 뼈대근육의 신경지배와 근(육)이완제의 작용부위

1. 중추성 근(육)이완제(centrally acting muscle relaxant)

파킨슨병의 근육수축이나 중추성 경련마비에 사용된다.

대표적인 약물에는 톨페리손(tolperisone), 클로르메자논(chlormezanone), 바클로펜(baclofen)이 있으며, 항불안제인 다이아제팜(diazepam)도 근육이완작용이 있다.

(1) 다이아제팜(diazepam)

불안, 긴장 제거, 근육이완, 급성알코올중독 시의 금단증상 치료에 널리 사용되는 약물로, 부작용으로 졸림, 과도한 진정, 운동실조, 구갈, 변비 등이 나타난다. 연속사용 시 정신적, 신체적 의존성이 발생할 수 있으며, 간기능 · 신장기능 저하자, 노약자 등에게 투여할 때에는 주의해야 한다.

2. 말초성 근(육)이완제(peripherally acting muscle relaxant)

외과수술 시의 근육이완, 골절의 정복 및 탈구의 보조에 사용된다.

중추성 근(육)이완제는 척수의 반사만 억제하기 때문에 호흡근육은 마비되지 않지만, 말초성 근(육)이완제는 다른 뼈대근육(골격근)과 마찬가지로 가로막(횡격막) 등의 호흡근육도 마비시켜 호흡운동을 정지(질식)시킨다.

따라서 말초성 근(육)이완제는 인공호흡기를 이용한 전신마취 상태에서 투여해야 한다.

1) 경합형 근(육)이완제

신경근육접합부의 니코틴성 ACh수용체(N_M수용체)를 **경합적으로 차단**하는 말초성 근(육)이완제이다. 탈분극성 근(육)이완제보다 심각한 부작용이 잘 나타나지 않기 때문에 임상에 빈번히 사용된다. 비탈분극형 근(육)이완제라고도 불린다. 대표적인 약물에는 **튜보쿠라린**(tubocurarine), **판큐로늄**(pancuronium) 등이 있다.

2) 탈분극성 근(육)이완제

N_M수용체를 지속적으로 자극하여 신경근육접합부의 전달을 탈분극적으로 차단하는 말초성 근(육)이완제이다. 부작용이 많기 때문에 임상에서는 경합성 근(육)이완제가 사용되는 경우가 많다. 대표적인 약물에는 **석사메토늄**(suxamethonium)이 있다.

Memo

- **말초성 근(육)이완제와 콜린에스터분해효소억제제의 병용**

콜린에스터분해효소억제제(anticholinesterase)를 적용하면 아세틸콜린의 분해가 억제되어 종말판(끝판) 부근의 아세틸콜린 농도가 증가한다. 따라서 경합형 근(육)이완제와 병용하면 근육이완작용이 감소된다. 탈분극성 근(육)이완제의 경우에는 그러한 상호작용이 없다.

- **단트롤렌(dantrolene)**

뼈대근육 세포질그물에서의 칼슘이온(Ca^{2+}) 방출을 억제하여 근육이완작용을 나타낸다. 전신마취 시에 드물게 나타나며 악성고열(malignant hyperthermia) 치료에 사용된다.

04 자율신경작용제 autonomic drug

1. 자율신경의 개요

순환, 호흡, 소화, 분비, 체온조절 등 기본적인 생명활동(자율기능) 유지에 작용하는 신경계통을 **자율신경계통**(autonomic nervous system)이라고 한다. 자율신경계통은 심장근육, 민무늬근육(혈관, 소화관, 동공조임근 등), 샘 등 거의 온몸에 분포하며, 생체의 항상성(homeostasis) 유지에 중요한 역할을 한다.

1) 자율신경계통의 분류

자율신경계통에는 **교감신경**(sympathetic nerve)과 **부교감신경**(parasympathetic nerve)의 2종류가 있으며 서로 상반된 역할을 한다(그림 2-10, 2-11). 또 지배 기관에 이르는 도중에 반드시 신경세포를 1번 바꾸는데, 신경세포를 바꾸는 장소를 **신경절**(ganglion)이라고 한다. 신경절보다 중추쪽에 있는 신경섬유를 **신경절전신경섬유**(preganglionic nerve fiber), 말초쪽에 있는 신경섬유를 **신경절후신경섬유**(postganglionic nerve fiber)라고 하며, 자율신경계통의 신경전도는 신경절전신경섬유 ⇨ 연접(신경절) ⇨ 신경절후신경섬유 ⇨ 효과기의 순서로 진행된다(그림 2-12).

교감신경의 신경절에서 방출되는 신경전달물질은 **아세틸콜린**이고, 효과기에서 방출되는 신경전달물질은 **노르에피네프린**(노르아드레날린)이다. 반면, 부교감신경의 신경절과 효과기에서 방출되는 신경전달물질은 모두 **아세틸콜린**이다.

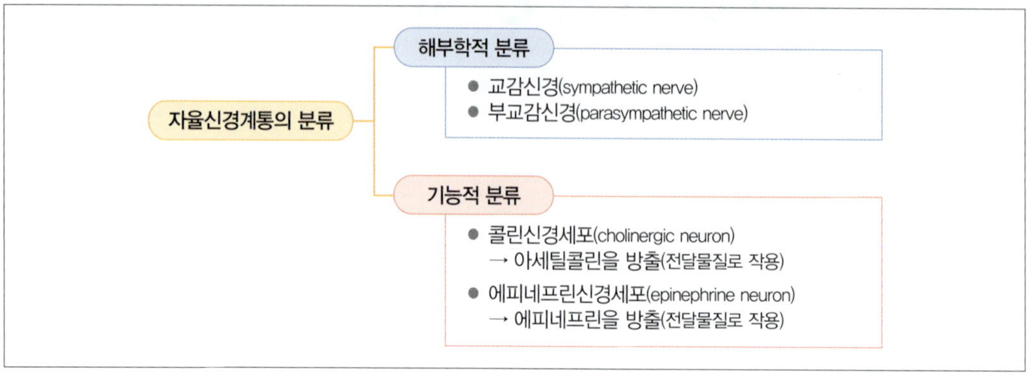

그림 2-10 자율신경계통(ANS)의 분류

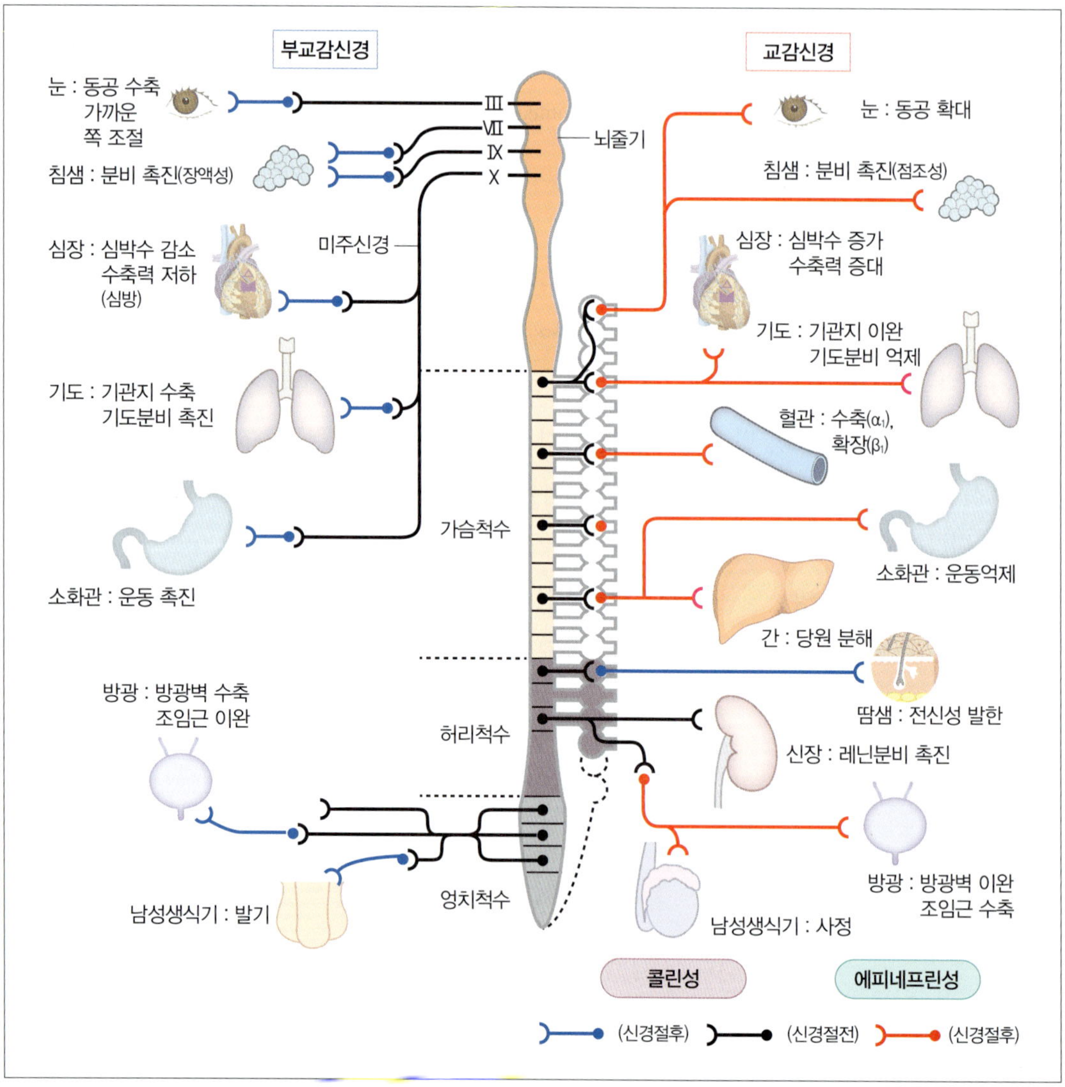

그림 2-11 교감신경과 부교감신경의 장기지배

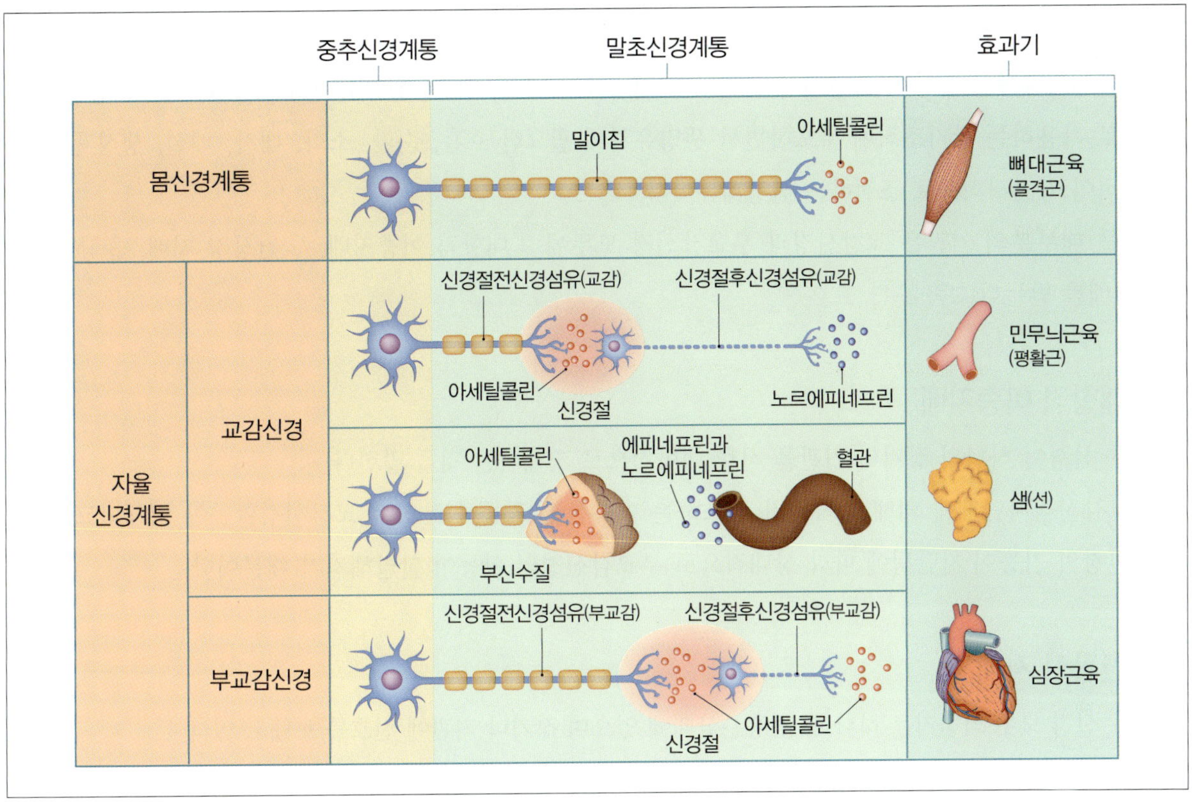

그림 2-12 자율신경계통의 신경전도

Memo

교감신경과 부교감신경의 흥분

교감신경계통의 흥분은 싸움이나 도주(fight or flight)에 필요한 신체의 대응라고 볼 수 있다. 싸움이나 도주에는 모두 손발의 근육활동이 필요하고 뼈대근육(골격근)에 다량의 혈액이 공급되어야 한다. 심장의 박동수와 수축력이 증가하고 내장과 피부로 가는 혈류는 억제되어 근육계통으로 이동한다. 소화관의 연동운동도 억제된다. 간에서 포도당과 지방조직에서 지방산이 혈중으로 방출되어 심장과 근육으로 가는 영양물질의 공급이 증가한다. 또 기관지가 확장되어 환기량이 증가하여 산소공급이 늘어난다. 동공이 확대되어 상대방 또는 도주 경로가 잘 보이게 된다.

부교감신경계통의 흥분은 열량 섭취(영양소 섭취, 소화, 흡수)나 저장과 관련이 있다. 환기량(기관지는 좁게 유지)이 줄어들고 심박수도 평상시로 돌아와 안정상태가 된다. 침과 소화액의 분비는 증가하고 연동운동이 항진되며 동공은 축소된다.

교감신경계통이나 부교감신경계통 어느 한쪽의 긴장이 감소되면 결과적으로 다른 계통의 긴장을 증가시키는 것과 비슷한 효과를 나타낸다.

2) 자율신경의 생리학적 특징

자율신경계통을 기능적 측면에서 살펴보면 체내에서 내장, 혈관, 샘(선), 민무늬근육(평활근) 등 비자발적으로 작용하는 장기조직에 분포하면서 생명유지에 필요한 호흡, 순환, 소화, 대사, 배설, 생식 등을 무의식적이고 반사적으로 조절하는 신경계통이다.

이들 대부분의 기관은 교감신경과 부교감신경 모두에 ①대항적 이중지배, ②긴장성 지배, ③장기특이성 지배를 받는다(그림 2-13, 표 2-3).

(1) 대항적 이중지배

두 신경이 하나의 장기나 기관을 서로 대항적으로 지배하는 것을 말한다.

교감신경차단제에 의해 심박수가 감소하는 이유는 ①활동하고 있는 교감신경활동이 억제되고, ②교감신경의 기능이 차단됨에 따라 상대적으로 부교감신경의 활동이 활발해지기 때문이다.

(2) 긴장성 지배

두 신경 모두 약하기는 하나 항상 흥분상태에 있으며 장기나 기관에 신호를 보내고 있다.

(3) 장기특이성 지배

혈관은 교감신경계통이 우위로 지배되고 있으나 다른 장기나 기관은 부교감신경이 우위로 지배되고 있다.

예 신경절차단제에 의한 혈압변화 : 신경절차단제는 교감신경계통과 부교감신경계통의 두 신경절을 차단한다. 그 반응은 항상 우위로 작용하고 있는 교감신경의 기능과 반대 효과를 나타내며, 따라서 혈압이 저하된다.

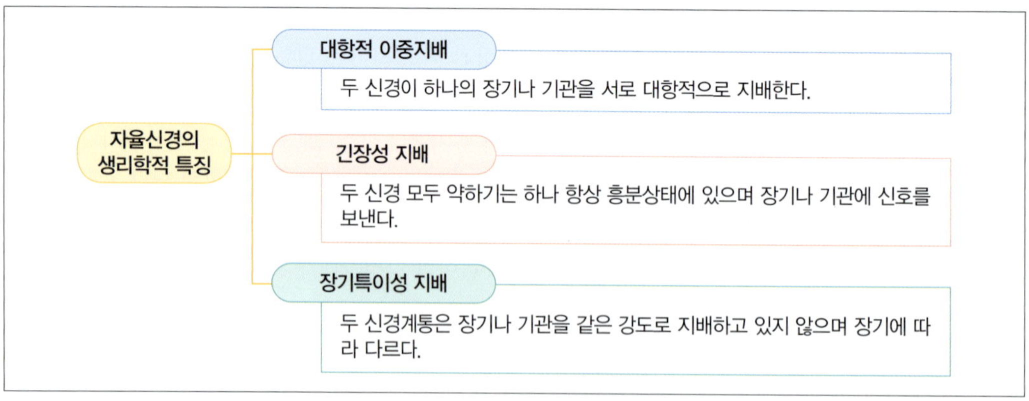

그림 2-13 자율신경의 생리학적 특징

표 2-3 자율신경계통과 생체기능의 반응

장기		교감신경계통	부교감신경계통
눈		동공 확대(동공확대근 수축)(α_1)	동공 축소(동공조임근 수축)
		–	가까운 쪽 조절(섬모체근 수축)
심장	박동수	증가(β_1)	감소
	수축력	증가(β_1)	저하(심방)
혈관		수축(α_1), 확장(β_2)	–*
기도	기관지	이완(β_2)	수축
	기도분비	억제(α_1, β_2)	촉진
소화관운동		억제(α_1, α_2, β_1, β_2)	촉진
간		당원 분해(α_1, β_2)	–
신장(레닌 분비)		촉진(α_1, β_1)	–
방광	방광벽	이완(β_3)	수축
	조임근	수축(α_1)	이완
남성생식기		사정(α_1)	발기**
침샘		분비 촉진(점조성)(α_1)	분비 촉진(장액성)
땀샘		전신성 땀남(콜린성)***	–

* 부교감신경의 신경지배는 거의 없으나 콜린작용제의 자극에 의해 혈관내피세포에서 일산화질소(NO)가 방출된다.

** 부교감신경의 신경절후신경섬유 종말에서 일산화질소(NO)가 방출된다.

*** 땀샘에서는 교감신경이 흥분되면 땀이 분비되는데, 그 신경절후신경섬유는 예외적으로 콜린성이다. 따라서 콜린작용제에 의해 땀남(발한)이 촉진된다.

3) 화학전달물질(chemical transmitter)

교감신경과 부교감신경의 신경절전신경섬유와 신경절후신경섬유 사이, 신경절후신경섬유와 효과기 사이에는 틈새가 있다. 이 틈새에서 정보를 전달하는 것이 **화학전달물질**이며, 화학전달물질에는 **아세틸콜린**(acetylcholine)과 **노르에피네프린**(norepinephrine)의 2종류가 있다(그림 2-12 참조; 그 밖에도 여러 가지 전달물질이 있으나 이 책에서는 편의상 2종류로 나눔).

4) 부신수질세포의 역할

부신수질(부신속질, adrenal medulla)의 세포는 교감신경계통이 흥분하면 에피네프린(epinephrine)을 혈액 중에 방출하기 때문에 교감신경의 신경절후신경섬유에 해당한다. 부신수질에서는 에피네프린 외에도 소량이기는 하나 노르에피네프린도 방출되며 그 비율은 약 4:1이다.

5) 콜린신경세포(cholinergic neuron) · 에피네프린신경세포(epinephrine neuron)

아세틸콜린을 방출하는 신경을 **콜린신경세포**라 하고, 노르에피네프린 또는 에피네프린을 방출하는 신경을 **에피네프린신경세포**라고 한다(표 2-4, 그림 2-14).

표 2-4 콜린 및 에피네프린신경세포

	신경절전신경섬유	신경절후신경섬유
교감신경계통	콜린신경세포	에피네프린신경세포
부교감신경계통	콜린신경세포	콜린신경세포

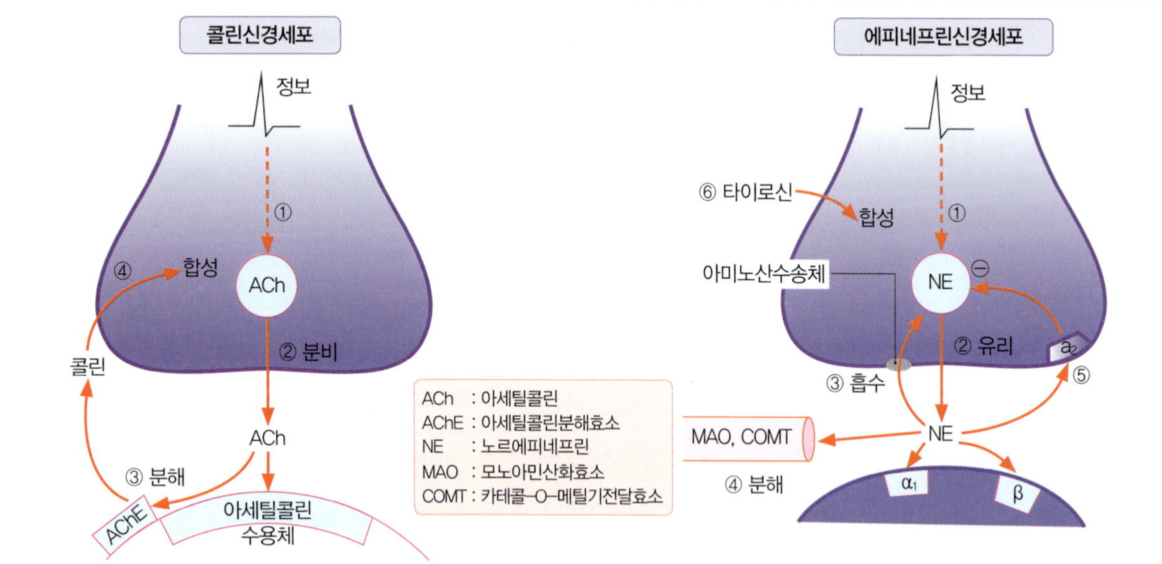

① 중추에서 보내온 정보(전기신호)를 받아들임
② ACh가 분비되고 아세틸콜린수용체와 결합해서 정보를 전달
③ 그 후 ACh는 수용체 부근 AChE에 의해 분해되어 작용을 상실
④ ACh의 분해로 얻어진 콜린은 다시 ACh 합성에 이용

① 중추에서 보내온 정보(전기신호)를 받아들임
② NE가 분비되고 α_1 및 β수용체와 결합해서 정보를 전달
③ 그 후 NE는 아미노산수송체에 의해 연접 앞부분에 흡수 또는
④ 순환혈류로 들어가 간에서 MAO나 COMT에 분해되어 작용 소실
⑤ 분비된 NE는 연접 앞부분의 α_2수용체에도 작용하며 NE의 분비를 억제
⑥ NE는 아미노산인 타이로신(thyrosine)에서 합성되어 저장

그림 2-14 콜린 및 에피네프린신경세포의 신경말단

(1) 에피네프린수용체(epinephrine receptor)

노르에피네프린을 전달물질로 하는 장소는 교감신경절후섬유–효과기 접합부뿐인데, 그곳에는 α, β 2 종류의 수용체가 존재한다. 각각의 수용체는 다시 α_1 및 α_2, β_1, β_2 및 β_3로 나뉜다. 이들 수용체는 기관에 따라 분포가 다르다(그림 2–15).

(2) 아세틸콜린수용체(acetylcholine receptor)

아세틸콜린을 전달물질로 하는 장소는 신경절, 신경근육접합부 및 부교감신경절후섬유–효과기 접합부이며, 각각 N_M, N_N의 니코틴수용체(nicotinic receptor) 및 무스카린수용체(muscarinic receptor)가 있다(그림 2–16).

무스카린수용체는 M_1, M_2, M_3의 3가지 유형이 있으며, M_1은 신경절, M_2는 심장, M_3은 민무늬근육 장기나 분비샘에 국한해서 존재한다.

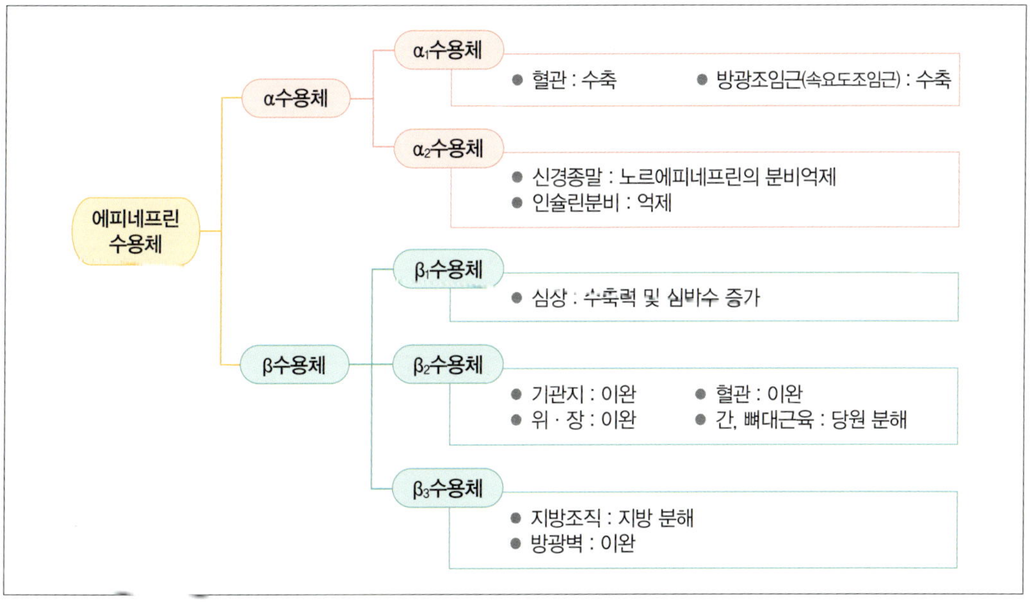

그림 2–15 에피네프린수용체

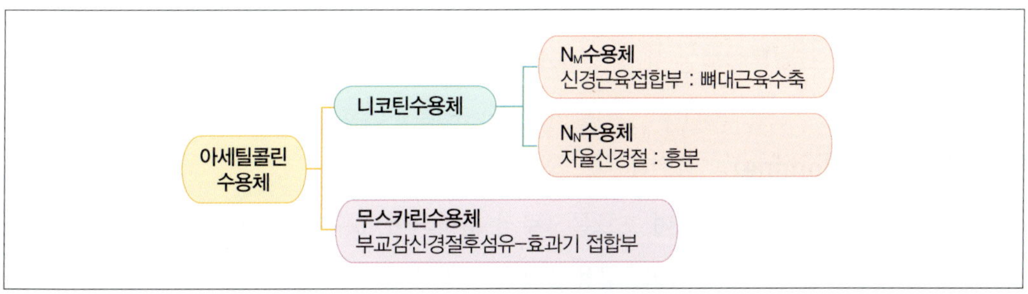

그림 2–16 아세틸콜린수용체

Memo

약물수용체(drug receptor)

약물수용체란 표적세포 막의 표면 또는 세포 내에 존재하는 '특정 물질에 선택적으로 결합하는 부위'를 말한다. 수용체에 결합해서 약효를 나타내는 것을 작용제(agonist), 수용체와 강력하게 결합하지만 전혀 작용제로서 기능하지 않거나 또는 매우 약한 약물을 차단제(blocking agent; 대항제)라고 한다. 차단제를 투여하면 생리적인 물질이 수용체에 결합되지 못하게 방해를 받아 기능이 현저하게 억제된다.

2. 자율신경작용제의 종류

자율신경계통에 작용하는 약물은 그 대상과 약리작용에 따라 크게 4종류로 나뉜다(그림 2-17).

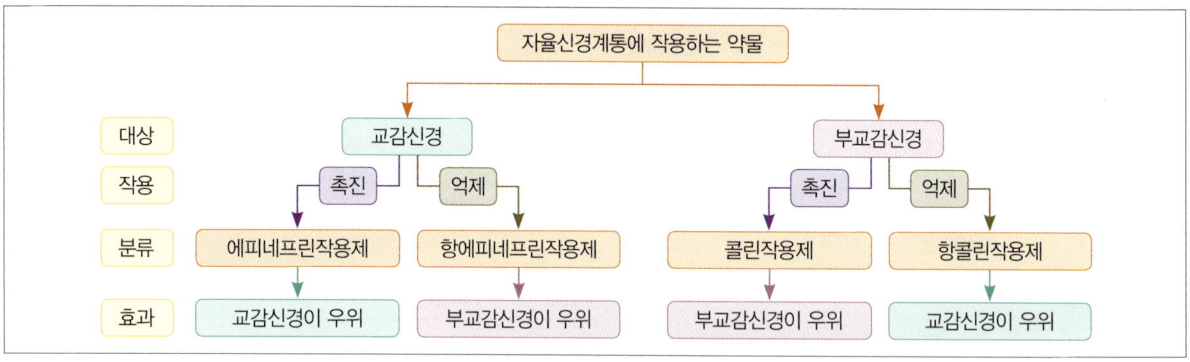

그림 2-17 자율신경작용제의 종류

1) 에피네프린작용제(교감신경작용제)[epinephrine drug(sympathomimetic)]

에피네프린신경세포 말단에서 방출되는 신경전달물질인 노르에피네프린의 분비를 촉진시키며 에피네프린수용체에 직접 작용하여 교감신경이 흥분한 것과 같은 작용을 나타내어 **교감신경작용제**라고도 한다. 이들 약물은 혈관 민무늬근육을 수축시켜 혈압을 상승시키고, 심박수 증가, 당 및 지방분해 촉진작용을 나타내는 응급약품의 대표적인 약물이다(표 2-5). 심정지 시 보조제로 사용되며 천식발작 완화, 급성중증 과민반응쇼크에 우선적으로 투여되는 등 다양하게 사용된다.

(1) 에피네프린(epinephrine)

생체 내 부신수질세포에서 생산되며 호르몬으로서 분비되며, α수용체와 β수용체 모두에 작용한다. 낮은 용량에서는 혈관확장(β)이 나타나고, 고용량에서는 혈관 수축(α)이 나타난다. 주요 작용은 심장에서 수축력과 박출량을 증가(β_1)시켜 쇼크나 심정지에 사용하고, 신장으로 가는 혈류량을 감소(β_2)시켜 혈압을 증가시킨다. 기관지를 확장(β_2)시켜 기관지경련이나 천식 치료에 사용하고, 비만세포에서 히스타민의 분비를 억제(β_2)하여 급성중증과민증에 사용한다.

(2) 노르에피네프린(norepinephrine)

생체 내 에피네프린신경세포에서 생산되며 교감신경과 중추신경계통의 신경전달물질로서 분비된다. α수용체에 대한 작용이 강하고 β수용체에 대한 작용은 약하기 때문에 주로 혈관수축을 목적으로 사용된다.

표 2-5 에피네프린작용제

약물명	수용체 선택성	임상 응용
에피네프린(epinephrine)	α_1, α_2, β_1, β_2	쇼크, 심장쇠약, 기관지천식, 국소마취제의 작용연장
노르에피네프린(norepinephrine)	α_1, α_2, β_1	혈압상승제
아이소프레날린(isoprenaline)	β_1, β_2	심장쇠약, 기관지천식
페닐에프린(phenylephrine)	α_1	혈압상승제, 코충혈 제거, 산동제
살부타몰(salbutamol)	β_2	기관지천식
도파민(dopamine)*	α_1, β_1 도파민	신장기능정지에 따른 쇼크, 만성울혈심부전
도부타민(dobutamine)	β_1	심장쇠약
리토드린(ritodrine)	β_2	조산, 절박유산
에페드린(ephedrine)**	α_1, α_2, β_1, β_2	코충혈 제거, 기관지천식

* 신장혈관에는 도파민수용체가 있고 여기에 도파민이 작용하면 신장혈관이 확장된다. 그 결과 신장혈류가 증가해서 소변량이 증가한다.
** 수용체에 대한 직접작용과 전달물질인 노르에피네프린의 분비촉진작용이 있다.

(3) 아이소프레날린(isoprenaline)

합성 카테콜아민으로 아이소프로테레놀(isoproterenol)이라고도 불린다. 주로 β수용체에 작용한다. 주요 작용은 심장을 자극하여 심장수축력과 심박수를 상승(β_1)시킨다. 또한 혈관 민무늬근육이나 기관지 민무늬근육을 이완(β_2)시켜 말초혈관의 저항을 낮춘다.

(4) 페닐에프린(phenylephrine)

α_1수용체를 선택적으로 자극하는 약물로, 혈관 민무늬근육에 작용하여 혈압을 상승시키고 충혈을 개선한다. 또한 동공확대근에 작용하여 동공확대(산동)를 일으킨다. 눈, 코 등으로 국소 투여하는 경우에는 투여한 부위의 약물농도가 높아지기 때문에 국소의 부작용에 주의가 필요하다.

(5) 살부타몰(salbutamol)

β_2수용체를 선택적으로 자극하는 약물로, 민무늬근육을 이완시키는 작용이 있으며 주로 기관지확장제로 사용된다. 교감신경 자극증상이 부작용으로서 나타나지만, 아이소프레날린보다는 안전성이 높다.

(6) 도파민(dopamine)

중추신경계통의 중요한 신경전달물질(내인성 카테콜아민)이며, 전신투여한 경우에는 중추신경계통에 대한 작용은 없고(혈액뇌장벽을 통과하지 않음) 말초조직의 D_1수용체, β_1수용체, α_1수용체를 자극한다. 또한 노르에피네프린 분비 촉진작용을 함께 가진다. 작용지속시간이 짧아 경구투여로는 효과가 없기 때문에 점적 정맥주사로 투여해야 한다.

저용량에서는 D_1수용체를 자극하여 신장, 장간막, 관상동맥의 혈관을 확장시켜 혈류 증가와 이뇨작용을 한다. 중용량에서는 β_1수용체를 자극하여 심박수, 심장수축력을 증가시켜 심(장)박출량을 높인다. 고용량에서는 α_1수용체를 자극하여 혈관을 수축시켜 혈압을 상승시킨다.

(7) 도부타민(dobutamine)

β_1수용체를 선택적으로 자극하는 약물로, 심장기능을 항진시킬 목적으로 사용된다.

(8) 에페드린(ephedrine)

α, β수용체 자극작용과 노르에피네프린 분비 촉진작용이 있다. 혈관수축, 심장흥분으로 혈압 상승 효과를 가지며, 기관지 확장 효과도 있으나 에피네프린과 비교해서 강도는 약하다. 중추신경계통 흥분작용도 있어서 피로 감소, 수면 방지 등의 각성제로 사용되기도 한다.

2) 항에피네프린작용제(교감신경차단제)[antiepinephrine drug(sympatholytic)]

에피네프린수용체에서 노르에피네프린의 작용을 차단해서 교감신경의 기능을 억제하기 때문에 **교감신경차단제**라고도 한다(그림 2-18, 표 2-6), 교감신경의 흥분반응과 반대반응이 나타난다. α, β 각각의 수용체차단제가 있다.

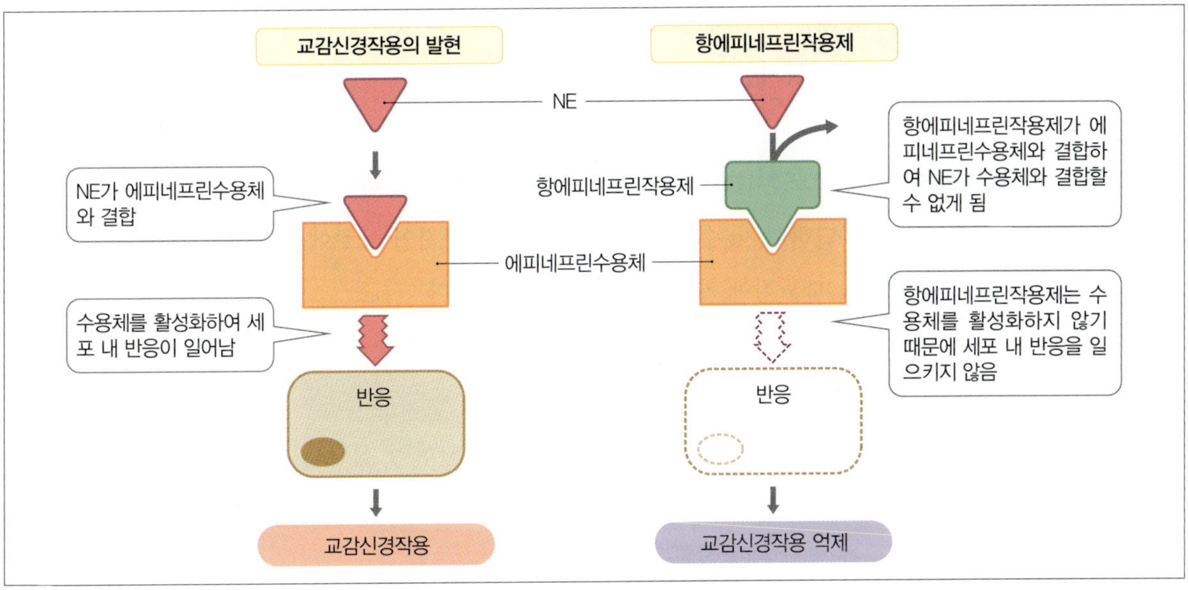

그림 2-18 항에피네프린작용제의 작용기전

표 2-6 항에피네프린작용제

약물명		임상 응용	부작용
α차단제	펜톨아민(phentolamine)	크롬친화세포종 진단	쇼크 유사증상, 과민증, 열감, 두통, 구역질 · 구토
	프라조신(prazosin; α_1) 탐술로신(tamsulosin; α_1)	고혈압, 전립샘비대에서의 배뇨장애 개선	기립저혈압
β차단제	프로프라놀롤(propranolol) 핀돌롤(pindolol)	협심증, 부정맥, 고혈압	기관지천식 악화
	티몰롤(timolol) 점안제*	녹내장	기관지천식 악화
	메토프롤롤(metoprolol; β_1)	협심증, 부정맥, 고혈압	심장성쇼크, 울혈심부전, 방실차단
αβ차단제	라베탈롤(labetalol; α, β)	고혈압	울혈심부전, 간장애

α 및 β차단제는 각각 α_1 및 α_2, β_1 및 β_2의 수용체를 모두 차단하는 것이 많다. 선택성이 있는 약물은 ( ) 안에 그 수용체를 기재하였다.

* β차단제가 녹내장 치료에 사용되는 이유는 섬모체 상피의 β수용체는 안구방수의 분비를 촉진하는데, 이 수용체를 β차단제로 차단하면 안구방수의 분비가 억제되어 안압이 저하되기 때문이다.

※ β차단제 투여 시 간호 : ① 약을 중지하려면 서서히 감량할 것(증상을 악화시킬 위험)
② 당뇨병 환자는 신중히 투여할 것[저혈당 효과가 감추어질 위험(예 : 빈맥 등)]

(1) 펜톨아민(phentolamine)

α_1, α_2의 두 수용체를 비선택적으로 차단하는 약물이다. 크롬친화세포종을 진단하는 보조 수단으로 사용한다. 주요 작용으로 혈관 민무늬근육의 α_1수용체를 차단하여 혈관을 확장함으로써 혈압을 저하시킨

다. 교감신경 종말의 α_2수용체를 차단하여 노르에피네프린(NE)의 분비를 증가시키며, 이 증가한 NE가 심장의 β_1수용체를 자극하여 심장기능을 항진시킨다.

(2) 프라조신(prazosin), 탐술로신(tamsulosin)

α_1수용체를 선택적으로 차단하며, α_2수용체 차단에 의한 이차적인 노르에피네프린 분비 증가는 일으키지 않는다. 주로 혈압저하, 배뇨장애 개선을 목적으로 사용된다.

(3) 프로프라놀롤(propranolol), 티몰롤(timolol)

β_1, β_2수용체를 모두 비선택적으로 차단한다. β_1수용체를 차단하여 심장기능을 억제하고, β_2수용체를 차단하여 기관지 민무늬근육을 수축시킨다(주로 부작용). 또한 방수의 생산을 억제하여 안압을 낮춘다. 프로프라놀롤의 경우 편두통 발작 예방에도 사용된다.

(4) 메토프롤롤(metoprolol)

β_1수용체를 선택적으로 차단하는 약물이다. β_2수용체를 차단함으로써 기관지에 미치는 영향은 적은 것이 특징이다. 고혈압, 부정맥, 협심증 등의 순환기질환에 사용된다.

3) 콜린작용제(부교감신경작용제)[cholinergic drug(parasympathomimetic)]

아세틸콜린수용체에 직접 작용하는 약물이지만, 보통 부교감신경의 신경절후신경섬유-효과기 접합부에 있는 아세틸콜린수용체에 작용하여 부교감신경의 흥분작용을 하는 약물을 가리키는 경우가 많다(표 2-7). **부교감신경작용제**라고도 한다. 또 아세틸콜린을 분해하는 아세틸콜린에스터분해효소(acetylcholinesterase)의 작용을 억제하는 콜린에스터분해효소억제제(anticholinesterase)도 같은 작용을 하므로 콜린작용제에 포함된다.

표 2-7 콜린작용제

약물명	임상 응용
콜린에스터류	
아세틸콜린(acetylcholine)	장마비, 급성위확장
합성 콜린에스터류	
베타네콜(bethanechol)	장마비, 위무력증, 소변정체
콜린작동성 천연 알칼로이드	
필로카핀(pilocarpine)	녹내장, 입안마름증(구강건조증)
콜린에스터분해효소억제제	
네오스티그민(neostigmine)	장마비, 배뇨곤란, 중증근무력증
에드로포늄(edrophonium)	중증근무력증 진단(텐실론 검사)
피조스티그민(physostigmine)	전형적 약물이며 현재는 임상에서 응용되지 않음

(1) 아세틸콜린(acetylcholine), 베타네콜(bethanechol)

아세틸콜린수용체에 작용하여 심장기능 억제(M_2), 혈관 확장(M_3), 소화관운동 항진(M_3), 배뇨 촉진(M_3), 동공수축(M_3), 외분비 촉진(M_3) 등의 무스카린 유사작용을 나타낸다. 혈액뇌장벽을 통과하기 어렵기 때문에 중추신경계통에 대한 작용은 약하다. 아세틸콜린은 콜린에스터분해효소(cholinesterase, ChE)에 의해 신속하게 분해되며 작용지속시간은 상당히 짧다(5~39초). 베타네콜은 아세틸콜린과 비교하여 ChE에 의해 분해되기 어렵기 때문에 작용지속시간이 길다.

(2) 네오스티그민(neostigmine)

콜린에스터분해효소(ChE)를 가역적으로 억제하는 약물이다. 무스카린 유사작용을 촉진하는 점을 이용하여 장마비, 배뇨곤란에 사용된다. 또 니코틴 유사작용을 촉진하는 점을 이용하여 중증근무력증, 경합성 근(육)이완제의 대항에 사용된다. 기관지천식 환자에게는 증상을 악화시킬 우려가 있으므로 사용에 주의해야 한다.

(3) 필로카핀(pilocarpine)

아세틸콜린수용체 가운데 M수용체를 자극한다. 주로 섬모체근 수축으로 안압을 저하시키기 때문에 녹내장 치료에 사용된다. 점안제 외에도 내복용 정제도 있으며 침분비를 촉진할 목적으로 쇠그렌증후군 등에 사용되기도 한다.

4) 항콜린작용제(부교감신경억제제)[anticholinergic drug(parasympatholytic)]

보통 아세틸콜린수용체를 차단해서 부교감신경의 기능을 억제하는 약물로, **부교감신경억제제**라고도 한다(표 2-8). 항콜린작용제에는 무스카린성 아세틸콜린수용체(무스카린수용체)를 차단하는 **항무스카린제**와 니코틴성 아세틸콜린수용체(니코틴수용체)를 차단하는 **항니코틴제**(니코틴수용체차단제)로 분류된다.

항무스카린제는 무스카린수용체(M수용체)와 결합하지만, 수용체를 활성화하지 않는다. 따라서 항무스카린제가 결합한 수용체에는 내인성 아세틸콜린(ACh)이 결합하기 어려워(대항) 무스카린 유사작용이 억제(차단)된다. 부작용에는 목마름, 눈의 침침함, 빈맥(빠른맥), 변비, 소변정체, 녹내장 악화, 착란, 기면(노인) 등이 있다.

표 2-8 항콜린작용제

약물명	임상 응용
벨라돈나알칼로이드	
아트로핀(atropine)	마취전투약, 동공확대(수일간) 콜린에스터분해효소억제제 중독
스코폴라민(scopolamine)	마취전투약
합성제	
트로피카마이드(tropicamide)	동공확대(수시간)
부틸스코폴라민(butylscopolamine)	연축 억제*, 소화궤양 치료
트리헥시페니딜(trihexyphenidyl)	파킨슨증후군
피렌제핀(pirenzepine)	위십이지장궤양(위산분비 억제작용이 강함)

* 위, 담관, 요관 등 내장 민무늬근육의 경련이나 수축 · 운동항진과 그에 동반하는 통증을 억제하는 약리작용을 말한다.

(1) 아트로핀(atropine) · 스코폴라민(scopolamine)

체온 상승, 홍조, 동공확대(산동), 침분비 억제, 소변정체, 기관지 이완, 졸음, 흥분 등이 나타난다. 공통적인 부작용으로는 시야 몽롱, 구갈, 침분비 억제, 변비, 배뇨 곤란이 나타난다. 아트로핀 중독 시 피조스티그민(pysostigmine) 1~4mg을 1시간마다 피부 밑에 주사한다.

Memo

유기인화합물에 의한 중독증상

콜린에스터분해효소억제제 중에는 비가역적으로 콜린에스터분해효소를 억제하는 것이 있다. 그 구조 때문에 유기인화합물(organophosphorus compound)이라고 불리며, 농약[말라티온(malathion), 스미티온(sumithion)]이나 신경가스[사린(sarin), 소만(soman), 타분(tabun)] 등이 있다. 이들이 생체에 작용하면 부교감신경의 흥분, 뼈대근육의 흥분과 그에 이어지는 억제, 중추신경증상(현기증, 떨림, 혼수 등) 등의 중독증상이 나타난다. 치료에는 콜린에스터분해효소 재활성제인 프랄리독심(pralidoxime, PAM)과 부교감신경억제제인 아트로핀(atropine)이 사용된다.

5) 자율신경절차단제(autonomic ganglionic blocker)

교감신경계통 및 부교감신경계통 신경절을 모두 차단하는 약물이다(표 2-9). 작용은 우위에서 지배하는 신경기능의 반대작용으로서 나타난다. 자율신경절차단제에도 탈분극성 약물과 비탈분극성 약물의 2종류가 있다. 탈분극성 약물은 니코틴계 신경절 흥분약물로 처음에는 신경절세포의 탈분극을 일으켜 신경절 흥분작용을 일으키나, 내량 사용에서는 지속적인 탈분극으로 다음 신경자극이 전달되지 못하게 되어 결과적으로 신경절이 차단된다.

대표적인 약물인 **트리메타판**(trimethaphan), **헥사메토늄**(hexamethonium)은 저혈압마취, 급성박리동맥류의 초기 혈압조절 목적으로 사용된다.

표 2-9 자율신경절차단제의 효과

부위	우위 신경계통	효과
세동맥	교감신경계통	혈압하강
심장	부교감신경계통	심박수 증가
동공	부교감신경계통	동공확대
위 · 장	부교감신경계통	연동운동의 감소, 변비
침샘	부교감신경계통	입안마름증(구강건조증)

6) 동공확대제(산동제, mydriatic)와 동공축소제(축동제, miotic)

동공확대근은 교감신경이, 동공조임근은 부교감신경이 각각 대항적으로 신경을 지배한다(그림 2-19). 따라서 동공확대(산동)를 일으키기 위해서는 항콜린작용제 또는 α작용제를 점안하고, 동공수축(축동)을 일으키기 위해서는 콜린작용제를 사용한다(표 2-10).

예 페닐에프린(phenylephrine) : 동공확대근이 수축하여 동공확대
아트로핀(atropine) : 동공조임근이 이완하여 동공확대
필로카핀(pilocarpine) : 동공조임근이 수축하여 동공축소

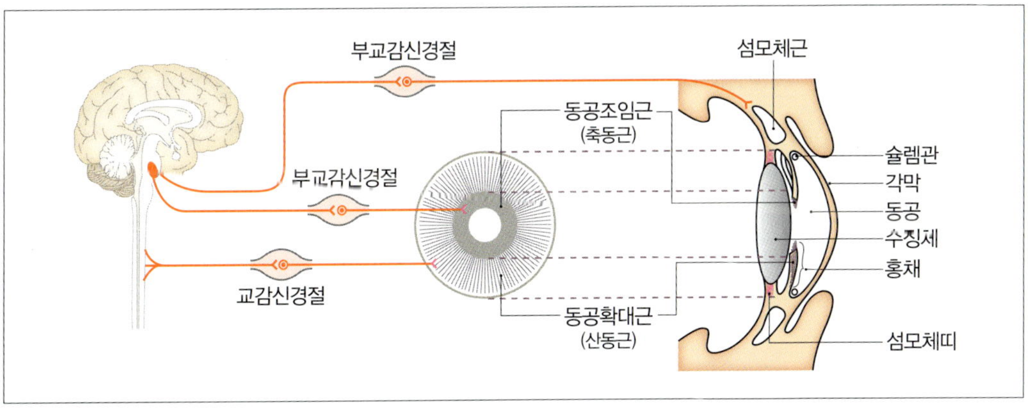

그림 2-19 **눈근육의 신경지배**

표 2-10 동공확대제와 동공축소제

약물명		임상 응용
동공 확대제	항콜린작용제 아트로핀(atropine) ··········· (1%) 사이클로펜톨레이트(cyclopentolate) ··········· (0.5~1%) 트로피카마이드(tropicamide) ··········· (0.5~1%)	안저검사, 홍채염 치료
	α작용제 페닐에프린(phenylephrine) ··········· (5%)	
동공 축소제	콜린작용제 필로카핀(pilocarpine) ··········· (0.5~4%)	녹내장 치료

7) 비에피네프린성 · 비콜린성 신경세포에 작용하는 약물

자율신경계통 전달물질로서 노르에피네프린이나 아세틸콜린 외에도 일산화질소(nitric oxide, NO), ATP(삼인산아데노신, adenosine triphosphate), VIP(혈관작용성 소장펩타이드, vasoactive intestinal peptide), NPY(신경펩타이드 Y, neuropeptide Y) 등이 있다. 현재 산화질소 작동성 신경세포에 작용하는 약물이 임상에서 응용되고 있다.

Memo

안압

섬모체근(ciliary muscle)은 부교감신경이 흥분하면 수축되며 그에 따라 섬모체띠(zonula ciliaris)가 이완되어 수정체가 그 탄성에 의해 곡률이 증가된다. 굴절력은 커지고 눈은 근시(myopia) 상태가 된다. 또 부교감신경이 차단되면 수정체는 곡률이 감소해서 편평해진다. 굴절력은 작아지고 눈은 원시(hyperopia) 상태가 된다(조절마비). 또한 섬모체근이 수축하여 섬모체띠와 홍채(iris)가 안쪽으로 돌출되면 슐렘관(Schlemm canal)이 열리고 안구방수가 배출되어 안압이 저하된다. 그래서 안압이 상승하는 녹내장 치료에 부교감신경작용제(필로카핀 등)가 사용되며, 반대로 부교감신경억제제(아트로핀 등)는 녹내장에 사용하면 안 된다.

복약지도 포인트

① 자율신경작용제는 효과와 부작용이 강한 약물이 많기 때문에 용량이나 용법을 정확하게 지키도록 하고, 약의 성질을 잘 이해하여 부작용이나 긴급사태 발생 시에 적절하게 대응할 수 있도록 한다.

② 중증근무력증에 사용하는 콜린에스터분해효소억제제는 복용량이 너무 많거나 너무 적으면 중증화하여 호흡곤란을 일으키거나 질식할 위험이 있기 때문에 주의해야 한다.

3. 산화질소 작동성 신경세포 관련 약물 (그림 2-20)

1) 존재부위와 작용

① 음경해면체의 확장(발기)

② 뇌혈관 확장

③ 기타(소화관벽 내 신경얼기, 기관 민무늬근육)

2) 산화질소(nitric oxide, NO) 관련 약물

① 포스포다이에스터분해효소억제제 : 아미노필린(aminophylline), 올프리논(olprinone), 밀리논(milinone) 등이 있으며, 고리 GMP(cyclic guanosine monophosphate)를 분해하는 효소의 억제제로 사용된다.

② 포스포다이에스터분해효소 V형 억제제 : 실데나필(sildenafil)이 있으며, 발기장애(erectile dysfunction, ED) 치료제로 사용된다.

③ NO 제공부위 : 질소화합물[나이트로글리세린(nitroglycerin), 아이소소바이드(isosorbide dinitrate)]이 있으며, 체내에서 화학변화가 생겨 NO를 생산한다. 협심증 치료제로 사용된다.

④ 기타 : NO 가스가 있으며, 폐동맥고혈압 치료제로 사용된다.

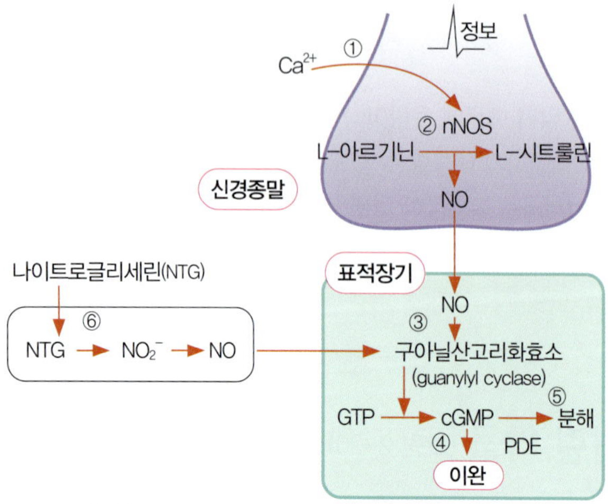

① 중추에서 정보가 전달되어 신경종말이 탈분극되면 종말 안으로 Ca^{2+}이 유입된다.

② Ca^{2+}에 의해 nNOS가 활성화되고 L-아르기닌에서 NO가 생산된다.

③ NO는 신경종말 및 효과기의 세포막을 쉽게 통과하여 구아닐산고리화효소를 활성화한다.

④ 구아닐산고리화효소에 의해 GTP에서 cGMP가 만들어진다.

⑤ cGMP는 PDE에 의해 분해되며 작용이 없어진다.

⑥ 나이트로글리세린은 생체 내에서 분해되어 NO을 생산하고 이 NO가 표적장기의 구아닐산고리화효소를 활성화한다.

nNOS : 신경형 NO 합성효소(neuronal nitric oxide synthase)
GTP : 삼인산구아노신(guanosine triphosphate)
cGMP : 고리 일인산구아노신(cyclic guanosine monophosphate)
PDE : 포스포다이에스터분해효소(phosphodiesterase)

그림 2-20 **산화질소 작동성 신경종말**

Memo

실데나필과 질소화합물의 병용은 금기

포스포다이에스터분해효소는 I에서 VII형까지 있으며 음경해면체에 있는 것은 V형이다. 혈관에 있는 것은 주로 I형인데, 일부 V형도 존재한다. 따라서 실데나필(sildenafil)과 질소화합물(나이트로글리세린 등)을 함께 사용하면 질소화합물의 혈관이완작용이 증가되어 저혈압이 된다.

연습문제

Q1. 국소마취제에 관한 다음의 설명 중 옳은 것은?

① 전도마취는 침윤마취에 비해 마취 영역이 좁다.

② 리도케인은 국소마취제로서뿐만 아니라 항부정맥제로서도 사용된다.

③ 국소마취제에 에피네프린을 첨가하면 국소마취작용이 신속하게 사라진다.

④ 프로케인(에스터형)과 네오스티그민을 함께 사용하면 프로케인의 국소마취작용이 약해진다.

Q2. 교감신경계통의 흥분으로 나타나는 반응은?

① 동공확대　② 서맥(느린맥)

③ 기관지 수축　④ 소화관운동 항진

Q3. 심장에 있는 에피네프린수용체는 무엇인가?

① α_1　② α_2　③ β_1　④ β_2　⑤ 도파민

정답 및 해설

Q1. ② / ① : 전도마취가 마취 영역이 넓다. ③ : 에피네프린을 첨가하면 작용시간이 연장된다. ④ : 네오스티그민의 에스터분해효소 억제작용에 의해 프로케인의 작용은 증가된다.

Q2. ① / ② : 빈맥(빠른맥)이 된다. ③ : 기관지는 확장된다. ④ : 소화관의 운동은 억제된다.

Q3. ③ / 에피네프린수용체는 장기에 따라 종류가 다르므로 정리해서 이해할 필요가 있다. 특히 α_1 : 혈관–수축, 방광조임근–수축, β_1 : 심장–흥분, β_2 : 기관지–확장의 세 항목이 중요하다.

Q4. 도파민에 대해 잘못 설명한 것은?

① 강심작용이 있다.

② 신경전달물질이다.

③ 카테콜아민의 하나이다.

④ 신장혈류량이 감소되기 쉽다.

Q5. 다음 설명 중 옳은 것은?

① 뼈대근육에 있는 것은 N_M수용체이다.

② 기관지에 있는 에피네프린수용체는 β_1수용체이다.

③ 부교감신경절후섬유 – 효과기 접합부의 후막에 있는 것은 니코틴수용체이다.

④ 교감신경절후섬유 종말의 α_2수용체에 그 작용제가 결합하면 노르에피네프린의 방출이 증가한다.

Q6. 다음 중 올바르게 짝지어진 것은?

① 콜린작용제 – 부교감신경 기능억제

② 항콜린작용제 – 교감신경 기능흥분

③ 자율신경절차단제 – 뼈대근육 수축

④ 에프네프린작용제 – 부교감신경 기능흥분

⑤ 항에피네프린작용제 – 교감신경 기능억제

정답 및 해설

Q4. ④ / 도파민은 신장혈관을 확장하는 작용이 있으므로 신장혈류는 증가한다.

Q5. ① / ② : β_2수용체이다. ③ : 무스카린수용체이다. ④ : 노르에피네프린의 방출은 억제된다.

Q6. ⑤ / 콜린작용제는 부교감신경 기능흥분, 항콜린작용제는 부교감신경 기능억제, 에피네프린작용제는 교감신경 기능흥분 작용이 있다. 또 자율신경절차단제는 뼈대근육의 수축에 영향을 미치지 않는다.

Q7. 녹내장에 사용을 금기해야 하는 약물은?

① 디곡신(digoxin) ② 인슐린(insulin)
③ 아트로핀(atropine) ④ 퓨로세마이드(furosemide)

Q8. 다음 설명 중 옳은 것은?

① 아트로핀은 콜린작용제이다.
② 노르에피네프린은 α 작용만 가진다.
③ 판큐로늄과 네오스티그민의 병용으로 판큐로늄의 작용이 증가된다.
④ 에피네프린이 가진 β_1수용체 자극작용은 심장의 수축력을 증가시킨다.

Q9. 다음 설명 중 옳은 것은?

① 아트로핀은 기도 분비를 촉진한다.
② β차단제를 이용하면 빈맥(빠른맥)이 된다.
③ 살부타몰은 심장보다 기관지에 대한 작용이 강력하다.
④ 프라조신은 전립샘비대에서의 배뇨장애를 악화시킨다.

Q10. 다음 설명 중 틀린 것은?

① 네오스티그민은 장마비에 효과적이다.
② 아트로핀은 녹내장에 사용해서는 안 된다.
③ 유기인화합물은 콜린에스터분해효소와 가역적으로 결합한다.
④ 사린과 콜린에스터분해효소와의 결합은 프랄리독심에 의해 해제된다.

정답 및 해설

Q7. ③ / 눈방수는 부교감신경의 흥분으로 배출되기 때문에 항콜린작용제인 아트로핀은 눈방수의 분비를 억제한다. 그래서 안압이 상승하기 때문에 녹내장에는 사용을 금해야 한다.

Q8. ④ / ① : 아트로핀은 항콜린작용제이다. ② : $\alpha(\alpha_1, \alpha_2)$ 작용에 추가하여 β_1 작용도 있다. ③ : 판큐로늄은 경합형 근(육)이완제이므로 작용은 감소한다.

Q9. ③ / ① : 기도 분비를 억제한다. ② : 서맥(느린맥)이 된다. ④ : 악화가 아니라 개선시킨다.

Q10. ③ / 유기인화합물은 콜린에스터분해효소와 비가역적으로 결합한다.

Q11. 동공확대제로서 사용되는 점안제는?

① 아이독슈리딘(idoxuridine) ② 트로피카마이드(tropicamide)
③ 클로람페니콜(chloramphenicol) ④ 크로모글릭산(cromoglicic acid)

Q12. 다음 설명 중 틀린 것은?

① 실데나필은 cGMP의 분해를 억제한다.
② 자율신경절차단제는 혈압을 하강시킨다.
③ 나이트로글리세린은 생체 내에서 NO로 변화된다.
④ 음경해면체의 확장은 아트로핀으로 차단할 수 있다.

Q13. 발기장애 치료제와 함께 사용해서는 안 되는 것은?

① 비타민 B_6 ② 황산마그네슘
③ 탄산수소소듐 ④ 나이트로글리세린

정답 및 해설

Q11. ② / 동공확대제에는 트로피카마이드를 비롯해 호마트로핀, 페닐에프린 등이 있다.

Q12. ④ / 음경해면체를 지배하는 골반신경(부교감신경)의 신경절후신경섬유에서는 아세틸콜린이 아니라 NO(산화질소)가 방출된다. 그래서 아세틸콜린의 무스카린수용체 차단제인 아트로핀으로는 차단할 수 없다.

Q13. ④ / 실데나필 등의 발기장애 치료제는 NO에 의해 생산되는 cGMP의 분해를 억제하는 약물이다. 나이트로글리세린은 체내에서 NO로 변화되는 약물이므로 함께 사용하면 cGMP의 작용이 강해 저혈압이 나타난다.

Chapter 03

중추신경계통 작용제

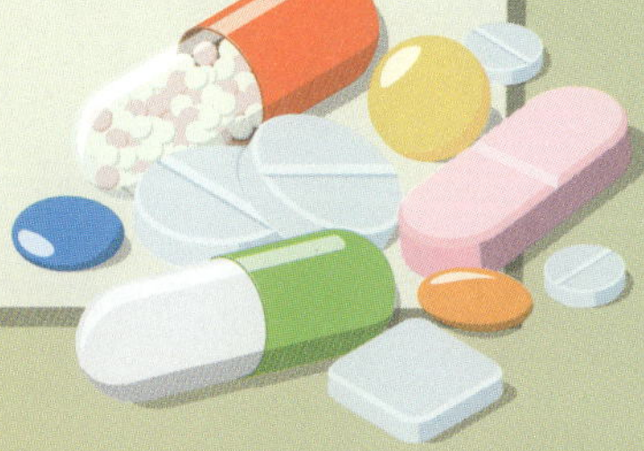

01 중추신경계통의 개요

신경계통은 내분비계통과 함께 인체를 구성하는 기관, 조직, 세포의 활동을 몸 전체로서 통합성을 가지고 기능할 수 있도록 조절하는 계통이다. 즉, 내부 환경이나 외부 환경에 관한 정보를 수용체(receptor)에서 받아들여 중추로 보내고, 중추는 수용체로부터 들어온 정보를 통합해서 근육이나 분비샘 등의 효과기(effector)에 그 기능을 조절하는 신호를 내보낸다.

신경계통은 해부학적 역할에 따라 중추신경계통(CNS)과 말초신경계통(PNS)으로 나뉘며, 중추신경계통은 뇌와 척수로 이루어진다. 수많은 신경세포(neuron)가 집결되어 있어 정보전달의 중심으로서 수용한 정보를 종합 · 분석하여 판단하고 그에 대한 반응을 명령한다. 즉, 생체의 모든 기능을 총괄한다.

뇌는 중추신경계통 중에서도 그 기능이 매우 발달된 부위로 물질대사가 매우 활발하다. 척수는 뇌와 온몸의 신경계통을 잇는 역할을 하는데 말초신경계통에서 받아들인 자극은 척수를 통해 뇌로 올라가고, 뇌에서 보낸 운동 신호는 척수로 내려와서 말초신경계통으로 보내진다(그림 3-1). 중추신경계통에는 기능을 항진시키는 신경과 기능을 저하시키는 신경이 공존한다.

중추신경계통에 작용하는 약물은 **중추신경자극제**(central nervous system stimulant)와 **중추신경억제제**(central nervous system depressant)로 나눌 수 있다. 중추신경자극제에는 호흡촉진제, 항치매제, 환각제 등이 있고, 중추신경억제제에는 마취제, 진정수면제, 진통제, 항경련제, 항불안제 등이 있는데, 중추신경억제제가 압도적으로 많다.

중추신경계통에 작용하는 대표적인 약물을 정리하면 표 3-1과 같다.

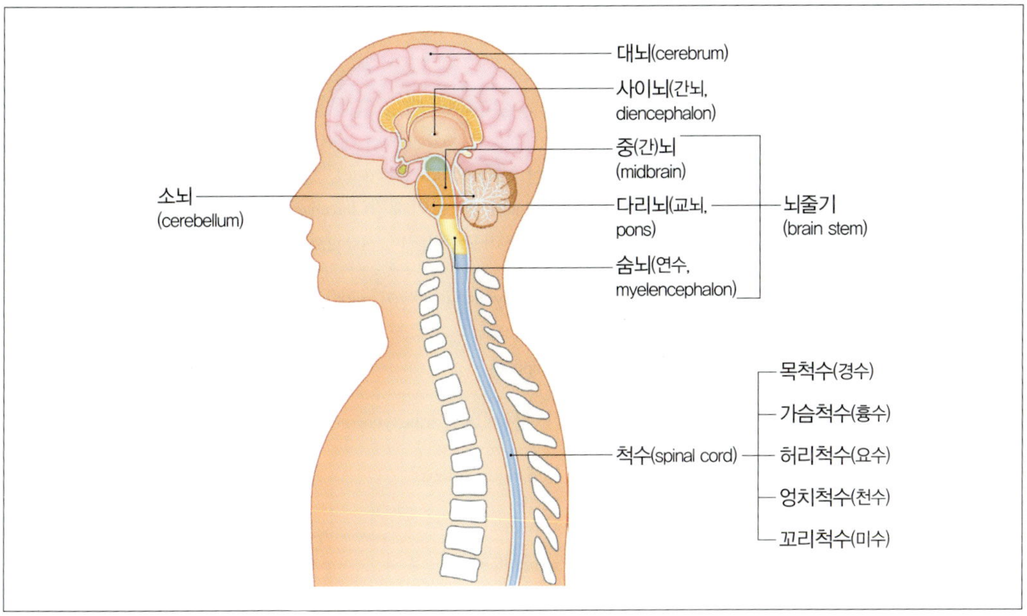

그림 3-1 중추신경계통

표 3-1 중추신경계통에 작용하는 대표적인 약물

분류			약물(일반명)
전신마취제	마취전투약	진통제	모르핀(morphine), 펜타조신(pentazocine)
		항콜린제	아트로핀(atropine), 스코폴라민(scopolamine)
		항불안제	다이아제팜(diazepam)
	흡입마취제		아산화질소(nitrous oxide), 할로테인(halothane), 아이소플루레인(isoflurane), 세보플루레인(sevoflurane), 데스플루레인(desflurane), 에터(ether)
	정맥마취제		싸이오펜탈(thiopental), 미다졸람(midazolam), 프로포폴(propofol), 케타민(ketamine), 드로페리돌(droperidol)
	신경사딘진통제		드로페리돌(droperidol) + 펜타닐(fentanyl), 다이아제팜(diazepam) + 펜디조신(pentazocine)
수면제	벤조다이아제핀 계열		졸피뎀(zolpidem), 트라이아졸람(triazolam), 브로티졸람(brotizolam), 니트라제팜(nitrazepam), 에스타졸람(estazolam), 플루니트라제팜(flunitrazepam), 플루라제팜(flurazepam)
	바비튜레이트 계열		싸이오펜탈(thiopental), 타이아밀랄(thiamylal), 헥소바비탈(hexobarbital), 펜토바비탈(pentobarbital), 세코바비탈(secobarbital), 아모바비탈(amobarbital), 페노바비탈(phenobarbital)
	비바비튜레이트 계열		브롬발레릴유레아(bromvalerylurea), 포수클로랄(chloral hydrate), 브롬화포타슘(potassium bromide)

표 3-1 **중추신경계통에 작용하는 대표적인 약물 (계속)**

분류		약물(일반명)
항뇌전증제		카바마제핀(carbamazepine), 페니토인(phenytoin), 조니사마이드(zonisamide), 발프로산소듐(sodium valproate), 에토숙시마이드(ethosuximide), 페노바비탈(phenobarbital), 다이아제팜(diazepam), 가바펜틴(gabapentin), 토피라메이트(topiramate), 라모트리진(lamotrigine), 레비티라세탐(levetiracetam)
항파킨슨병제	도파민작용제	레보도파(levodopa), 카비도파(carbidopa), 벤세라자이드(benserazide), 아만타딘(amantadine), 브로모크립틴(bromocriptine), 셀레길린(selegiline), 엔타카폰(entacapone)
	항콜린제	트라이헥시페니딜(trihexyphenidyl)
	기타	드록시도파(droxidopa)
마약진통제		모르핀(morphine), 코데인(codeine), 페티딘(pethidine), 펜타닐(fentanyl), 레미펜타닐(remifentanil), 옥시코돈(oxycodone)
마약대항제		날록손(naloxone)
항정신병제	페노싸이아진 계열	클로르프로마진(chlorpromazine), 퍼페나진(perphenazine)
	부티로페논 계열	할로페리돌(haloperidol), 드로페리돌(droperidol)
	세로토닌 · 도파민대항제	리스페리돈(risperidone)
	다수용체대항제	올란자핀(olanzapine)
	도파민부분작용제	아리피프라졸(aripiprazole)
항불안제	벤조다이아제핀 계열	다이아제팜(diazepam), 클로르다이아제폭사이드(chlordiazopoxide), 옥사졸람(oxazolam), 로라제팜(lorazepam), 브로마제팜(bromazepam), 에티졸람(etizolam), 클로티아제팜(clotiazepam)
	비벤조다이아제핀 계열	하이드록시진(hydroxyzine), 파록세틴(paroxetine)
항우울제	삼환계	아미트리프틸린(amitriptyline), 데시프라민(desipramine), 이미프라민(imipramine)
	비삼환계	마프로틸린(maprotiline), 미안세린(mianserine)
	선택세로토닌재흡수억제제	플로복사민(fluvoxamine), 파록세틴(paroxetine)
	세로토닌 · 노르에피네프린 재흡수억제제	둘록세틴(duloxetine), 밀나시프란(milnacipran)
기분안정제		탄산리튬(lithium carbonate)
중추신경자극제	잔틴유도체	카페인(caffeine)
	각성아민	암페타민(amphetamine), 메스암페타민(methamphetamine)
	호흡자극제	디모르폴라민(dimorpholamine), 독사프람(doxapram)
	항치매제	도네페질(donepezil), 갈란타민(galanthamine), 리바스티그민(rivastigmine), 메만틴(memantine)

02 전신마취제 general anesthetic

1. 전신마취의 단계

전신마취제(general anesthetic)란 중추신경계통을 가역적으로 마비시킴으로써 의식과 감각을 소실시키는 약물을 말한다. 전신마취제는 억제작용이 상위의 대뇌 신피질(새겉질)에서 하위로 진행되는 도중에 숨뇌(연수)와 척수의 순서가 역전되어 마지막으로 숨뇌가 억제되도록 작용하는 것이 특징이다. 때문에 일상동작의 기초가 되는 혈관운동중추와 호흡중추를 억제하지 않고 전신마취를 할 수 있다. 또 중추신경의 억제순서가 명확하기 때문에 증상을 보고 마취 심도를 예측할 수 있다.

이러한 전신마취제의 발견은 1840년대의 에터(ether), 아산화질소(nitrous oxide)의 발견에서부터 비롯되며 의학계에 획기적인 발전을 가져오게 되었다.

전신마취는 보통 4가지 단계로 구분된다(그림 3-2).

1) 제 I 기(마취유도기)

의식이나 감각의 소실이 일어나 통각이 현저하게 감소되는 단계로 행복감, 현기증, 통증상실, 의식상실이 나타나며 단시간에 작은 수술을 할 수 있다.

2) 제 II 기(흥분기)

마취제가 신경을 흥분시키는 것이 아니라 중추신경이 상위에서 하위루 단계적으로 억제되는 과정에서 나타나는 현상으로, 외견상 흥분상태가 나타난다. 혈압, 심박수, 호흡 증가와 같은 교감신경 흥분작용과 손, 발을 움직이며 헛소리를 하는 등의 증상이 나타난다.

3) 제 III 기(외과적 수술기)

숨뇌를 제외하고 모든 중추신경이 억제된 상태로, 제1상~제4상으로 분류되는데, 제1상~제3상까지는 각종 반사가 소실되어 충분한 근육이완, 맥박, 혈압, 호흡이 안정되기 때문에 외과적 수술을 시행할 수 있다. 제4상은 중추억제의 정도가 심해 혈압이나 체온이 저하되기 시작한다. 호흡근육이 마비되기 때문에 가슴호흡(흉식호흡)에서 복식호흡으로 이행되고 동공은 확대되기 시작한다. 마취가 깊어 상당히 위험한 상태이다.

4) 제Ⅳ기(위험기)

호흡중추의 억제에 의해 자발호흡이 정지됨과 동시에 혈관운동중추가 억제되어 심정지가 발생한 상태이다. 방치하면 사망에 이르기 때문에 전신마취에서 피해야 하는 단계이다.

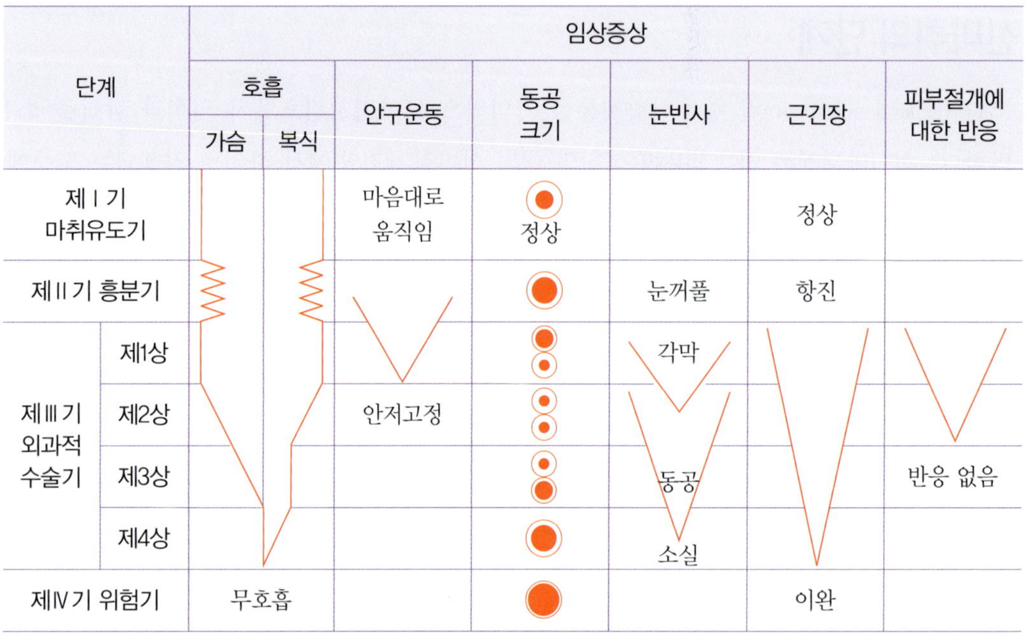

그림 3-2 **마취의 단계와 임상징후(에터)**

2. 전신마취법의 종류

전신마취법에는 가스 또는 휘발성 액체의 흡입을 통해 마취 효과를 나타내는 **흡입마취법**과 주사를 통해 마취 효과를 나타내는 **정맥마취법**이 있다(표 3-2).

전신마취 전에는 **마취전투약**을 실시하며, 전신마취에 이르는 시간은 마취제에 따라 다르나 반응단계는 거의 같다.

표 3-2 전신마취법의 종류

종류	장점	단점	용도
흡입마취법	마취의 심도조절이 용이(장시간 일정한 심도를 유지할 수 있음)	정맥마취법에 비해 외과적 수술기에 도달할 때까지 시간이 걸림	• 마취 유지 • 마취의 느린 도입
정맥마취법	마취유도기, 흥분기가 짧고 빠르게 외과적 수술기에 도달	마취의 심도조절이 어려움(급속 주입으로 호흡정지나 순환억제를 일으키는 경우가 있음)	• 마취의 빠른 도입 • 진정(저농도 사용) • 단시간 수술 • 장시간 수술에서의 마취유지 보조

1) 마취전투약(preanesthetic medication, premedication)

마취 도입을 원활하게 하고 수술 중 부작용을 예방하며 마취가 충분히 효과를 발휘할 수 있도록 약물을 투여하는 것을 말하며, 목적에 맞게 약물을 사용해야 한다.

[목적] (표 3-3)

① 마취 도입을 쉽게 한다.
→ 벤조다이아제핀 계열, 바비튜레이트 계열 약물

② 수술을 받는 환자의 불안이나 공포감을 제거한다.
→ 벤조다이아제핀 계열, 바비튜레이트 계열, 마약진통제(모르핀)

③ 통증문턱값을 상승시켜 마취제 사용량을 줄인다.
→ 마약진통제(모르핀)

④ 침 및 기관지점막으로부터의 분비를 억제한다(질식 예방과 수술 후 폐렴 예방).
→ 항콜린작용제(아트로핀)

⑤ 마취제 및 수술조작에 의한 악영향(미주신경의 흥분 등)을 예방한다.
→ 항콜린작용제(아트로핀)

표 3-3 마취전투약과 그 사용 목적

사용 약물	사용 목적 (숫자는 '마취전투약'의 목적에 대응)
진통제[모르핀(morphine), 펜타조신(pentazocine)]	②, ③
항콜린작용제[아트로핀(atropine), 스코폴라민(scopolamine)]	④, ⑤
항불안제[다이아제팜(diazepam)]	②

2) 흡입마취법(inhalation anesthesia) (표 3-4, 그림 3-3)

마취제를 폐로 흡입시켜 중추에 작용시킨다. 작용기전은 명확하게 밝혀지지 않았지만 최종적으로 신경전달의 억제(활동전위의 발생억제, 신경전달물질의 개구분비 억제)가 일어난다. ①의식의 소실, ②통증 제거, ③생체반사의 제거, ④근육이완작용을 한다.

흡입마취제에는 휘발성 마취제와 가스 마취제가 있는데, 휘발성 마취제에는 할로테인(halothane), 아이소플루레인(isoflurane), 세보플루레인(sevoflurane) 등이 있으며, 가스 마취제에는 아산화질소(웃음가스, N_2O)가 있다.

[장점]

마취의 심도조절이 용이하다.

표 3-4 **주요 흡입마취제의 특징**

약물명	임상응용	MAC	혈액-기체 분배계수
아산화질소 (nitrous oxide; 웃음가스)	도입은 빠르지만 마취작용이 약하기 때문에 다른 흡입마취와 함께 사용한다. [G(웃음가스) + O(산소) + (다른 마취제)]의 구성	>100	0.47
할로테인(halothane)	호흡 및 순환억제를 일으키기 쉽다. 에피네프린 감수성이 높다(병용하면 부정맥). 간장애 · 악성고열 등의 부작용이 나타난다. 최근에는 거의 사용되지 않는다.	0.75	2.3
아이소플루레인(isoflurane)	엔플루레인의 이성체로 호흡 및 순환억제를 일으키지만 에피네프린 감수성은 변화되지 않는다. 간 및 신장독성도 없다.	1.15	1.4
세보플루레인(sevoflurane)	강력하고 도입과 회복이 빠른 마취제이다. 작용은 아이소플루레인과 비슷하다.	1.71	0.63
데스플루레인(desflurane)	마취의 도입과 각성이 빠르다. 기도 자극성이 강하며 빈맥이나 고혈압을 일으킬 수 있다. 마취 유지에 사용한다.	6	0.45
에터(ether)	인화, 폭발 위험이 있다. 현재는 사용되지 않는다.	1.9	15

(1) 아산화질소(nitrous oxide, N_2O; 웃음가스)

무색무취의 가스로 인화성은 없으며, 산소와 혼합해서 흡입시킨다. 진통작용은 20% 이상의 농도에서 나타나고, 최면작용은 40% 이상의 농도에서 나타난다. 비교적 다른 장기에 나타내는 독성이 적어서 진통 등에 대한 전처치에 사용한다. 일반적으로 전신마취의 목적으로 사용하는 경우에는 다른 흡입마취제와 혼합한다.

(2) 할로테인(halothane)

무색투명하며 클로로포름 유사 냄새가 나는 무거운 액체로 인화성은 없다. 마취력은 커서 에터 4배 정도의 효력을 가진다. 간기능장애나 심장근육의 카테콜아민(catecholamine)에 대한 감수성이 증가하는 등의 유해작용이 있다. 부작용으로는 악성고열이 나타난다. 최근에는 동일 계열의 약물로서 이소플루란이나 세보플루란이 개발되어 사용빈도가 증가하고 있다.

(3) 아이소플루레인(isoflurane)

엔플루레인(enflurane)의 이성체로 호흡억제작용이 있어 심(장)박출량을 증가시키고 말초혈관저항을 저하시키므로 혈압이 낮아지나 비교적 근육이완 효과가 좋고 심장혈관계통 부작용이 적다.

할로테인과 달리 신장이나 간에 독성이 없다. 단점으로 심장혈관계통과 호흡기를 억제하여 기관지 분비물을 증가시키고 기침이나 후두경련을 유발할 수 있다.

(4) 세보플루레인(sevoflurane)

기도자극이 없고 점액 분비가 증가되지 않아 소아 및 성인의 전신마취에 사용된다. 흡입마취제의 특성상 구역질, 구토와 말초혈관을 억제하여 저혈압 등의 부작용이 나타날 수 있다.

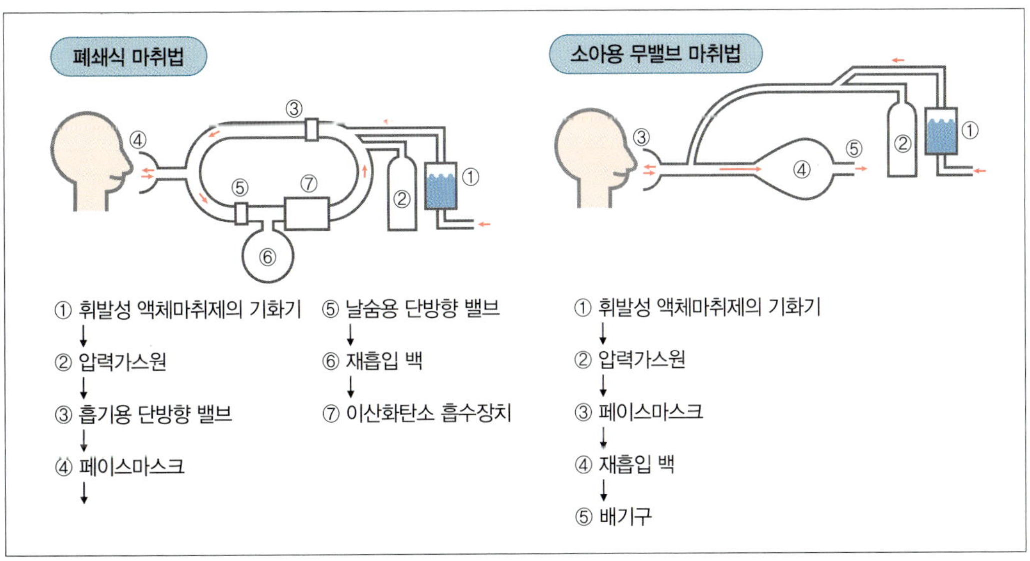

그림 3-3 마취장치

마취기에서 가스 및 증기를 투여할 때는 페이스마스크 또는 기관 내 튜브가 사용된다.

Memo

● **최소폐포농도**(minimal alveolar concentration, MAC)

절개 등의 통증 자극을 가해도 50%의 사람(동물)이 굴곡반사 등의 도피반응을 일으키지 않는 흡입마취제의 농도를 %단위로 나타낸 것으로, 이 수치는 흡입마취제의 효력을 나타내며 수치가 작을수록 강력한 마취제이다. 보통 수술에는 그 약물의 1.5~2.5MAC 농도로 사용한다.

● **혈액-기체 분배계수**(blood-gas partition coefficient)

마취제를 일정한 농도로 지속적으로 흡입시켜 평형상태에 도달했을 때의 혈액 중과 폐포(허파꽈리) 중의 마취제 농도비율을 말한다. 수치가 작을수록 빨리 균등해지기 때문에 작용이 빠르게 나타나며 또한 작용소실도 빠르다.

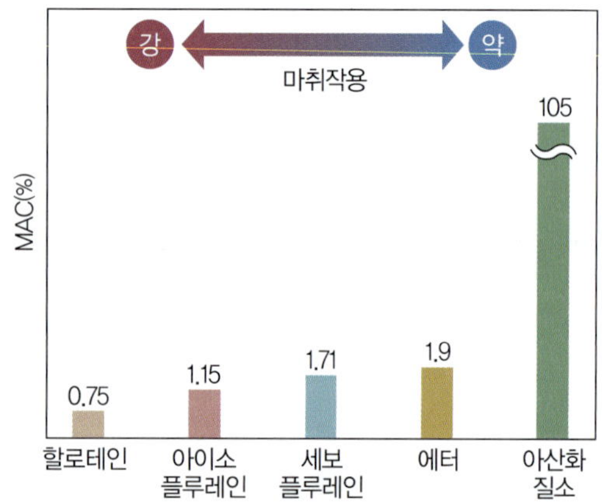

약물별 MAC 비교

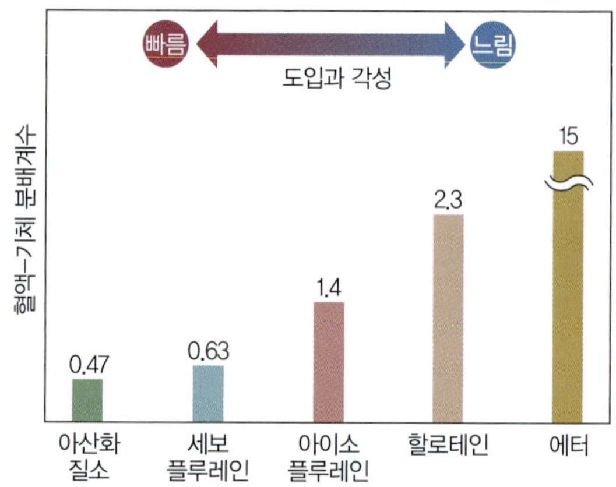

약물별 혈액-기체 분배계수 비교

3) 정맥마취법(intravenous anesthesia)

마취제를 직접 정맥에 주입하여 의식이나 통각을 없애는 방법으로, 정맥마취제는 흡입마취제와 혼합하여 전신마취제의 보조 약물로 사용한다. 정맥마취제는 흥분기가 거의 나타나지 않고 투여 직후부터 마취에 도입할 수 있지만, 마취심도를 조절하기 어렵다.

정맥마취제로 사용되는 약물에는 바비튜레이트(barbiturate) 계열, 벤조다이아제핀(benzodiazepine) 계열, 케타민(ketamine), 프로포폴(propofol) 등이 있다(표 3-5).

표 3-5 주요 정맥마취제의 특징

<table>
<tr><th rowspan="2">정맥마취제</th><th colspan="4">마취작용</th><th rowspan="2">진정작용</th><th rowspan="2">호흡억제</th><th rowspan="2">혈압</th><th rowspan="2">비고</th></tr>
<tr><th>작용부위</th><th>작용발현 시간(초)</th><th>작용지속 시간(분)</th><th>마취심도 조절</th></tr>
<tr><td>싸이오펜탈 (thiopental)</td><td rowspan="3">$GABA_A$ 수용체</td><td>짧음 (~60)</td><td>매우 짧음 (5~8)</td><td>어려움</td><td>−</td><td>++</td><td>↓</td><td>작용시간은 짧음(체내에 축적되기 때문에 지속투여에서는 프로포폴보다 길)</td></tr>
<tr><td>미다졸람 (midazolam)</td><td>짧음 (30~90)</td><td>짧음 (10~60)</td><td>어려움</td><td>−</td><td>+</td><td>→ ~ ↓</td><td>작용시간은 싸이오펜탈이나 프로포폴보다 길지만, 같은 벤조다이아제핀 계열인 다이아제팜보다는 짧음</td></tr>
<tr><td>프로포폴 (propofol)</td><td>짧음 (~30)</td><td>매우 짧음 (4~8)</td><td>비교적 쉬움</td><td>−</td><td>++</td><td>↓↓</td><td>간에서 신속하게 대사되기 때문에 작용시간이 매우 짧음</td></tr>
<tr><td>케타민 (ketamine)</td><td>NMDA 수용체</td><td>짧음 (30~90)</td><td>짧음 (10~15)</td><td>어려움</td><td>++</td><td>−</td><td>↑</td><td>강한 진통작용을 함
낮은 의식수준과 진정, 진통이 유지되지만, 뇌파에서 각성소견이 확인됨</td></tr>
<tr><td>드로페리돌 (droperidol)</td><td>도파민 D_2 수용체 등</td><td>길 (180~600)</td><td>길 (120~240)</td><td>어려움</td><td>−</td><td>−</td><td>↓↓</td><td>구토억제작용을 함
진통제와 병용함으로써 낮은 의식수준과 진정, 진통이 유지됨</td></tr>
</table>

(1) 바비튜레이트(barbiturate) 계열

초단시간 작용형 바비튜레이트 유도체인 **싸이오펜탈**(thiopental)은 가장 많이 사용되는 정맥마취제이다. 마취유도가 빨라 정맥에 투여하면 10~30초 이내에 마취가 이루어지며 10분 정도 지속된다.

(2) 벤조다이아제핀(benzodiazepine) 계열

전신마취 전처치제 또는 보조제로 흔히 사용되나 드물게 마취유도에도 사용된다. 항불안, 진정, 수면, 사건후기억상실(전향기억상실), 근육이완, 항경련작용이 있다. **미다졸람**(midazolam)이 대표적 약물이다.

(3) 케타민(ketamine)

강한 진통 효과, 기억상실 등을 유발하며 주변 환경과 다른 기분을 느끼게 하는 해리성 마취 효과를 나타낸다. 주사 후 수초 이내에 마취 효과가 나타나며 10분 정도 지속된다. 호흡억제는 비교적 적으나 심장혈관계통을 자극하여 심박수, 심(장)박출량, 혈압을 상승시킨다. 따라서 심장혈관계통 질환, 심각한 고혈압이 있는 경우에는 사용을 금해야 한다. 회복기에 구토, 두통, 어지러움을 유발할 수 있고 환각, 악몽 등이 나타날 수 있다. 각성 시 5~30%의 환자에게서 섬망이 나타난다.

(4) 프로포폴(propofol)

마취유도(1분)와 각성(5분)이 매우 빠른 정맥마취제로, 현재 사용빈도가 매우 높다. 대사가 빠르기 때문에 체내에 축적되는 양이 적다. 장시간 마취할 경우 일정 용량을 지속적으로 정맥투여한다. 투여량 조절만으로 마취심도를 조절할 수 있다. 싸이오펜탈보다 혈압저하 및 호흡억제가 강하게 나타나므로 노인 환자의 경우 투여량을 줄여야 한다.

4) 신경차단진통제(neuroleptanalgesia, NLA)

정신안정제인 드로페리돌(droperidol)과 마약진통제인 펜타닐(fentanyl)의 합제로 전신마취제의 도입 및 유지에 사용된다. 또한 다이아제팜(diazepam)과 펜타조신(pentazocine)의 조합도 사용된다.

5) 균형마취(balanced anesthesia)

일반적으로 어떤 특정 마취제를 단독으로 사용하여 전신마취를 하는 경우는 매우 드물다. 마취 효과를 증진시키기 위하여 2가지의 흡입마취제를 혼합하여 사용하거나 여러 약물과 마취제를 혼합하여 사용하는 방법을 균형마취라고 한다. 각 약물의 사용량이 줄어 부작용이 감소된다.

① 진정(의식소실) : 프로포폴(propofol), 아산화질소(nitrous oxide), 바비튜레이트(barbiturate) 계열 약물, 벤조다이아제핀(benzodiazepine) 계열 약물

② 진통 : 마약진통제[펜타닐(fentanyl), 레미펜타닐(remifentanil)]

③ 근육이완 : 근(육)이완제[석사메토늄(suxamethonium), 베크로늄(vecuronium)]

④ 자율신경반사억제 : 부교감신경억제제[아트로핀(atropine)]

복약지도 포인트

[수술 전]

① 수술 전날밤에 설사제를 투여하고 당일에는 금식하게 한다.

② 마취전투약으로서 항불안제를 투여하여 환자의 불안을 제거한다.

③ 환자의 일반상태를 기록하여 의사에게 보고한다.

[수술 후]

① 마취에서 깰 때는 구토할 수 있으므로 주의해야 한다.

② 구토하는 경우는 머리를 낮게 하고 얼굴을 옆으로 돌려 쉽게 구토할 수 있게 한다.

03 수면제 hypnotic

1. 수면 리듬과 불면의 원인

수면은 생리적인 현상으로 '각성 수준의 일시적 저하'로 정의되며, 병적인 의식혼탁과 달리 가역적이다. 또한 수면은 우리 몸의 활력을 충전하는 중요한 생리적 기전으로, 정상적인 수면에 장애가 생기면 일상생활에 막대한 지장을 초래할 수 있다.

수면은 **렘수면**(급속눈운동수면, rapid eye movement sleep, REM sleep; 역설수면, paradoxical sleep)과 **비렘수면**(비급속눈운동수면, non-rapid eye movement sleep, NREM sleep)의 2종류로 나뉘는데, 렘수면에서는 빠른 눈운동, 혈압, 심박수 및 호흡의 변동, 근육긴장 저하, 몸 움직임의 증가가 관찰된다. 또 각성하기 어렵고 이 시기에 꿈을 꾼다. 비렘수면은 눈운동이 없고 혈압, 심박수 및 호흡이 안정되며 몸 움직임도 거의 확인되지 않는다. 렘수면의 비율은 연령에 따라 다르다(신생아 50%, 성인 20~25%, 노인 13~15%).

수면 리듬을 변화시키지 않고 자연에 가까운 수면을 유발하는 약물이 이상적인 수면제이다. 이러한 관점에서 현재는 주로 벤조다이아제핀(benzodiazepine) 계열 약물이 사용된다. 불면(insomnia)에는 다양한 원인(표 3-6)이 있으며 치료를 통해 불면을 제거해야 한다. 그럼에도 불구하고 잠을 이루지 못할 때는 수면제를 사용한다(그림 3-4).

표 3-6 불면의 원인

정신생리적 요인	이혼, 이직, 실직 등에 따른 정서적 충격, 시험이나 여행 전의 정신적 긴장
정신장애	신경증(노이로제), 조울증 및 조현병(정신분열증)에 동반하는 불면
약물복용	수면제나 정신작용제 등의 연속 사용에 따른 내성과 약물복용 중단에 따른 반동성 불면, 각성제 · 카페인 · 에페드린 등의 중추신경자극제에 따른 불면
신체적 질환	통증, 발열, 기침, 설사, 구역질, 잦은 배뇨(빈뇨)에 동반되는 질환
수면무호흡	수면 시 20~100초간 지속되는 무호흡으로 인해 빈번하게 각성
환경조건	소음, 열대야 등의 불쾌한 소리와 습도, 외국여행 등에 따른 시차

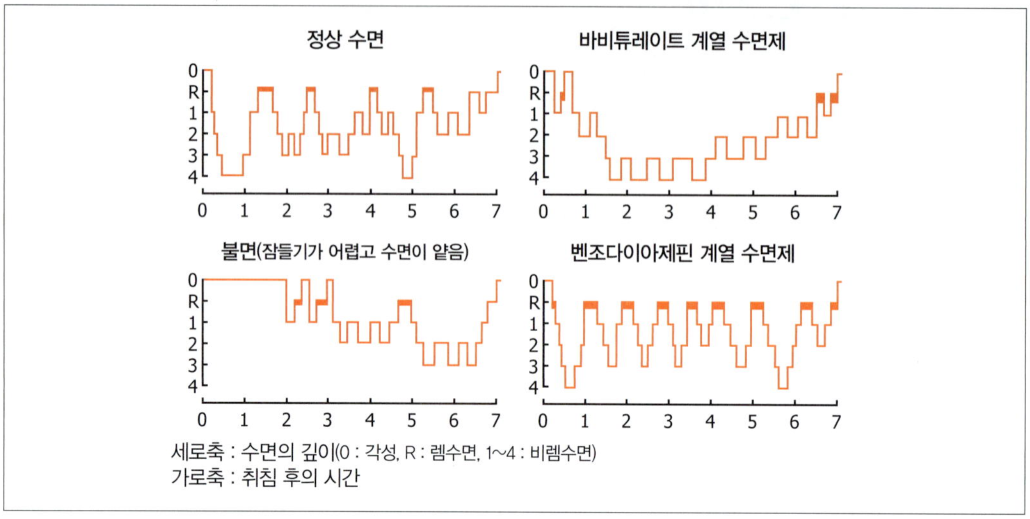

그림 3-4 수면패턴과 수면제(모형도)

Memo

불면증의 유형과 수면제

① **입면장애** : 잠이 들기는 어렵지만, 일단 잠이 들면 아침까지 푹 잘 수 있는 유형의 장애
→ 속효성의 단시간 작용제(취면제)

② **숙면장애** : 꿈을 계속 꾸고 바로 각성해서 숙면감이 없는 유형의 장애
→ 수면작용이 강한 장시간~중간형 작용제(숙면제)

③ **중단형 수면장애** : 이른 아침이나 야간에 여러 번 각성하고 그 후 잠을 들 수 없는 유형의 장애, 노인이나 우울증 환자에게 많음
→ 효과가 늦게 나타나며 지속성인 수면제(지속수면제)

2. 수면제의 작용기전

감마아미노뷰티르산(γ-aminobutyric acid, GABA)은 중추에서 가장 풍부한 억제성 신경전달물질로, 신경종말에서 분비되면 염소이온(Cl^-)을 통과시키는 통로를 가진 $GABA_A$수용체와 결합한다. 그러면 염소이온통로가 열리고 염소이온이 신경세포 내로 들어가 세포는 과분극(hyperpolarization)을 일으켜 흥분이 억제된다(그림 3-5). 이 $GABA_A$수용체에는 벤조다이아제핀 결합부위 외에도 바비튜레이트, 일반 마취제의 결합부위가 있어 각각의 결합부위에 약물이 결합되면 GABA의 $GABA_A$수용체에 대한 효과가 증강된다.

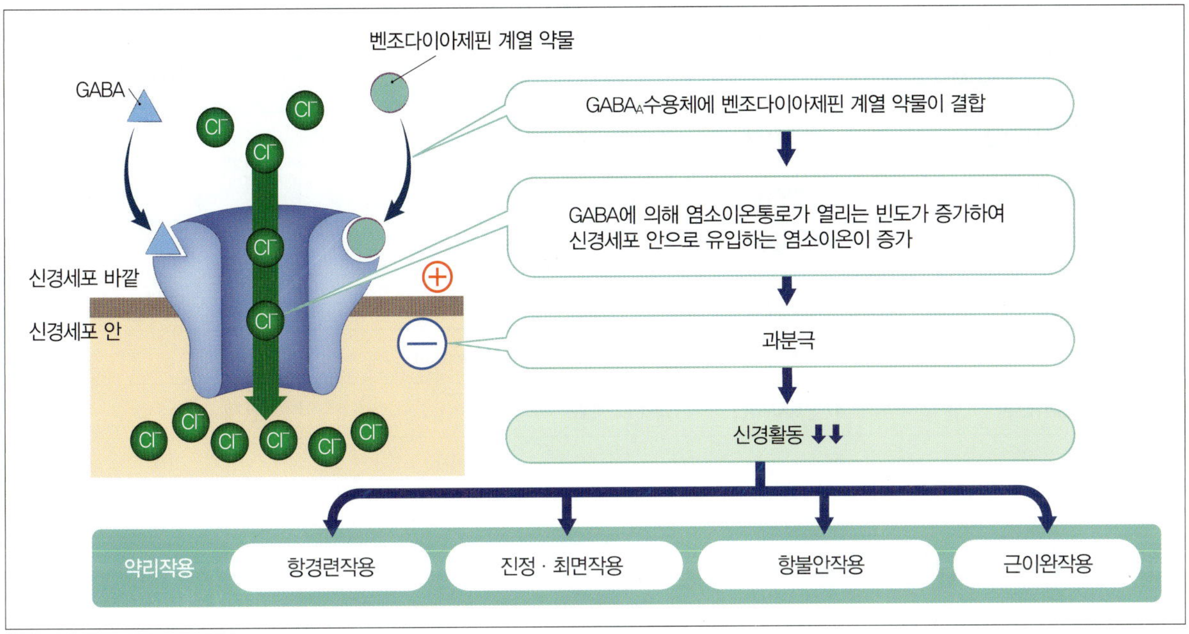

그림 3-5 **벤조다이아제핀 계열 수면제의 작용기전**

3. 수면제의 종류

1) 벤조다이아제핀 계열 수면제 (표 3-7)

수면작용은 대뇌둘레계통(대뇌변연계, limbic system)의 억제에 기인한 항불안 및 항긴장 효과에 의해 나타난다. 수면 리듬을 없애지 않고 자연에 가까운 수면작용을 나타내 최근 가장 일반적으로 사용된다. 수면작용 외에도 ①항불안작용, ②항경련작용, ③근육이완작용을 나타낸다.

트라이아졸람(triazolam), **브로티졸람**(brotizolam), **니트라제팜**(nitrazepam), **에스타졸람**(estazolam), **플루니트라제팜**(flunitrazepam), **플루라제팜**(flurazepam) 등이 있다.

[장점]

안전역이 넓고 바비튜레이트 계열 수면제보다 약물의존성이 적다.

[부작용]

운동실조가 있고 장시간형에서는 **숙취**(hangover), 단시간형에서는 **사건후기억상실**(전향기억상실, anterograde amnesia), **섬망**(delirium)이 발생하며, 연속 사용을 중지하면 반동성 불면이 나타나기도 한다.

표 3-7 벤조다이아제핀 계열 수면제

생물학적 반감기		약물명	임상응용
초단시간형	2~3시간	트라이아졸람(triazolam)	취면제
단시간형	3~6시간	브로티졸람(brotizolam)	
중간형	18~38시간	니트라제팜(nitrazepam)	취면제, 숙면제
	18~31시간	에스타졸람(estazolam)	
	7~30시간	플루니트라제팜(flunitrazepam)	
장시간형	47~100시간	플루라제팜(flurazepam)	숙면제

2) 비벤조다이아제핀 계열 수면제

중추신경을 억제하여 렘수면, 내성 발달, 반동성 렘수면, 불면증에 다양한 영향을 미친다. 작용시간이 짧은 초단시간형이며, 주로 수면 유도에 사용한다. 작용기전은 벤조다이아제핀 계열과 유사하나 화학구조는 다르며, 진정·수면작용이 강하고 항불안작용이나 근육이완작용은 약하다. 부작용으로 의존성을 유발하기도 한다.

에스조피클론(eszopiclone), 잘레플론(zaleplon), 졸피뎀(zolpidem) 등이 있다.

3) 바비튜레이트 계열 수면제 (표 3-8)

오름그물활성계통(상행망상활성화계, ascending reticular activating system)을 억제하여 수면작용을 일으킨다.

싸이오펜탈(thiopental), 타이아밀랄(thiamylal), 헥소바비탈(hexobarbital), 펜토바비탈(pentobarbital), 세코바비탈(secobarbital), 아모바비탈(amobarbital), 페노바비탈(phenobarbital) 등이 있다.

[단점]

약물의존성이 높고 렘수면(역설수면)을 단축시키기 쉬워서 지금은 많이 사용되지 않는다.

표 3-8 바비튜레이트 계열 수면제

작용시간	약물명	임상응용
초단시간(15~30분)	싸이오펜탈(thiopental) 타이아밀랄(thiamylal)	정맥 내 마취
단시간(1~3시간)	헥소바비탈(hexobarbital) 펜토바비탈(pentobarbital) 세코바비탈(secobarbital)	입면장애
중간(3~6시간)	아모바비탈(amobarbital)	숙면장애
장시간(6시간 이상)	페노바비탈(phenobarbital)	숙면장애 항경련

4) 비바비튜레이트 계열 수면제

브롬발레릴유레아(bromovalerylurea), 포수클로랄(chloral hydrate), 브롬화포타슘(potassium bromide) 등이 있다.

5) 기타 수면제

(1) 멜라토닌수용체 작용제

솔방울샘(송과체) 호르몬인 멜라토닌(melatonin)은 수면과 각성의 하루주기리듬(circadian rhythm) 조절에 관여하며 수면 전에 분비량이 증가하여 수면의 도입을 용이하게 한다. 멜라토닌수용체 작용제는 수면과 각성 사이클을 정상화하고 생리적인 수면이 가능하게 한다. 시차증후군, 교대근무 근로자의 하루주기리듬성 수면장애에 효과적이다. 대표적인 약물에 라멜테온(ramelteon)이 있다.

(2) 오렉신수용체 대항제

각성을 촉진하는 오렉신(orexin)수용체를 가역적으로 방해함으로써 뇌를 각성상태에서 수면상태로 만들어 수면을 유발한다. 대표적인 약물에 수보렉산트(suvorexant)가 있다.

(3) 항히스타민제

알레르기질환 치료제인 히스타민 H_1수용체 대항제(항히스타민제)는 부작용으로 진정 · 수면작용이 나타난다. 그 작용이 강한 다이펜하이드라민(diphenhydramine)이 수면도입제로 사용된다. 일반의약품이므로 처방전은 필요하지 않다.

Memo

마취정신분석(narcoanalysis)

마취제인 아모바비탈(amobarbital)이나 항불안제인 다이아제팜(diazepam)을 정맥에 주사하여 반수면 상태가 되면, 긴장이나 억제상태를 제거하면서 면접을 시행하여 심적 갈등, 내적 체험을 파악하고 질환을 진단하여 치료하는 것을 마취정신분석이라고 한다. 신경증, 조현병(정신분열증), 우울증의 혼미상태를 감별하는 데 효과적이며, 히스테리(hysteria)에서는 감정정화(catharsis) 효과가 있다. 또 피암시성(suggestibility)의 항진도 관찰되며, 치료적 암시도 이루어진다. 약물사용 시에 호흡마비, 혀뿌리 침하, 혈압저하 등의 부작용에 주의해야 한다.

복약지도 포인트

① 단시간형에서는 건망, 섬망, 연속 복용 중지 후의 반동성 불면, 장시간형에서는 숙취감이 생길 수 있음을 설명한다.
② 취침 전에 카페인음료 등을 마시지 않도록 주의시킨다.
③ 야간의 수면상태나 아침 기상 시 잠에서 깨는 모습을 관찰하고 기록한다.
④ 수면제를 알코올과 다른 중추신경계통 억제제와 함께 복용하면 중추신경계통의 억제와 호흡곤란을 유발할 수 있어 위험하다는 사실을 설명한다.
⑤ 바비튜레이트 계열, 벤조다이아제핀 계열 수면제를 장기간 지속적으로 복용하는 경우 약물의존 가능성에 대해 환자에게 설명한다.

04 항뇌전증제 antiepileptic drug

1. 뇌전증이란?

뇌전증(epilepsy)이란 뇌파의 이상을 동반하는 발작적인 뇌의 기능이상이 반복해서 일어나는 만성 질환이다. 발작 증상으로 단순하고 일시적이어서 신체 변화나 의식소실이 없는 것에서부터 의식소실을 동반하는 전신경련에 이르는 것까지 광범위하게 나타난다(표 3-9).

역학적으로 가장 많이 발생하는 신경질환 중 하나이며 인구 0.5~1% 정도의 유병률을 나타낸다.

표 3-9 **뇌전증의 분류**

부분발작 (partial seizure)	단순부분발작 (simple partial seizure)	의식소실이 없다. 피질(겉질) 장애부위에 한정된 운동 · 감각 · 자율신경 및 정신증상이 나타난다.
	복합부분발작 (complex partial seizure)	측두엽뇌전증(temporal lobe epilepsy)이라고도 하며 의식 · 인식 · 정서 장애, 착각, 환각, 자동증(automatism) 등이 나타난다.
전신발작 (generalized seizure)	소발작 (absence seizure)	돌발적이고 단시간(5~20초)의 의식소실을 주요 증상으로 하며 얼굴이나 팔다리의 이상운동이나 운동불능을 동반한다.
	대발작 (grand mal seizure)	'전조 → 긴장경련 → 간대경련 → 경련 후 혼수'와 같은 일련의 과정을 나타낸다.
뇌전증지속상태 (status epilepticus)	뇌전증발작(epileptic seizure)이 반복적이고 지속적으로 일어나고, 의식의 회복기가 없으며 방치하면 치명적이 된다.	

2. 항뇌전증제의 작용기전

뇌전증은 신경세포의 과잉흥분으로 발생하기 때문에 신경의 흥분을 억제하는 작용을 하는 약물이 항뇌전증제(antiepileptic drug)로서 사용된다. 신경의 흥분을 억제하는 기전에는 흥분신호를 억제하는 작용(소듐통로 차단, 칼슘통로 차단)과 억제신호를 증강하는 작용(GABA의 작용 강화)이 있다(그림 3-6).

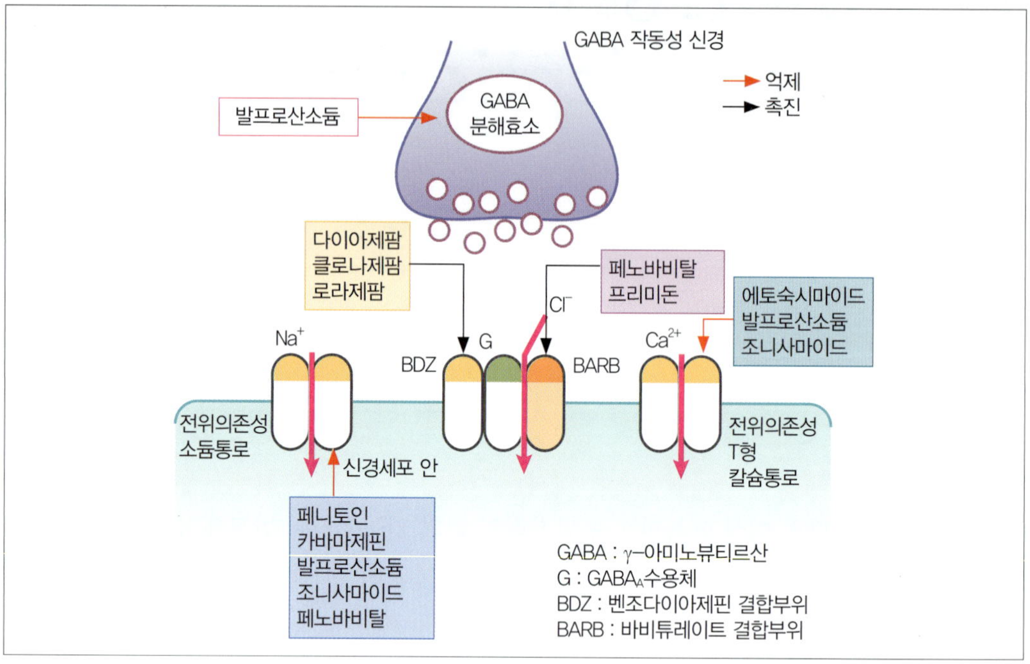

그림 3-6 항뇌전증제의 작용부위

1) 전위의존성 소듐통로 차단

신경세포(neuron)의 불응기를 연장하여 비정상적인 고빈도 발작을 선택적으로 억제한다. 페니토인(phenytoin), 카바마제핀(carbamazepine), 발프로산소듐(sodium valproate), 조니사마이드(zonisamide), 페노바비탈(phenobarbital) 등이 있다.

2) 전위의존성 T형 칼슘통로 차단

소발작(absence seizure)의 의식소실 및 3사이클의 이상뇌파 발생 원인인 시상신경세포의 T형 칼슘통로를 억제한다. 에토숙시마이드(ethosuximide), 발프로산소듐(sodium valproate), 조니사마이드(zonisamide) 등이 있다.

3) GABA의 작용 강화

GABA의 작용을 강화하여 중추신경계통을 억제하는 작용기전을 가지며, $GABA_A$수용체와 결합하여 GABA 분비를 촉진시킴으로써 염소이온의 유입을 증가시키거나 세포 내로 GABA의 재흡수를 억제시키거나 GABA의 분해를 억제하여 GABA의 억제작용을 증가시킨다. GABA의 작용을 강화하는 약물에는 바비튜레이트 계열로 페노바비탈(phenobarbital), 프리미돈(primidone), 벤조다이아제핀 계열로 다이아제팜(diazepam), 클로나제팜(clonazepam), 로라제팜(lorazepam) 등이 있다.

3. 항뇌전증제의 종류

뇌전증 치료제는 발작 유형에 따라 효과가 나타나는 약물이 다르다(표 3-10). 또 상호작용이 문제가 되는 경우가 많으므로 병용요법이 아니라 한 종류의 약물로 치료하는 것이 원칙이다. 발작을 조절하기 위해 장시간 사용하는 경우가 많다.

카바마제핀(carbamazepine), **페니토인**(phenytoin), **조니사마이드**(zonisamide), **발프로산소듐**(sodium valproate), **에토숙시마이드**(ethosuximide), **페노바비탈**(phenobarbital), **다이아제팜**(diazepam) 등이 있으며, 주요 항뇌전증제의 부작용을 정리하면 표 3-11과 같다.

표 3-10 항뇌전증제의 임상응용

복합부분발작	카바마제핀(carbamazepine) 조니사마이드(zonisamide)	페니토인(phenytoin)
소발작	발프로산소듐(sodium valproate)	에토숙시마이드(ethosuximide)
대발작	발프로산소듐 페노바비탈(phenobarbital)	페니토인 조니사마이드
뇌전증지속상태	다이아제팜(diazepam)	

표 3-11 주요 항뇌전증제의 부작용

종류	주요 부작용		금기
	급성기	장기 연용	
카바마제핀	복시, 중증 약물발진	저나트륨혈증	심각한 혈액장애
페니토인	복시, 운동실조	잇몸증식, 다모, 소뇌위축, 골다공증	고도의 심장자극전도장애
조니사마이드	인지장애 및 정신증상, 식욕부진	발한 저하, 신장·요관결석	–
발프로산소듐	고암모니아혈증	체중 증가, 기형유발성(이분척추, 심장기형 등)	심각한 간장애
에토숙시마이드	소화기증상(구토 등), 정신증상	혈구 감소	심각한 혈액장애
페노바비탈	졸음, 행동장애(다동 등)	체중 증가	–

4. 제2세대 항뇌전증제(항뇌전증보조제)

기존 항뇌전증제로 충분한 효과를 얻을 수 없는 발작에 대해 병용요법으로 사용된다(표 3-12). **가바펜틴**(gabapentin), **토피라메이트**(topiramate), **라모트리진**(lamotrigine), **레비티라세탐**(levetiracetam) 등이 있다.

표 3-12 제2세대 항뇌전증제

약물명	특징
가바펜틴(gabapentin)	난치성 부분발작에 병용한다. 글루탐산 등의 흥분성 전달물질의 분비를 억제한다.
토피라메이트(topiramate)	난치성 부분발작에 병용한다. 삼차신경통, 편두통, 신경성 통증에도 효과적이다.
라모트리진(lamotrigine)	부분발작, 대발작에 병용한다.
레비티라세탐(levetiracetam)	난치성 부분발작에 병용한다.

Memo

약물 자가중단의 위험성

항뇌전증제를 일정 기간 복용한 후 갑자기 감량 또는 중단하면 반동현상(rebound phenomenon)을 일으킬 수 있기 때문에 아무리 한동안 발작이 없었다고 해서 스스로 판단하여 약을 감량하거나 복용을 중단하지 않도록 주의해야 한다. 급격하게 약물농도가 저하되면 발작 횟수가 증가하거나 발작이 끝나기 전에 다시 발작이 오는 중적상태에 이를 위험이 있다.

그 기전으로는 억제신호를 증강시키는 약물에서는 $GABA_A$수용체 수가 감소하여 억제신호에 대한 내성이 생기고, 흥분신호를 억제하는 약물에서는 글루탐산수용체 수가 증가하여 흥분신호에 대한 과민성이 생기기 때문으로 판단된다.

반동현상은 모든 항뇌전증제에서 일어날 수 있으며, 특히 페노바비탈, 벤조다이아제핀 계열 약물, 카바마제핀에서 일어나기 쉽다.

복약지도 포인트

① 특이적 치료제를 단일 제제로 장기간 사용해서 발작을 예방해야 한다(표 3-10 참조).
② 항뇌전증제는 장기적으로 사용하기 때문에 부작용에 주의하도록 지도한다.
③ 정해진 하루 양은 반드시 복용하도록 지도한다.
④ 치료제의 혈중농도를 감시함으로써 중독을 방지해야 한다.
⑤ 환자가 독단적으로 약물을 감량하거나 복용을 중단하지 않도록 주의시킨다.
장기간 발작이 없다고 하더라도 약 복용을 중단하면 재발한다는 점을 설명한다.
⑥ 3년간의 발작 예방 후 약을 복용하지 않았을 때의 결과를 보고 약 복용의 중단을 결정한다.

05 항파킨슨병제
antiparkinsonian

1. 파킨슨병이란?

1) 병인

신체의 여러 부분을 움직이기 위해서는 뇌 내의 전달물질이 필요하며 그중에서도 도파민(dopamine)과 아세틸콜린(acetylcholine)이 중요하다. 그런데 파킨슨병에 걸리면 도파민을 만드는 뇌의 흑(색)질 신경세포가 감소하여 도파민이 충분히 만들어지지 않는다.

파킨슨병은 추체외로계통(추체바깥길계통, extrapyramidal system)의 일부인 중(간)뇌(midbrain)와 흑(색)질(substantia nigra)의 변성 질환으로, 운동의 협조성이 장애를 받아 유지되지 않음으로써 발생한다. 중(간)뇌와 흑(색)질에서 대뇌바닥핵(대뇌기저핵)의 줄무늬체(선조체, corpus striatum)로 투사되는 도파민 작용계통의 기능저하와 줄무늬체 콜린 작용계통의 이차적인 기능항진이 나타난다(그림 3-7). 그 결과 몸의 움직임이 느려지거나 떨리는 등 운동이상이 발생한다.

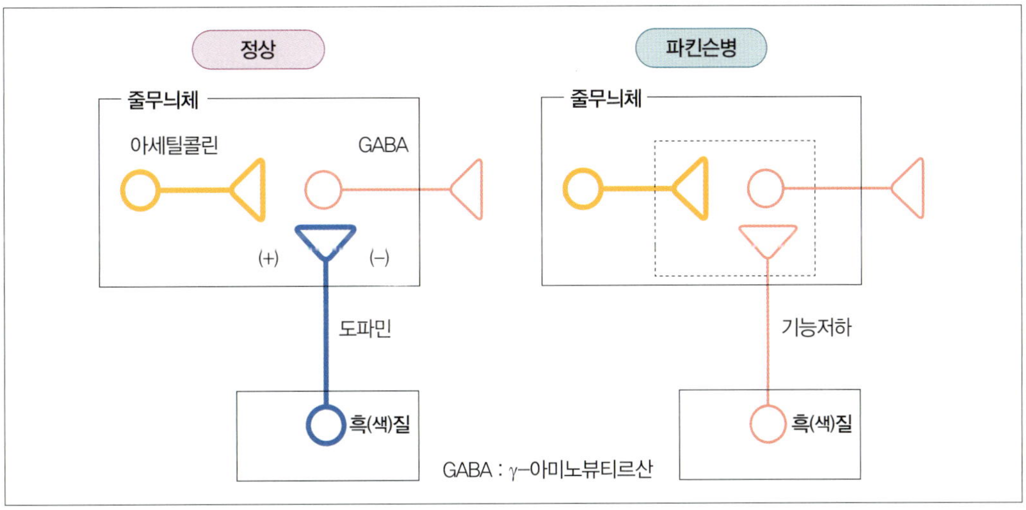

그림 3-7 흑(색)질-줄무늬체에서 도파민 및 아세틸콜린 작용계통과의 상호관계

2) 증상 (그림 3-8)

(1) 떨림(진전, tremor)

안정 시 가장 강하게 나타나며 자발운동을 하면 감소 또는 소실된다.

(2) 근육구축

근육을 수동적으로 늘렸을 때 저항이 증가하는 것을 말한다. 뻣뻣해지는 경직상태가 일정 간격으로 나타나는 톱니바퀴경축(cogwheel rigidity)이 많다.

(3) 운동불능증

동작을 시작하는 데 시간이 걸리고 동작도 느려지는 현상을 말한다. 일상생활동작이 어려워지며, 발음장애, 대화장애, 씹기장애, 보행장애 등이 나타난다.

(4) 자세반사장애

외력을 받았을 때 자세를 바로잡는 반사가 장애를 받는 것을 말한다. 예를 들어 환자 뒤에서 어깨에 손을 올려 뒤쪽으로 살짝 당기면 자세를 유지하지 못하고 종종걸음으로 뒤쪽으로 온다. 파킨슨병 환자에게서 볼 수 있는 앞으로 굽은 자세는 뒤쪽으로 넘어지는 것을 방지하기 위한 비정상적인 자세이다. 또 보행 시 작은 보폭으로 걷는다.

(5) 기타

자율신경장애로 변비, 지루성 얼굴(지방분비과다), 다한(발한이상)이 나타나며 자동운동장애에 의해 눈깜박임 감소, 가면을 쓴 듯한 표정, 침 흘림, 보행 시 팔 흔들기의 감소가 나타난다.

3) 치료 원칙

저하된 도파민 작용계통의 기능을 증가시키는 **도파민작용제**(dopamine agonist)와 항진된 콜린 작용계통의 활동을 저하시키는 **항콜린제**(anticholinergic)를 사용한다.

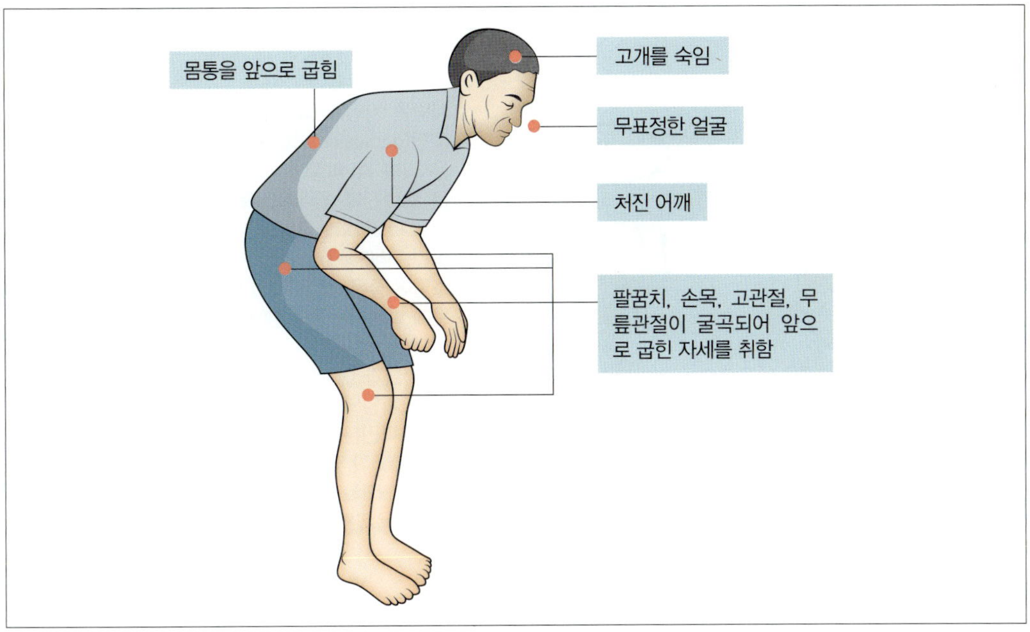

그림 3-8 **파킨슨병 환자의 일반적인 자세**

2. 항파킨슨병제의 종류

도파민 관련 약물은 폐쇄각녹내장 환자, 비선택적 모노아민산화효소억제제 복용 환자(우울증)에게는 사용해서는 안 된다. 항콜린제는 녹내장, 중증근무력증, 전립샘비대 등의 환자에게는 사용해서는 안 된다. 또한 항파킨슨병제 복용의 감량이나 중단은 악성증후군으로 이어질 가능성이 있기 때문에 매우 위험하므로 복용 상황을 매일 확인해야 한다(표 3-13).

항파킨슨병제의 작용기전은 그림 3-9와 같다.

표 3-13 **증상단계별 적용 약물**

초기증상	레보도파를 사용하지 않고* 브로모크립틴(bromocriptine), 아만타딘(amantadine), 항콜린제(anticholinergic; 떨림이 심한 예)를 단독으로 사용하여 치료를 시작한다.
중기증상	항콜린제, 도파민작용제인 아만타딘을 함께 사용해도 증상이 개선되지 않을 때는 레보도파를 사용한다.
만기증상	on-off 현상이나 up and down 현상이 쉽게 나타난다. 이때는 레보도파를 감량하고 브로모크립틴, 아만타딘 또는 셀레길린(selegiline)을 병용한다. 운동불능증이 나타난 경우에는 드록시도파(droxidopa)를 사용한다.

* 발병 연령이 70~75세 이상인 경우에는 레보도파를 사용

항파킨스병제

그림으로 이해하는 약 이야기

사람은 자신의 의지대로 신체를 움직이기 위해서는 도파민(dopamine)이라는 전달물질이 필요하다. 도파민은 뇌의 흑(색)질에서 만들어져 대뇌의 줄무늬체(선조체)로 보내진다. 줄무늬체로 보내진 도파민이 아세틸콜린(acetylcholine)과 작용하면 근육에 운동 명령이 내려진다.

파킨슨병(Parkinson disease)은 흑(색)질의 신경세포가 감소되어 줄무늬체로 보내지는 도파민의 양이 감소하기 때문에 발생하는 운동장애이다.

항파킨슨병제에는 감소한 도파민의 양을 늘려서 치료하는 약물과 아세틸콜린을 억제하여 치료하는 약물이 있다. 도파민의 양을 늘리는 것에는 레보도파(levodopa) 제제, 도파민분비촉진제, MAO_B 억제제(monoamine oxidase B inhibitor)가 있고, 아세틸콜린을 억제하는 것에는 항콜린제(anticholinergic)가 있다. 그 밖에 도파민을 대신해서 도파민수용체를 자극함으로써 작용을 증가시키는 약물(도파민수용체자극제)이나 파킨슨병에서 관찰되는 운동불능증이 노르에피네프린(norepinephrine)의 부족에 따른다고 판단하여 노르에피네프린 보충제도 사용된다.

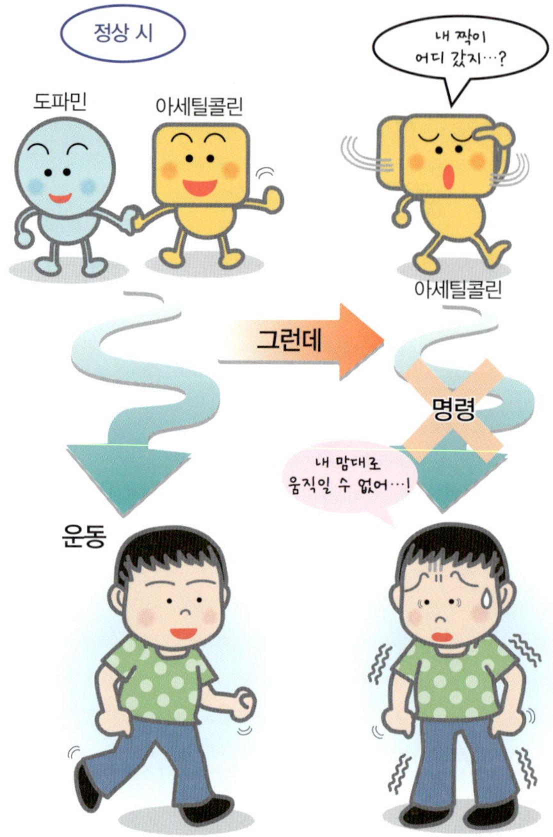

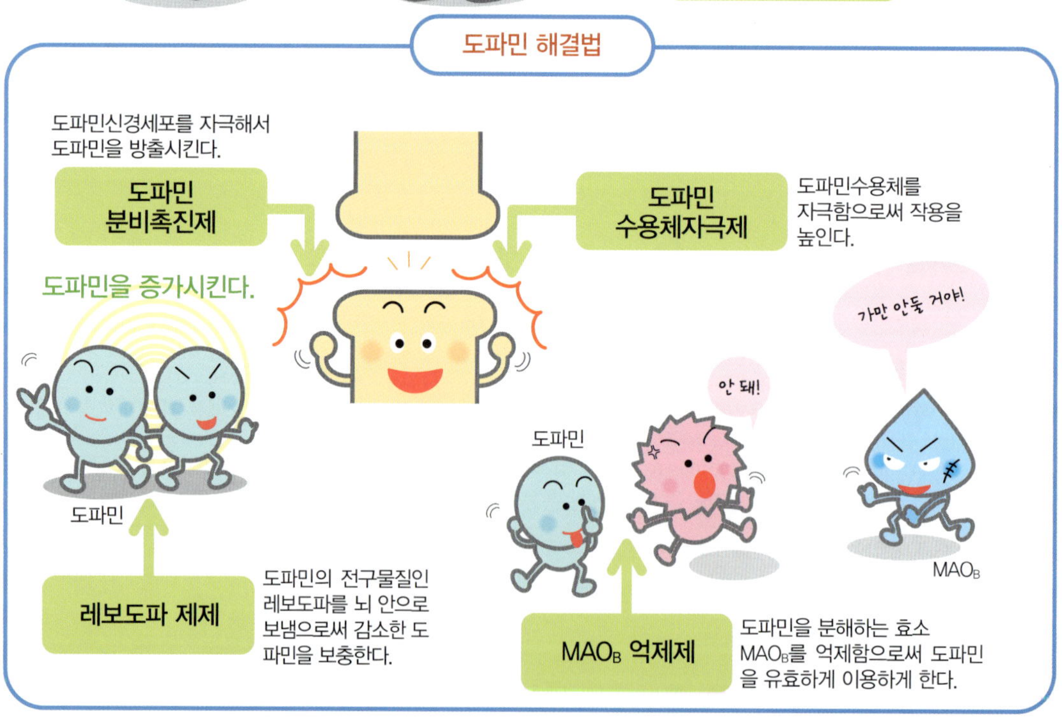

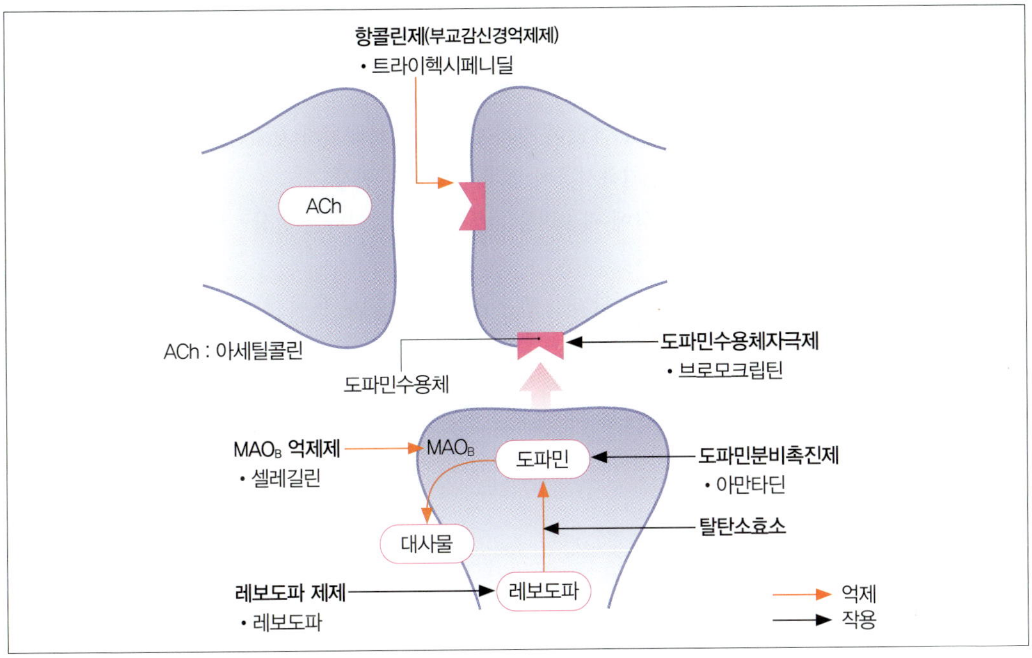

그림 3-9 항파킨슨병제의 작용기전(그림 3-7의 점선 사각형 부분을 확대한 그림)

Memo

악성증후군

항정신병제 복용 중에 발생하는 가장 위중한 부작용인데 항파킨슨병제를 갑자기 중단하면 발생하는 경우가 있다. 추체외로 증상으로서 무동무언, 심한 근강직, 삼킴곤란 외에 빈맥(빠른맥), 혈압변동, 발한 등 다양한 자율신경증상이 나타나고 고열이 계속되어 경련발작, 의식장애가 나타나 죽음에 이르는 경우도 있다. 발생률은 1%이며, 사망률은 10% 이하로 알려져 있다.

1) 도파민작용제(dopamine agonist)

(1) 레보도파(L-도파, levodopa)

도파민(dopamine)은 혈액뇌장벽(blood brain barrier)을 통과하지 않기 때문에 그 전구물질인 레보도파가 사용된다. 레보도파의 대부분은 도파탈탄산효소(dopa decarboxylase)에 의해 말초에서 도파민으로 변화되므로 줄무늬체(선조체)의 도파민을 보충하려면 대량의 레보도파가 필요하다. 말초에서 이 효소의 억제제인 카비도파(carbidopa)나 벤세라자이드(benserazide)를 함께 사용하면 레보도파의 사용량을 줄일 수 있다.

일차성 파킨슨병에 반응이 좋으나 약물로 인한 파킨슨병에는 효과가 없다.

Memo

레보도파의 장기간 투여로 나타나는 증상

① **on–off 현상** : 복약시간에 관계없이 갑자기 증상이 나빠지거나(off) 좋아지는(on) 현상
② **wearing–off 현상** : 효력 지속시간이 점차 단축되는 현상
③ **up and down 현상** : 증상에 일중변동(하루변이)이 일어나는 현상
④ **정신증상** : 환각이나 망상
⑤ **운동불능증** : 넓은 장소에서 갑자기 좁은 장소(통로 등)로 들어갈 때 갑자기 다리가 움직이지 않는 현상
⑥ **비자발운동** : 입술이나 혀, 팔다리와 몸통에 비자발운동이 나타남

(2) 아만타딘(amantadine)

도파민신경세포에서 도파민을 방출시킨다. 인플루엔자 A형 치료제로도 사용된다. 부작용은 적으나 레보도파보다 효과가 적다.

(3) 브로모크립틴(bromocriptine)

도파민수용체를 흥분시킨다.

(4) 셀레길린(selegiline)

도파민을 분해하는 모노아민산화효소 B(monoamine oxidase B, MAO_B) 억제제이다. 레보도파와 함께 사용하면 현저한 효과를 얻을 수 있다. 위궤양이 있는 환자에게는 사용하지 않는다.

(5) 엔타카폰(entacapone)

카테콜–O–메틸기전달효소(catechol–O–methyltransferase, COMT) 억제제이다. 말초에서 레도도파의 COMT에 의한 분해를 억제하여 도파민 자극작용을 증강한다. 레보도파 제제와 병용한다. wearing–off 현상에 효과적이다.

2) 항콜린제(anticholinergic)

(1) 트라이헥시페니딜(trihexyphenidyl)

콜린 작용계통을 억제하여 도파민 작용계통과의 균형을 유지한다. 특히 떨림에 효과적이다.

3) 기타

(1) 드록시도파(droxidopa)

파킨슨병에서는 에피네프린신경세포(청색반점, locus ceruleus)의 기능도 저하되어 있다. 따라서 체내에서 노르에피네프린으로 변하는 드록시도파가 운동불능증(동결보행, freezing gait)에 현저한 효과를 나타낸다.

3. 항파킨슨병제 복용 시의 주의사항

항파킨슨병제를 복용함으로써 발생하는 '몸에 벌레가 기어다닌다', '집안에 누군가 있다' 등의 환각 증상은 종종 나타나는 부작용이다. 보통 약물을 감량하면 사라지지만 파킨슨병 증상이 악화될 위험성이 있기 때문에 간단한 문제가 아니다. 가능하다면 원인이 되는 약물을 변경하거나 또는 환각이 경미하거나 일상생활에 지장이 없는 경우에는 경과를 관찰한다. 환각이 심해 일상생활에 지장이 있는 경우에는 일시적으로 항정신병제를 병용해서 환각 증상을 억제하는 경우도 있지만 파킨슨병에 나쁜 영향을 주는 경우도 있다.

4. 파킨슨병을 악화시키는 약물

위장약 일부, 혈압강하제 일부, 비자발운동을 억제하는 약물, 환각이나 망상을 억제하는 약물, 비타민 B_6, 종합비타민 등을 주의해야 한다.

Memo

파킨슨병 원인물질?

합성 헤로인을 복용한 젊은이가 파킨슨병을 발병한 점에서 헤로인에 포함되어 있던 불순물인 MPTP(1-methyl-4phenyl-1,2,5,6-tetrahydorpyridine)가 파킨슨병 유사 증상을 일으킨다는 사실이 밝혀졌다. 파킨슨병의 원인으로서 뇌 내에서 내인성으로 MPTP 유사 물질이 생산되거나 외인성으로 MPTP 유사 물질이 체내에 흡수되었을 가능성이 있다. MPTP는 신경(아)교세포의 모노아민산화효소 B에 의해 활성물질로 변화되고 도파민신경세포에 흡수되어 신경독성을 발생하는 것으로 파악된다.

복약지도 포인트

① 파킨슨병의 중증도에 따라 삼킴장애나 목메임 등 호흡관리에 세심한 주의가 필요하다. 입술이나 혀의 떨림으로 구강점막을 손상시킬 위험이 있고 또한 팔다리의 떨림도 주의해야 한다.

② 진료실에서 넘어지는 사고가 일어나지 않도록 유의하며, 환자를 진료실로 유도할 때 보조할 사람을 곁에 두는 등의 배려가 필요하다.

③ 휠체어 생활을 오랫동안 한 경우에는 다리에 부종이 나타나기도 한다. 약의 부작용으로 나타날 수도 있는데, 누울 때 다리를 약간 높게 하도록 권한다.

④ 자율신경에 대한 영향으로 손발의 혈액순환이 나빠지거나 손발이 차가워져 보라색을 나타내는 경우가 있는데 이때는 진료실의 온도관리와 손발 마사지가 효과적이다.

⑤ 운동기능을 유지하기 위해서 매일 적당한 운동을 하게 한다.

06 마약진통제 narcotic analgesic

1. 통증이란?

통증(pain)이란 조직을 손상할 수 있는 자극 또는 조직손상에 의한 불쾌한 감각이나 정서적 체험을 말한다. 통증은 발생기전에 따라 기질적 통증과 비기질적 통증(심인성 통증 등)으로 나누고, 기질적 통증은 다시 통각수용성 통증과 신경장애성 통증으로 나눈다(표 3-14).

통증자극이 가해지면 말초에서 상행성 통각전도로(가쪽척수시상로)를 통해 중추로 전달되어 통증으로서 감지된다. 한편, 뇌에서 척수에 이르는 하행성 통각억제계통도 있으며 이는 통증을 억제하는 작용을 한다.

말초에서 염증, 열 자극, 기계적 자극이 가해지면 염증부위에서는 브라디키닌(bradykinin; 통증 유발 물질)이 생산되고 말초의 통각수용기가 자극되며, 1차 신경세포는 척수 뒤뿌리에서 척수로 들어가 글루탐산이나 물질 P를 방출해서 2차 신경세포로 자극을 전달한다. 2차 신경세포가 척수 뒤뿔에서 시상까지 자극을 전달하고, 3차 신경세포에 의해 대뇌피질의 감각영역으로 정보가 전달되면 통증으로서 감지된다(그림 3-10).

통증을 억제하기 위해 진통제 등을 투여하는 약물요법, 국소마취제 등을 주사하는 신경차단법, 수술요법, 재활훈련, 정신심리요법 등 다양한 방법이 시행된다.

표 3-14 통증의 종류

종류	통각수용성 통증		신경장애성 통증
	몸통증	내장통증	
통증 발생원	조직(피부, 뼈, 근육, 관절 등)의 손상	관강장기(위, 장 등)의 염증이나 폐색, 실질장기(간, 췌장 등)의 염증이나 압박	신경계통의 손상이나 기능이상(대상포진, 당뇨병, 암, 외상 등에 따름)
성질	생체방어를 위한 생리적 통증		신경기능 자체에 오류가 발생한 병적 통증
특징	통각수용기가 중추로 위험신호를 전달		통각전도로가 장애를 받음
지속시간	급성(때로 만성)		종종 만성화

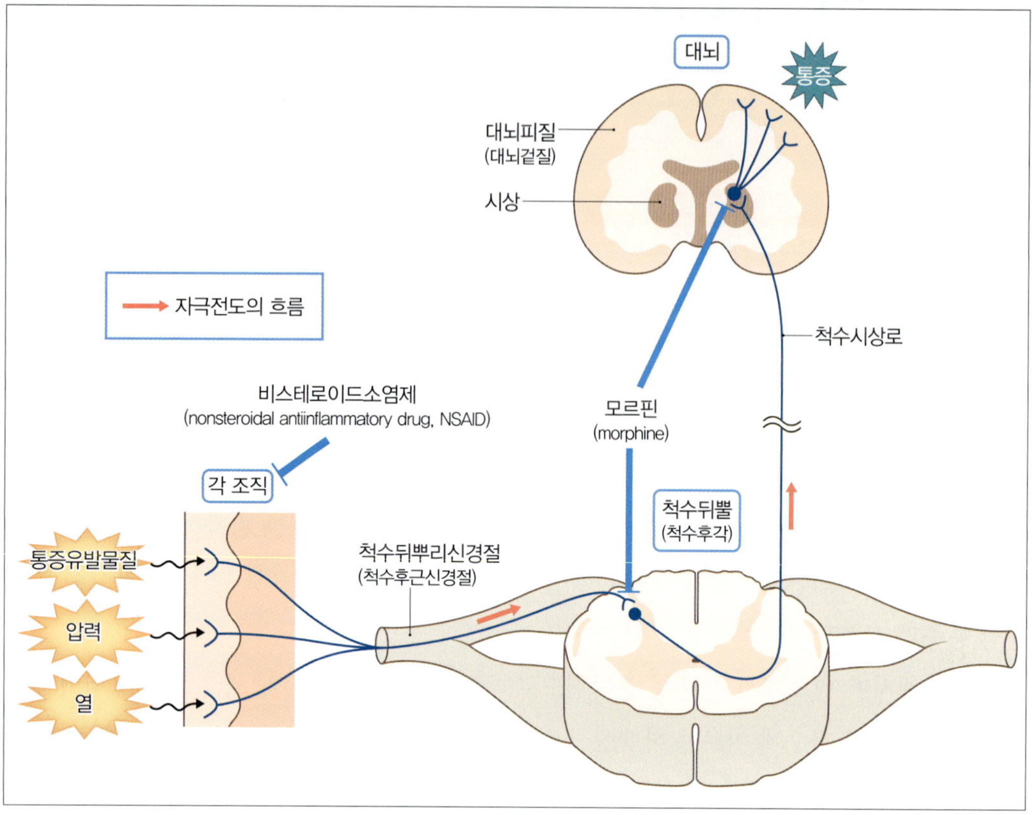

그림 3-10 **통증의 전달기전**

2. 마약진통제의 종류

마약진통제는 뇌척수 내에 있는 **아편유사제수용체**(opioid receptor)에 작용해서 통각전달계통을 차단하여 강력한 진통작용을 나타내기 때문에 내장통, 골절통, 악성종양 말기의 심한 통증에 사용된다(그림 3-10). 또 마취전투약으로서도 사용된다. 진통작용 외에도 다행감, 동공수축(축동), 변비, 구역질, 구토, 호흡억제, 약물의존성을 나타낸다.

대표적인 약물에는 아편알칼로이드의 일종인 **모르핀**(morphine)을 들 수 있다. 그 밖에도 합성마약인 **페티딘**(pethidine), **펜타닐**(fentanyl), **펜타조신**(pentazocine) 등이 있다.

한편, 중추신경 내에는 모르핀과 같은 작용을 하는 엔케팔린(enkephalin), β-엔도핀(beta-endorphin), 다이노핀(dynorphin), 엔도모르핀(endomorphine) 등이 분비되는데, 이러한 물질을 **내인성 아편유사제**(opioid)라고 하며 통각, 정동운동, 신경내분비 등의 중추기능에 폭넓게 관여한다.

마약진통제의 효력과 특징을 각각 표 3-15, 3-16에 정리하였다.

표 3-15 마약진통제의 효력

약물명	효력
모르핀(morphine)	대표적인 아편알칼로이드
코데인(codeine)	진해제, 진통 효과는 모르핀의 1/6
페티딘(pethidine)	진통 효과는 모르핀의 1/10
펜타닐(fentanyl)	진통 효과는 모르핀의 100배
레미펜타닐(remifentanil)	진통 효과는 모르핀의 100배. 초단시간 작용형으로 전신마취 시 사용
옥시코돈(oxycodone)	진통 효과는 모르핀의 1.5배

표 3-16 마약진통제의 특징

약물명	제형	효과 발현시간	최고혈중농도 도달시간	작용시간	투여간격
코데인(코데인)	정제 · 산제	30분	2시간	4~5시간	4~5시간
모르핀(모르핀분말)	산제	10분 이내	30~60분	3~5시간	4시간
모르핀좌제(황몰핀좌제)	좌제	20~30분	1~2시간	6~10시간	8시간
모르핀(MS콘틴)	서방정	1시간	2~4시간	8~14시간	12시간
모르핀(오피둘서방캡슐)	서방캡슐	40~60분	6~8시간	24시간 이상	24시간
옥시코돈(옥시콘틴)	서방정	1시간 이내	2~3시간	12시간	12시간
펜타닐(듀로제식디트랜스패취)	패치(첩부제)	2시간	45시간	72시간	72시간

Memo

● **아편(opium)**

양귀비의 미성숙 과피에 상처를 입히면 하얀 즙이 나오는데 이것을 건조시킨 것이 아편이다. 아편에서는 모르핀 10%, 코데인 0.5% 등 20종류 이상의 알칼로이드가 추출된다.

● **암 말기의 통증치료**

① **적용순서** : 아스피린(aspirin) 등의 비스테로이드소염제 → 코데인, 펜타조신 등의 약작용 마약진통제 → 펜타닐, 모르핀 등의 강작용 마약진통제

② **투여법** : 한꺼번에 투여하는 것이 아니라 일정한 간격으로 투여한다. 진통 효과가 끝나기 1시간 전에 투여한다.

③ **주의점** : 마약의 부분작용제인 부프레놀핀(buprenorphine)은 단독으로는 마약진통제로서 작용하지만, 모르핀과 함께 사용하면 그 대항제(antagonist)가 된다.

진통제

그림으로 이해하는 약 이야기

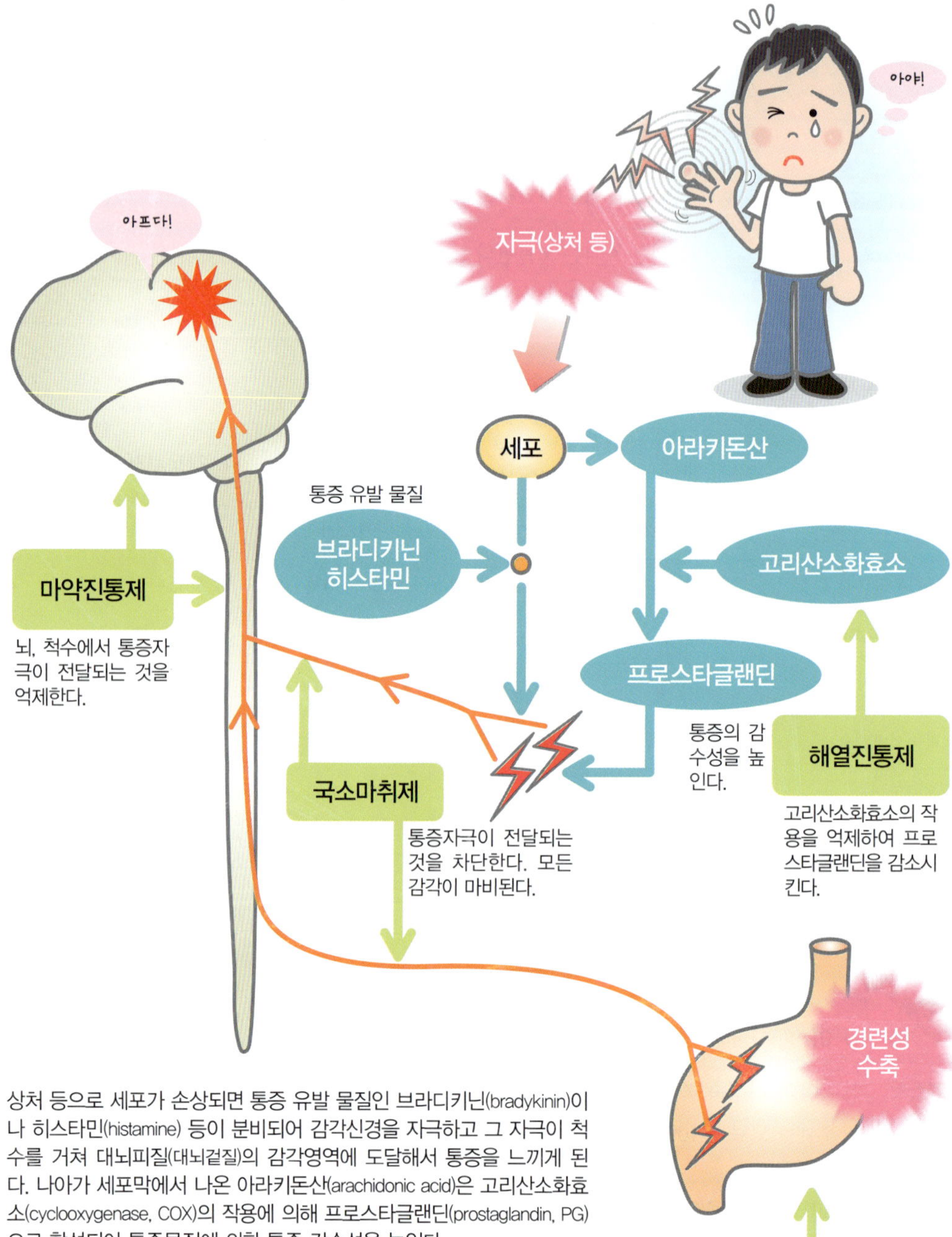

상처 등으로 세포가 손상되면 통증 유발 물질인 브라디키닌(bradykinin)이나 히스타민(histamine) 등이 분비되어 감각신경을 자극하고 그 자극이 척수를 거쳐 대뇌피질(대뇌겉질)의 감각영역에 도달해서 통증을 느끼게 된다. 나아가 세포막에서 나온 아라키돈산(arachidonic acid)은 고리산소화효소(cyclooxygenase, COX)의 작용에 의해 프로스타글랜딘(prostaglandin, PG)으로 합성되어 통증물질에 의한 통증 감수성을 높인다.
해열진통제는 고리산소화효소의 작용을 억제하고 프로스타글랜딘을 감소시켜 통증을 완화시킨다. 진경제는 내장 민무늬근육(평활근)의 경련성 수축 때문에 발생하는 통증(내장통증)을 수축을 억제함으로써 완화시킨다. 국소마취제는 감각신경을 마취시켜서 통증자극이 전도되는 것을 억제한다. 마약진통제는 중추나 척수에 있는 아편유사제수용체(opioid receptor)와 결합함으로써 통각전달을 차단한다.

(1) 모르핀(morphine)

대표적인 마약진통제로, 주로 아편유사제수용체인 μ수용체에 작용해서 강력한 진통 효과를 나타낸다. 암성 통증, 심근경색증의 통증, 수술 후 통증, 만성통증 등에 사용된다. 중추억제작용을 하여 진통, 진해, 호흡억제, 마취 등을 나타내고, 반대로 중추흥분작용을 하여 구토, 동공축소, 척수반사 항진 등을 나타낸다. 부작용으로는 변비, 구역, 구토, 졸음, 호흡억제, 정신적 · 신체적 의존 등을 일으키기도 한다. 또한 통증 문턱값(역치)을 증가시키고, 통증에 대한 감정적인 요소를 감소시켜서 통증에 대한 내성을 증가시킨다.

(2) 코데인(codein)

모르핀과 비교하여 진통, 진해, 호흡억제, 의존성이 약하기 때문에 안전범위가 넓고 진해제로서 사용되는 경우도 많다. 아편유사제수용체인 μ수용체를 자극하여 진해와 진통(모르핀의 1/6 정도) 작용을 한다. 부작용으로 호흡억제, 의존성, 변비 등이 나타날 수 있다.

(3) 펜타닐(fentanyl)

매우 효과가 높은 지용성의 반합성 아편으로, 혈액뇌장벽(BBB)을 신속하게 통과한다. 주로 마취과에서 사용된다. 패치(지용성 성분으로 피부를 통해 더 쉽게 흡수) 또는 주입 형태로 이용할 수 있어서 지속적으로 진통제가 요구되는 중증 만성통증에 처방된다.

(4) 옥시코돈(oxycodone)

중등도나 중증의 통증을 완화시키는 데 사용되는 반합성 모르핀 유도체이다. 모르핀과 같은 부작용 즉, 호흡저하, 기침억제, 변비, 의존성을 나타낸다. NSAID, 아스피린 또는 아세트아미노펜과 병용투여 시 가장 높은 효과를 나타낸다.

3. 마약대항제(narcotic antagonist)

마약진통제의 작용을 차단하는 약물로, 날록손(naloxone)이 대표적이며 마약진통제의 급성중독 치료에 사용된다. 부작용으로 구역(메스꺼움), 구토, 흥분, 혈압 상승 등이 나타난다.

Memo

진통보조제

진통작용은 없지만 진통제와 병용하면 진통 효과를 높이는 약물을 말한다. 난치성 신경장애성 통증에 사용된다. 항우울제, 항경련제, 항부정맥제, 글루탐산 NMDA수용체 대항제 등이 있다.

Column

통증에서 해방

외과수술의 발달에는 마취제의 개발이 기여하는 바가 크다. 그렇다면 인류가 언제 수술로 인한 통증에서 해방된 것일까?

1846년 10월 16일, 미국의 매사추세츠 종합병원에서 치과의사인 W. 모튼이 많은 의사와 의대생이 지켜보는 가운데 외과의사 J. 발렌이 집도하는 환자에게 에터(ether)를 사용해서 마취를 걸어 훌륭하게 성공하였다. 수술 후 발렌은 놀라움을 금치 못하는 관중을 향해 "Gentlemen, this is no humbug(여러분, 이것은 눈속임이 아닙니다)."하고 선언하였고 모튼은 인류 최초의 마취 성공자라는 영예를 얻었다. 이 수술실은 지금도 'Ether Dome'이라고 불리며 보존되어 있다.

07 정신작용제 psychotropic

정신 활동에 영향을 미치는 약물을 통틀어 **정신작용제**라고 하며 다음과 같이 분류된다(그림 3-11).

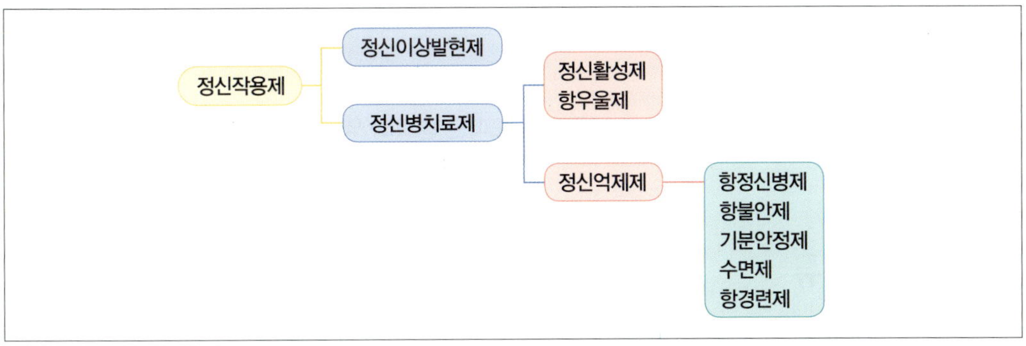

그림 3-11 정신작용제의 분류

1. 항정신병제(antipsychotic)

1) 조현병(정신분열증, schizophrenia)

보통 청소년기 말기 또는 성인기 초기에 나타나는 정신질환으로, 중추신경 내 신경전달물질인 **도파민**(dopamine, DA)의 과도한 활성으로 발생한다.

조현병의 증상은 보통 양성증상과 음성증상으로 분류되는데, 양성증상에는 환각, 망상, 지이장애, 사고이상 등이 있으며 급성기나 일시적 악화로서 관찰되는 경우가 많다. 음성증상에는 감정둔마, 사고와 대화 빈곤, 자발성 소실, 자폐 등이 있으며, 지적장애를 동반하는 경우가 있다.

조현병의 병태에는 뇌 내의 도파민을 전달물질로 하는 신경경로가 관여한다(그림 3-12).

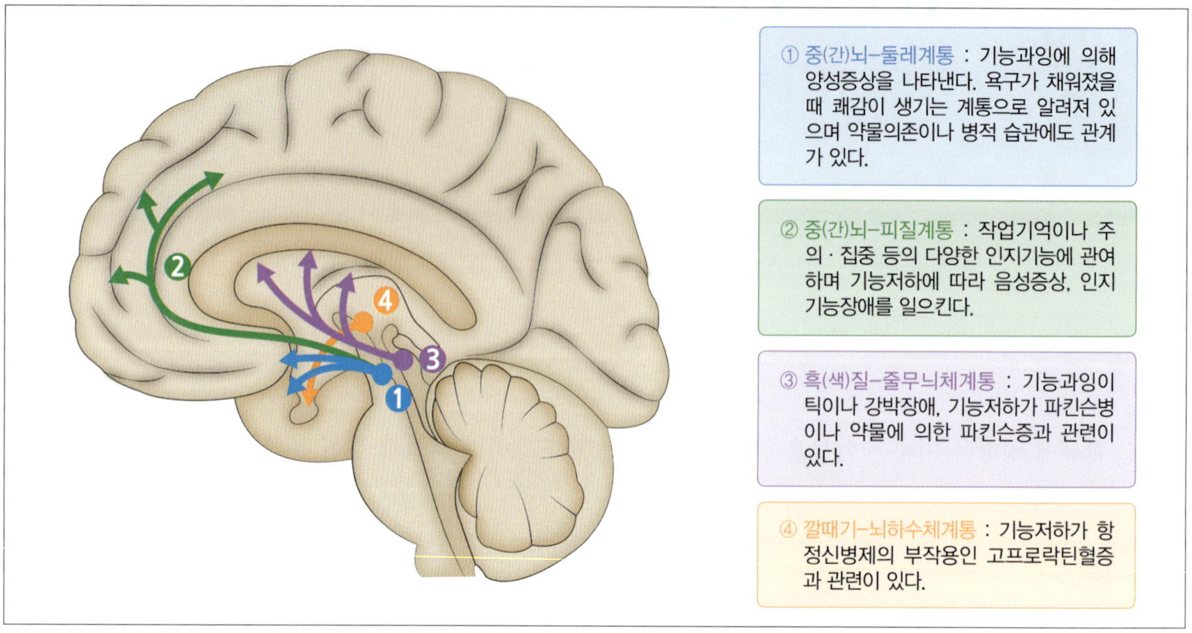

그림 3–12 중추의 도파민 경로와 역할

2) 항정신병제의 종류

항정신병제(antipsychotic)는 조현병(정신분열증)의 양성증상인 환각이나 망상, 음성증상인 자폐나 정동둔마 등에 특이적인 효과를 나타낸다. 양성증상인 경우 중(간)뇌–둘레계통 도파민 경로의 흥분이 증상 발현의 원인이므로 도파민수용체를 차단함으로써 증상이 개선되며, 따라서 항정신병제(도파민수용체차단제)가 효과적이다. 음성증상인 경우 중(간)뇌–피질계통 도파민 경로의 억제가 증상 발현의 원인이므로 세로토닌수용체를 차단함으로써 증상이 개선되며, 비정형 항정신병제(도파민 및 세로토닌수용체차단제)에 반응한다.

부작용으로는 추체외로계통 장애, 악성증후군, 마비장폐색증(paralytic ileus; 장마비, 변비), 과민증, 간장애 등의 증상이 나타난다(표 3–17, 3–18).

대표적인 약물에는 할로페리돌(haloperidol), 드로페리돌(droperidol), 클로르프로마진(chlorpromazine), 퍼페나진(perphenazine), 리스페리돈(risperidone), 올란자핀(olanzapine), 아리피프라졸(aripiprazole) 등이 있다.

표 3–17 중추 도파민 경로의 역할과 항정신병제의 영향

경로	역할	항정신병제의 영향
① 중(간)뇌–둘레계통	감정, 정서의 조절	양성증상의 개선
② 중(간)뇌–피질계통	의욕, 감정의 조절	음성증상의 개선
③ 흑(색)질–줄무늬체계통	근육운동의 협조유지	추체외로계통 장애*
④ 깔때기–뇌하수체계통	생식기능 조절	프로락틴 분비과다*

* 부작용으로서 나타난다.

표 3-18 항정신병제의 특징

[항정신병제(도파민수용체 차단 : 양성증상에 효과적)]

종류(계열)	약물명	특징
부티로페논 계열	할로페리돌(haloperidol)	급성기 치료에 우선적으로 사용된다. 추체외로계통 장애가 나타나기 쉽다.
	드로페리돌(droperidol)	신경차단진통제(전신마취제 항목 참조)
페노싸이아진 계열	클로르프로마진(chlorpromazine)	원형제, 진정작용이 강하다.
	퍼페나진(perphenazine)	클로르프로마진보다 강력하다. 추체외로계통 장애가 나타나기 쉽다.

[비정형 항정신병제(양성증상 및 음성증상에 효과적)]

종류(계열)	약물명	특징
세로토닌 · 도파민대항제	리스페리돈(risperidone)	조현병 치료에 우선적으로 사용된다. 추체외로계통 장애가 나타나기 어렵다.
다수용체대항제	올란자핀(olanzapine)	도파민, 세로토닌, 에피네프린(α_1), 히스타민(H_1)의 수용체를 차단한다.
도파민부분작용제	아리피프라졸(aripiprazole)	뇌 내에서 도파민이 대량으로 방출될 때는 억제적으로, 소량일 때는 촉진적으로 작용한다. 세로토닌수용체 차단작용도 있다.

Memo

추체외로계통(피라미드바깥길계통) 장애

① **파킨슨증후군(parkinsonian syndrome)** : 치료 수주일 후에 발병하며 떨림 · 구축, 운동불능증이 나타난다. 항콜린제를 함께 사용하면 예방할 수 있다.

② **좌불안석증(akathisia)** : 치료 수주일 후에 발병하며 끊임없이 앉았다 섰다 한다.

③ **지연이상운동증(tardive dyskinesia)** : 치료 1년 후 무렵에 투여량 감소 또는 갑작스러운 약물중단에 의해 나타나는 입과 혀의 비자발적 운동으로, 노인이나 여성에게 발병하기 쉽다.

복약지도 포인트

① 약을 잘 복용하고 있는지 확인한다.
② 급성기에는 정신상태 외에 활력징후(vital sign), 식사, 배뇨, 배변, 수면, 체중 등도 관찰한다.
③ 회복기에는 과다진정이나 우울증, 만성기에는 지연이상운동증(tardive dyskinesia)에 주의한다.
④ 노인은 과다진정, 순환계통 부작용, 추체외로증상, 소변정체, 변비(드물게 장폐색) 등의 부작용이 발생하기 쉽기 때문에 주의가 필요하다.
⑤ 조현병 환자 중에는 복약에 대해 경계심이 강하거나 병명을 모르는 사람이 있다는 점을 염두에 두어야 한다.

2. 항불안제(불안치료제, antianxiety drug)

1) 불안장애(anxiety disorder)

통제할 수 없는 불안감이 지속되어 신체적, 정신적으로 증상이 나타나 정상적인 일상생활이 어려워지는 질환이다. 뇌에서 불안과 공포 등 정서적인 부분을 담당하는 신경전달물질의 부족이나 과다, 유전적 원인, 사회심리학적 측면 등 다양한 원인이 복합적으로 작용하여 발병하기 때문에 원인을 정확하게 규정하기는 어렵다.

불안장애에는 범불안장애, 강박장애, 공황장애, 사회공포증, 외상후스트레스장애 등 다양한 형태로 나타난다.

2) 항불안제의 종류

항불안제(불안치료제, antianxiety drug)는 환자의 불안, 긴장, 초조한 감정을 완화시키는 작용을 하며, 벤조다이아제핀 계열과 비벤조다이아제핀 계열의 약물이 있다. 벤조다이아제핀 계열 약물은 약물의존성이 있어 단기간의 불안치료제로 사용된다.

(1) 벤조다이아제핀 계열 약물

항불안제의 중심을 이루는 약물로, 항불안작용 이외에 수면, 근육이완, 항경련작용도 있다. 반감기에 따라 표 3-19와 같이 나눌 수 있다.

대부분은 간의 사이토크롬P450(CYP)에 의해 대사된 후 글루큐론산(glucuronic acid)과 결합하여 소변 중으로 배설된다. 그러나 로라제팜의 경우 대사에 CYP가 관여하지 않고 그대로 글루큐론산과 결합하기 때문에 간장애 환자나 노인에게도 사용하기 좋다.

대표적인 약물에는 다이아제팜(diazepam), 클로르다이아제폭사이드(chlordiazepoxide), 옥사졸람(oxazolam), 로라제팜(lorazepam), 브로마제팜(bromazepam), 에티졸람(etizolam), 클로티아제팜(clotiazepam) 등이 있다.

표 3-19 항불안제로서 사용되는 대표적인 벤조다이아제핀 계열 약물

생물학적 반감기		약물명	항불안작용
장시간형	27~28시간	다이아제팜(diazepam)	++
	6.6~28시간	클로르다이아제폭사이드(chlordiazepoxide)	+
	50~62시간	옥사졸람(oxazolam)	+
중간형	12시간	로라제팜(lorazepam)	+++
	8~19시간	브로마제팜(bromazepam)	++
단시간형	6시간	에티졸람(etizolam)	+++
	6.3시간	클로티아제팜(clotiazepam)	+

(2) 비벤조다이아제핀 계열 약물

항알레르기제인 **하이드록시진**(hydroxyzine)이나 **파록세틴**(paroxetine) 등의 항우울제(SSRI) 등도 사용된다.

복약지도 포인트

① 항불안제는 적응증이 많기 때문에 어떠한 목적으로 처방되었는지 알아야 한다.
② 연속 복용하면 신체적 의존이 발생하고 갑자기 중단하면 금단증상이 나타나기 때문에 주의한다.
③ 장기간 연속 복용 후 복용을 중단할 때는 4주마다 하루 복용량을 1/4씩 감량해서 중단하거나 장기작용형으로 변경한다.
④ 단일 약물은 한번에 복용하고, 연속 복용은 4개월을 초과하지 않도록 한다.
⑤ 중증근무력증, 녹내장, 호흡기능저하 환자에게는 약을 투여하지 않는다.
⑥ 노인은 효과가 쉽게 나타나고 작용 지속시간이 길어지기 때문에 소량부터 투여한다.
⑦ 약 복용 후 운전이나 음주는 삼가도록 지도한다.

3. 항우울제(antidepressant)

1) 우울증(depression)

어떤 원인으로 기분이 좋지 않고 살아갈 활력이 부족해져 신체의 여기저기에 불편이 생기는 질병이다. 5명 중 1명이 일생에 한 번쯤 우울증에 걸린 경험이 있다고 알려져 있지만, 확실한 치료를 받는 사람은 소수에 불과하다. 우울증은 정신면에서뿐만 아니라 신체면에도 다양한 증상이 나타난다.

항우울제

그림으로 이해하는 약 이야기

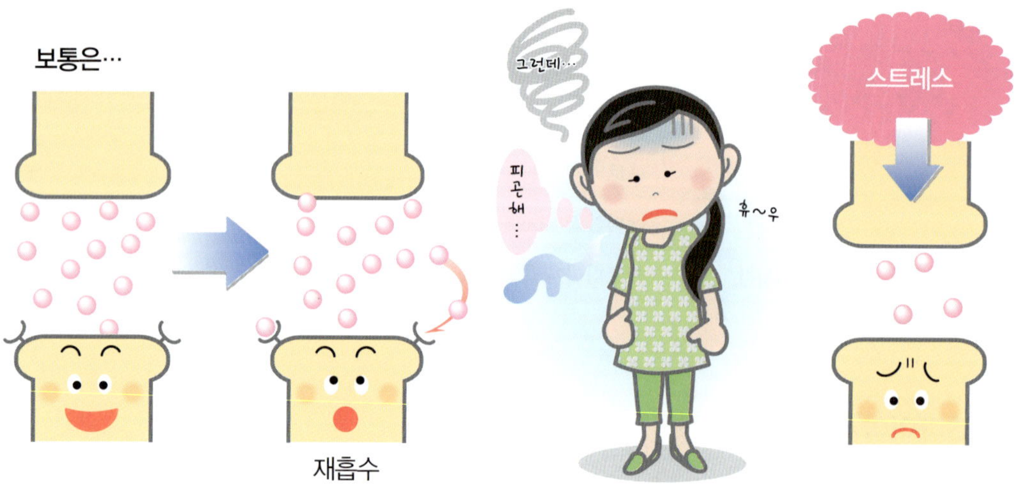

신경섬유에서 신경섬유로 정보를 전달하는 연락부분을 연접(시냅스, synapse)이라고 한다. 연접과 연접 사이는 조금 떨어져 있으며 한쪽 연접에서 다른쪽 연접으로 노르에피네프린(norepinephrine)이나 세로토닌(serotonin) 등의 전달물질이 방출된다. 그러나 심신에 스트레스가 쌓이면 이 기능이 저하되어 전달물질의 양이 감소하기 때문에 의욕저하, 초조감, 불안감 등의 정신증상이 나타나고 또 호르몬이나 자율신경에 변화를 일으키기 때문에 불면, 식욕저하 등이 나타난다. 보통 연접에서 방출된 후 남은 전달물질은 재흡수되어 원래 연접으로 되돌아간다. 항우울제는 이 재흡수를 억제함으로써 연접 사이의 전달물질 양을 증가시키는 작용을 한다.
가장 먼저 도입된 삼환계 항우울제에는 노르에피네프린이나 세로토닌의 재흡수 억제작용 이외에도 항콜린작용(부교감신경 억제작용)이 있는데 이것이 부정맥, 소변정체와 같은 부작용의 원인이 된다. 최근 선택세로토닌재흡수억제제(selective serotonin reuptake inhibitor, SSRI)나 세로토닌과 노르에피네프린 모두에 작용하는 세로토닌 · 노르에피네프린재흡수억제제가 개발되었으며, 이들에는 항콜린작용이 없다.

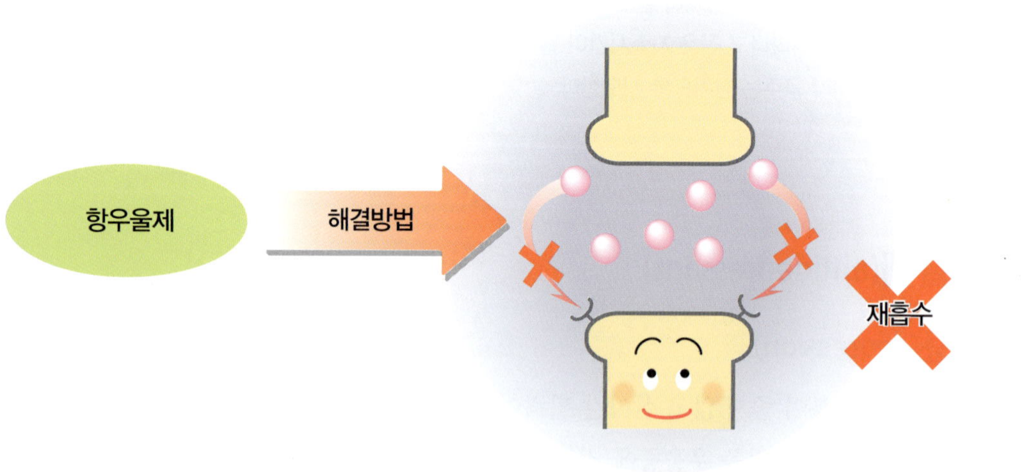

(1) 증상

우울증 증상은 마음과 신체 모두에서 나타난다. 신체의 증상은 마음의 증상에 비하면 알기 쉽지만 우울증이 원인이 되어 신체의 증상이 나타난다고는 단정하기 어렵다. 또한 신체의 증상에는 다양한 형태가 있고 불면과 두통, 식욕저하 등 여러 증상이 중복되어 나타나는 경우도 적지 않다. 그리고 이러한 증상이 있음에도 불구하고 병원에서 검사를 해도 원인을 알 수 없는 경우가 많다.

(2) 분류

❶ 쌍극형

조증과 우울증이 주기적으로 반복되는 것으로 유전적 배경이 강하고 20대에 많이 발생한다.

❷ 단극형

조증 또는 우울증 어느 한쪽이 반복되는 것으로 30~40대에 많이 발생한다. 단극성인 것 중에서 40~50대에 발병하는 것을 '초로기 우울증' 또는 '퇴행기 우울증'이라고 한다. 퇴행기 우울증은 젊은 층의 발병자에 비해 심적 호소가 많고 증상이 오래 지속되며 치료에 저항하는 경우가 많다.

그 밖에 정신 증상이 나타나지 않고 대신 신체 증상(대부분은 자율신경증상)만 눈에 띄게 나타나는 우울증이 있는데 이것을 가면우울증(masked depression)이라고 한다.

2) 항우울제의 종류

우울증은 뇌 내의 신경전달물질인 세로토닌(serotonin)이나 노르에피네프린(norepinephrine)의 부족에 의해 발생한다. 즉, 대뇌둘레계통(대뇌변연계)에서 시상하부에 노르에피네프린 및 세로토닌성 신경기전의 기능저하가 발생하는데, 항우울제(antidepressant)는 이러한 기능저하를 개선하여 정상에 가까운 상태로 회복시키는 작용을 한다. 하지만 우울증의 병태생리에 대해서는 불명확한 점도 많다.

(1) 삼환계 항우울제

신경종말에서 노르에피네프린 및 세로토닌이 재흡수되는 것을 억제한다. 그 결과 수용체에 작용하는 전달물질의 양이 증가하여 기능저하가 개선된다(표 3-20). 내인우울증에 효과적이다.

대표적인 약물에는 아미트리프틸린(amitriptyline), 데시프라민(desipramine), 이미프라민(imipramine) 등이 있다.

표 3-20 삼환계 항우울제의 특징

약물명	뇌 내 아민의 활성 상승작용		부작용			적용
	노르에피네프린	세로토닌	진정	항콜린 작용	부정맥	
아미트리프틸린 (amitriptyline)	++	+	강	강	강	불안 · 초조 · 건강염려증이 심한 환자, 야뇨증
데시프라민 (desipramine)	+++	+++	약	약	약	의욕감퇴나 정신운동이 억제되어 있는 환자
이미프라민 (imipramine)	++	+	중	중	강	비애 · 우울감이 주요 증상인 환자, 야뇨증(야간, 주간)

[부작용]

① 항콜린작용에 의한 목마름(구갈), 눈조절장애, 변비, 소변정체, 부정맥

② α_1 차단작용에 의한 기립저혈압

③ 항히스타민작용에 의한 졸음 → 자동차 운전을 피하고 취침 전에 복용

④ 조증 증상의 출현(특히 조울증 환자) → 기분안정제인 탄산리튬을 함께 복용

(2) 비삼환계 항우울제

마프로틸린(maprotiline)과 미안세린(mianserine)이 대표적인 약물이다.

마프로틸린은 노르에피네프린의 재흡수 억제작용을 하며, 불안이나 초조감이 심할 때 사용하는데 항콜린작용은 적다. 미안세린은 노르에피네프린이나 세로토닌의 재흡수를 억제하는 작용은 없다. α_2수용체를 차단하여 항우울 효과를 나타내며, 항콜린작용과 심혈관작용은 적다.

(3) 선택세로토닌재흡수억제제(selective serotonin reuptake inhibitor, SSRI)

항우울작용에 관계가 있는 세로토닌 재흡수 억제작용만 가진 약물이다. 삼환계 항우울제 부작용의 원인이 되는 항콜린작용, 항α_1작용, 항히스타민작용은 없다. 강박신경증, 패닉장애에도 효과적이다.

대표적인 약물에는 플루복사민(fluvoxamine), 파록세틴(paroxetine) 등이 있다.

(4) 세로토닌 · 노르에피네프린재흡수억제제(serotonin-norepinephrine reuptake inhibitor, SNRI)

우울증 치료에 우선적으로 사용된다. 세로토닌과 노르에피네프린(노르아드레날린)의 재흡수를 억제하는데, 항콜린작용, 항히스타민작용 등은 없다. 만성통증에도 효과적이다.

대표적인 약물에는 둘록세틴(duloxetine), 밀나시프란(milnacipran) 등이 있다.

복약지도 포인트

① 기립저혈압에 의해 실신하거나 쓰러지는 경우가 있기 때문에 주의한다.
② 변비, 소변정체가 나타나기 쉽기 때문에 배변, 배뇨에 주의한다.
③ 원칙적으로 단독 · 경구, 점증법으로 투약한다.
④ 대부분의 항우울제는 효과가 나타날 때까지 1~2주일이 걸린다.
⑤ 회복 후에도 약 4개월은 투약한다. 재발방지를 위해서는 다시 6개월 이상 계속 투약한다.
⑥ 우울증 외에 신경증성 장애, 야뇨증, 만성통증에도 사용된다는 것을 알아둔다.
⑦ 음주나 운전은 하지 않도록 지도한다.

4. 기분안정제(mood stabilizer)

조울증의 조증기 및 조증에는 과도한 기분고양, 과대망상, 병적 의욕항진 등이 관찰되는데, 치료에 기분안정제를 사용한다.

1) 탄산리튬(lithium carbonate)

조증에 현저한 효과를 나타낼 뿐만 아니라 6~12개월간 치료하면 새로운 조증기와 우울기가 나타나는 것을 예방할 수 있다. 탄산리튬의 작용기전은 밝혀지지 않았으며, 안전역이 좁아 중독 위험성이 있으므로 TDM(치료약물농도감시, therapeutic drug monitoring)이 필요하다. 탄산리튬을 1주일 이상 투약하며 유효농도를 넘지 않도록 치료제의 혈중농도를 유지해야 한다(표 3-21).

탄산리튬의 효과를 얻을 때까지는 항정신병제인 클로르프로마진(chlorpromazine)이나 할로페리돌(haloperidol)로 치료한다. 또한 탄산리튬에 반응하지 않는 사례 중에는 항뇌전증제인 카바마제핀(carbamazepine)이나 발프로산 소듐(sodium valproate)이 효과적인 경우가 있다.

표 3-21 탄산리튬의 혈중농도와 중독증상

리튬농도(밀리당량/L)	중증도	중독증상
0.4~1.0	유효	–
1.5~2.4	중독 초기증상	손가락떨림, 실조, 구역질, 구토, 진정, 졸음, 현기증, 다뇨, 다음
2.5~3.5	중독 중등도~중증 증상	이명, 반사항진, 떨림 악화, 언어장애, 근긴장항진, 경련, 무도병, 느린비틀림운동(무정위운동, athetosis) 유사 운동, 의식장애, 불온, 허탈, 눈떨림
3.5 이상	중독 중증~생명이 위험	혼미, 혼수, 혈압저하, 신장장애, 소변정체, 사망

복약지도 포인트

탄산리튬은 안전역이 좁기 때문에 중독증상에 대해서 다음과 같은 주의가 필요하다.

① 잦은 구토나 설사, 발열, 발한, 거친 떨림이 나타나면 투약을 중단하고 의사에게 알린다.

② 정기적인 혈중농도의 측정이 필요한 약이라는 것을 기억해야 한다.

③ 복약 초기에 손이 떨리거나 식욕부진이 일어날 수 있음을 환자에게 설명한다.

④ 자동차를 운전할 때는 주의하도록 환자에게 설명한다.

08 중추신경자극제

central nervous system stimulant

중추신경자극제란 중추신경계통에서 억제성 전달을 감소시키거나 뇌 안의 다른 부위로 흥분성 전달을 증가시켜 흥분을 유발하는 약물을 말하며, 각성, 주의력결핍장애(attention deficit hyperactivity, ADHD), 기면증, 체중감량, 호흡촉진 등에 사용된다.

1. 잔틴유도체(xanthine derivative)

대뇌피질(대뇌겉질)에 작용하여 정신기능을 흥분시킨다. 사고와 판단력이 좋아지며 졸음, 피로감을 없앨 수 있다. 카페인은 그 구조 때문에 잔틴유도체라고 불리며 테오필린(theophylline), 테오브로민(theobromine)도 이 종류에 속한다.

잔틴유도체에는 4가지 약리작용이 있는데 중추신경 흥분작용이 가장 강력한 것이 카페인(벤조산소듐 카페인, caffeine and sodium benzoate)이다(표 3-22). 이 중추신경 흥분작용은 뇌기능을 억제하는 아데노신(adenosine)수용체를 차단함으로써 나타난다.

표 3-22 잔틴유도체의 약리작용 비교

약리작용	카페인(caffeine)	테오필린(theophylline)	테오브로민(theobromine)
중추작용	3	2	1
심상혈관계통작용	2	3	1
기관지확장작용	1	3	2
이뇨작용	2	3	1

2. 각성아민

정신운동 흥분, 환각 · 망상, 섬망이 나타난다. 중추 내의 도파민신경세포(dopaminergic neuron) 종말에서 도파민의 흡수를 억제하고 그 신경세포의 활동성을 높인다.

대표적인 약물에는 암페타민(amphetamine), 메스암페타민(methamphethamine) 등이 있다.

3. 호흡자극제(respiratory stimulant)

숨뇌(연수)의 호흡중추와 혈관운동중추를 자극하는 약물이다. 호흡마비, 순환부전, 쇼크, 약물중독, 가스중독, 전신마취제 과다 사용에 의한 중독증상, 수면제중독에 사용된다.

대표적인 약물에는 디모르폴라민(dimorpholamine), 독사프람(doxapram) 등이 있다.

4. 항치매제(antidementia drug)

치매에는 다양한 분류가 있으나 그 절반 이상은 알츠하이머치매(Alzheimer dementia)이다. 알츠하이머치매의 원인에 대해 많은 가설이 제시되고 있으며, 현재 사용되는 치료제는 β아밀로이드설에 의거한 약물이다(표 3-23). 그러나 이러한 약물도 β아밀로이드(β amyloid)에 직접 작용하는 기전은 가지고 있지 않으며 치매의 최종단계에서 관찰되는 신경전달의 기능저하를 조금이라도 개선하는 작용을 하는 약물이 치료제로서 사용된다. 항치매제에는 콜린에스터분해효소억제제, NMDA수용체대항제 두 유형의 약물이 있다.

표 3-23 β아밀로이드설의 기전

40~50대

↓

① β단백질이 모이기 쉬워짐
② β아밀로이드가 됨
③ β아밀로이드가 침착함
④ 노인반이 형성됨
⑤ 타우단백질(신경축삭 내의 미세관 결합단백질)이 축적되어 신경원섬유 변화가 생김
⑥ 연접(특히 아세틸콜린신경)에 장애가 생김
⑦ 신경세포의 변성이나 소실이 생김

60~70대

1) 콜린에스터분해효소억제제(cholinesterase inhibitor)

치매 환자에게는 뇌 내에 존재하는 콜린신경세포에서 장애가 확인되며, 그 결과 신경전달의 기능저하가 관찰된다. 치매치료제로서 처음 등장해서 10년 이상 사용되어 온 것이 이 유형의 약물로 도네페질(donepezil), 갈란타민(galanthamine), 리바스티그민(rivastigmine) 등이 대표적이다.

이 약물이 가진 작용기전은 아세틸콜린(acetylcholine)을 분해하는 효소인 콜린에스터분해효소(cholinesterase)라는 효소의 작용을 억제함으로써 뇌 내의 아세틸콜린 양을 조금이라도 유지하여 아세틸콜린에 의해 작동하는 뇌 내의 콜린신경세포의 기능을 저하시키지 않도록 작용한다. 콜린신경세포에는 니코틴성 아세틸콜린수용체(nAChR)라는 것이 있어서 양이온에 의해 활성화되어 아세틸콜린에 대한 감수성이 높아지는데, 이것을 ALP(allosteric potential ligand) 작용이라고 한다. 콜린에스터분해효소억제제는 이 수용체에 작용하여 아세틸콜린에 대한 감수성을 높이는 작용도 한다. 이 두 가지 작용으로 콜린신경세포의 기능을 유지한다(그림 3-13).

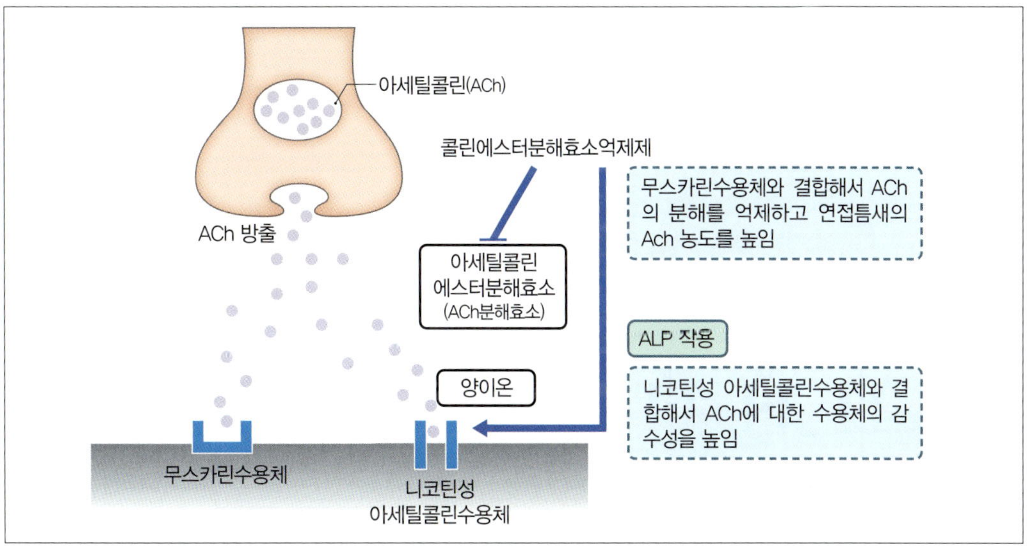

그림 3-13 콜린에스터분해효소억제제의 작용부위

2) NMDA수용체대항제

2011년에는 콜린에스터분해효소억제제와는 다른 작용기전을 가진 알츠하이머치매 치료제가 발표되었다. **메만틴**(memantine)이라는 약물로 NMDA수용체(N−methyl−D−aspartate receptor)대항제라고 불린다.

사람은 기억하려고 하지 않는 안정 시에는 NMDA수용체에 마그네슘이온(Mg^{2+})이 작용하여 칼슘이온(Ca^{2+})이 들어오지 못하도록 한다. 그리고 기억하려고 할 때는 마그네슘이온이 떨어져나가고 칼슘이온이 들어오기 때문에 그것을 자극으로 받아들여 기억하는 신호로서 이해한다. 그런데 알츠하이머치매를 앓는 사람은 안정 시에도 마그네슘이온이 떨어져나가고 칼슘이온이 끊임없이 과도하게 들어와 신경세포가 손상을 받는다. 그래서 기억하려고 해도 계속해서 칼슘이온이 들어오기 때문에 기억하는 신호로서 받아들이지 못하는 상태를 만드는 것이다. 따라서 이 약물은 마그네슘이온 대신 약물이 작용해서 안정 시에는 칼슘이온이 들어오지 못하게 인공적으로 만들고, 기억하려고 하면 글루탐산이 증가하여 NMDA수용체에서 약물이 신속하게 떨어져나가 칼슘이온이 들어오기 쉽도록 해서 기억하는 신호로서 받아들이도록 한다(그림 3−14).

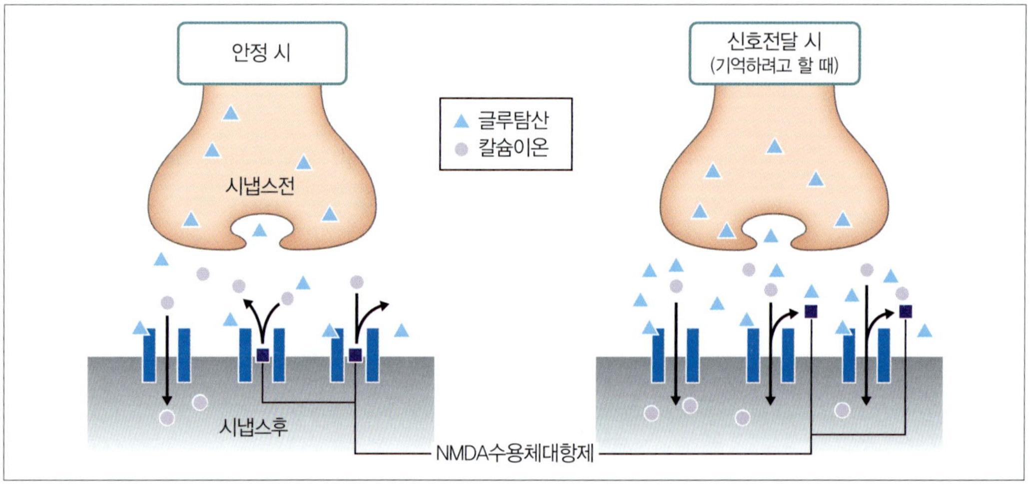

그림 3−14 NMDA수용체대항제의 작용부위

Column

사람마다 음주량이 다른 이유는?

술의 성분인 에탄올(ethanol)은 전신마취제와 매우 유사한 작용을 하지만, 마취제로서는 효율이 나빠 아무리 사용량을 늘려도 취한상태(만취상태, drunkenness; 제I기에서 제II기)가 오래 지속될 뿐이고, 양을 더욱 늘리면 제IV기로 넘어간다. 이 취한상태를 즐기는 것이 술이라고 할 수 있다. 술도 장기간에 걸쳐 다량으로 마시면 정신적 · 신체적 의존이 형성되며 뇌장애, 기억감퇴, 불면, 정신질환, 심근병증 등이 나타난다.

이 에탄올은 위에서 흡수된 후 아래 그림과 같이 간에서 알코올탈수소효소(alcohol dehydrogenase, ADH)에 의해 아세트알데하이드(acetaldehyde)로 분해되며, 그 후 아세트알데하이드탈수소효소(acetaldehyde dehydrogenase, ALDH)라는 효소에 의해 아세트산(acetic acid)이 된 다음 물과 탄산가스가 되어 배출된다. 이 중간단계의 아세트알데하이드가 숙취(두통, 얼굴홍조, 호흡곤란, 구토 등)의 원인이 된다. 따라서 아세트알데하이드를 분해하는 능력이 강한 ALDH를 많이 가진 사람이 적게 가진 사람보다 술에 강하다는 말이 된다.

또한, 알코올의존증 치료에 사용하는 다이설피람(disulfiram)은 ALDH 억제제로, 아세트알데하이드가 분해되지 않아 소량의 술을 마셔도 아세트알데하이드의 혈장농도가 높아져 숙취 증상이 나타나게 된다.

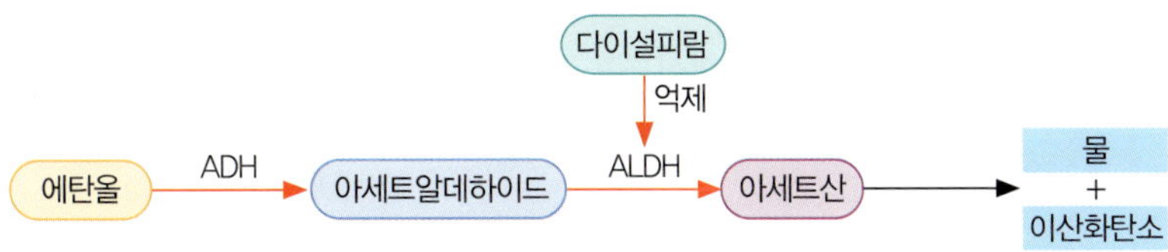

ADH : 알코올탈수소효소(alcohol dehydrogenase)
ALDH : 아세트알데하이드탈수소효소(acetaldehyde dehydrogenase)

그림 에탄올의 주요 대사경로

연습문제

Q1. 다음 설명 중 옳은 것은?

① 아산화질소는 마취 도입이 느리다.
② 세보플루레인은 인화성이 있으므로 취급에 주의가 필요하다.
③ 기도 분비를 억제할 목적으로 사용하는 마취전투약은 모르핀이다.
④ 흡입마취제는 정맥 내 마취제와 비교하여 마취심도를 조절하기 쉽다.

Q2. 다음 설명 중 틀린 것은?

① 최소폐포농도(MAC)가 클수록 강력한 마취제이다.
② 혈액-기체 분배계수가 작을수록 마취 도입이 빠르다.
③ 신경차단진통제란 드로페리돌과 펜타닐 합제를 말한다.
④ 프로포폴은 투여량을 조절하면 마취심도를 조절할 수 있다.

Q3. 마취전투약에서 기관지점막에서의 분비억제를 목적으로 사용하는 것은?

① 모르핀(morphine)
② 아트로핀(atropine)
③ 펜타조신(pentazocine)
④ 다이아제팜(diazepam)

정답 및 해설

Q1. ④ / ① : 아산화질소는 도입이 빠르다. ② : 세보플루레인을 비롯하여 현재 사용되는 흡입마취제는 인화성이 없다. ③ : 이 목적으로 사용하는 것은 항콜린제인 아트로핀이다.

Q2. ① / MAC는 50%의 사람(동물)에 효과를 나타내는 흡입마취제의 폐포농도를 말하므로 수치가 낮을수록 적은 양으로 효과를 나타내게 된다. 즉, 수치가 작을수록 강력한 마취체이다.

Q3. ② / 항콜린제인 아트로핀은 기도분비를 억제한다. 모르핀 및 펜타조신은 통증 억제, 다이아제팜은 불안 제거 목적으로 사용한다.

Q4. 다음 설명 중 틀린 것은?

① 바비튜레이트 계열 수면제는 수면 리듬을 변화시키지 않는다.
② 벤조다이아제핀 계열 약물은 수면작용 외에 항불안작용도 있다.
③ 대부분의 수면제는 마약류 관리에 관한 법률에 따라 그 사용이 규제된다.
④ 트라이아졸람은 단시간작용형의 벤조다이아제핀 계열 수면제이며, 잠을 이루지 못할 때 사용한다.

Q5. 니트라제팜(벤조다이아제핀 계열 수면제) 복용을 시작한 환자에게 해야 하는 설명으로 옳은 것은?

① 청국장 섭취를 금지시킨다.
② 소변정체에 주의하게 한다.
③ 장기간작용형 수면제라고 설명한다.
④ 휘청거림에 의한 낙상사고를 주의시킨다.

Q6. 항파킨슨병제가 아닌 것은?

① 도파민(dopamine)　② 아만타딘(amantadine)
③ 브로모크립틴(bromocriptine)　④ 트라이헥시페니딜(trihexyphenidyl)

Q7. 진통제에 대해 잘못 설명한 것을 2가지 선택하라.

① 페티딘의 진통작용은 모르핀과 동등하다.
② 모르핀은 경구투약하면 효과가 나타나지 않는다.관찰된다.
③ 펜타조신은 비마약진통제이지만, 마약에 준해서 관리해야 한다.
④ 모르핀의 부작용으로서 호흡억제, 구역질, 구토 및 변비가

정답 및 해설

Q4. ① / 바비튜레이트 계열 수면제는 수면 리듬을 소실시킨다. 리듬이 사라지지 않는 것은 벤조다이아제핀 계열 수면제이다.

Q5. ④ / ① : 청국장과 상호작용이 있는 것은 경구 항응고제인 와파린이다. ② : 소변정체가 아닌 빈뇨가 나타난다. ③ : 장시간형이 아닌 중간형 수면제이다. ④ : 부작용으로서 운동실조가 나타나기 때문에 휘청거림에 의한 낙상사고에 주의한다.

Q6. ① / 도파민은 투여해도 혈액뇌장벽을 통과하지 못하기 때문에 효과가 나타나지 않는다.

Q7. ①, ② / ① : 페티딘의 진통작용은 모르핀의 약 1/10이다. ② : 모르핀은 간에서 대사되기 쉬우므로 경구투여하면 첫째통과효과가 커져 약효가 줄어든다. 그러나 경구제로 치료 효과를 나타낼 수 있다.

Q8. 다음 중 잘못 짝지어진 것은?

① 신경증 – 불안 – 다이아제팜(diazepam)
② 조증 – 관념분일 – 탄산리튬(lithium carbonate)
③ 뇌전증(간질) – 강박사고 – 아미트리프틸린(amitriptyline)
④ 조현병(정신분열증) – 멸렬사고(앞뒤가 맞지 않는 사고) – 클로르프로마진(chlorpromazine)

Q9. 암성 통증에 사용하는 펜타닐 패치에 대한 설명으로 적절한 것은?

① 냉장보관한다.
② 용량조절이 쉽다.
③ 매번 붙이는 부위를 바꾼다.
④ 필요시 바로 사용할 수 있다.

Q10. 암성 통증으로 모르핀황산염 서방제를 복용하는 환자가 복용 예정시간 2시간 전에 통증을 호소하였다. 이때 가장 적합한 약물과 그 투여방법은?

① 모르핀액 복용
② 펜타닐 피부첩부
③ 펜타조신 근육주사
④ 항히스타민제 복용

Q11. 모르핀의 부작용은?

① 골수억제
② 청력저하
③ 호흡억제
④ 보름달 모양 얼굴

정답 및 해설

Q8. ③ / 아미트리프틸린은 우울증 치료제이다.

Q9. ③ / ① : 실온보관한다. ② : 피부에서 천천히 흡수되기 때문에 용량을 조절하기는 어렵다. ③ : 피부가 거칠어지기 때문에 매번 붙이는 위치를 바꾼다. ④ : 작용발현까지 시간이 걸리므로 필요시 적용에는 적합하지 않다.

Q10. ① / 이 예와 같이 임시로 추가 투여하는 경우에는 흡수가 가장 빠른 모르핀액을 사용한다. 또, 이미 모르핀황산염으로 치료하고 있기 때문에 그보다 작용이 약한 펜타조신에서는 충분한 진통 효과를 기대할 수 없다.

Q11. ③ / 모르핀은 호흡중추를 억제하는 작용이 있으며 과잉으로 투여하면 호흡정지를 일으킬 수 있으므로 주의가 필요하다.

Q12. 항정신병제를 복용 중인 환자로부터 '다리가 근질거려서 앉아 있을 수가 없다'는 호소가 있었다. 생각할 수 있는 부작용은?

① 좌불안석증
② 운동이상증
③ 파킨슨증후군
④ 지연이상운동증

Q13. 클로르프로마진(항정신병제)을 장기간 복용하는 환자가 주의해야 할 부작용은?

① 탈모
② 장마비
③ 약물발진
④ 약물의존

Q14. 항정신병제 복용 시의 추체외로증상에 관여하는 것은?

① 리튬(lithium)
② 도파민(dopamine)
③ 글루타민(glutamine)
④ 마그네슘(magnesium)

Q15. 선택세로토닌재흡수억제제(SSRI)를 투여하면 효과가 나타날 때까지 어느 정도 걸리는가?

① 3~6시간
② 12~24시간
③ 1~2주일
④ 1~2개월

Q16. 다이아제팜 복용 환자가 주의해야 하는 것은?

① 변비
② 낙상
③ 좌불안석증
④ 지연이상운동증

정답 및 해설

Q12. ① / 좌불안석증이란 치료 수주일 후에 발병하며 끊임없이 앉았다 섰다를 반복하는 상태이다.

Q13. ② / 부작용으로 마비장폐색증(장마비)이 나타나는 외에 추체외로계통 장애, 악성증후군, 과민증, 간장애 등이 나타난다.

Q14. ② / 흑(색)질에서 줄무늬체로 투사되는 도파민신경세포가 차단되어 추체외로계통 증상이 나타난다.

Q15. ③ / SSRI 등의 항우울제는 투여 후 1~2주일이 지나야 효과가 나타난다.

Q16. ② / 다이아제팜과 같은 벤조다이아제핀 계열 약물은 운동실조를 일으키기 때문에 낙상사고가 일어날 수 있다. 변비, 좌불안석증, 지연이상운동증은 항정신병제의 부작용이다.

Q17. 정신질환과 그 치료제가 올바르게 짝지어진 것은?

> a. 신경증 – 탄산리튬
> b. 조증 – 중추신경자극제
> c. 조현병 – 비정형 항정신병제
> d. 우울증 – 선택세로토닌재흡수억제제

① a, b ② a, d ③ b, c ④ c, d

Q18. 정신질환과 정신전달물질의 관계가 올바르게 짝지어진 것은?

① 조현병 – 도파민(dopamine)
② 신경증 – 에피네프린(epinephrine)
③ 우울증 – 아세틸콜린(acetylcholine)
④ 알츠하이머치매 – 세로토닌(serotonin)

정답 및 해설

Q17. ④ / 신경증에는 다이아제팜을 대표로 하는 벤조다이아제핀 계열 약물, 조증에는 탄산리튬을 사용한다.

Q18. ① / 알츠하이머치매에는 아세틸콜린, 신경증에는 GABA, 우울증에는 세로토닌과 노르에피네프린의 기능저하가 관여한다.

Chapter 04

오타코이드 · 항알레르기제

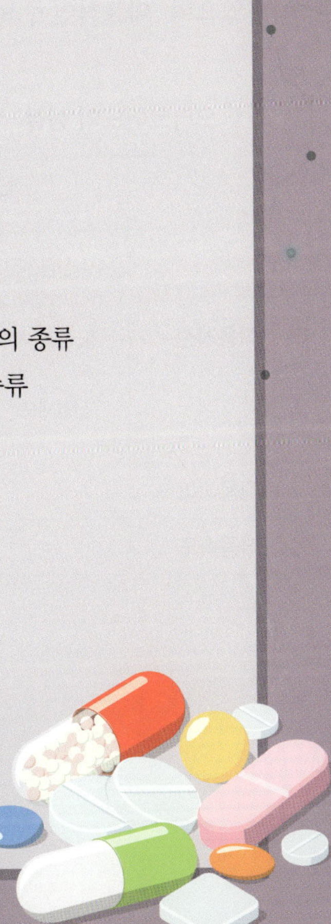

01 오타코이드의 개요
autacoid

오타코이드(autacoid; 국소호르몬)은 '자신을 조절하는 물질'이라는 의미를 가진다. 그리스어 *auto*(=self)와 *akos*(medical agent)의 합성어에서 유래되었다. 생체 내의 **생리활성물질** 중 호르몬과 신경전달물질의 중간적인 성질을 가진 물질이다(표 4-1). 생체 내에서 생산되며 미량으로도 강력한 생리활성을 나타낸다는 점에서 호르몬과 매우 유사하지만, 호르몬은 특정 장기에서만 생산되고 혈액을 통해 온몸으로 운반되어 생리활성을 나타내는 반면, 오타코이드는 많은 조직에서 생산되어 그 부위에서 생리활성을 나타내고 또 그 부위에서 생리활성을 잃는다. 이러한 오타코이드는 생체 내에서 화학적 수용체, 매개체, 조절체의 역할을 담당한다.

오타코이드에는 **히스타민**(histamine), **프로스타글랜딘**(prostaglandin), **안지오텐신**(angiotensin), **세로토닌**(serotonin) 등이 있으며, 대표적인 주요 오타코이드 제제와 항알레르기제를 정리하면 표 4-2와 같다.

표 4-1 오타코이드의 성질

	신경전달물질	호르몬	오타코이드
작용기전	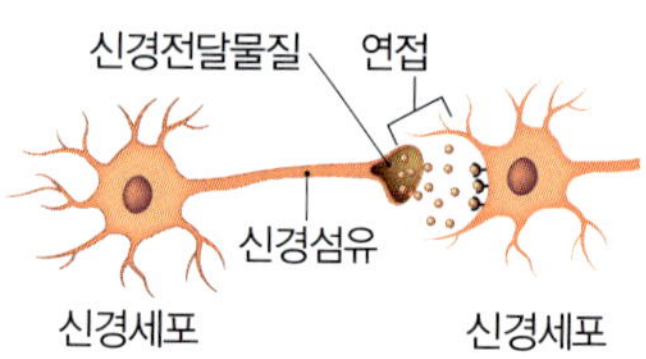	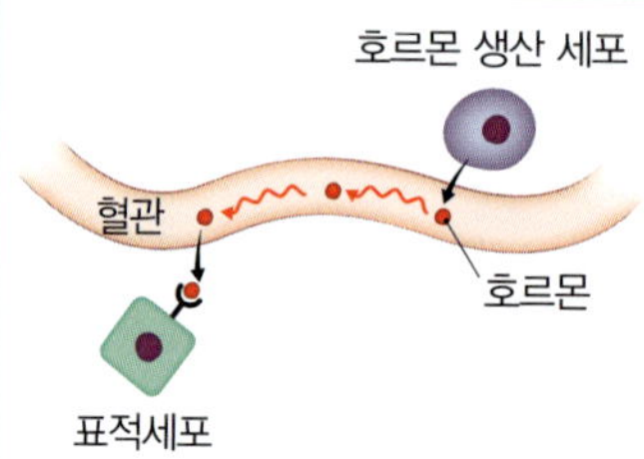	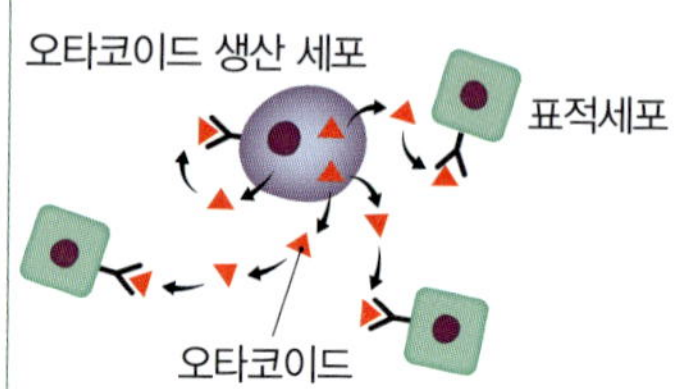
작용거리	짧음	긺	중간(세포 주위)
작용속도	빠름	느림	중간

Memo

신경전달물질과 호르몬

신경전달물질(neurotransmitter)은 신경세포 내에서 합성되어 신경종말의 연접소포에 저장된 후 자극에 의해 연접틈새에서 방출되어 수용체와 결합함으로써 정보를 다음 세포로 전달하고, 호르몬(hormone)은 특정한 내분비기관에서 생성 및 저장되어 있다가 순환하는 혈액으로 분비된 다음 혈액에 실려 멀리 떨어진 표적세포에 이르러 그곳에서 특정한 기능을 발휘한다.

표 4-2 주요 오타코이드 제제와 항알레르기제

분류		약물(일반명)
항히스타민제	H_1수용체차단제	클로르페니라민(chlorpheniramine), 다이펜하이드라민(diphenhydramine), 사이프로헵타딘(cyproheptadine), 세티리진(cetirizine), 로라타딘(loratadine), 펙소페나딘(fexofenadine)
	H_2수용체차단제	시메티딘(cimetidine), 파모티딘(famotidine)
	탈과립억제제	크로모글릭산(cromoglycate), 트라닐라스트(tranilast)
	제2세대 항히스타민제	케토티펜(ketotifen), 아젤라스틴(azelastine), 에피나스틴(epinastine), 펙소페나딘(fexofenadine)
프로스타글랜딘	비스테로이드소염제	아스피린(aspirin), 인도메타신(indomethacin), 록소프로펜(loxoprofen), 메페남산(mefenamic acid), 설피린(sulpyrin)
안지오텐신	안지오텐신전환효소억제제	캡토프릴(captopril), 라미프릴(ramipril), 에날라프릴(enalapril)
	안지오텐신 II 수용체차단제	칸데살탄(candesartan), 로살탄(losartan), 텔미살탄(telmisartan), 발살탄(valsartan)
세로토닌	세로토닌수용체작용제	부스피론(buspirone), 게피론(gepirone), 시사프라이드(cisapride), 수마트립탄(sumatriptan), 트라조돈(trazodone), 플루옥세틴(fluoxetine), 덱스펜플루라민(dexfenfluramine)
	세로토닌수용체차단제	사이프로헵타딘(cyproheptadine), 온단세트론(ondansetron), 그라니세트론(granisetron), 알로세트론(alosetron), 클로자핀(clozapine), 리스페리돈(risperidone)
통풍 치료제	통풍발작 치료제	콜히친(colchicine), 인도메타신(indomethacin)
	요산배설촉진제	프로베네시드(probenecid), 벤즈브로마론(benzburomaron)
	요산생성억제제	알로퓨린올(allopurinol), 페북소스타트(febuxostat)
류마티스관절염 치료제	비스테로이드소염제	아스피린(aspirin), 인도메타신(indomethacin), 다이클로페낙소듐(diclofenac sodium)

표 4-2 **주요 오타코이드 제제와 항알레르기제 (계속)**

분류			약물(일반명)
류마티스관절염 치료제	질병조절성 항류마티스제		살라조설파피리딘(salazosulfapyridine), 부실라민(bucillamine), 메토트렉세이트(methotrexate)
	항TNF-α항체		인플릭시매브(infliximab), 에타너셉트(etanercept)
골다공증 치료제	비스포스포네이트 제제		에티드로네이트(etidronate), 알렌드로네이트(alendronate), 리세드로네이트(risedronate)
	선택에스트로겐수용체조절제		라록시펜(raloxifene)
	칼슘 제제		칼슘L-아스파테이트(calcium L-aspartate), 인산수소칼슘(calcium hydrogen phosphate)
	여성호르몬 제제		에스트리올(estriol), 에스트라다이올(estradiol)
	활성형 비타민 D_3 제제		알파칼시돌(alfacalcidol), 칼시트라이올(calcitriol)
	칼시토닌 제제		엘카토닌(elcatonin), 연어 칼시토닌(calcitonin salmon)
편두통 치료제	급성기 치료제	특이적	수마트립탄(sumatriptan), 나라트립탄(naratriptan), 알모트립탄(almotriptan), 다이하이드로어고타민(dihydroergotamine), 어고타민(ergotamine)
		비특이적	아세트아미노펜(acetaminophen), 아스피린(aspirin), 나프록센(naproxen), 이부프로펜(ibuprofen)
	예방적 치료제		나돌롤(nadolol), 플루나리진(flunarizine), 디발프로엑스(divalproex), 토피라메이트(topiramate)

02 항히스타민제 antihistamine

1. 히스타민의 개요

1) 분비기전

히스타민(histamine)은 스트레스와 같은 외부 자극에 대하여 신체가 빠르게 방어하기 위해 분비되는 유기물질 중 하나이다. 뇌를 포함한 여러 조직에서 발견되며 염증, 알레르기, 위산분비 등에 관여한다. 주로 비만세포(mast cell)와 호염기구(basophil) 내에 고농도로 저장되어 인체에 널리 존재하는데, 항원항체반응의 결과 히스타민이 유리되어 **알레르기반응**(allergic reaction)을 일으킨다.

비만세포는 호흡기 점막, 손발의 피부, 위장관 점막, 혈관 등에 다량 존재(혈소판에는 극소량)하며 생리활성물질이 있는 과립을 가진다. 이 과립 안에는 히스타민, 헤파린(heparin), 세로토닌(serotonin), 프로스타글랜딘(prostaglandin), 류코트라이엔(leukotriene), 혈소판 · 호산구활성인자 등이 있다. 비만세포 안에 있던 이 과립이 터지며 비만세포 밖으로 나오는 과정을 **비만세포의 탈과립**이라고 한다(그림 4-1).

비만세포에서 히스타민이 나오는 과정은 2가지로 나눌 수 있다.

① 물리 · 화학적 자극에 의해 유도된다. 기계적 외상, 모르핀(morphine)이나 기타 아민성 항생물질과 같은 약물, 독소 등의 유해자극에 의해 유발되는 비만세포의 손상으로 히스타민이 비만세포에서 방출된다.

② 알레르기반응에 의해 유도된다. 사람이 최초로 어떤 꽃이나 집먼지진드기 등 다양한 알레르기항원과 접촉하면 백혈구는 항체를 생산하는데, 특이적으로 면역글로불린 E(IgE)를 생산한다. 처음 알레르기항원과 접촉했을 때는 알레르기 증상이 나타나지 않지만, 감작된 사람이 피부 혹은 폐를 통해 항원과 재접촉하거나 항원이 혈중으로 재유입되면서 알레르기항원은 비만세포 표면에 있는 IgE수용체와 결합하여 비만세포는 탈과립하게 되어 히스타민이 방출된다. 그 결과 피부와 후두의 부종, 기관지수축, 저혈압 등이 유발될 수 있다.

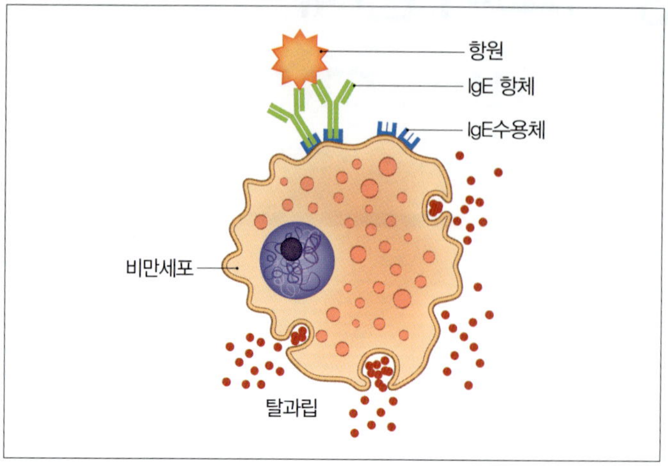

그림 4-1 비만세포의 탈과립

2) 히스타민수용체와 생리작용

히스타민은 특정 조직에 있는 세포 표면의 **히스타민수용체**(histamine receptor)와 결합하여 주로 기관지 · 자궁 · 장 · 방광 민무늬근육의 수축작용, 동맥 · 모세혈관의 확장작용, 침샘 · 장샘 · 눈물샘 · 췌장 등의 분비증가와 위점막 분비촉진 등의 작용을 한다.

히스타민과 관련된 수용체에는 총 4개의 서브타입이 있는데, 그중 H_1수용체에 작용하는 약물은 알레르기반응을 억제하는 작용이 있고, H_2수용체에 작용하는 약물은 위산분비를 억제하는 작용이 있다. H_3 및 H_4수용체에 작용하는 약물은 실험적인 약물로서 임상에 사용되지는 않는다(그림 4-2, 표 4-3).

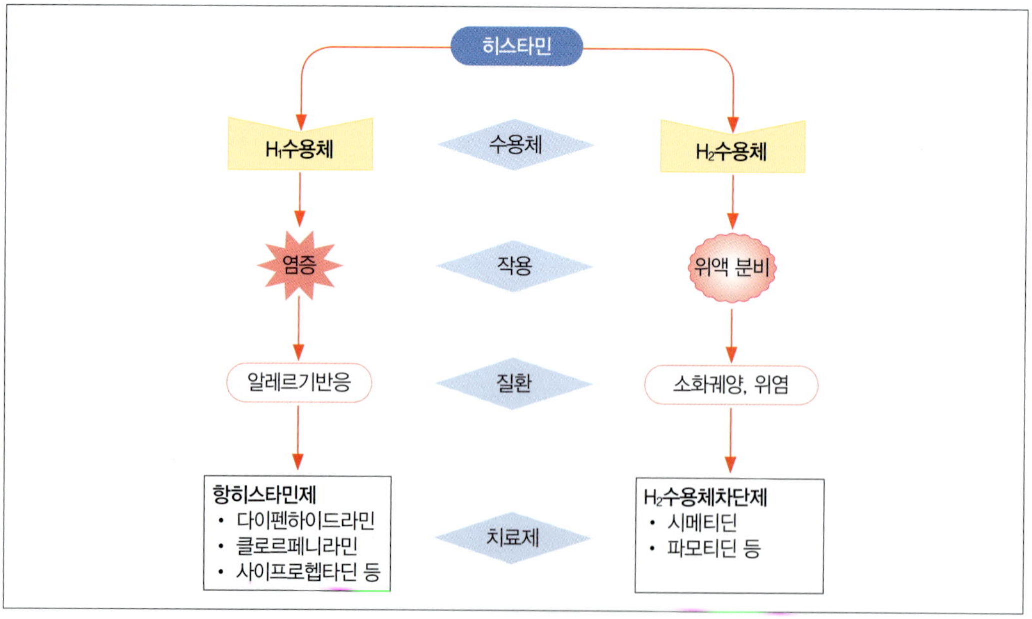

그림 4-2 히스타민수용체의 종류와 약물

표 4-3 히스타민의 작용과 치료제

히스타민의 작용	수용체	반응	치료제
모세혈관 투과성 항진작용	H_1	두드러기, 알레르기피부염	H_1차단제
모세혈관 확장작용	H_1	저혈압에 의한 쇼크	에피네프린
기관지 민무늬근육 수축작용	H_1	기관지천식	기관지확장제
위산분비 촉진	H_2	소화궤양	H_2차단제

(1) H_1수용체

뇌, 심장, 기관지, 위장관, 혈관 민무늬근육 등에 존재하는 이 수용체는 세포막에 부착되어 있다. 뇌에 있는 H_1수용체의 활성화는 각성을 촉진하고, 혈관에 있는 H_1수용체는 혈관의 확장 및 투과성 증가를 유발하며, 비혈관성 민무늬근육에서는 수축을 유발한다. 또한 히스타민은 혈관, 기관지, 장 민무늬근육의 연접후 H_1수용체에 작용하여 알레르기반응을 일으킨다. 알레르기 증상(가려움증, 홍반, 두드러기, 코막힘)의 강도는 분비된 히스타민의 양에 비례하여 나타난다.

(2) H_2수용체

연접후 H_2수용체는 뇌, 심장, 자궁, 혈관, 위벽세포에 존재한다. 수용체 자극 시 위산분비가 증가하고 혈관이 확장하며 민무늬근육이 이완된다.

(3) H_3수용체

중추신경계통 및 말초신경계통의 연접전 신경말단에 존재한다. 신경세포에 있는 이 수용체가 자극되면 히스타민 방출이 감소된다.

(4) H_4수용체

염증에 대한 인체의 반응을 조절하는 역할을 한다. H_4수용체는 백혈구(중성구, T세포)와 관련이 있다.

2. 히스타민제

히스타민제는 치료보다는 진단을 목적으로 사용되는데, 주로 알레르기반응검사에서 히스타민에 대한 민감도 평가, 위산분비능력 검사, 악성빈혈과 다른 빈혈의 감별진단 등에 사용된다.

히스타민제는 다양한 부작용을 유발할 수 있다. 일반적으로 작은 혈관과 모세혈관을 이완시키기 때문에 혈압을 일시적으로 낮추고, 피부에서는 모세혈관의 이완으로 국소적으로 피부가 붉어지는 홍반이 나타나며, 피부에서 모세혈관의 누출이 일어나면 부종, 두드러기 등을 유발할 수 있다. 또한, H_1수용체를 자극하기 때문에 장과 기관지 민무늬근육의 수축을 유발하여 설사나 호흡곤란을 일으킨다. 또 빈맥(빠른맥)을 유발하지만, 다량의 히스타민이 존재하는 경우(히스타민쇼크) 심장전도가 손상되어 부정맥을 일으키고 심혈관계통의 허탈을 유발할 수 있다.

3. 항히스타민제의 종류

히스타민수용체에서 히스타민과 직접 경쟁하는 약물을 항히스타민제(antihistamine)라고 한다. 항히스타민제는 히스타민이 이미 분비된 상태에서 급성반응의 징후와 증상을 경감시키기 위해 사용한다. 작용하는 수용체에 따라 H_1수용체차단제와 H_2수용체차단제로 나눌 수 있는데, 보통 항히스타민제라고 하면 히스타민 H_1수용체차단제를 가리킨다. 이들 약물은 항알레르기작용 외에도 ①진정 · 수면작용, ②구토억제작용, ③항콜린작용, ④국소마취작용도 있다. 또한 구토억제작용이 있어 멀미 예방에 사용되기도 한다.

1) H_1수용체차단제

IgE 항체에 감작된 비만세포에 작용하는 항원에 의해 유발되는 알레르기질환 치료에 효과적이다. 또한, 중추신경계통에 영향을 미쳐 진정 · 수면작용을 나타내기도 한다. H_1수용체차단제는 1세대, 2세대, 3세대 약물로 나뉜다(표 4-4).

표 4-4 주요 H_1수용체차단제의 종류와 부작용

종류	약물명	투여경로 및 용량	부작용
1세대	클로르페니라민(chlorpheniramine)	경구 2~4mg, 하루 3~4회	구강건조, 두통, 어지러움, 소변정체, 역설적 흥분, 급성중증과민반응쇼크, 저혈압, 무과립구증, 추체외로증상, 호흡저하
	다이펜하이드라민(diphenhydramine)	경구 25~50mg, 하루 3~4회	
	사이프로헵타딘(cyproheptadine)	경구 4~20mg, 하루 3~4회	
2세대	세티리진(cetirizine)	경구 5~10mg/일(최대 10mg/일)	구갈, 두통, 어지러움, 소변정체, 구역질, 역설적 흥분, 급성중증과민반응쇼크, 저혈압
	로라타딘(loratadine)	경구 10mg/일	
	펙소페나딘(fexofenadine)	경구 60mg 하루 2회 또는 180mg 하루 1회	

(1) 1세대

중추신경계통에 있는 H_1수용체에 비선택적으로 작용하기 때문에 부작용이 발생하는 경우가 많은데,

혈액뇌장벽(blood brain barrier, BBB)을 통과하여 중추신경계통에 진정작용을 일으킨다. 항히스타민제가 함유된 감기약을 먹으면 졸리는 현상은 이 때문이다.

대표적인 약물에는 클로르페니라민(chlorpheniramine), 다이펜하이드라민(diphenhydramine), 사이프로헵타딘(cyproheptadine) 등이 있다.

(2) 2세대

중추신경계통보다 말초의 H_1수용체에 훨씬 더 선택적으로 작용하기 때문에 진정작용이 적은 장점이 있다.

대표적인 약물에는 세티리진(cetirizine), 로라타딘(loratadine), 펙소페나딘(fexofenadine) 등이 있다.

(3) 3세대

2세대 약물의 이성질체 혹은 유도체로, 부작용은 적고 약효는 향상되었다. 2세대 약물과 관련이 있기 때문에 경우에 따라서는 2세대에 포함시키기도 한다.

2) H_2수용체차단제

H_2수용체에서 히스타민과 경쟁적으로 대항하는 약물이다. H_2수용체는 위벽세포에 주로 존재하기 때문에 H_2수용체차단제는 위산 및 펩신의 분비를 억제한다. 위장관의 기능이상, 속쓰림, 위산 유발성 소화불량, 소화궤양(위궤양, 십이지장궤양), 역류식도염의 치료에 사용한다.

대표적인 약물에는 시메티딘(cimetidine), 파모티딘(famotidine) 등이 있다. 부작용이 비교적 적은 편이지만, 시메티딘은 중추신경계통을 억제하여 두통, 졸음, 어지러움 등을 유발할 수 있고, 남성호르몬 억제효과로 인해 여성형유방(증)을 유발할 수 있다.

3) 탈과립억제제

알레르기반응으로 발생하는 비만세포에서 히스타민(histamine), 류코트라이엔(leukotriene) 등의 화학물질이 탈과립되는 것을 억제하는 약물(기관지천식 치료제)로, 크로모글릭산(cromoglycate), 트라닐라스트(tranilast) 등이 있다.

4) 제2세대 항히스타민제

제1세대 항히스타민제의 부작용인 진정 · 수면작용, 항콜린작용이 적다. 히스타민 H_1수용체 대항(차단)작용과 함께 탈과립 억제작용, 류코트라이엔이나 PAF(platelet activating factor, 혈소판활성인자) 대항작용을 가지는 것이 있다.

케토티펜(ketotifen), **아젤라스틴**(azelastine), **에피나스틴**(epinastine), **펙소페나딘**(fexofenadine) 등이 있는데, 이 유형이 항알레르기제의 주류를 이룬다. 에피나스틴의 경우는 항히스타민작용뿐만 아니라 알레르기반응에 관여하는 류코트라이엔, 세로토닌, PAF의 작용에도 대항한다.

Memo

염증(inflammation)이란?

유해한 자극에 대한 생체의 방어반응이다. 이 자극은 물리적 인자(외상, 화상, 추위, 방사선 등), 화학적 인자(산, 알칼리 등), 세균감염, 알레르기반응 등 다양한데, 생체가 나타내는 반응에는 일정한 양식이 있다. 즉, 국소증상으로서 발적, 부기, 작열감, 통증, 기능장애가 나타나고, 전신증상으로서 발열, 식욕부진, 권태감 등이 나타난다.

자극에 의해 파괴된 세포, 비만세포, 호염기구에서 염증물질이 분비되면 발적, 부기, 통증 등의 증상을 일으키는데, 염증물질에는 프로스타글랜딘(prostaglandin), 류코트라이엔(leukotriene), PAF(혈소판활성인자, platelet-activating factor), 히스타민(histamine), 세로토닌(serotonin), 브라디키닌(bradykinin) 등이 함유되어 있고, 그중에서도 프로스타글랜딘이 중요한 역할을 한다.

복약지도 포인트

① 부작용으로서 항히스타민제 전반에서 졸음, 전신권태감이 나타나므로 주의한다.
② 알레르기질환 환자에게는 알레르기의 원인인 알레르기항원을 제거하도록 지도한다.

03 프로스타글랜딘 prostaglandin

1. 프로스타글랜딘의 개요

프로스타글랜딘(prostaglandin, PG)은 아라키돈산(arachidonic acid)에서 생합성되는 생리활성물질의 하나로, 민무늬근육 수축자극, 혈압의 상승 및 저하, 혈액의 응집력 감소 및 증가, 세포막에서의 이온수송 촉진, 염증 자극, 지방조직에서의 지방분해 방지작용을 한다.

외상, 감염, 알레르기반응 등으로 세포막이 손상을 입으면 세포막의 인지질에서 아라키돈산(arachidonic acid)이 분비된다. 이어서 아라키돈산에 고리산소화효소(cyclooxygenase, COX)가 작용하여 프로스타글랜딘이 생산되고, 불포화지방산산화효소(lipoxygenase)가 작용하여 류코트라이엔(leukotriene)이 생산된다. 이들을 통틀어 프로스타글랜딘류 또는 아이코사노이드(eicosanoid)라고 한다.

프로스타글랜딘류에는 많은 종류가 있는데, 한 세포에서 모두 생산되는 것은 아니며 조직에 따라 특정한 프로스타글랜딘이 생산되어 세포기능의 미세한 조절에 관여한다(그림 4-3).

Memo

고리산소화효소(cyclooxygenase, COX)

아라키돈산에서 프로스타글랜딘을 합성하는 효소인 고리산소화효소에는 2종류가 있다. COX-1은 다양한 세포에서 항상 나타나며 COX-2는 염증세포에서 염증 시에만 나타난다. COX-1에서 생성되는 프로스타글랜딘은 위점막의 방어작용에 중요한 역할을 하며, 비스테로이드소염제는 COX-1과 COX-2를 거의 비슷하게 억제하기 때문에 부작용으로서 위장장애가 반드시 나타난다.

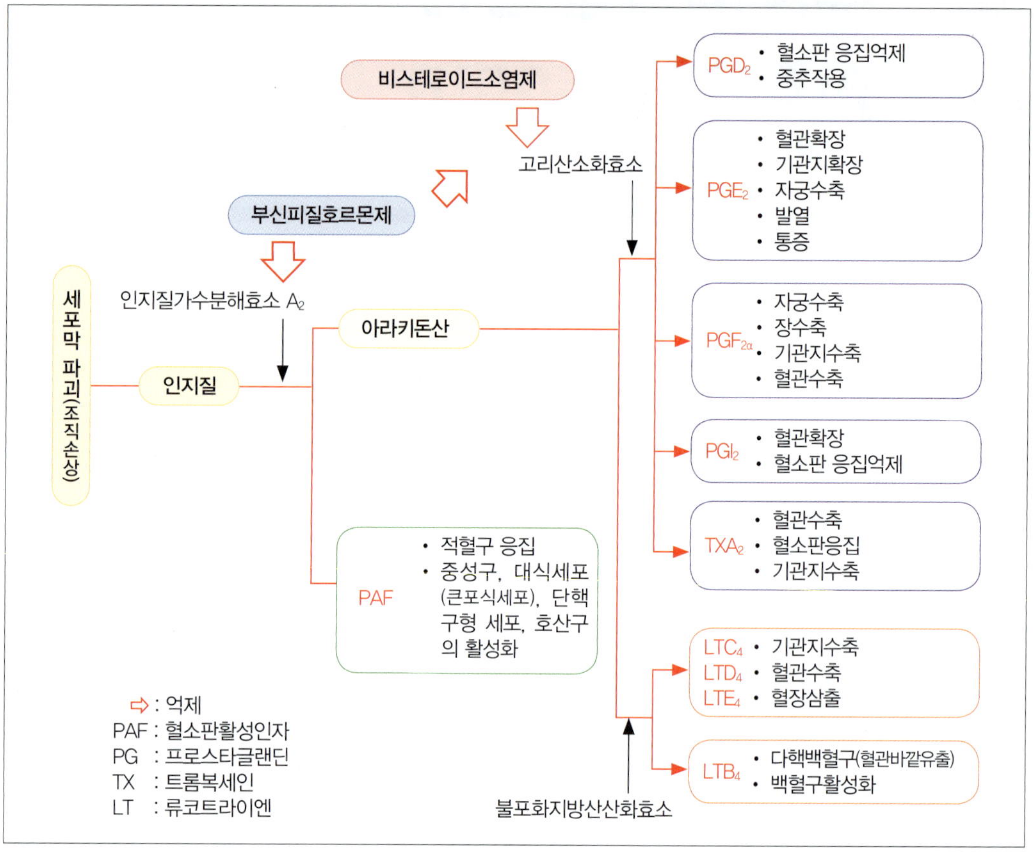

그림 4-3 프로스타글랜딘류의 생성과정과 생리작용

2. 프로스타글랜딘 관련 제제

1) 비스테로이드소염제(nonsteroidal antiinflammatory drug, NSAID)

체내의 염증반응을 완화시키는 약물이다. 염증반응에는 면역세포와 혈관, 그리고 다양한 생리활성물질이 관여하는데, 그중 생리활성물질인 **프로스타글랜딘**이 염증반응에서 통증과 발열을 일으킨다. 프로스타글랜딘은 고리산소화효소에 의해 생성되며, 비스테로이드소염제는 이 고리산소화효소의 작용을 억제함으로써 프로스타글랜딘을 감소시켜 약리작용을 나타낸다(그림 4-3).

부신피질호르몬의 화학구조에 스테로이드 뼈대가 있는 제제를 스테로이드소염제라고 하며, 비스테로이드소염제는 스테로이드 뼈대가 없고 항염증작용 이외의 부신피질호르몬 유사작용이 없는 제제이다. 일반적으로 염증뿐만 아니라 해열, 진통에도 효과를 나타내기 때문에 진통소염제 또는 해열진통소염제라고 불린다. 그밖에도 항염증, 항혈소판응고작용을 나타낸다. 부작용으로 위장장애를 일으키기 쉽고, 드물게 천식발작 등의 호흡장애가 나타나는 경우가 있다.

대표적인 약물에는 **아스피린**(aspirin), **인도메타신**(indomethacin), **록소프로펜**(loxoprofen), **메페남산**(mefenamic acid), **설피린**(sulpyrin) 등이 있다.

(1) 아스피린(aspirin)

살리실산(salicylic acid) 유도체로, 체내에서 살리실산으로 변하여 소염 및 해열진통작용을 한다. 아스피린은 고리산소화효소의 활성을 비가역적으로 억제하기 때문에 다른 약물과는 구별된다.

500mg 용량의 제품이 해열, 진통, 항염증을 목적으로 사용되며, 100mg 이하의 저용량 제품은 혈전 예방에 사용된다.

비스테로이드소염제 중에서 위염, 궤양, 출혈 등의 위장관 부작용이 큰 편이므로, 임상에서는 해열제보다는 혈전 예방을 목적으로 더 많이 사용된다. 또한, 소아에게 투여 시 라이증후군(Reye syndrome)의 가능성이 있으므로 사용하지 않아야 한다.

(2) 인도메타신(indomethacin)

항염증작용이 강하여 변형관절염, 허리통증, 상기도염 등 많은 증상의 소염, 진통, 해열에 이용된다. 또 백혈구의 이동을 억제하기 때문에 통풍발작 치료에 이용된다.

(3) 록소프로펜(loxoprofen)

생체 내에서 대사되어 약리작용을 나타내는 전구약물(prodrug)이다. 강력한 항염증, 진통, 해열작용이 있으며 위장장애 등의 부작용은 적다.

(4) 메페남산(mefenamic acid)

진통작용이 매우 강하고 두통, 치통, 신경동 등에 사용된다. 유사체에 다이클로페낙소듐(diclofenac sodium)이 있는데, 이는 항염증제로서 사용된다.

(5) 설피린(sulpyrin)

이른바 피린 계열 약물로, 피부발진을 일으키기 쉽고 현재 다른 뛰어난 항염증제가 개발되었기 때문에 그다지 사용되지 않는다.

Memo

아세트아미노펜(acetaminophen)

타이레놀®로 잘 알려진 아세트아미노펜은 COX-2를 선택적으로 억제하지만, 중추신경계통에 국한하여 작용하기 때문에 해열작용과 진통작용은 강하지만 항염증 효과는 거의 없다. 따라서 비스테로이드소염제로는 분류되지 않는다.

그림으로 이해하는 약 이야기

해열제

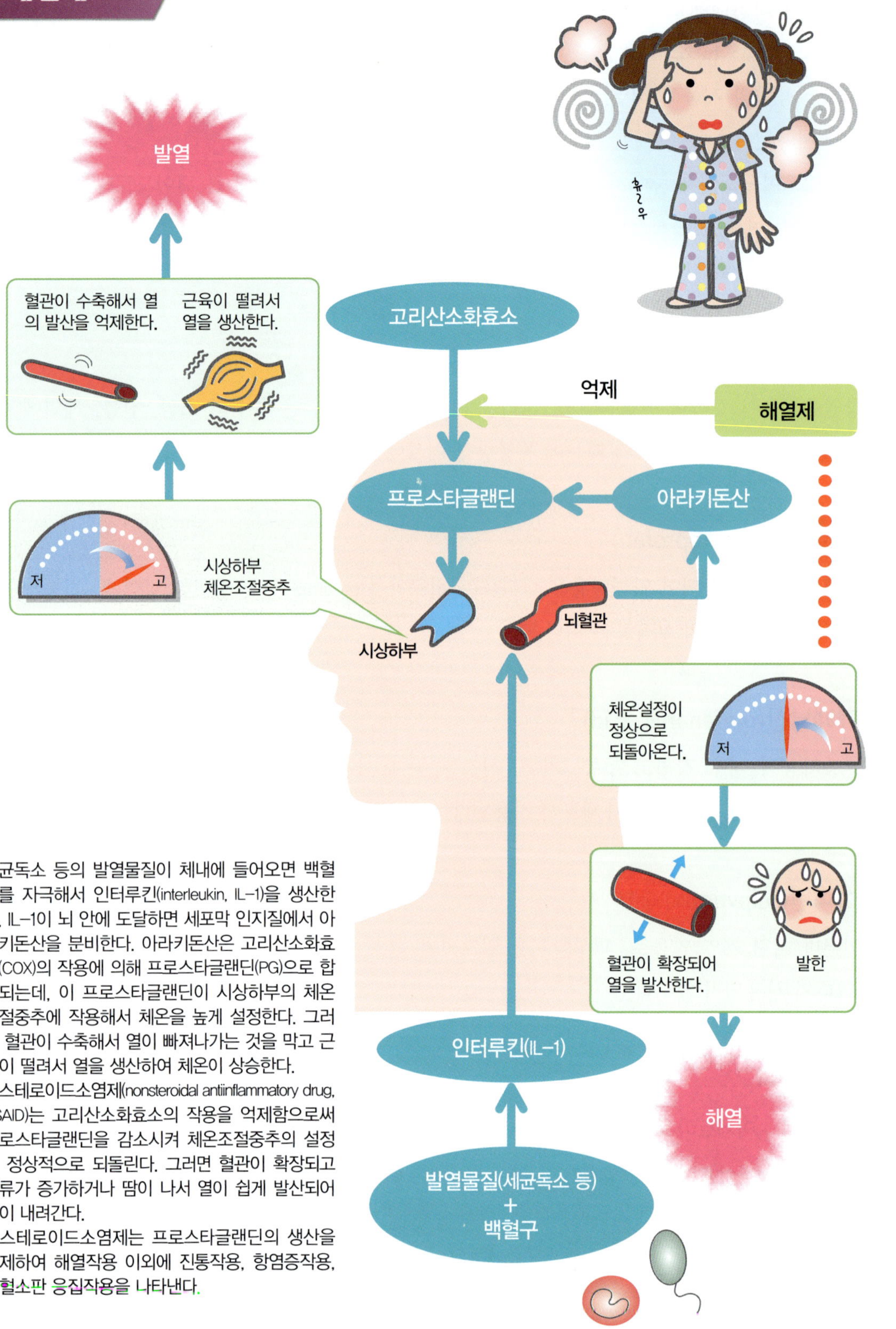

세균독소 등의 발열물질이 체내에 들어오면 백혈구를 자극해서 인터루킨(interleukin, IL-1)을 생산한다. IL-1이 뇌 안에 도달하면 세포막 인지질에서 아라키돈산을 분비한다. 아라키돈산은 고리산소화효소(COX)의 작용에 의해 프로스타글랜딘(PG)으로 합성되는데, 이 프로스타글랜딘이 시상하부의 체온조절중추에 작용해서 체온을 높게 설정한다. 그러면 혈관이 수축해서 열이 빠져나가는 것을 막고 근육이 떨려서 열을 생산하여 체온이 상승한다.

비스테로이드소염제(nonsteroidal antiinflammatory drug, NSAID)는 고리산소화효소의 작용을 억제함으로써 프로스타글랜딘을 감소시켜 체온조절중추의 설정을 정상적으로 되돌린다. 그러면 혈관이 확장되고 혈류가 증가하거나 땀이 나서 열이 쉽게 발산되어 열이 내려간다.

비스테로이드소염제는 프로스타글랜딘의 생산을 억제하여 해열작용 이외에 진통작용, 항염증작용, 항혈소판 응집작용을 나타낸다.

Memo

아스피린과 라이증후군

라이증후군(Reye syndrome)은 소아에서 매우 드물게 나타나는 사망률이 높은 병태이다. 수두, 인플루엔자 등의 바이러스성 질환 후 심한 구토, 의식장애, 경련과 간 등의 지방침착, 사립체의 변형, AST(GOT) · ALT(GPT) · LDH · CPK의 급상승, 고암모니아혈증, 저프로트롬빈혈증, 저혈당 등의 증상이 단시간에 발현한다.

아스피린과 라이증후군의 인과관계는 밝혀지지 않았지만, 연관성을 의심하는 역학조사보고가 있다. 15세 미만의 수두, 인플루엔자 환자에게 어쩔 수 없이 아스피린을 사용하는 경우에는 신중하게 투여하고 투여 후 환자의 상태를 충분히 관찰하도록 한다.

2) 프로스타글랜딘(PG) 유사제

많은 종류가 있으며 분만유도(PGE_2, $PGF_{2\alpha}$), 항혈전제(PGE_1, PGI_2), 혈관확장제(PGE_1), 장마비 치료제($PGF_{2\alpha}$), 항궤양제(PGE_1 · PGE_2 유도체), 녹내장 치료제($PGF_{2\alpha}$)로서 사용된다.

Memo

속눈썹증모제

원래 안압 감소작용이 있어서 녹내장 치료제로 사용되는 바이마토프로스트(bimatoprost; $PGF_{2\alpha}$ 제제)는 속눈썹이 길어지는 부작용이 확인되면서 이를 응용하여 피부과 영역에서는 속눈썹증모제로도 사용하고 있다.

Column

비스테로이드소염제를 투여하면 왜 체온이 내려가는가?

실제로는 체온을 낮추는 것이 아니라 상당히 높아진 체온을 정상으로 되돌리는 것이다. 각종 질환으로 인해 체내에 내인성 발열물질(인터루킨 1, interleukin 1)이 생산되면 뇌 안에서 프로스타글랜딘의 생성을 촉진한다. 프로스타글랜딘은 시상하부의 체온중추에 작용해서 체온조절점(set-point)을 높은 수치로 변경하기 때문에 체온이 상승하는데, 이것이 발열기전이다.

시상하부의 체온중추는 체온조절점이라는 체온기준치를 가지고 있어 신체 각 부위의 온도센서에서 정보를 받아들여 체온조절점과 대조한다. 그 결과 체온이 체온조절점과 달라져 있으면 열을 생산하거나 발산하도록 명령하여 체온조절점과 일치하도록 조절한다. 비스테로이드소염제는 고리산소화효소 억제작용을 통해 프로스타글랜딘의 생성을 억제하기 때문에 체온조절점이 정상으로 되돌아가고 그와 동반하여 체온도 정상 수치로 내려가는 것이다(그림).

Column

비스테로이드소염제를 투여하면 왜 체온이 내려가는가? (계속)

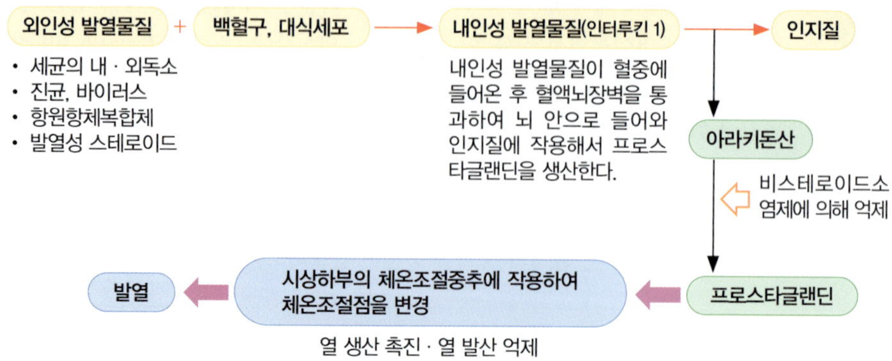

그림 발열물질에 의한 발열기전

Column

아스피린을 가장 먼저 사용한 사람은 석가?

아스피린(aspirin)은 1853년에 처음 합성되어 1899년에 독일 바이엘사에서 발매된 약이다.

지금으로부터 2500년 전에 살았던 석가가 그것을 사용하였다면 정말 이상한 이야기이겠지만, 실은 아스피린 그 자체를 사용한 것은 아니다. 유사한 화학구조와 진정작용을 가진 살리신(salicin)이라는 물질을 함유한 버드나무의 가지를 씹어서 이목(치경)이나 이에 묻혀 치통을 멈추게 하였다는 내용이 중국의 『불국기』에 기록되어 있다고 한다.

19세기에 들어 버드나무에서 살리신이 추출되었고 그 살리신에서 살리실산(salicylic acid)이 합성되었으며, 이 살리실산에서 아세틸살리실산(acetylsalicylic acid), 즉 아스피린이 합성되었다. 아스피린은 바이엘사의 상표명이었으나 제2차 세계대전 이후에 미국과 일본 등에서 일반명으로서 사용되었다.

Memo

열중증과 해열제

열중증(heat stroke)은 고온 환경에서 체온조절기전에 의한 발한 등의 체온하강작용이 체온상승을 따라가지 못해 발생하는 열성 장애로, 체온은 40℃ 이상이 된다. 이 체온상승에 해열제는 효과가 없다. 해열제는 염증이나 감염병 때문에 상승한 체온조절기전의 체온조절점을 정상으로 되돌림으로써 발한이 일어나 체온을 떨어뜨리는 작용을 한다. 그러나 열중증에서는 체온조절점이 변하지 않기 때문에 효과가 나타나지 않는 것이다. 체온을 낮추려면 시원한 장소로 이동하거나 피부를 물로 적시거나 냉각 담요를 덮어야 한다.

복약지도 포인트

① 비스테로이드소염제의 사용은 어디까지나 대증요법이며 부작용(위장장애)이 있다는 것을 설명한다.
② 위장장애에 대한 대책으로 식사 직후에 복용하게 한다.
③ 충분한 양의 물로 복용하도록 지도한다.
④ 노인의 경우는 투여 후 혈압이나 체온저하 등의 상태변화에 주의한다.

04 안지오텐신 angiotensin

1. 안지오텐신의 개요

안지오텐신(angiotensin)은 생체의 혈류역학적 조절에 매우 중요한 역할을 하는, 가장 강력한 혈관수축작용 물질이다.

혈압이 저하되어 신장혈류가 감소하면 신장(콩팥)에서 레닌(renin)이라는 효소가 분비되는데, 이 레닌은 혈장 중의 안지오텐시노젠(angiotensinogen)에 작용하여 안지오텐신 I(angiotensin I)을 생산한다. 이것이 폐(허파)를 통과하면 폐의 혈관내피세포벽 위에 있는 안지오텐신전환효소(angiotensin converting enzyme, ACE)의 작용으로 혈관수축작용이 강한 안지오텐신 II가 생산되어 혈압을 상승시킨다. 안지오텐신 II는 부신피질(부신겉질)에 작용하여 알도스테론(aldosterone) 분비를 촉진한다. 이 알도스테론은 신장의 먼쪽세관(원위세관)과 집합관에 작용해서 소듐을 저류시켜 혈액량을 증가시킨 결과 혈압을 상승시킨다(그림 4-4).

또 안지오텐신 II는 심장비대, 동맥경화, 신장기능장애에도 관여한다.

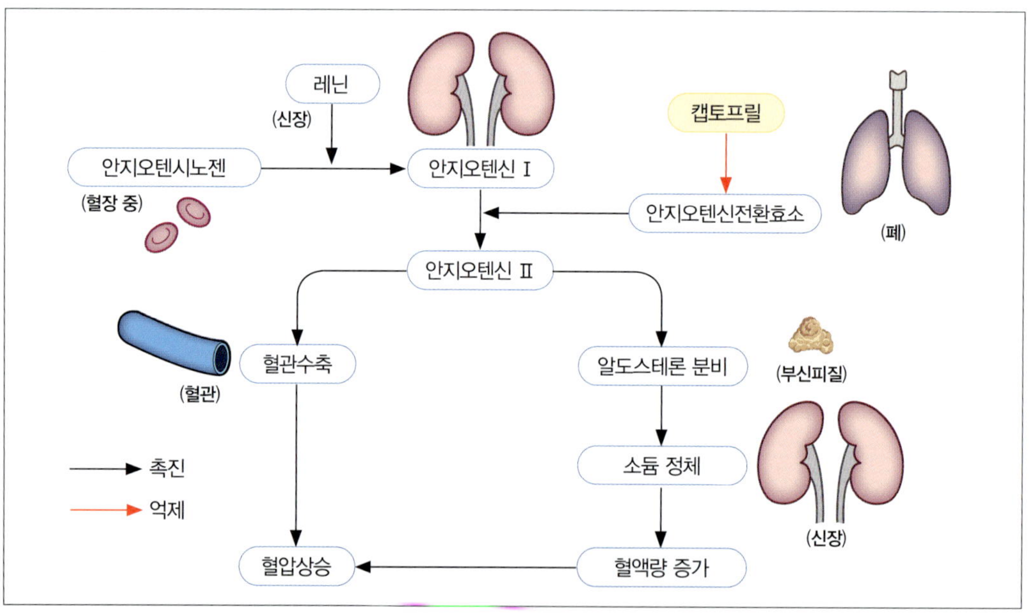

그림 4-4 안지오텐신 II의 생성과 그 작용

2. 안지오텐신 관련 제제

1) 안지오텐신전환효소억제제(angiotensin converting enzyme inhibitor; ACEI)

안지오텐신전환효소를 억제함으로써 혈압을 낮추는 약물이다. 안지오텐신 I에서 안지오텐신 II가 생성되는 것을 억제하여 혈압을 낮추는 작용을 하므로 고혈압이나 만성심부전에 사용된다.

대표적인 약물에는 캡토프릴(captopril), 에날라프릴(enalapril), 라미프릴(ramipril) 등이 있다(표 4-5).

[부작용]

지속적인 마른기침, 미각장애, 발진 등이 나타날 수 있다.

[금기]

이 약물 성분에 알레르기의 과거병력이 있는 사람, 혈관부종의 과거병력이 있는 사람, 임부 또는 임신할 가능성이 있는 사람, 인공투석 환자 등에는 금기이다.

이 약물로 인한 혈관부종의 과거병력이 있는 사람은 특히 주의해야 한다.

표 4-5 주요 안지오텐신전환효소억제제의 종류와 부작용

약물	투여경로 및 용량	부작용
캡토프릴(captopril)	경구 6.25mg 하루 3회(최대 450mg/일)	일반적 부작용 : 두통, 어지러움, 저혈압, 저칼륨혈증, 위장장애 특싱적 부작용 : 지속적인 마른기침, 발진과 같은 알레르기반응 등(브라디키닌 증가와 관련)
에날라프릴(enalapril)	경구 5~40mg 단독투여 또는 2회로 분할투여	
라미프릴(ramipril)	경구 2.5~5mg(최대 20mg/일)	

2) 안지오텐신 II 수용체차단제(angiotensin II receptor blocker)

안지오텐신 II가 작용하는 수용체를 차단하는 약물로 고혈압이나 만성심부전에 사용된다. 안지오텐신전환효소억제제(ACEI)에서 관찰되는 부작용인 마른기침은 나타나지 않는다. 고혈압 관리 시 일반적으로 안지오텐신 II 수용체차단제를 다른 약물과 병용하여 사용한다.

대표적인 약물에는 칸데살탄(candesartan), 로살탄(losartan), 텔미살탄(telmisartan), 발살탄(valsartan) 등이 있다(표 4-6).

표 4-6 안지오텐신 II 수용체차단제의 종류와 부작용

약물	투여경로 및 용량	부작용
칸데살탄(candesartan)	경구 16mg/일(최대 32mg/일)	혈관부종, 급성신부전, 최초투약현상, 두통, 현기증, 기립저혈압, 발진
로살탄(losartan)	경구 25~50mg 단독투여 또는 2회로 분할투여	
텔미살탄(telmisartan)	경구 40mg(최대 80mg/일)	
발살탄(valsartan)	경구 80mg(최대 320mg/일)	

Memo

안지오텐신의 국소 생성계통

앞에서 설명한 안지오텐신의 전신성 생성계통 외에 다음 2종류의 국소 생성계통이 있다.

① 심장, 혈관벽, 뇌, 부신 등에 레닌 · 안지오텐신계통(renin–angiotensin system)이 있어 안지오텐신 II가 국소적으로 생성된다.

② 비만세포가 합성 및 분비하는 카세인응고효소(chymase)가 안지오텐신전환효소(ACE)와 마찬가지로 안지오텐신 I에서 II를 국소적으로 생성한다.

복약지도 포인트

① 환자가 고혈압약을 복용하고 있는지 확인한다.

② 고혈압 증상을 자각하지 못하는 경우에는 친절하게 설명하며 이해시킨다.

③ 수술 전의 혈압 측정은 기준치로서뿐만 아니라 그날의 긴장상태나 조절상태를 파악하는 데 있어 중요하다. 맥박과 함께 혈압을 측정하는 습관을 들이도록 한다. 환자에게는 자신의 건강상태를 파악해준다는 안심감을 줄 수 있고 또한 스킨십이라는 점에서도 중요한 의학적 전략이 된다.

05 세로토닌 serotonin

1. 세로토닌의 개요

세로토닌(serotonin, 5-HT)은 감정, 행동, 기분, 수면 등의 조절에 관여하는 모노아민 계열의 신경전달물질로, 아미노산인 트립토판(tryptophan)으로부터 합성된다. 인체에 존재하는 세로토닌은 90% 정도가 위장관의 장크롬친화세포(enterochromaffine cell)에서 합성되며 일부가 중추신경계통의 세로토닌신경세포에서 합성된다.

대부분의 세로토닌은 장관 내에 많이 분포하므로 장 내의 음식물에 반응하여 분비되며 위장관의 운동을 촉진하는 역할을 한다. 또 세로토닌신경세포에서 합성되는 세로토닌은 척수에서는 통증 신호를 조절하고 뇌에서는 감정, 수면 행동을 조절한다. 세로토닌의 활성 저하는 우울증과 밀접한 연관이 있다.

2. 세로토닌 관련 제제

1) 세로토닌수용체작용제

세로토닌수용체와 결합하여 수용체를 활성화시킴으로써 생물학적인 반응을 유도하는 약물로, 다음과 같은 종류가 있다.

① 부스피론(buspirone), 게피론(gepirone) : 효과적인 항불안제로서 사용된다.

② 시사프라이드(cisapride) : 위식도역류병 치료에 사용된다.

③ 수마트립틴(sumatrıptan) : 다른 기관에는 미미한 효과만 나타나고 목동맥 및 뇌혈관을 수축시킨다. 따라서 급성편두통과 지속적인 두통 치료에 효과적이다.

④ 트라조돈(trazodone) : 항우울제로 사용된다.

⑤ 플루옥세틴(fluoxetine) : 항우울제로 사용되며, 신경세포로 세로토닌이 재흡수되는 것을 차단함으로써 작용한다.

⑥ 덱스펜플루라민(dexfenfluramine) : 식욕을 억제하므로 비만 치료에 사용된다. 신경세포로 세로토닌이 재흡수되는 것을 차단함으로써 작용한다.

2) 세로토닌수용체차단제

세로토닌이 수용체와 결합하여 작용하는 것을 방해하는 약물로, 사이프로헵타딘(cyproheptadine), 온단세트론(ondansetron), 그라니세트론(granisetron), 알로세트론(alosetron), 클로자핀(clozapine), 리스페리돈(risperidone) 등이 있다.

(1) 사이프로헵타딘(cyproheptadine)

화학적 구조가 페노싸이아진 계열의 항히스타민제와 유사하고 히스타민에 대한 대항작용도 강하다. 주로 위절제술 후의 덤핑증후군과 세로토닌 분비성 종양에 의해 유발되는 위장관연축 및 설사를 조절하기 위해 사용한다. 진정작용 및 부교감신경 억제 효과가 있어 각종 알레르기성 피부질환에 투여한다. 부작용으로는 현기증, 체중증가, 소아에서의 식욕항진 등이 있다.

(2) 온단세트론(ondansetron), 그라니세트론(granisetron), 알로세트론(alosetron)

선택적으로 5-HT_3수용체에 작용하여 그 효과를 억제하는 작용을 한다. 항구토제로서 주로 항암제 투여 및 방사선 조사에 의한 구역질, 구토 억제에 사용하며, 정맥주사 또는 경구투여한다. 부작용으로는 두통, 심전도 상의 QT 간격 연장, 부정맥 등이 있다.

(3) 클로자핀(clozapine), 리스페리돈(risperidone)

조현병 치료에 사용한다.

복약지도 포인트

① 수마트립탄은 관상동맥을 수축시킬 수 있으므로 협심증, 허혈심장질환, 조절되지 않는 고혈압, 뇌혈관 질환 환자에게는 투여하지 않는다.

② 사이프로헵타딘은 복용하면 진정, 졸음, 피로감, 집중장애 등의 부작용이 흔하게 유발되므로 자동차 운전이나 위험한 기계조작 시 주의해야 한다.

③ 항우울제의 하나인 선택세로토닌재흡수억제제(SSRI)를 세로토닌수용체차단제와 병용투여 시 근육경직, 체온상승, 혈압변화 등이 유발될 수 있다.

06 통풍 치료제
antigout drug

1. 통풍이란?

통풍(gout)은 체내에서 과잉 생산된 요산이 손발의 관절안(관절강)이나 그 주변에 결정으로서 침전되어 심한 통증을 동반하는 관절염증을 일으키는 질환이다. 요산은 인체의 유전정보를 전달하거나 단백질을 합성하는 DNA나 RNA의 구성에 반드시 필요한 퓨린 뉴클레오타이드(purine nucleotide)가 대사되는 과정에서 생성되는 물질이며, 음식을 통해 섭취한 퓨린(purine)으로부터 생성되기도 한다. 이 요산이 환부에 축적되면 백혈구가 이동해 와서 이를 포식하게 되는데, 백혈구의 활동이 활발해지면 백혈구에서 젖산이 분비된다. 이로 인해 환부의 pH가 저하되고 요산 침전이 더욱 증가하는 악순환이 일어난다(그림 4–5).

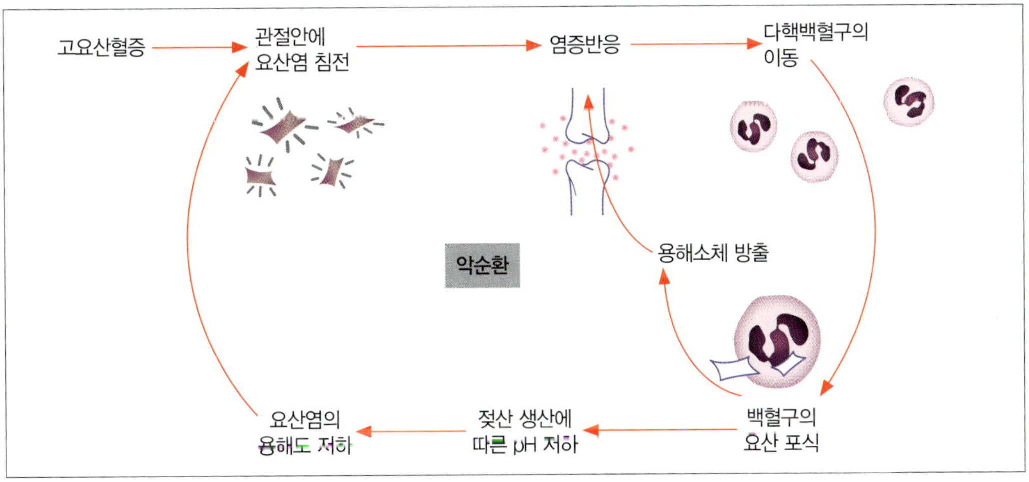

그림 4–5 **통풍발작의 발현기전**

2. 통풍 치료제의 종류

통풍 치료제는 과도한 혈중 요산으로부터 생성된 요산염결정(urate crystal)이 유발하는 통풍을 치료하는 약물로, 급성으로 발생하는 통풍발작을 치료하는 통풍발작 치료제와 혈중에 과도하게 높아진 요산의 농도를 낮추는 요산배설촉진제, 요산생성억제제 등이 있다(그림 4–6).

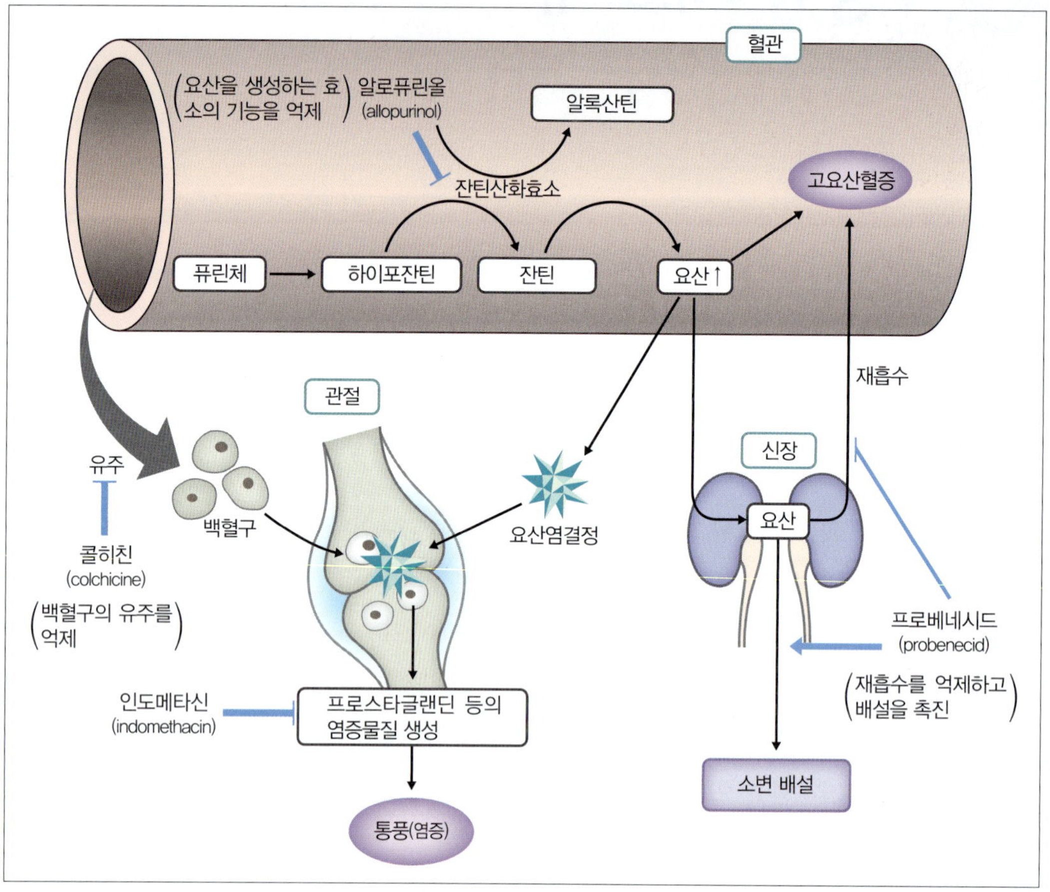

그림 4-6 통풍 치료제의 작용기전

1) 통풍발작 치료제

(1) 콜히친(colchicine)

백혈구에 작용해서 백혈구의 이동을 억제하여 환부의 pH가 저하되고 요산 침전이 더욱 증가하는 악순환을 저지한다. 콜히친은 ①발작 초기, ②발작 조짐이 자각될 때, ③요산강하제의 투여를 시작하기 전에 발작을 예방할 목적으로 소량을 단기간 사용한다.

(2) 인도메타신(indomethacin)

비스테로이드소염제(NSAID)인 인도메타신도 콜히친과 마찬가지로 백혈구의 이동을 억제하는 작용이 있다. 또한 항염증 및 진정작용을 통해 증상을 경감시킨다. 참고로 통증 치료에 모든 NSAID가 사용되는 것은 아니다. 인도메타신, 나프록센(naproxen), 프라노프로펜(pranoprofen), 옥사프로진(oxaprozin)의 4종류가 사용되며, NSAID의 대표적 약물인 아스피린은 통풍을 악화시키기 때문에 사용하면 안 된다.

2) 요산배설촉진제

신장에 작용하여 요산의 재흡수를 억제해서 배설을 촉진한다.

대표적인 약물에는 **프로베네시드**(probenecid), **벤즈브로마론**(benzbromarone) 등이 있다.

3) 요산생성억제제

요산을 생성하는 잔틴산화효소(xanthine oxidase)를 억제하여 요산 생성을 막는다.

대표적인 약물에는 **알로퓨린올**(allopurinol), **페북소스타트**(febuxostat) 등이 있다.

복약지도 포인트

① **열량 제한을 중심으로 한 식사요법** : 비만 보정, 특히 고열량 식사 및 알코올을 과음하지 않는 것이 기본이다. 또 퓨린체(purine body)를 많이 함유한 음식(육류, 맥주 등)을 제한한다.

② **약물에 의한 혈청요산치 관리** : 항상 6.5mg/dL 이하로 낮추는 것이 바람직하다. 혈청요산치를 정상 범위로 유지하도록 요산배설촉진제나 요산생성억제제를 늘 복용하게 한다.

③ **요로관리** : 특히 요산배설촉진제를 사용하는 경우에는 신장결석이 많이 발생한다. 소변 알칼리화제를 병용하거나 일정한 소변량을 유지하도록 수분을 충분히 섭취하게 하는 등 요로관리가 필요하다.

07 류마티스관절염 치료제
drug used in rheumatoid arthritis

1. 류마티스관절염이란?

류마티스관절염(rheumatoid arthritis, RA)은 아교질병(collagen disease)의 하나로 자가면역기전에 의해 나타나는 만성다발관절염을 특징으로 하는 질환이다. 염증은 주로 관절 (윤)활막에서 발생하며, 증식된 (윤)활막이 주위 연골이나 뼈에 침식됨으로써 관절의 변형, 경직, 분리가 발생하여 일상생활동작에 장애를 일으킨다. 30~40대 여성에게 많이 발생하며, 치료에는 물리요법, 약물요법, 수술요법이 시행된다.

약물요법에서 사용되는 치료제의 대부분은 과민증상, 위장장애, 간 · 신장장애, 조혈기장애, 사이질폐렴 등 비교적 부작용도 많고 가끔 위중해지기 때문에 주의가 필요하다.

2. 류마티스관절염 치료제의 종류

1) 비스테로이드소염제(nonsteroidal antiinflammatory drug, NSAID)

진통과 항염증작용은 있으나 류마티스관절염의 진행을 억제하는 작용은 없다. 소화관출혈이나 신장장애의 부작용에 주의해야 한다.

대표적인 약물에는 아스피린(aspirin), 인도메타신(indomethacin), 다이클로페낙소듐(diclofenac sodium) 등이 있다.

2) 질병조절성 항류마티스제(disease modifying antirheumatic drug, DMARD)

면역이상을 개선하여 류마티스관절염의 진행을 억제하고 뼈의 파괴나 운동장애를 예방한다. 지효성 약물이므로 환자가 도중에 약물 복용을 중단하지 않도록 주의해야 한다. 신장장애, 단백뇨, 사이질폐렴, 골수억제, 간장애 등의 심각한 부작용이 나타나는 경우가 있다.

대표적인 약물에는 살라조설파피리딘(salazosulfapyridine), 부실라민(bucillamine), 메토트렉세이트(methotrexate) 등이 있다.

3) 항TNF-α항체(anti-tumor necrosis factor-alpha antibody)

류마티스관절염의 염증을 일으키는 사이토카인(cytokine) 중에서 중요한 역할을 하는 TNF−α(종양괴사인자, tumor necrosis factor−alpha)와 결합해서 그 작용을 중화한다. 강력한 항염증작용이 있지만, 감염병 유발, 사이질폐렴 등의 심각한 부작용이 나타나기도 한다.

대표적인 약물에는 **인플릭시매브**(infliximab), **에타너셉트**(etanercept) 등이 있다.

복약지도 포인트

① 류마티스관절염 환자는 전신의 염증이나 치료제인 부신피질호르몬(스테로이드제)의 부작용 때문에 골밀도가 감소하여 뼈가 약해지는 경우가 있다. 따라서 평소의 식사 시에는 칼슘이 많이 함유된 식품을 적극적으로 섭취하도록 조언한다.

② 비타민 D(건표고버섯, 꽁치, 고등어, 연어 등)는 칼슘 흡수를 촉진하기 때문에 칼슘(우유, 참깨, 멸치, 톳 등)과 함께 섭취하면 한층 더 효과적이다. 비타민 D와 같은 지용성 비타민은 열에 강하기 때문에 가열 조리에 적합하다.

③ 통증이 있는 환자의 경우에는 비스테로이드소염제가 처방되는 경우가 있으므로 약물이 중복되지 않는지 확인하고 이와 함께 관혈적 처치 시의 지혈에도 주의가 필요하다.

④ 류마티스관절염 환자는 관절변형으로 신발이나 주방용구 사용 등 일상생활의 모든 면에서 제약이 발생한다. 이러한 환자의 입장을 헤아려 환자가 불편하지 않도록 배려해야 한다.

08 골다공증 치료제
drug used in osteoporosis

1. 골다공증이란?

골다공증(osteoporosis)은 뼈바탕질과 뼈무기질의 비율은 유지되면서 뼈의 양(골밀도)이 감소되거나 뼈의 미세구조 손상으로 인해 뼈의 강도가 약해져 약한 충격에도 쉽게 골절이 일어나는 뼈질환이다. 원인은 명확하지 않지만, 노화에 따른 칼슘 섭취량의 저하나 흡수능력의 저하, 비타민 D 부족, 운동부족 등의 생활습관, 여성호르몬 상실 등의 인자가 발병에 영향을 미친다.

골다공증은 대부분 증상이 없어서 엉덩관절이나 척추의 골절로 진단이 이루어지는 경우가 흔하며, 키가 줄거나 걸음걸이의 이상 혹은 척추후만증과 같은 뼈의 변형 및 통증 등의 증상을 보이기도 한다.

2. 골다공증 치료제의 종류

골다공증 치료제(drug used in osteoporosis)는 골화(뼈형성)를 촉진하거나 골흡수를 억제함으로써 뼈의 양이 감소되는 것을 막거나 뼈의 양을 증가시키는 약물이다. 작용기전에 따라 크게 **뼈흡수억제제**와 **뼈형성촉진제**로 나눌 수 있다(그림 4-7). 뼈흡수억제제에는 비스포스포네이트 제제, 에스트로젠수용체 조절제, 칼슘 제제, 여성호르몬 제제, 비타민 D 제제, 칼시토닌 제제가 있고, 뼈형성촉진제에는 부갑상샘호르몬제인 테리파라타이드(teriparatide) 주사제가 있다. 또한 골다공증 치료제는 종류별로 유사한 약리작용에 따라 공통된 상호작용을 나타낸다(표 4-7).

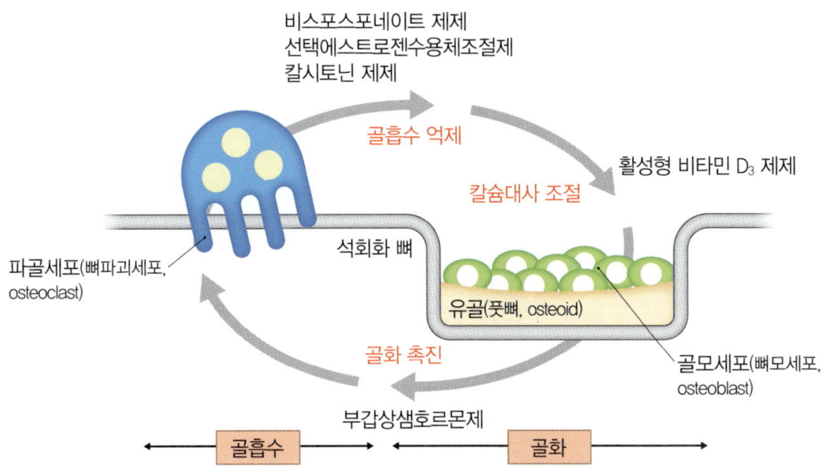

그림 4-7 골다공증 치료제의 종류와 작용부위

표 4-7 골다공증 치료제와 다른 약물과의 상호작용

상호작용	약물
에스트로젠의 효과 증가	시메티딘(cimetidine) 등의 일부 위산분비억제제, 에리트로마이신(erythromycin) 등의 항생제, 케토코나졸(ketoconazole) 등의 항진균제
에스트로젠의 효과 감소	카바마제핀(carbamazepine), 페노바비탈(phenobarbital), 페니토인(phenytoin), 프리미돈(primidone) 등의 일부 항뇌전증제, 리팜피신(rifampicin) 등의 항결핵제
칼슘 제제에 의해 효과 감소	옥시테트라사이클린(oxytetracycline), 독시사이클린(doxycycline), 마이노사이클린(minocycline) 등의 테트라사이클린 계열 항생제
비타민 D 제제의 효과 증가	클로르프로마진(chlorpromazine) 등의 페노싸이아진 유도체

1) 비스포스포네이트(bisphosphonate) 제제

일차적으로는 노화나 폐경, 갑상샘항진증, 쿠싱증후군, 당뇨병 등에 동반되는 골밀도와 강도의 저하를 방지하기 위해, 이차적으로는 골다공증 환자에게 투여하는 약물이다.

비스포스포네이트 제제는 뼈 내의 수산화인회석(hydroxyapatite)과 결합하여 강력한 골흡수 억제작용을 나타낸다(그림 4-8). 아침식사 30분 전에 복용하고 복용 후 30분간은 눕지 않는다.

대표적인 약물에는 **에티드로네이트**(etidronate), **알렌드로네이트**(alendronate), **리세드로네이트**(risedronate) 등이 있다.

[부작용]

저칼슘혈증, 갑상샘호르몬 상승, 발진, 상부소화관염증, 식도궤양 등

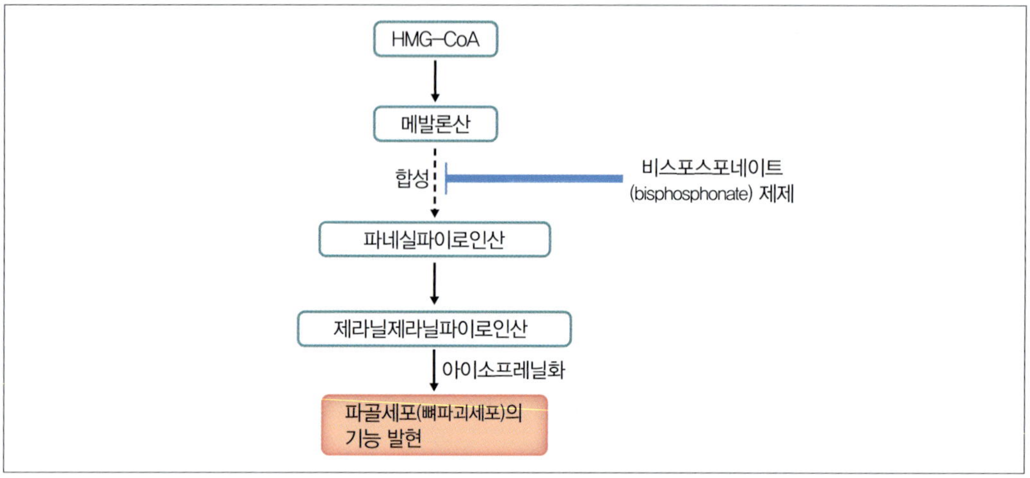

그림 4-8 비스포스포네이트 제제의 작용부위

2) 선택에스트로젠수용체조절제(selective estrogen receptor modulator)

에스트로젠수용체와 결합하여 일부 조직에서는 에스트로젠과 동일한 작용을 나타내고, 일부 조직에서는 에스트로젠과 반대되는 대항작용을 나타낸다. 약물이 작용하는 조직에 따라 작용기전이 매우 다르게 나타나는데, 뼈대계통과 지질대사에서는 에스트로젠수용체와 결합하여 골흡수를 억제한다. 폐경 후 골다공증의 골밀도를 증가시켜 척추(뼈)몸통(척추체) 골절을 억제한다.

대표적인 약물에는 라록시펜(raloxifene) 등이 있다.

3) 칼슘(calcium) 제제

칼슘을 보충하여 혈중 칼슘농도가 상승하면 부갑상샘호르몬(parathormone) 분비가 억제되어 골흡수가 억제된다. 골밀도 감소를 예방할 목적으로 칼슘 섭취가 적은 환자에게 사용하며, 칼슘이 장에서 흡수되려면 비타민 D가 필요하다.

대표적인 약물에는 칼슘L-아스파테이트(calcium L-aspartate), 인산수소칼슘(calcium hydrogen phosphate) 등이 있다.

4) 여성호르몬 제제

폐경 후의 에스트로젠(estrogen) 저하에 따른 골흡수의 항진을 억제하기 위해 호르몬 보충요법이 시행된다. 대표적인 약물에는 **에스트리올**(estriol), **에스트라다이올**(estradiol) 등이 있다.

5) 활성형 비타민 D_3 제제

비타민 D는 장에서 칼슘이 흡수되는 것을 촉진하는 작용이 있으며, 혈청 칼슘농도를 상승시킨다. 비타민 D는 햇볕 노출 시 피부에서 생합성되지만, 노인, 저영양 상태, 햇볕 노출이 부족한 성인 등의 경우에 비타민 D가 부족해지기 쉽다. 비타민 D 제제를 복용하면 칼슘의 흡수를 높임으로써 골흡수를 억제하는 작용을 나타낸다. 작용이 확실한 활성형 비타민 D_3 제제에는 **알파칼시돌**(alfacalcidol), **칼시트라이올**(calcitriol) 등이 있다.

6) 칼시토닌(calcitonin) 제제

칼시토닌은 골흡수를 억제하는 작용이 있는 호르몬으로, 중추성 진통작용도 있기 때문에 골다공증에 의한 허리나 등의 통증에도 효과가 있다.

대표적인 약물에는 **엘카토닌**(elcatonin), **연어 칼시토닌**(calcitonin salmon) 등이 있다.

09 편두통 치료제
drug used in migraine

1. 편두통이란?

편두통(migraine)은 뇌혈관의 기능이상으로 인해 발작적이고 주기적으로 나타나는 두통의 일종으로, 주로 머리 한쪽에서만 통증이 나타나는 경우가 많다. 뇌 내의 신경전달물질인 세로토닌(serotonin)의 활성이 저하되어 뇌혈관이 확장되면서 혈관 주위의 감각신경을 자극하는 것이 원인으로 판단된다. 편두통이 있으면 몇 시간에서 3일 정도 계속되는 편측성 및 박동성의 강한 두통과 구역질, 구토가 반복적으로 발생하고 빛과 소리에 민감해진다. 20~40대에 유병률이 높다.

편두통은 발작 전 전구증상이 있거나 발작 초기에 치료를 시작해야 효과적이다. 그러나 발작 횟수가 잦거나 급성기 치료로 편두통이 조절되지 않는 경우 예방적 치료를 한다.

2. 편두통 치료제의 종류

1) 급성기 치료제

(1) 특이적 치료제

편두통에 특이적으로 작용하는 약물은 세로토닌수용체에 작용하여 뇌혈관을 수축시키고 통증 전달과정을 억제하여 편두통의 증상을 완화시킨다. 트립탄제와 어고타민제가 있는데, 트립탄제에는 수마트립탄(sumatriptan), 나라트립탄(naratriptan), 알모트립탄(almotriptan) 등이 있고, 어고타민제에는 다이하이드로어고타민(dihydroergotamine)과 카페인과 복합제로 사용되는 어고타민(ergotamine) 등이 있다.

(2) 비특이적 치료제

편두통에 비특이적으로 작용하는 약물에는 아세트아미노펜(acetaminophen)과 아스피린(aspirin), 나프록센(naproxen), 이부프로펜(ibuprofen) 등의 비스테로이드소염제(NSAID) 등이 있다.

2) 예방적 치료제

편두통을 예방하는 약물은 과민해진 뇌와 뇌혈관의 흥분 정도를 낮추어 발작 빈도나 강도, 기간을 줄여준다. β차단제, 칼슘이온통로차단제, 항경련제 등의 약물요법과 정신적 스트레스, 음주, 수면 부족, 소음 등으로부터 격리된 생활요법이 필요하다.

β차단제인 나돌롤(nadolol), 칼슘이온통로차단제인 플루나리진(flunarizine), 항경련제인 디발프로엑스(divalproex), 토피라메이트(topiramate) 등이 사용된다.

연습문제

Q1. 다음 설명 중 틀린 것은?

① 콜히친에 의해 요산생성이 억제된다.
② 요산배설촉진제는 요세관에서의 요산 재흡수를 억제한다.
③ 비스테로이드소염제에 공통하는 부작용으로 위장장애가 있다.
④ 비스테로이드소염제는 시상하부에서 프로스타글랜딘 생산을 억제해서 해열작용을 나타낸다.

Q2. 다음 설명 중 옳은 것은?

① 안지오텐신 I에는 혈압상승작용이 있다.
② 히스타민 H_2수용체차단제는 위산분비를 억제한다.
③ 아스피린에는 진통작용 외에 혈전용해작용도 있다.
④ 안지오텐신전환효소억제제는 안지오텐시노젠에서 안지오텐신 I로 변화되는 것을 억제한다.

Q3. 비스테로이드소염제 사용 시 주의해야 할 유해작용은?

① 당뇨병　　② 무월경
③ 약물의존　　④ 소화궤양

정답 및 해설

Q1. ① / ① : 콜히친은 통풍에 의한 염증부위로 백혈구가 이동하는 것을 억제하는데, 요산생성에는 영향을 미치지 않는다. ③ : 위장장애를 방지하기 위해 프로스타글랜딘 제제를 함께 사용한다.

Q2. ② / ① : 안지오텐신 II가 혈압상승작용을 가지고 있다. ③ 혈전용해작용이 아니라 항혈소판 응집작용이 있다. ④ : 안지오텐신전환효소억제제는 안지오텐신 I에서 안지오텐신 II로 변환되는 것을 억제한다.

Q3. ④ / 비스테로이드소염제는 프로스타글랜딘의 합성을 억제하는데, 이 프로스타글랜딘은 위점막의 생산에 필요한 물질이다. 이것이 없어지면 위산에서 위점막, 점막밑조직을 억제할 수 없게 되어 염증(궤양)이 일어난다.

Q4. 다음 설명 중 틀린 것은?

① 알레르기반응에 관여하는 것은 히스타민 H_1수용체이다.

② 아스피린은 피린 금기 환자에게 사용해서는 안 된다.

③ 항히스타민제(H_1수용체차단제)는 수면작용이나 제토작용도 있다.

④ 비스테로이드소염제는 말초의 통증 유발 부위에서 프로스타글랜딘의 생성을 억제함으로써 진통작용을 나타낸다.

Q5. 비스테로이드소염제가 아닌 것은?

① 아스피린(aspirin)
② 인도메타신(indomethacin)
③ 록소프로펜(loxoprofen)
④ 덱사메타손(dexamethasone)

Q6. 염증 및 항염증제에 대한 설명으로 옳은 것은?

a. 프로스타글랜딘은 염증 매개물질이다. b. 아스피린에는 혈액응고인자 억제작용이 있다. c. 히스타민 H_1수용체차단제에는 항알레르기작용이 있다. d. 부신피질호르몬제에 의해 부신피질이 비대해진다.

① a, b　② a, c　③ b, c　④ c, d

정답 및 해설

Q4. ② / 아스피린은 피린 계열이 아니라 살리실산 계열이다.

Q5. ④ / 덱사메타손은 부신피질호르몬제(스테로이드소염제)이다.

Q6. ② / b : 아스피린은 혈소판 응집억제작용을 가지지만, 혈액응고인자에 대한 작용은 없다. d : 부신피질은 위축된다.

Q7. 아스피린의 약리작용이 아닌 것은?

① 진통작용
② 항응혈작용
③ 해열작용
④ 항염증작용

Q8. 통풍 환자의 복약지도로 옳은 것은?

① 혈청 요산치를 관리 지표로 삼는다.
② 퓨린체를 함유한 식품을 제한할 필요는 없다.
③ 수분섭취를 적게 해서 요산의 신장 배설을 촉진한다.
④ 요산배설촉진제는 통풍발작이 사라지면 복용을 중지한다.

정답 및 해설

Q7. ② / 아스피린을 대표로 하는 비스테로이드소염제는 진통작용, 해열작용, 항염증작용, 항혈소판 응집작용의 4가지 약리작용을 가지고 있으나 항응혈작용은 없다.

Q8. ① / ② : 고등어, 맥주 등 퓨린체를 많이 함유하는 음식을 제한할 필요가 있다. ③ : 수분섭취를 많이 해서 소변 중의 요산농도를 낮추어 요산이 요로에서 결석을 만들지 않도록 한다. ④ : 자각증상이 개선되어도 혈청 요산치를 정상범위로 유지하기 위해 장기간에 걸쳐 사용한다.

Chapter 05

심장혈관계통 작용제

01 심장혈관계통의 개요

혈액이 다양한 기능을 수행하려면 일정한 통로를 통해 신체의 모든 기관과 조직 안을 순환해야 한다. 따라서 순환계통의 주체는 혈액이고, 혈액이 온몸을 흐르게 하는 통로가 **혈관**(blood vessel)이며, 혈관 속을 혈액이 흐를 수 있도록 압력을 가해주는 곳이 **심장**(heart)이다. 심장에서 박출된 혈액은 혈관 안을 압력이 높은 곳에서 낮은 곳을 향해 흐르는데 이를 혈류(blood flow)라고 하고, 혈관 내에 생긴 압력을 혈압(blood pressure)이라고 한다.

1. 심장의 구조와 기능

심장(heart)은 2개의 **심방**(atrium)과 2개의 **심실**(ventricle)로 구성되며, 심방과 심실 사이에 2개의 방실판막, 심실과 동맥 사이에 2개의 동맥판막이 있다. 심장의 혈관은 좌우의 **관상동맥**(심장동맥, coronary artery)과 **관상정맥동**(심장정맥굴, coronary sinus)으로 구성된다(그림 5-1).

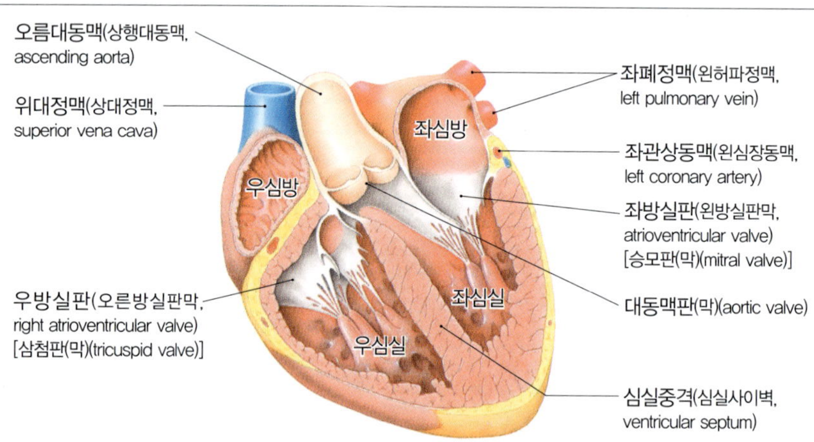

그림 5-1 심장의 구조

심장은 수축과 이완의 주기적인 운동을 통해 혈액을 온몸으로 순환시켜 세포대사에 필요한 영양분과 산소를 공급하고, 조직에서 발생하는 노폐물을 제거하기 위해 운반하는 역할을 하는 기관이다. 이러한 혈액순환을 통해 신체의 각 조직은 끊임없이 산소(O_2)와 영양분을 공급받고 이산화탄소(CO_2)와 노폐물을 배설하여 정상적인 생리기능을 유지한다.

2. 심장의 작동원리

1) 자극전도계통

심장은 수축기능을 가진 **고유심장근육**과 이와는 형태나 기능이 다른 **특수심장근육**으로 구성된다. 고유심장근육의 주요 기능은 혈액을 박출하는 것이고, 특수심장근육의 주요 기능은 자극전도계통을 형성하여 자발적 흥분을 발생하고 흥분전도를 일으키는 것이다.

자극전도계통은 **굴심방결절**(동(심)방결절, sinoatrial node), **방실결절**(atrioventricular node), **방실다발**(atrioventricular bundle; 히스다발), **푸르키네섬유**(조롱박섬유, Purkinje fiber)로 구성된다.

굴심방결절에서 발생한 흥분(전기적 활동)은 양쪽 심방으로 전달되어 심방이 수축된다. 또 이 흥분의 일부가 방실결절에 전달되고 여기에서 나오는 방실다발을 거쳐 오른다발갈래(우각, right bundle branch)와 왼다발갈래(좌각, left bundle branch)로 전달되며 다시 푸르키네섬유를 통해 심실 전체로 전달되어 좌우의 심실은 동시에 수축한다(그림 5-2).

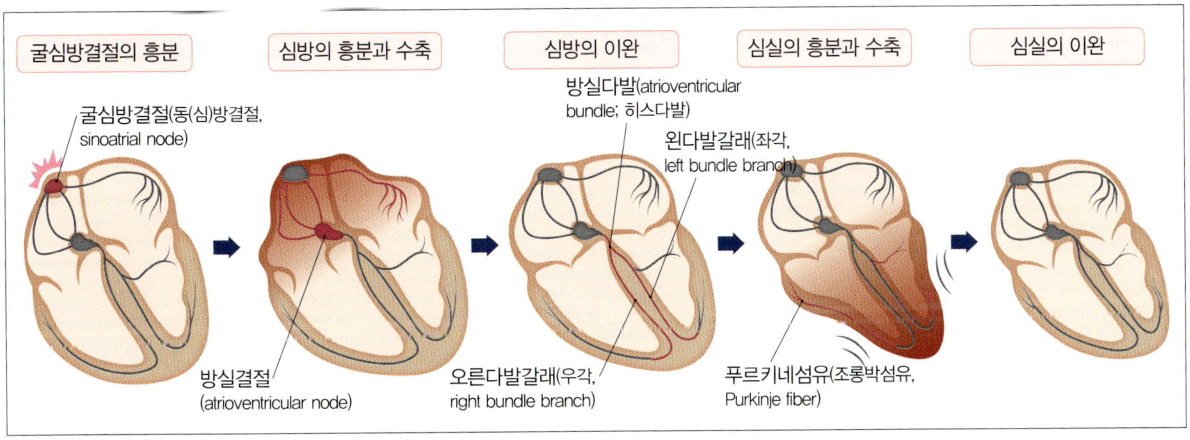

그림 5-2 **자극전도계통의 흥분발생**

2) 심장근육의 전기현상

세포막은 세포 안팎 용액의 물질에 따라 선택적으로 투과시키는 성질을 가진다. 이 성질에 따라 세포막을 경계로 세포 안팎에는 전위차(전압차)가 발생한다. 안정 시의 세포 안은 세포막을 경계로 세포바깥에 대해 약 −70~−90mV의 전위차를 보이는데 이를 **안정막전위**(resting membrane potential)라고 한다.

세포가 흥분을 일으키면 그 부분의 막전위가 −70mV에서 +30mV로 급격하게 변화했다가 신속하게 본래의 안정막전위로 돌아오는데 이러한 일련의 막전위 변화를 **활동전위**(action potential)라고 한다. 막전위가 안정막전위에서 0이 되는 방향으로 변화하는 것을 **탈분극**(depolarization), 활동전위가 원래의 안정막전위(−70mV)로 되돌아오는 과정을 **재분극**(repolarization)이라고 한다. 즉, '안정막전위 → 탈분극 → 0전위 → 재분극 → 안정막전위'라는 일련의 흐름으로 세포는 활동전위를 만들어내고 그 자극을 주위 세포에 전달해간다. 이 전위에 관여하는 이온이 소듐이온(Na^+), 칼슘이온(Ca^{2+}), 포타슘이온(K^+)의 3가지이다.

심장의 활동전위는 0기, 1기, 2기, 3기, 4기의 시기로 나타나는데(그림 5-3, 표 5-1), 이는 부정맥에서 중요하게 다뤄진다.

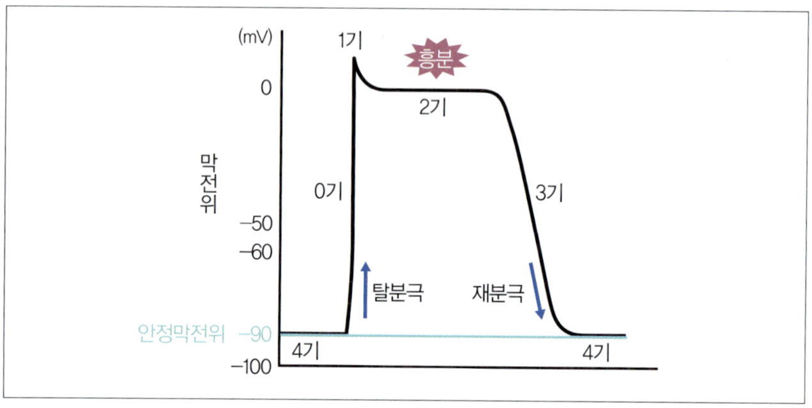

그림 5-3 심실근육의 활동전위

표 5-1 심장의 활동전위

0기	1기	2기	3기	4기
소듐이온(Na^+)통로가 열리고 소듐이온이 급격하게 세포 안으로 유입	소듐이온통로가 닫히고 일과성으로 포타슘이온(K^+)이 유출되어 약간의 재분극이 일어남	칼슘이온(Ca^{2+})통로가 열리고 칼슘슘이온이 세포 안으로 유입	칼슘이온통로가 닫힘, 2기 후반부터 시작된 포타슘이온통로의 열림이 진행되어 포타슘이온이 세포 밖으로 유출	Na^+/K^+ ATPase나 Na^+-Ca^{2+} 교환체 등이 작용하여 세포 안팎의 이온 환경이 원래로 되돌아옴
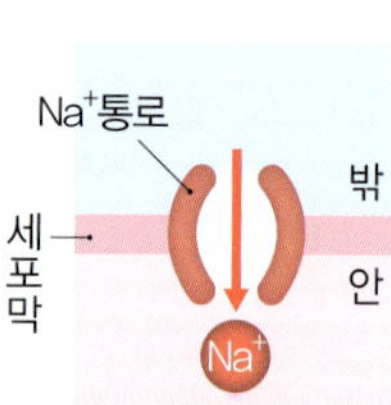	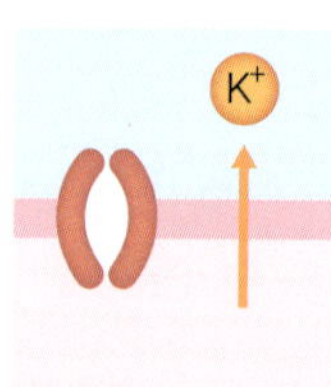	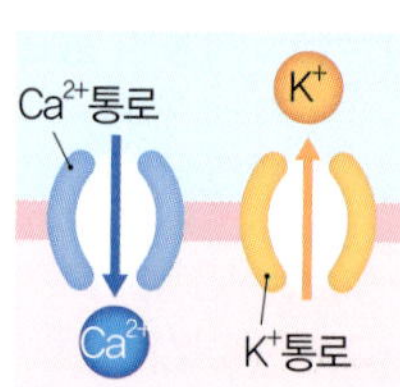	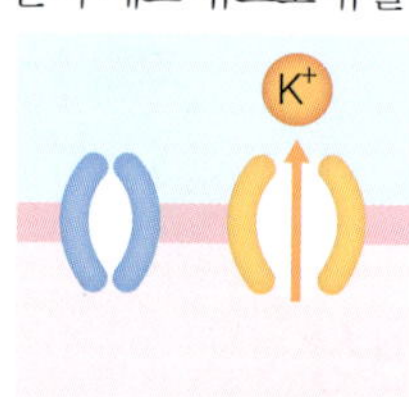	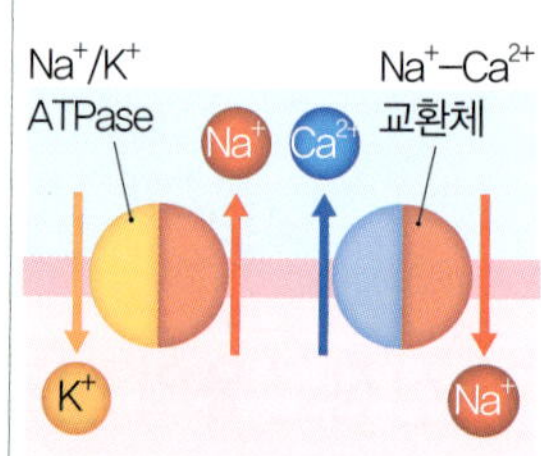

3) 심장근육의 수축과 이완

심장근육의 수축에는 **칼슘이온**(Ca^{2+})이 중요하다. 심장근육세포에서 활동전위의 발생으로 탈분극이 일어나면 칼슘이온이 세포 내로 유입되고 근육세포질그물(근육형질그물, sarcoplasmic reticulum)에서 칼슘이온이 방출되는데, 이 칼슘이온이 액틴잔섬유의 트로포닌(troponin)과 결합함으로써 수축을 일으킨다.

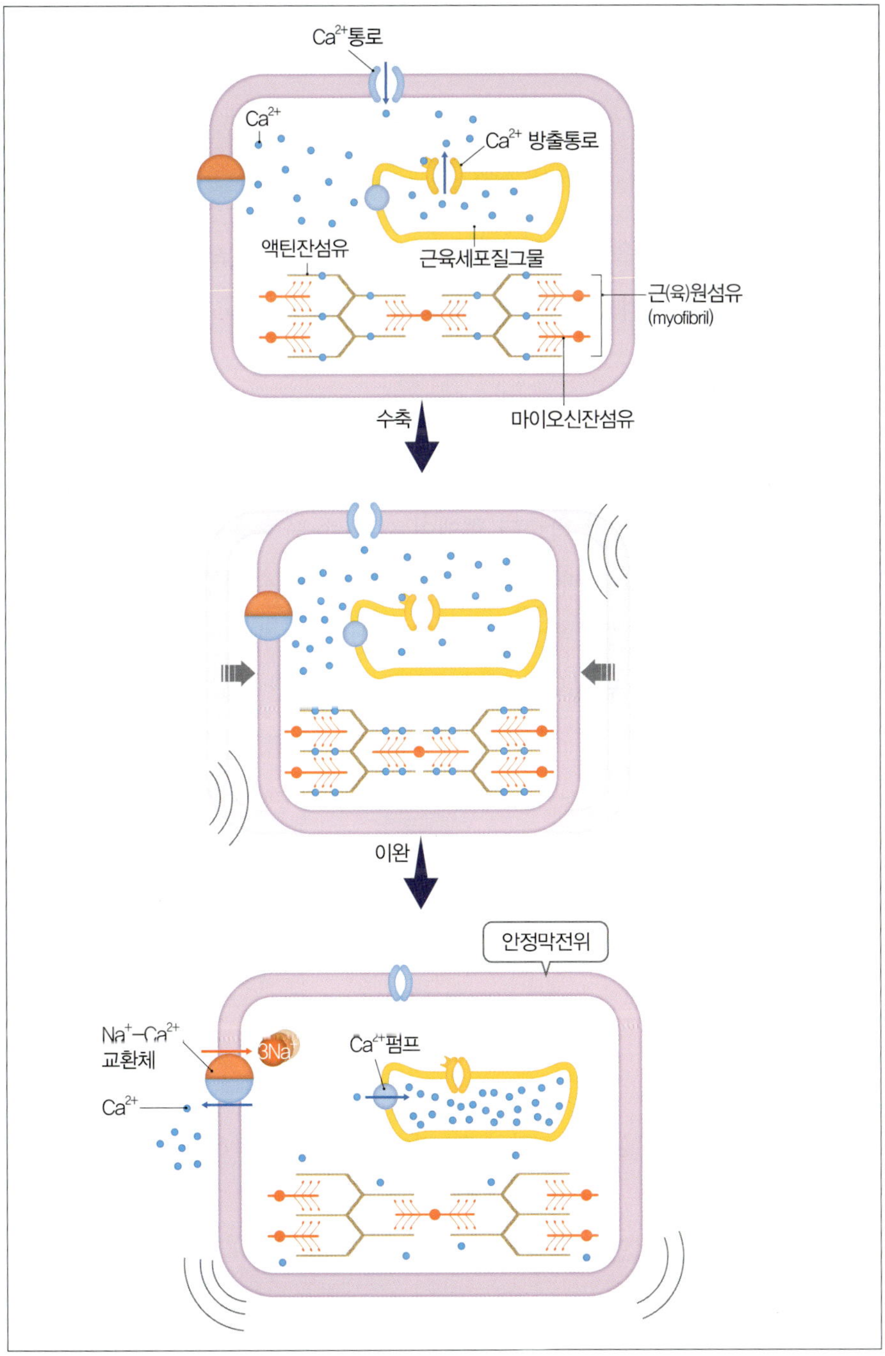

그림 5-4 심장근육의 수축과 이완

심장근육의 이완에는 수축 시 상승했던 세포질 내 칼슘이온농도가 저하되어야 하며, 근육세포질그물로 칼슘이온을 회수하거나 $Na^{+}-Ca^{2+}$ 교환체(exchanger)를 통해 세포 밖으로 칼슘이온을 퍼내면 이완이 일어난다(그림 5-4).

심장근육세포에는 다양한 이온통로와 펌프, 수용체 등이 존재하는데, 심장(심장근육)에 작용하는 약물은 이들을 표적부위로 하여 약리작용을 발휘한다.

3. 혈관과 혈압

1) 혈관의 분류

혈관은 심장에서 박출되는 혈액을 말초로 내보내는 **동맥**(artery), 말초에서 심장으로 혈액을 되돌리는 **정맥**(vein), 동맥과 정맥 사이에 있어 동맥혈 중의 산소와 영양소를 각 조직에 공급하는 **모세혈관**(capillary)의 3종류로 크게 나눌 수 있다.

2) 혈압

혈압(blood pressure, BP)이란 심장에서 박출된 혈액이 혈관 속을 흐를 때 혈관벽에 가하는 압력을 말한다. 혈압은 좌심실이 수축 및 이완할 때마다 변동하는데, 좌심실이 수축할 때 가장 혈압이 높아서 **수축기압**(systolic pressure; 최고혈압이라고도 함), 왼심실이 확장(이완)할 때 가장 낮아서 **확장기압**(diastolic pressure; 최저혈압이라고도 함)이라고 한다. 일반적으로 정상혈압은 나이와 관계없이 수축기압 약 120mmHg 미만, 확장기압 약 80mmHg 미만이다.

혈압은 심(장)박출량(cardiac output, CO)과 총말초저항(total peripheral resistance, TPR)의 곱으로 표현할 수 있는데, 심(장)박출량은 일회박출량(stroke volume, SV)과 심박수(heart rate, HR)의 곱이기 때문에 다음과 같이 나타낼 수 있다.

$$BP = CO \times TPR$$
$$BP = SV \times HR \times TPR$$

심(장)박출량은 혈액량, 심박수, 심장수축력의 영향을 받고 말초저항은 안지오텐신 농도, 혈관 민무늬근육의 긴장도에 영향을 받는다.

심장혈관계통에 작용하는 대표적인 약물을 정리하면 표 5-2와 같다.

표 5-2 심장혈관계통에 작용하는 대표적인 약물

분류			약물(일반명)
심부전 치료제	강심제	디기탈리스 제제	디곡신(digoxin), 데스라노사이드(deslanoside)
		β작용제	도부타민(dobutamine), 도파민(dopamine), 데노파민(denopamine)
		포스포다이에스터 분해효소억제제	아미노필린(aminophylline), 올프리논(olprinone), 밀리논(milrinone)
항부정맥제	Class I(Na^+통로차단제)		프로케인아마이드(procainamide), 다이소피라마이드(disopyramide), 퀴니딘(quinidine), 리도케인(lidocaine), 필시카이나이드(pilsicainide)
	Class II(β차단제)		프로프라놀롤(propranolol)
	Class III(K^+통로차단제)		아미오다론(amiodarone)
	Class IV(Ca^{2+}통로차단제)		베라파밀(verapamil)
항협심증제	질소산화물		나이트로글리세린(nitroglycerin), 아이소소바이드(isosorbide dinitrate)
	칼슘통로차단제		베라파밀(verapamil), 나이페디핀(nifedipine), 딜티아젬(diltiazem)
	β차단제		프로프라놀롤(propranolol), 핀돌롤(pindolol)
	혈관확장제		다이피리다몰(dipyridamole)
항고혈압제	교감신경 차단제	α차단제	프라조신(prazosin), 부나조신(bunazosin)
		β차단제	프로프라놀롤(propranolol), 핀돌롤(pindolol)
	혈관 확장제	안지오텐신전환효소억제제	캡토프릴(captopril), 이미다프릴(imidapril)
		ATII수용체차단제	로살탄(losartan), 칸데살탄(candesartan)
		칼슘이온통로차단제	나이페디핀(nifedipine), 딜티아젬(diltiazem)
항고지혈증제	콜레스테롤합성억제제		프라바스타틴(pravastatin), 심바스타틴(simvastatin), 아토르바스타틴(atorvastatin)
	피브레이트 계열 약물		페노피브레이트(fenofibrate)
	니코틴산 유도체		니코몰(nicomol)
	음이온교환수지		콜레스티라민(cholestyramine)
	항산화제		프로부콜(probucol)
	기타		아이코사펜타엔산(eicosapentaenoic acid)
이뇨제	싸이아자이드 계열 이뇨제		하이드로클로로싸이아자이드(hydrochlorothiazide), 트라이클로르메싸이아자이드(trichlormethiazide)
	고리작용이뇨제		퓨로세마이드(furosemide), 부메타나이드(bumetanide), 아조세마이드(azosemide)
	포타슘보전이뇨제		스피로놀락톤(spironolactone), 트리암테렌(triamterene)
	탄산탈수효소억제제		아세타졸아마이드(acetazolamide)
	삼투이뇨제		D-마니톨(D-mannitol)

02 심부전 치료제 drug for cardiac failure

1. 심부전이란?

심부전(heart failure)은 각종 질환으로 인해 심장의 기능이 저하되어 온몸의 조직이 필요로 하는 수요를 충족할 만큼 혈액을 내보내지 못하거나 또는 심실 충만압(심실확장 말기압)이 저하되어 혈액을 내보낼 수 없는 상태를 말한다. 그중에서도 각종 심장질환 때문에 심장기능이 저하되었을 때 발생하는 증후군을 **울혈심부전**(congestive heart failure)이라고 한다. 심부전 가운데 가장 많은 유형이며 보통 만성으로 경과한다.

병태생리학적으로는 심장의 펌프작용이 저하되면 심(장)박출량이 감소되고, 정맥환류 혈액량이 줄어 정맥 쪽에 울혈을 일으키기 때문에 전신의 장기에 기능장애가 발생하여 다양한 증상을 나타낸다. 심장확대, 반사성 빈맥, 호흡곤란, 부종, 운동 허용량 저하, 빈뇨 등이 중요한 징후이다.

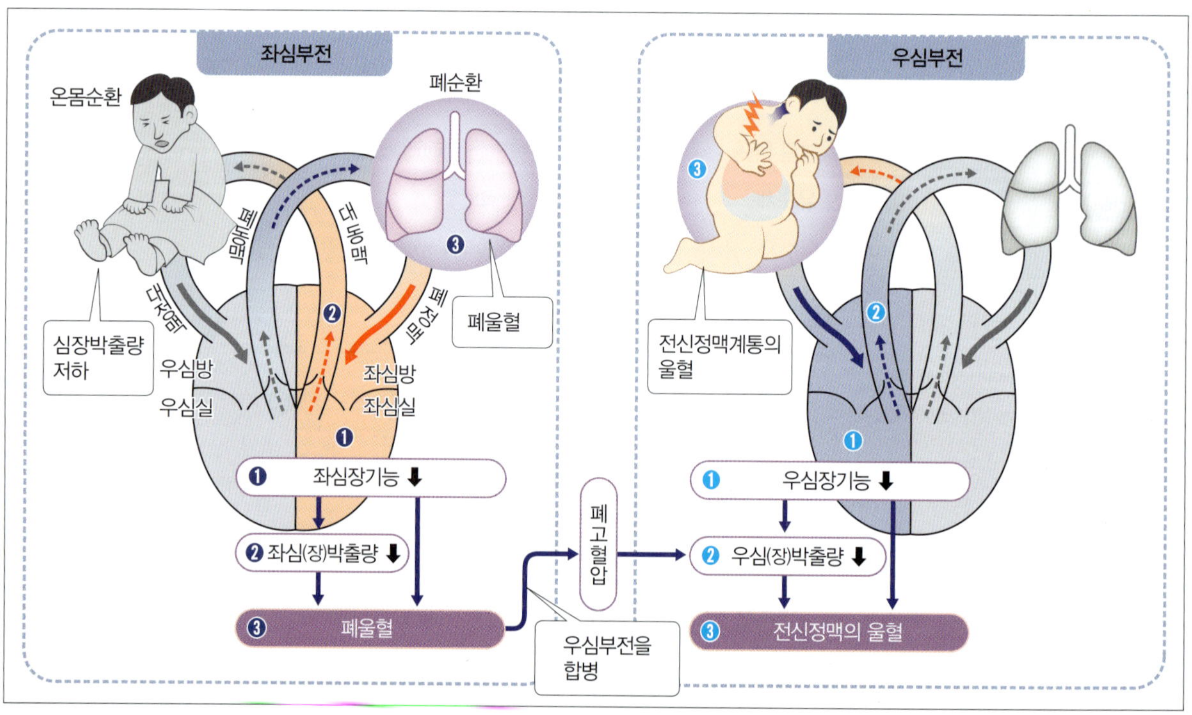

그림 5-5 좌심부전과 우심부전

심부전은 진행 속도에 따라 급성심부전과 만성심부전으로, 증상이나 신체소견에 따라 좌심부전과 우심부전으로 나눌 수 있다(그림 5-5).

2. 심부전 치료제의 종류

심부전 치료제는 심장기능의 이상으로 나타나는 다양한 증상을 완화하고 예후를 개선하는 약물이다(그림 5-6).

급성심부전에는 증상을 완화시키기 위해 **이뇨제**, **강심제** 등이 사용되고, 만성심부전에는 증상을 완화하는 약물뿐만 아니라 치료 예후를 개선하기 위해 **안지오텐신전환효소억제제**(angiotensin converting enzyme inhibitor, ACEI), **안지오텐신수용체차단제**(angiotensin II receptor blocker, ARB), **β차단제**(beta blocker) 등이 함께 사용된다.

ACEI나 ARB는 혈관확장작용을 통해 후부하를 감소시키고 심장근육조직의 레닌 · 안지오텐신계통을 억제하여 심장비대를 방지한다. β차단제는 울혈심부전의 병태가 진행되어 중증화하는 과정에서 생기는 카테콜아민(catecholamine; β1 작용)에 의한 정보전달계통의 과도한 촉진성 조절을 억제한다.

심부전 치료제의 종류에 따라 부작용에 차이가 있으나 대부분 저혈압, 두통, 어지러움 등을 유발한다.

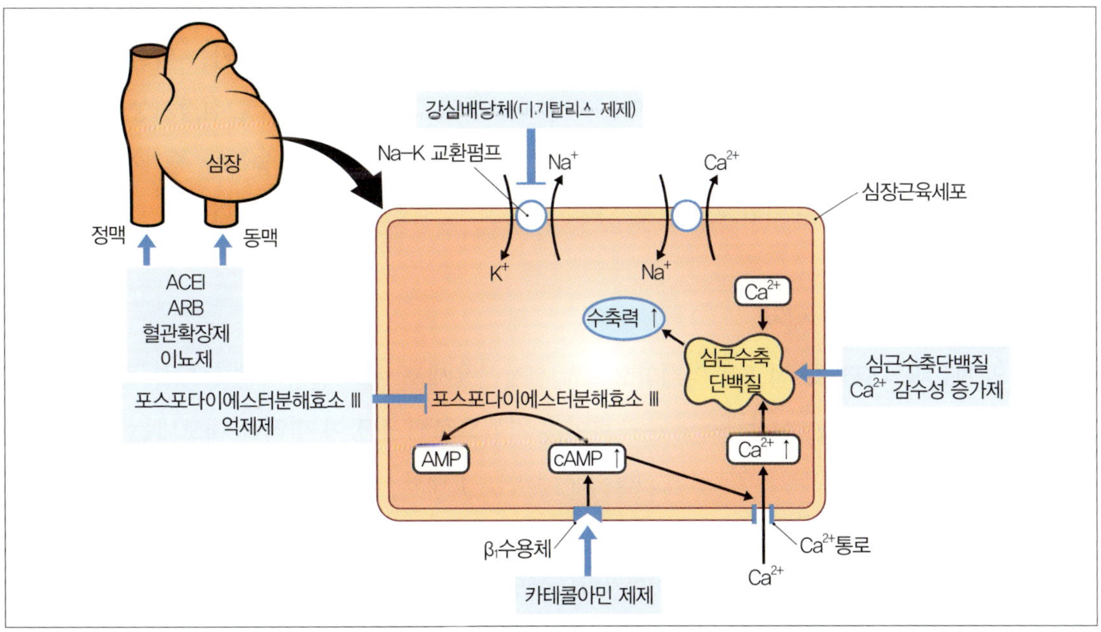

그림 5-6 심장기능을 돕는 약물의 작용기전

Memo

전부하와 후부하

전부하(preload)는 심실이 수축을 시작하기 전(확장기말)에 심실에 가해지는 용적부하를 말하고, 후부하(afterload)는 심실이 수축을 시작한 후(수축기 동안)에 심실에 가해지는 압력부하를 말한다. 온몸순환 후 심장으로 되돌아오는 혈액량이 많을수록 전부하는 증가하며, 전부하의 증가는 심실수축 촉진, 심장근육섬유를 늘려 심실의 기능을 증가시킨다. 반면, 후부하는 좌심실이 펌프질하는 것에 대항하는 말초저항이다. 따라서 후부하가 높으면 심실을 쉽게 비우지 못해 박동량과 심(장)박출량이 감소하게 된다.

1) 이뇨제(diuretic)

심부전 치료를 위한 이뇨제는 말초부종과 폐부종과 같은 용적 과부하의 증상을 감소시킬 수 있다. 주로 **퓨로세마이드**(furosemide) 등의 고리작용이뇨제, **하이드로클로로싸이아자이드**(hydrochlorothiazide) 등의 싸이아자이드 계열 이뇨제, **스피로놀락톤**(spironolactone) 등의 포타슘보전이뇨제를 사용한다(자세한 내용은 이뇨제 항목을 참조).

2) 강심제(cardiac stimulant)

심장근육의 수축력을 높여서 심(장)박출량을 증가시켜 전신의 순환을 개선시키는 약물이다. 강심제에는 심장근육에 직접 작용하여 수축력을 높이는 강심배당체인 **디기탈리스 제제**, 심장기능을 조절하는 중추신경을 활성화시킴으로써 심장박동을 강화하는 **β작용제**, 세포 내 cAMP 농도를 증가시켜 심장수축력은 높이고 혈관 민무늬근육은 이완시키는 **포스포다이에스터분해효소억제제**가 있다.

(1) 디기탈리스(digitalis) 제제

세포막의 Na^+/K^+ ATPase 펌프를 억제함으로써 심장근육세포 내의 칼슘이온 농도를 증가시켜 심장근육의 수축력을 증가시킨다. 심장근육의 수축력이 증가됨으로써 심장이 혈액을 내보내는 심(장)박출량이 높아진다. **디곡신**(digoxin), **데스라노사이드**(deslanoside) 등이 대표적 약물이다(표 5-3, 5-4).

특히 심방세동을 동반한 심부전 환자에게 효과적이며, 직접작용의 결과 간접적으로 이뇨작용이 나타난다. 저칼륨혈증을 일으키는 이뇨제(싸이아자이드 계열, 퓨로세마이드)와 함께 사용하면 독성이 증가하므로 주의가 필요하다.

표 5-3 주요 디기탈리스 제제의 특징

약물명	소화관 흡수	투여법	작용발현시간(분)	최대효과	작용지속일수
디곡신(digoxin)	75%	구강, 정맥주사	5~30분	1.5~3시간	2~6일
데스라노사이드(deslanoside)	0%	정맥주사	10~30분	1~2시간	3~6일

표 5-4 디기탈리스 제제의 특징

약리작용	심장에 대한 다음과 같은 직접작용을 통해 강심작용을 나타낸다. ① 수축력을 높인다(양성 수축촉진작용). ② 심장박동수를 감소시킨다(음성 심박수변동작용). ③ 흥분전도계통에서 흥분전도를 늦춘다(음성 변전도작용).
	직접작용의 결과 발생하는 간접작용으로서 이뇨작용이 나타난다. • 이뇨작용 : 직접작용에 의해 온몸순환 및 신장순환이 개선되어 소변량이 증가한다. 이에 따라 부종이 감소한다.
임상 응용	① 울혈심부전 ② 심방세동(심방잔떨림), 심방조동(심방된떨림) ③ 발작심실위빈맥
부작용	① 심장증상 : 서맥(느린맥)이나 심실(주)기외수축, 방실차단 등의 부정맥 ② 소화기증상 : 식욕부진, 구역질, 구토 ③ 신경증상 : 두통, 현기증
상호작용	저칼륨혈증을 일으키는 이뇨제(싸이아자이드 계열 이뇨제, 퓨로세마이드)와 함께 사용하면 독성이 증가되므로 주의가 필요하다.
주의사항	안전역이 좁고 또 축적작용도 있으므로 치료제의 혈중농도를 감시하여 중독을 방지한다. 특히 맥박을 주의깊게 살펴 서맥 시 투여를 중단한다.

Memo

디기탈리스중독(digitalis poisoning)

디기탈리스 제제의 대표 약물인 디곡신(digoxin)의 경우 0.8ng/mL 이상의 혈중농도에서 치료 효과가 나타나지만, 2ng/mL를 넘으면 중독이 일어난다. 디기탈리스 복용 환자의 20% 이상이 중독을 일으켰다고 하는 보고가 있을 정도로 **디기탈리스중독** 발생률은 높다. 중독증상으로서 표 5-4의 부작용이 나타난다.

Memo

디기탈리스의 발견

18세기 영국에서는 부종(edema)을 제거하는 민간요법으로 20종류 이상의 약초 섞은 제제를 사용해 왔다. 이 혼합제는 확실히 부종을 없앴으나 심한 구토와 설사를 동반하였다.

에든버러대학교에서 의학을 전공하고 1775년부터 버밍엄 병원에서 의사로 근무하던 W. 윈더링은 식물학의 지식도 가지고 있었으므로 이 이야기를 듣고 20종류 이상의 약초 중에서 실제 효과가 있는 것은 디기탈리스(digitalis, fox glove)의 잎일 것으로 추측하였다. 그래서 디기탈리스의 잎으로 만든 차를 부종 환자에게 마시게 한 결과 소변량이 현저하게 증가하고 부기가 치유되었다.

윈더링은 이 약물의 이뇨작용을 보고 디기탈리스는 신장에 작용한다고 생각하였다. 디기탈리스의 약리작용 본질이 심장에 대한 직접작용임이 밝혀진 것은 1930년대에 들어서이다.

윈더링은 이 식물에 대해 10년간 연구를 계속하여 꽃이 활짝 폈을 때 채취한 잎이 가장 약효가 있고 또 잎맥이나 잎자루 부분을 제거해야 한다는 사실도 발견하였다.

지금은 디기탈리스의 잎 자체가 아니라 그 성분인 디기톡신과 디곡신을 치료에 사용한다. 또 그 밖의 식물(협죽도 등)이나 동물(두꺼비 기름 : 섬수)에서도 디기탈리스 유사 작용을 하는 물질이 발견되어 임상에서 응용되고 있다.

(2) β작용제(beta agonist)

교감신경의 β_1수용체를 활성화시켜 심장근육의 수축력과 심장박동수를 증가시키는 약물이다(그림 5–7).

대표적인 약물에는 도부타민(dobutamine), 도파민(dopamine), 데노파민(denopamine) 등이 있다. 심부전 치료에서 주사제인 도부타민은 급성기에 사용되고, 내복약인 데노파민은 도부타민에서의 이탈기에 사용된다. 부작용으로 빈맥, 부정맥, 두근거림, 가슴불쾌감, 과도한 혈압상승 등이 나타날 수 있다.

(3) 포스포다이에스터분해효소억제제(phosphodiesterase inhibitor, PDE억제제)

심장근육 내의 cAMP를 분해하는 포스포다이에스터분해효소(phosphodiesterase, PDE)를 억제하는 약물로, 아미노필린(aminophylline), 올프리논(olprinone), 밀리논(milrinone) 등이 있다(그림 5–7). cAMP는 심장근육세포 내의 칼슘이온농도를 증가시켜 심장근육의 수축을 유발하고, 생성된 cAMP가 PDE에 분해되어 활성을 잃게 되면 심장근육은 이완하게 된다. 따라서 PDE를 억제하면 cAMP의 분해를 막아 그 농도를 증가시키고 이에 따라 심장근육의 수축력을 높이게 된다.

중증 울혈심부전의 단기치료나 심장수술 후 심(장)박출량이 저하된 급성심부전의 단기치료에 사용되며 부정맥, 저혈압, 두통 등의 부작용을 유발한다.

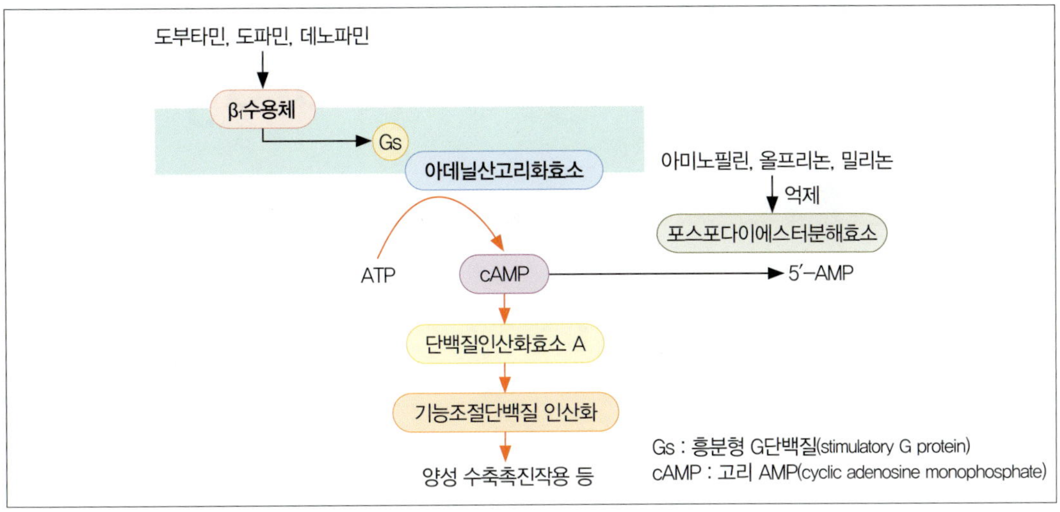

그림 5-7 β작용제와 포스포다이에스터분해효소억제제의 작용부위

복약지도 포인트

① 강심제는 안전역이 좁고 효력이 강하기 때문에 복용량을 엄격하게 지키도록 한다.

② 카테콜아민 제제의 정맥주사는 응급 시 시행되므로 평소에 사용법, 투여량, 부작용을 파악해 둔다. 약물 투여는 심전도모니터링 하에서 실시하며 치사부정맥의 출현에 주의한다.

③ 도파민이나 도부타민은 혈관 밖으로 누출되면 괴사를 일으키므로 중심정맥으로 투여한다.

④ 쇼크로 병태가 갑자기 악화하는 경우가 있으므로 활력징후에 충분히 주의한다.

03 항부정맥제 antiarrhythmic drug

1. 부정맥이란?

자극전도계통에 이상이 생겨 심장박동리듬이 불규칙해지는 것을 말하며, 심부전이나 심근경색증 등의 심장질환, 폐질환, 갑상샘질환, 전해질 이상, 유전자 이상, 약물 부작용 및 흡연, 커피, 과다흥분, 수면부족, 원인 불명 등 다양한 원인에 의해 발생한다.

증상으로 두근거림, 호흡곤란, 가슴 답답함, 실신, 심장마비 등이 나타나며, 심전도검사, 활동 중 심전도(홀터검사), 운동부하 심전도, 심전기생리학 검사, 문진 등을 통해 진단을 내린다.

부정맥은 임상적으로 **빠른부정맥**(빈맥부정맥, tachyarrhythmia)과 **느린부정맥**(서맥부정맥, bradyarrhythmia)으로 나뉜다(표 5-3, 그림 5-8).

부정맥의 치료는 부정맥의 정지와 재발 예방으로 크게 나뉘어 진행된다(그림 5-9).

표 5-5 부정맥의 분류

빠른부정맥(빈맥부정맥)	느린부정맥(서맥부정맥)
A. 심실위빈맥성 부정맥	① 동서맥
① 굴부정맥(동부정맥)	② 굴정지(동정지)
② 발작성 심실위빈맥	③ 굴심방차단(동방차단; 굴심방 전도장애)
③ 심방조동(심방된떨림)	④ 동기능부전증후군(굴기능부전증후군)
④ 심방세동(심방잔떨림)	⑤ 방실차단(방실 전도장애)
⑤ 심실위(주)기외수축	⑥ 다발갈래차단(각차단; 심방 내 전도장애)
B. 심실빈맥성 부정맥	⑦ 박동조율기의 아래쪽 이동
① 심실빈맥	⑧ 비전도의 심방(주)기외수축
② 심실세동 · 심실조동(심실잔떨림 · 심실된떨림)	⑨ 발작성 심실위빈맥 후의 느린부정맥
③ 심실(주)기외수축	

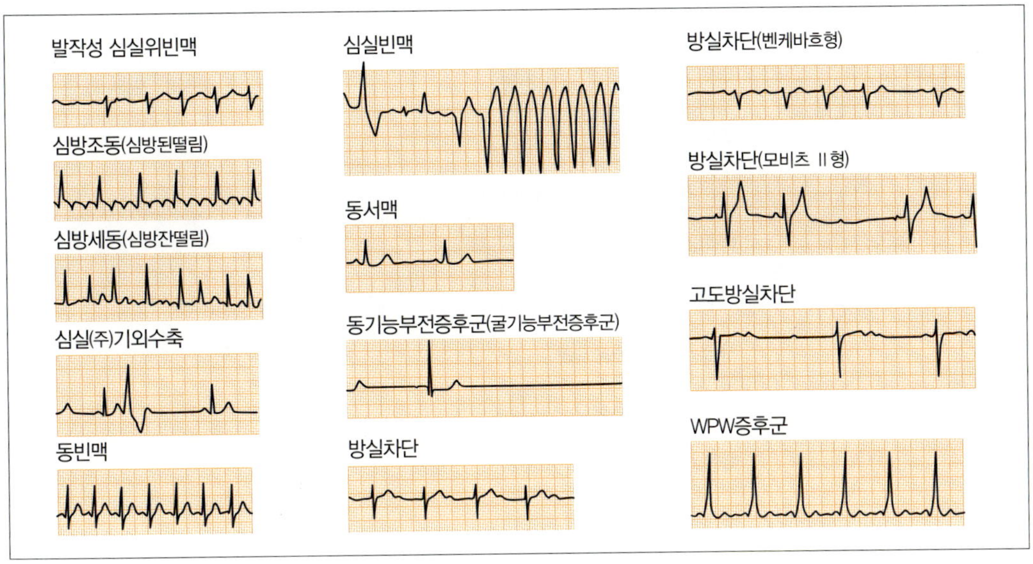

그림 5-8 주요 부정맥의 파형

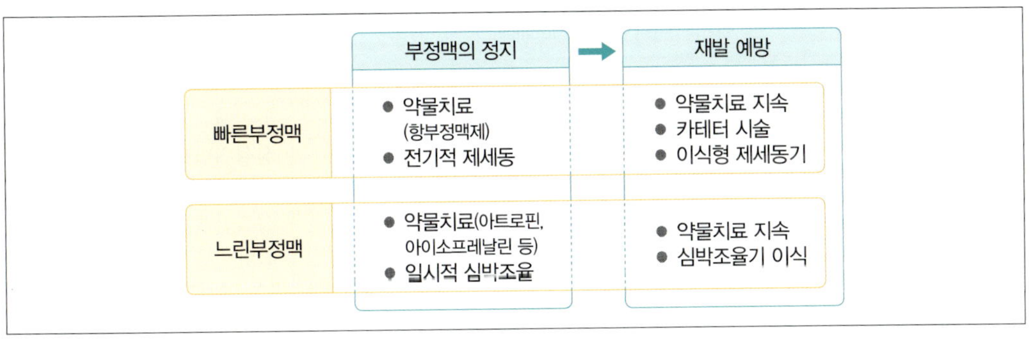

그림 5-9 부정맥의 치료 개요

2. 항부정맥제의 종류

항부정맥제(antiarrhythmic drug)는 심장의 불규칙한 박동인 부정맥을 치료하고 재발을 방지하는 약물로, 심장근육에 작용하여 세포막을 안정화시킴으로써 심장의 수축간격을 연장하고 심장박동수를 감소시킨다.

현재 사용되는 부정맥의 분류는 2종류가 있는데, 소듐이온(Na^+) 등 이온의 생리적 특성을 토대로 만들어진 본 윌리엄스(Vaughan Williams)의 분류(표 5-6)와 부정맥의 작용기전을 토대로 치료 표적을 만들어 약물을 선택하는 시칠리안 갬빗(Sicilian Gambit)의 분류가 있다. 약리작용을 파악하는 데는 본 윌리엄스의 분류가 이해하기 쉬우므로 여기서는 이를 기준하여 살펴보기로 한다.

또한 각 약물이 작용하는 부위는 굴심방결절(동(심)방결절), 심방(상실), 방실결절, 심실 등이기 때문에 부정맥이 어느 부위의 이상으로 발생했는지에 따라 선택되는 약물이 달라진다. 각 약물을 사용했을 때의 활동전위 변화는 그림 5-10과 같다.

표 5-6 항부정맥제의 분류

<table>
<tr><th colspan="4">분류</th><th>일반명</th><th>대상이 되는 주요 부정맥</th></tr>
<tr><td rowspan="12">1</td><td rowspan="12">Class I
(Na$^+$통로
차단제)</td><td rowspan="6">활동전위
지속시간
(연장형)</td><td rowspan="6">IA</td><td>퀴니딘(quinidine)</td><td rowspan="6">심실위(주)기외수축
심방세동(심방잔떨림)
심방조동(심방된떨림)
심실위빈맥
심실빈맥</td></tr>
<tr><td>프로케인아마이드(procainamide)</td></tr>
<tr><td>다이소피라마이드(disopyramide)</td></tr>
<tr><td>인산다이소피라마이드(disopyramide phosphate)</td></tr>
<tr><td>시벤졸린(cibenzoline)</td></tr>
<tr><td>피르메놀(pirmenol)</td></tr>
<tr><td>(불변형)</td><td rowspan="3">IB</td><td>아프린딘(aprindine)</td><td rowspan="3">심실위(주)기외수축
심실빈맥</td></tr>
<tr><td rowspan="2">(단축형)</td><td>리도케인(lidocaine)*</td></tr>
<tr><td>멕시레틴(mexiletine)</td></tr>
<tr><td rowspan="3">(불변형)</td><td rowspan="3">IC</td><td>프로파페논(propafenone)</td><td rowspan="3">Ia와 동일</td></tr>
<tr><td>플레카이나이드(flecainide)</td></tr>
<tr><td>필시카이나이드(pilsicainide)</td></tr>
<tr><td rowspan="5">2</td><td colspan="3" rowspan="5">Class II(β차단제)</td><td>프로프라놀롤(propranolol)</td><td rowspan="5">동빈맥
심실위빈맥
심실위(주)기외수축
심실빈맥
심방세동</td></tr>
<tr><td>비소프롤롤(bisoprolol)</td></tr>
<tr><td>아테놀롤(atenolol)</td></tr>
<tr><td>란디올롤(landiolol)</td></tr>
<tr><td>에스몰롤(esmolol)</td></tr>
<tr><td rowspan="3">3</td><td colspan="3" rowspan="3">Class III(K$^+$통로차단제)</td><td>아미오다론(amiodarone)**</td><td rowspan="3">심실빈맥
비대심근병증을 합병한 발작성
심방세동</td></tr>
<tr><td>니페카란트(nifekalant)</td></tr>
<tr><td>소타롤(sotalol)</td></tr>
<tr><td rowspan="3">4</td><td colspan="3" rowspan="3">Class IV(Ca^{2+}통로차단제)</td><td>베라파밀(verapamil)</td><td rowspan="3">심실위빈맥
심방세동</td></tr>
<tr><td>딜티아젬(diltiazem)</td></tr>
<tr><td>베프리딜(bepridil)</td></tr>
<tr><td rowspan="3">5</td><td colspan="3" rowspan="3">디기탈리스 제제</td><td>디곡신(digoxin)</td><td rowspan="3">심방세동
심실위빈맥</td></tr>
<tr><td>메틸디곡신(methyldigoxin)</td></tr>
<tr><td>데스라노사이드(deslanoside)</td></tr>
<tr><td>6</td><td colspan="3">항콜린제</td><td>아트로핀(atropine)</td><td>동기능부전증후군(굴기능부전증후군)
방실차단</td></tr>
</table>

* 정맥내주사 또는 점적 정맥주사로 투여한다.
** 다른 약물로 효과가 나타나지 않는 난치성 부정맥에 사용된다.

1) Class I(소듐이온통로차단제)

Class I 약물은 모두 소듐이온(Na^+) 통로가 열리는 것을 억제하여 활동전위가 급격히 상승하는 것을 방지한다. 즉, 세포의 흥분을 억제하거나 세포의 흥분이 다른 세포로 잘 전달되지 않게 하는 작용을 한다. Class I은 다시 IA, IB, IC로 나뉘며 각각 활동전위 지속시간의 변화에 특징이 있다.

(1) Class IA

활동전위를 연장시키는 유형으로, 불응기도 연장시킨다. 즉, 불응기를 연장시킴으로써 부정맥을 억제한다. **퀴니딘**(quinidine), **프로케인아마이드**(procainamide), **시벤졸린**(cibenzoline) 등이 있다.

(2) Class IB

소듐이온 통로가 열리는 것을 억제하지만 활동전위를 단축시키는 유형으로, 불응기는 불변하거나 약간 짧아진다. 불응기가 짧아지면 오히려 부정맥이 발생하기 쉽다고 생각할 수 있지만, 이 약물은 활동전위가 끝난 후 그 다음에 오는 소듐이온의 전류를 들어오기 어렵게 하므로 부정맥은 잘 일어나지 않는다. **아프린딘**(aprindine), **리도케인**(lidocaine), **멕시레틴**(mexiletine) 등이 있다.

(3) Class IC

소듐이온 통로가 열리는 것을 억제하지만 활동전위를 변경시키지 않는 유형으로, 불응기는 불변하거나 약간 연장된다. Class I 중에서는 동일한 농도로 비교했을 때 Class IC가 가장 억제작용이 강하다고 알려져 있다. **프로파페논**(propafenone), **플레카이나이드**(flecainide), **필시카이나이드**(pilsicainide) 등이 있다.

Memo

불응기(refractory period)

신경세포나 근육세포에 문턱자극을 수 밀리세컨드(msec) 이내의 간격으로 반복해서 가하면 맨 처음 자극에는 반응하여 활동전위가 일어나지만, 이후 일정 기간의 자극에 상응하는 활동전위의 발생이 관찰되지 않는다. 이 기간을 불응기라고 하며 전대불응기와 상대불응기로 나눌 수 있다.

① **절대불응기(absolute refractory period)**

활동전위의 탈분극과 재분극의 과정에서 새로운 자극에 대한 흥분성을 완전히 상실한 기간을 말한다.

Memo

불응기(refractory period) (계속)

② **상대불응기(relative refractory period)**

상대불응기에 이어서 나타나며 흥분성이 아직 저하되어 있는 기간을 말한다. 즉, 문턱자극에는 활동전위를 발생하지 않지만, 문턱값 이상 자극을 가하면 활동전위가 발생한다. 이는 불활성 상태에 있던 소듐이온통로가 재분극 과정에서 점차 회복하는 시기이다.

2) Class Ⅱ(β차단제)

Class II 약물은 cAMP의 농도를 감소시켜 칼슘이온(Ca^{2+}) 통로를 닫아 교감신경에 의한 과도한 심장근육의 흥분을 억제한다. 굴심방결절(동(심)방결절)의 β_1수용체에 의한 자극이나 심실근육의 β수용체 자극에 대해 억제적으로 작용한다. 프로프라놀롤(propranolol), 비소프롤롤(bisoprolol), 아테놀롤(atenolol), 란디올롤(landiolol), 에스몰롤(esmolol) 등이 있다.

3) Class Ⅲ(포타슘이온통로차단제)

Class III 약물은 포타슘이온(K^+) 통로가 열리는 것을 억제해서 포타슘이온의 이동을 억제함으로써 활동전위를 연장시키고 불응기를 연장시킨다(그림 5-10). 아미오다론(amiodarone), 니페카란트(nifekalant), 소타롤(sotalol) 등이 사용된다. 단, 아미오다론은 칼슘이온 통로, 소듐이온 통로, β수용체도 억제하는 작용을 가진다.

4) Class Ⅳ(칼슘이온통로차단제)

Class IV 약물은 굴심방결절(동(심)방결절)이나 방실결절을 억제하는 작용을 가진다. 굴심방결절이나 방실결절은 세포 내로 칼슘이온의 유입이 억제되면 흥분이 억제된다.

주로 칼슘대항제가 사용된다. 다이하이드로피리딘(dihydropyridine) 계통은 부정맥 치료에는 사용되지 않고 주로 베라파밀(verapamil), 딜티아젬(diltiazem), 베프리딜(bepridil)이 사용된다.

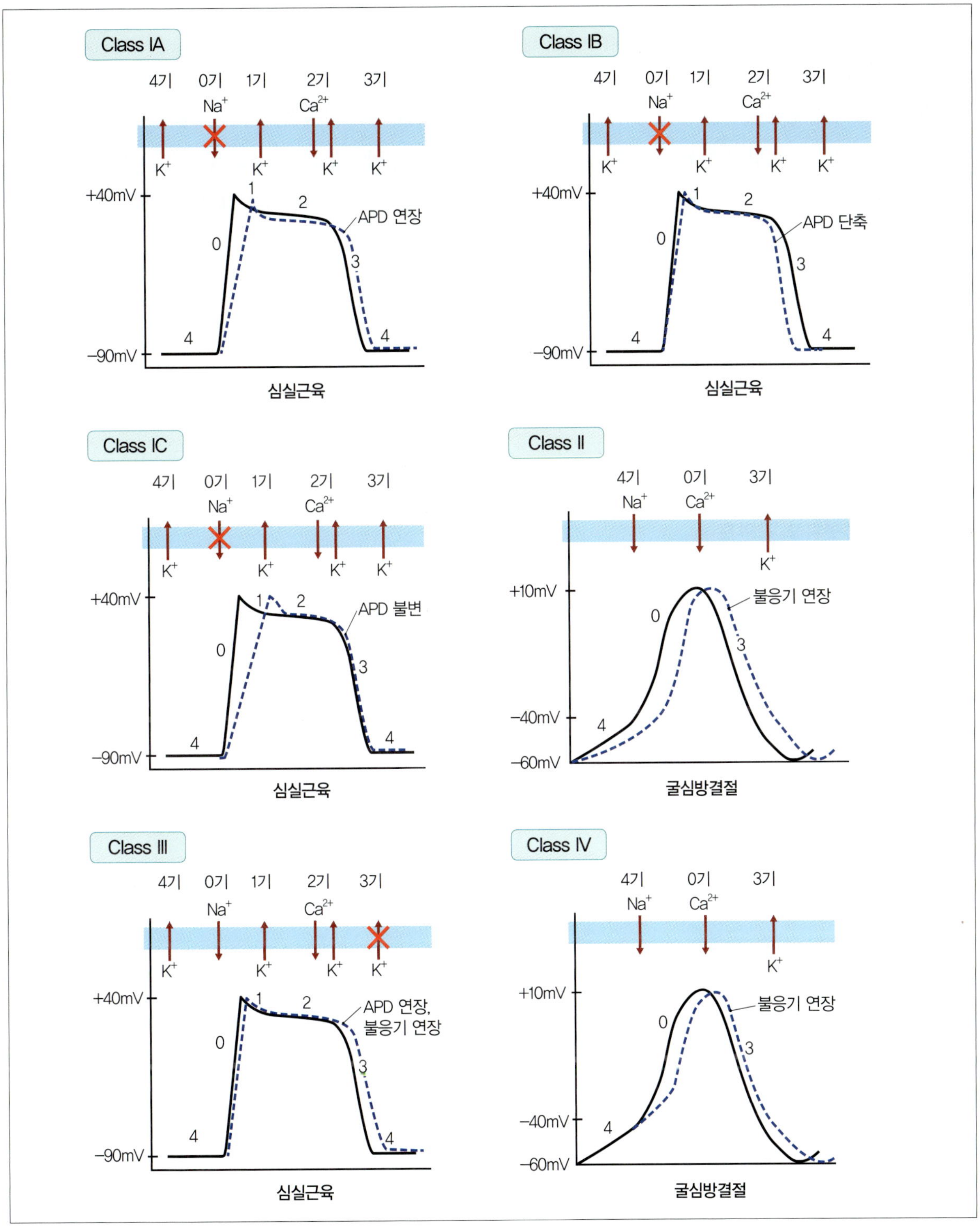

그림 5-10 항부정맥제에 따른 활동전위의 변화

APD : 활동전위 지속시간(action potential duration)

5) 디기탈리스(digitalis) 제제

디기탈리스는 세포막에 있는 Na^+-K^+ 교환펌프의 기능을 억제함으로써 세포 내의 칼슘이온이 증가해서 심장의 수축력을 향상시키는 약물이다. 부정맥에 대해서는 Na^+-K^+ 교환펌프가 억제됨으로써 교감신경의 활동이 약해지고 굴심방결절(동(심)방결절)의 자동능이 억제되어 방실결절로 전도되는 것을 억제한다.

대표적인 약물에는 **디곡신**(digoxin), **메틸디곡신**(methyldigoxin), **데스라노사이드**(deslanoside) 등이 있다.

6) 항콜린제(anticholinergic)

아트로핀(atropine)은 맥이 느려지는 서맥(느린맥) 유형의 부정맥에 사용된다. 이것은 부교감신경을 차단함으로써 맥박수를 높인다. 따라서 교감신경이 우위가 된다.

복약지도 포인트

① 약의 부작용에 대해 설명하고 복용량을 지키도록 지도한다.

② (주)기외수축은 수가 많아도 기본적으로는 생명에 지장이 없는 양성으로, 걱정할 필요가 없다는 것을 충분히 설명하여 환자가 불안해하지 않도록 한다.

③ 환자에게 발작적 부정맥이 나타날 경우를 대비해 대처방법을 설명한다. 예를 들어 발작성 심실위빈맥인 경우는 숨참기, 구토반사 등을 이용하도록 지도한다.

④ 빈맥성 심방세동(심방잔떨림)에서는 심박수와 맥박수에 차이가 발생하는(맥박결손) 경우가 있으므로 주의한다.

04 항협심증제 antianginal

1. 협심증이란?

협심증(angina pectoris)은 관상동맥(심장동맥)의 장애(동맥경화, 혈관경련 등)로 인해 일과성 심근허혈이 발생하고 그 결과 산소가 부족하여 가슴통증이 발작성으로 발생하는 질환이다.

협심증은 원인에 따라 **안정협심증**(stable angina), **불안정협심증**(unstable angina), **변형협심증**(variant angina)으로 나뉜다(그림 5-11, 표 5-7).

- **협심통증(anginal pain)의 발생부위** : 보통 왼쪽 앞가슴, 간혹 등이나 명치부위에서 발생한다. 오른쪽 가슴의 통증은 비교적 적다.
- **협심통증의 정도** : 심근허혈의 범위와 꼭 관련이 있는 것은 아니다.
- **협심통증의 지속** : 안정협심증 … 3~5분 정도에 호전(안정을 취하면 완화)
  불안정협심증 … 수분~20분 이내에 호전되며 30분 이상 지속되는 경우는 심근경색증을 의심
  변형협심증 … 수분~15분 정도에 호전
- **협심증발작의 빈도** : 안정협심증 … 1~2회/일(일정하며 예측 가능)
  불안정협심증 … 3회 이상/일(증가하거나 예측 불가)
  변형협심증 … 1~2회/주(간헐적)
- **나이트로글리세린** : 혀밑(설하) 복용으로 1~2분 만에 호전된다. 효과가 없는 경우에는 급성심근경색증, 중증 불안정협심증 또는 심장 이외의 질환을 의심한다.
- **심전도 소견** : 발작이 없을 때에는 심전도에 변화가 나타나지 않는다. 허혈 시 변화된다.

Memo

심장의 운동량을 결정하는 요인

① 전부하(심장으로 공급되는 혈액량, 정맥환류량)
② 후부하(심장에서 혈액을 내보낼 때의 압력, 혈관저항)
③ 심장의 수축력
④ 심박수

항협심증제

그림으로 이해하는 약 이야기

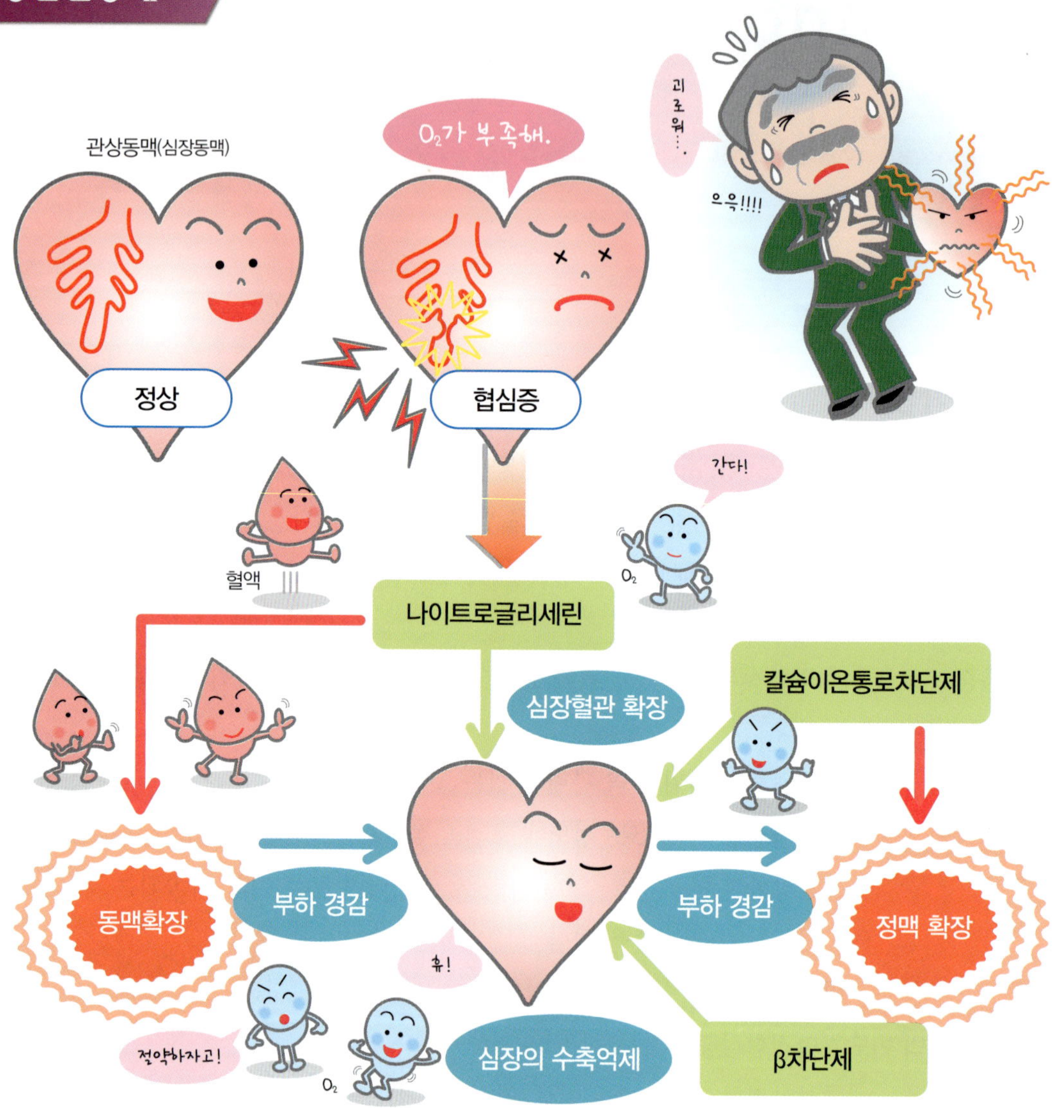

심장에 영양을 공급하는 관상동맥(심장동맥)의 혈류량이 감소해서 심장에 부하가 가해지는 것이 협심증(심장동맥이 완전히 막혀 혈류가 끊긴 상태가 심근경색증)이다. 즉, 심장 활동에 필요한 산소가 공급되고 있지 않은 상태이며 가슴이나 그 주위에 통증을 일으킨다.

협심증 증상을 완화시키기 위해서는 ①관상동맥을 확장해서 심장으로 가는 산소 공급량을 늘리고, ②정맥에서 되돌아오는 혈류량을 줄여서 심장에 가해지는 부하를 줄이며, ③동맥을 확장하여 심장이 혈액을 내보낼 때의 부하를 감소시키고, ④심장의 수축기능을 억제하여 산소소비량을 억제하는 등의 방법이 시행된다. 협심증의 특효약으로 알려진 나이트로글리세린(nitroglycerin; 질소화합물)은 ①②의 효과를 발휘한다. 칼슘이온통로차단제는 ①③, β차단제는 ④의 효과를 발휘한다. 또, 혈관확장제는 협심증 발작에는 효과가 없으나 그 예방에 이용된다.

질소화합물
- 나이트로글리세린
- 아이소소바이드

칼슘이온통로차단제
- 베라파밀
- 나이페디핀
- 딜티아젬

β차단제
- 프로프라놀롤
- 핀돌롤

혈관확장제
- 다이피리다몰

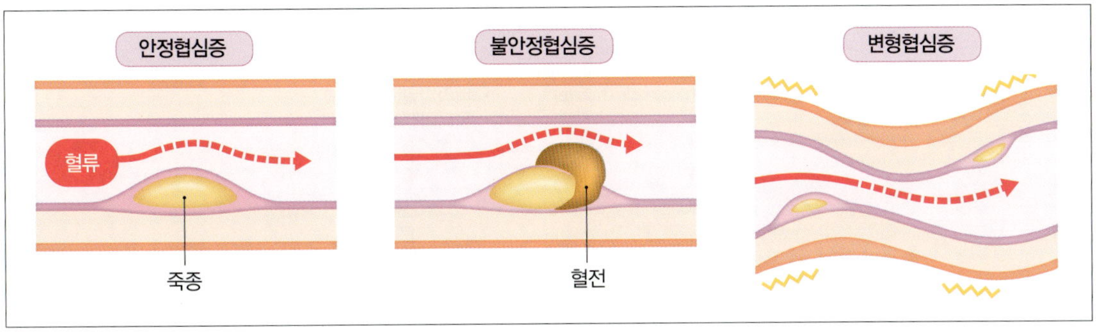

그림 5-11 협심증의 원인

표 5-7 협심증의 원인과 치료제

	안정협심증	불안정협심증	변형협심증
원인	관상동맥에 동맥경화 등에 의한 기질적 협착이 존재하고 운동부하로 발생하는 산소수요증가에 공급이 따라가지 못해 발생한다.	관상동맥 안에서 죽종 파열에 의한 혈전형성으로 급격하게 협착이 진행되어 발생한다.	안정 시 관상동맥이 일과성으로 연축하여 혈액의 흐름이 장애를 받아 산소공급이 감소하기 때문에 발생한다.
증상발현 시기	일상의 운동 중에 발생한다.	안정 시에도 출현하며, 최근 3주 이내에 새롭게 출현하거나 서서히 악화된다.	야간에서 이른 아침에 걸쳐 발생하며, 가슴통증 때문에 잠에서 깨는 경우가 많다.
발작 치료	① 안정 ② 나이트로글리세린 (nitroglycerin; 설하정) ③ 아이소소바이드 (isosorbide dinitrate; 설하정)	① 나이트로글리세린(설하정) ② 아이소소바이드(설하정)	① 나이트로글리세린(설하정) ② 아이소소바이드(설하정)
발작 예방	① β차단제 ② 나이트로글리세린(연고, 테이프) ③ 아이소소바이드(테이프, 서방정)	① 항혈소판제 및 항응고제 ② β차단제 또는 칼슘이온통로차단제 ③ 나이트로글리세린(연고, 테이프) ④ 아이소소바이드(테이프, 서방정) ⑤ 이상지질혈증 치료제	① 칼슘이온통로차단제 ② 나이트로글리세린(연고, 테이프) ③ 아이소소바이드(테이프, 서방정)

2. 항협심증제의 종류

항협심증제(antianginal)는 혈관을 확장시켜 심장근육으로 가는 산소공급량을 증가시키거나 심장근육의 산소소비량을 감소시키는 약물이다(그림 5-12). 심장근육은 산소의존도가 높아 혈액 중에 함유되어 있는 산소의 약 70%를 사용한다. 다른 장기가 15~20%인 것에 비하면 현저하게 많은 양이다. 항협심증제는 크게 질소산화물, 칼슘이온통로차단제, β차단제의 3가지로 나눌 수 있으며, 그 밖에도 말초혈관 질환자의 순환을 증가시키기 위해 혈관확장제를 사용하기도 한다.

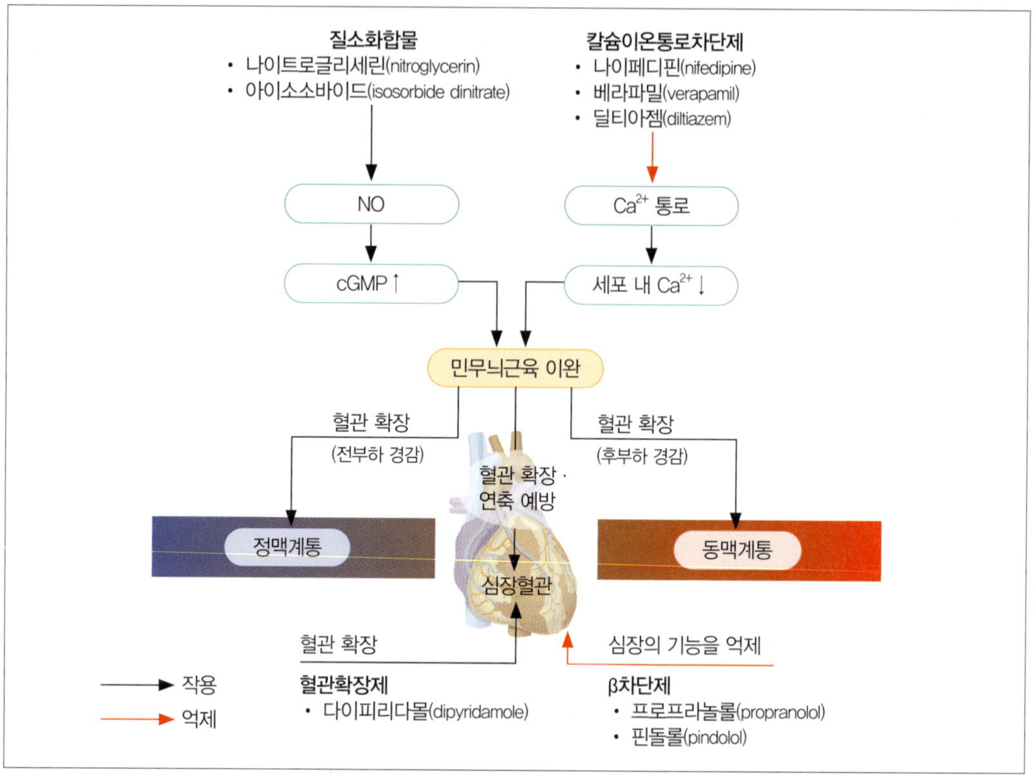

그림 5-12 항협심증제의 작용기전

1) 질소화합물(nitrogen compound)

다음과 같은 2가지 작용이 있어 협심증 발작과 발작 예방에 사용된다.

① 관상동맥(심장동맥)을 확장시켜 허혈부위로 가는 산소공급을 증가시키는 작용을 한다.

② 정맥에서 심장으로 가는 혈액환류량을 감소시켜 심장의 부하를 줄이고, 심장근육의 산소소비량을 감소시키는 작용을 한다.

대표적 약물에는 **나이트로글리세린**(nitroglycerin), **아이소소바이드**(isosorbide dinitrate) 등이 있다.

(1) 나이트로글리세린(nitroglycerin)

심장의 영양혈관을 확장시켜 심장근육의 혈류량을 증가시킴으로써 허혈상태를 개선하는 약물이다. 협심증 발작(가슴통증)을 완화시키거나 발작을 예방하는 데 사용되며, 온몸의 혈관도 확장시키기 때문에 심장으로 돌아오는 혈액이 감소되어 심장의 부담도 감소되므로 심장근육의 산소소비량이 억제되어 허혈상태가 개선된다.

경구투여하면 대부분이 간에서 분해되어 전신의 혈류로 들어가지 않는다(첫째통과효과 100%). 따라서 설하정으로 투여하여 구강점막을 통해 흡수시킨다. 그 외에도 입안으로 분무하는 형태, 정맥 내에 투여하거나 연고로 만들어 테이프에 펴 발라 팔이나 가슴에 붙여서 피부를 통해 흡수시키는 형태 등이 있다.

[사용 시 주의사항]

① 정제(설하정)는 삼키지 말고 혀밑에서 침으로 녹인다. 입안이 건조할 때는 물을 조금 마셔 혀를 촉촉하게 한다. 효과는 1~2분 안에 나타나는데 5분이 지나도 효과가 나타나지 않을 때에는 1정을 더 복용한다. 1회 발작에 5분 간격으로 최대 3정까지 사용할 수 있다.

② 스프레이 형태는 사용 전에 공중에 한번 분사한 다음 투여하는데, 입에서 2cm 정도 떨어진 거리에서 숨을 참고 분사한다. 30초 동안은 침을 삼키지 말아야 하는데 그렇지 않으면 효과가 확실하지 않다. 최근에는 피부 부착용 패치도 사용된다. 그러나 내성이 쉽게 발생할 수 있으므로 낮에 12시간 동안 부착하고 밤 12시간은 제거한다.

③ 설하정이나 스프레이 모두 효과가 없을 때에는 심근경색증이 의심되며 즉시 담당의사에게 연락하거나 응급실로 이송하여야 한다.

[부작용]

저혈압, 빈맥(빠른맥), 두통 등이 나타난다.

(2) 아이소소바이드(isosorbide dinitrate)

경구투여가 가능하며, 그 밖에 혀밑(설하)투여나 피부경유(경피)투여도 적용된다.

2) 칼슘이온통로차단제(calcium-channel blocker)

인체의 혈관(민무늬근육)이 수축할 때 필요한 칼슘이온의 유입(칼슘이온 통로를 통해)을 선택적으로 억제함으로써 혈관이 확장되어 혈압을 낮추는 약물로, **베라파밀**(verapamil), **나이페디핀**(nifedipine), **딜티아젬**(diltiazem) 등이 있다(표 5-8). 또 세포 내 칼슘이온 농도가 감소되면 심장근육이나 심장혈관 및 말초혈관의 민무늬근육 수축이 억제된다(뼈대근육은 거의 영향을 받지 않음). 따라서 고혈압뿐만 아니라 협심증, 부정맥 치료제로도 사용된다.

표 5-8 주요 칼슘이온통로차단제의 작용

약물명	심장혈관 확장	말초혈관 확장	심장근육 수축 감소	방실전도 감소	임상응용
베라파밀(verapamil)	+++	++	+	++	협심증, 부정맥
나이페디핀(nifedipine)	+++	+++	−	−	협심증, 고혈압
딜티아젬(diltiazem)	+++	+	±	+	협심증, 부정맥, 고혈압

[부작용]

급격한 혈압저하에 동반하는 두근거림이나 빈맥, 잇몸비대와 졸음, 간기능장애, 남성의 여성형유방(증), 혈소판감소, 변비 등의 소화기증상이 있다.

[금기증]

투약을 피해야 하는 경우는 임부나 임신 가능성이 있는 여성, 과민증, 심장성쇼크, 급성심근경색증, 뇌내출혈, 뇌졸중 급성기의 두개내압 상승 환자, 울혈심부전, 제2도 이상의 방실차단, 동기능부전증후군(굴기능부전증후군) 등이 있다.

복약지도 포인트

① 칼슘이온통로차단제는 널리 사용되는 혈압강하제로, 생체의 칼슘 흡수(우유나 뼈째 먹는 생선)에는 영향이 없으므로 골다공증(osteoporosis) 환자가 복용해도 문제가 없다.
② 약물의 종류에 따라서는 감귤류 과일과 함께 복용하면 성질이 안 맞으므로 환자의 약물을 확인해서 조언해주도록 한다.
③ 약물에 따라 서방제제 등에서 혈중 반감기가 길어 하루 1회나 2회만 복용해도 되는 약물이 있으므로 확인이 필요하다.
④ 노인의 경우 자가관리에 문제가 있는 경우도 있으므로 잘 조언하여 합병증을 미연에 방지하도록 한다.

Memo

칼슘이온통로차단제와 자몽

딜티아젬(diltiazem) 제제에서는 관찰되지 않지만, 나이페디핀(nifedipine), 실니디핀(cilnidipine), 에포니디핀(efonidipine), 베니디핀(benidipine), 베라파밀(verapamil), 닐바디핀(nilvadipine), 아젤니디핀(azelnidipine) 등의 칼슘이온통로차단제와 자몽을 함께 섭취하면 혈압강하 효과가 증가해서 현기증이나 휘청거림 등의 증상이 나타나기도 한다. 이는 자몽 과즙 안에 있는 성분이 소화관, 특히 소장(작은창자) 융모의 내피세포에 있는 칼슘이온통로차단제를 불활성화하는 데 필요한 사이토크롬 P450(cytochrome P450), 특히 그 아류형인 3A4를 불활성화하는 데 기인한다.

또 칼슘이온통로차단제 외에도 에리트로마이신(erythromycin; 항균제), 아미오다론(amiodarone; 부정맥 치료제), 염산펙소페나딘(fexofenadine HCl; 항알레르기제), 게피티니브(gefitinib; 항암제), 다이아제팜(diazepam; 항불안제), 실로스타졸(cilostazol; 항혈소판제), 심바스타틴(simvastatin; 고지질혈증 치료제), 트라이아졸람(triazolam; 수면제), 프레드니솔론(prednisolone; 스테로이드), 카바마제핀(carbamazepine; 항뇌전증제) 등의 복용 시에도 자몽의 영향을 받는다.

3) β차단제(beta blocker)

심박수나 심장수축력을 감소시켜 심장기능을 억제하거나 심장근육의 산소소비량을 감소시킴으로써 고혈압 환자의 혈압을 낮추는 약물이다. 복용 또는 주사로 투여한다.

대표적인 약물에는 **프로프라놀롤**(propranolol)과 **핀돌롤**(pindolol)이 있다.

[금기증]

심장의 기능을 억제하기 때문에 울혈심부전이나 고도의 서맥(느린맥) 환자에게는 금기이다. 또 비선택성 β차단제는 기관지천식 환자의 발작을 유발할 위험이 있기 때문에 처방하지 않는다. 그 외에 심장성 쇼크, 굴차단(동성차단), 당뇨병케토산증(diabetic ketoacidosis), 방실차단 등이 있는 경우에는 금기이다.

Memo

베타수용체(beta receptor)

생체의 자율신경 중에서 교감신경의 전달물질인 에피네프린, 노르에피네프린의 수용체는 효과기별로 α수용체, β수용체로 분류된다. α수용체에는 α_1, α_2의 두 종류가 있으며 말초혈관의 수축과 자궁수축에 관여한다. β수용체에는 β_1, β_2, β_3의 3종류 아형(subtype)이 있는데, β_1수용체는 심장에 존재하고, β_2수용체는 폐 등에 존재한다. β_3수용체는 지방세포에 존재하고 있어 지방의 대사항진에 작용한다.

4) 혈관확장제(vasodilator)

심장혈관을 확장시키는 작용이 있어서 협심증 예방이나 심근경색증 재발 방지에 사용되지만, 협심증 발작 시에는 효과가 없다. 경구투여하며 대표적인 약물에는 **다이피리다몰**(dipyridamole)이 있다.

복약지도 포인트

① 항협심증제를 사용하는 목적, 예를 들어 발작 완화인지 예방인지를 분명히 이해시킨다.
② 나이트로글리세린은 기립저혈압에 따른 현기증, 실신이 나타나기도 하므로 앉아서 복용하게 한다.
③ 나이트로글리세린은 휘발성이므로 약병에서 꺼내면 효력이 사라진다. 실온에서 보관하는 경우에는 3개월마다 새로운 약물로 교환한다.
④ 협심증 발작 시의 대처법을 지도한다.
⑤ 협심증에서 심근경색증으로 발전하는 경우가 있으므로 그때의 대처법을 잘 지도한다.

05 항고혈압제
antihypertensive drug

1. 고혈압이란?

심장이 수축하여 혈액을 내보낼 때의 압력을 수축기압(최고혈압)이라고 하고, 심장이 확장하여 혈액을 받아들일 때의 압력을 확장기압(최저혈압)이라고 한다. **고혈압**(hypertension)은 수축기압이 140mmHg 이상이거나 확장기압이 90mmHg 이상인 경우를 말한다(표 5-9).

고혈압은 원인 질환이 분명한 이차고혈압(secondary hypertension)과 원인이 분명하지 않은 본태고혈압(essential hypertension)으로 크게 나뉘는데, 고혈압 환자의 약 90%가 본태고혈압이다. 이차고혈압의 원인 질환에는 신(장)성고혈압, 일차알도스테론증, 쿠싱증후군, 크롬친화세포종, 레닌 생산 종양 및 대동맥협착증 등이 있다.

고혈압의 위험인자에는 고령, 남성, 고혈압 가족력, 비만, 당뇨병, 고콜레스테롤혈증, 흡연, 혈관질환의 과거력 등이 있다. 고혈압이 만성적으로 지속되면 관상동맥질환, 뇌졸중, 신부전 등 전신에 걸친 다양한 합병증을 일으킬 수 있다.

표 5-9 혈압 기준치(2022년 고혈압 진료지침)

혈압분류		수축기압(mmHg)		확장기압(mmHg)
정상혈압*		< 120	그리고	< 80
주의혈압		120~129	그리고	< 80
고혈압 전단계		130~139	또는	80~89
고혈압	1기	140~159	또는	90~99
	2기	≧ 160	또는	≧ 100
수축기단독고혈압		≧ 140	그리고	< 90

* 심혈관질환의 발병 위험이 가장 낮은 최적혈압

1) 고혈압의 치료 목적

① 고혈압이 계속되어 발생하는 장기장애(심장비대, 혈관비후, 경증의 요단백, 혈청크레아틴 상승)를 방지한다.

② 고혈압 관련 합병증인 뇌혈관장애, 심부전, 협심증·심근경색증, 신부전, 대동맥박리, 폐쇄동맥경화증 등을 방지한다.

2) 고혈압의 병태와 혈압강하 치료 방침

혈압이 그다지 높지 않더라도 합병증이 있는 경우에는 약물치료를 시작한다.

[약물치료의 시작 조건]

① 고혈압 전단계 : 당뇨병, 신부전, 심혈관질환이 동반된 경우

② 1기 고혈압 : ①의 동반 조건 또는 위험인자 3개 이상, 무증상 장기손상이 동반된 경우

③ 2기 고혈압 : ①과 ②의 동반 조건 또는 위험인자가 1개 이상 동반된 경우

2. 항고혈압제의 종류

항고혈압제(antihypertensive drug)는 정상 혈압보다 높아진 혈압을 낮추는 약물로, 고혈압약, 혈압강하제, 혈압저하제 등으로 불린다. 체내 수분량을 감소시키는 작용, 혈관 수축물질을 억제하거나 혈관을 확장시키는 작용, 심장근육의 수축력을 감소시키거나 심장박동수를 감소시킴으로써 심장의 과도한 수축을 억제하는 작용을 통해 혈압을 낮춘다(그림 5-13).

항고혈압제는 혈압을 낮추는 기전에 따라 크게 **이뇨제**(이뇨제 항목 참조), **교감신경차단제**(중추성 혈압강하제, 신경차단제, 수용체차단제, 신경절차단제 등), **혈관확장제**(ACEI, ARB, 칼슘이온통로차단제 등)로 나뉜다(표 5-2 참조).

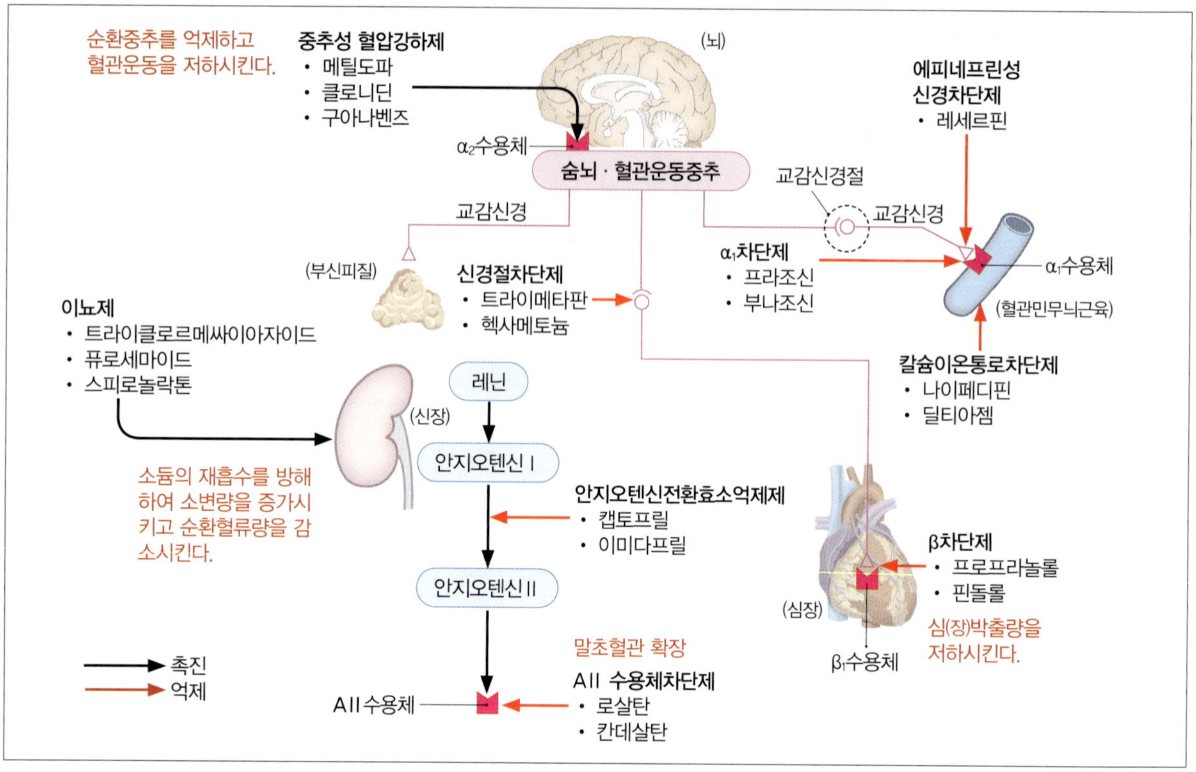

그림 5-13 항고혈압제의 작용부위

1) 교감신경차단제(sympatholytic)

(1) α차단제(alpha blocker)

교감신경의 α수용체 중 혈관과 방광 민무늬근육의 수축을 유발하는 α_1수용체의 작용을 차단하는 약물로, 혈관의 수축을 억제함으로써 혈압을 낮춘다. **프라조신**(prazosin), **부나조신**(bunazosin) 등이 있으며, 전립샘비대를 동반한 고혈압 환자에게 효과적이다. 기립저혈압을 유발할 수 있으므로 주의가 필요하다.

(2) β차단제(beta blocker)

교감신경을 흥분시키는 신경전달물질이 β수용체에 결합하는 것을 차단함으로써 심장근육의 수축력과 심장박동수를 감소시키는 약물이다. **프로프라놀롤**(propranolol), **핀돌롤**(pindolol) 등이 있으며 부작용으로 서맥, 천식, 말초혈류장애가 유발될 수 있다.

2) 혈관확장제(vasodilator)

(1) 안지오텐신전환효소억제제(angiotensin-converting enzyme inhibitor, ACEI)

혈압을 올리고 염분과 수분을 축적시키는 레닌-안지오텐신-알도스테론계통(RAAS)에 작용하는 약물이다. 혈관을 수축시키고 체내 수분량을 증가시키는 안지오텐신 II(angiotensin II)의 생성에 관여하는 안지오텐신전환효소(angiotensin-converting enzyme, ACE)의 작용을 억제함으로써 혈관을 확장시키고 체내 수분량을 감소시켜 혈압을 낮춘다.

캡토프릴(captopril), 이미다프릴(imidapril) 등이 있으며, 부작용으로 마른기침, 미각장애, 발진이 유발될 수 있다.

(2) 안지오텐신수용체차단제(angiotensin II receptor blocker, ARB)

ACEI와 마찬가지로 RAAS에 작용하는 약물로, 혈압을 증가시키는 원인 물질인 안지오텐신 II가 수용체에 결합하는 것을 막음으로써 혈관을 확장시키고 체내 수분량을 감소시켜 혈압을 낮춘다.

로살탄(losartan), 칸데살탄(candesartan) 등이 있다.

(3) 칼슘이온통로차단제(calcium channel blocker)

심장과 혈관 민무늬근육의 세포막에 존재하는 칼슘이온 통로를 차단함으로써 근육 수축에 필요한 칼슘이온의 세포 내 유입을 억제한다. 이로써 심장근육의 수축력을 감소시키거나 혈관을 확장시켜 혈압을 낮춘다.

나이페디핀(nifedipine), 딜티아젬(diltiazem)이 있으며 부작용으로 홍조, 변비, 잇몸비대, 일시적 빈맥 등이 유발되기도 한다.

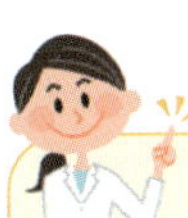

복약지도 포인트

① 장기간의 치료가 필요하므로 약 복용을 잘 유지시키고 부작용에 주의한다.
② 치료 목적이 합병증의 예방과 예후 개선에 있다는 점을 이해시킨다.
③ 생활습관 개선의 중요성을 이해시킨다.
④ 약물 때문에 악화될 가능성이 있는 질환의 증상에 주의한다(특히 β차단제; 심부전, 부정맥, 기관지천식 등).

06 항고지혈증제 antihyperlipidemic drug

1. 고지혈증이란?

고지혈증(hyperlipemia)은 혈중에 지질 성분이 증가한 상태로, 혈관벽에 쌓여 죽(상)경화증을 일으키거나 다른 질환을 유발할 수 있다. 혈중 지질의 종류에는 콜레스테롤(cholesterol), 중성지방(트라이글리세라이드, triglyceride), 인지질(phospholipid) 등이 있으며 혈액 내에서는 단백질과 결합한 지단백질의 형태로 존재한다. 이 지단백질은 성분 비율에 따라 초저밀도지단백질(very low density lipoprotein, VLDL), 저밀도지단백질(low density lipoprotein, LDL), 고밀도지단백질(high density lipoprotein, HDL) 등으로 구분되는데, 중성지방은 VLDL, 콜레스테롤은 LDL, 인지질은 HDL에 많이 함유되어 있다. LDL이 높고 HDL이 낮은 경우에 동맥경화가 진행되어 뇌경색증이나 협심증, 고혈압, 동맥류(동맥꽈리) 등을 일으키기 쉽다.

고지혈증은 유전적인 요인으로 인해 혈액 내에 특정 지질이 증가하여 발생할 수도 있고 비만이나 음주, 당뇨병 등과 같은 다른 원인에 의해서도 발생할 수 있다. 공복 시 채혈하여 총콜레스테롤 200mg/dL 이상, LDL콜레스테롤 140mg/dL 이상, 중성지방 150mg/dL 이상인 경우 고지혈증으로 진단한다(표 5-10).

고지혈증으로 진단되면 식사조절, 체중조절, 규칙적인 운동 등 생활습관의 개선이 권고되며 이와 함께 약물치료가 진행된다.

표 5-10 고지질혈증의 진단기준(혈청지질치 : 공복 시 채혈)

고콜레스테롤혈증	총콜레스테롤 ≧ 220mg/dL
고LDL콜레스테롤혈증	LDL 콜레스테롤 ≧ 140mg/dL
저HDL콜레스테롤혈증	HDL 콜레스테롤 < 40mg/dL
고중성지방혈증	트라이글리세라이드 ≧ 150mg/dL

2. 항고지혈증제의 종류

항고지혈증제(antihyperlipidemic drug)는 총콜레스테롤, VLDL 콜레스테롤, LDL 콜레스테롤의 수치를 감소시키거나 HDL 콜레스테롤의 수치를 증가시켜 혈중 지질 수치를 개선시키는 약물이다(그림 5-14).

작용기전에 따라 **콜레스테롤합성억제제**, **피브레이트 계열**, **니코틴산 유도체**, **음이온교환수지**, **항산화제** 등으로 나뉜다.

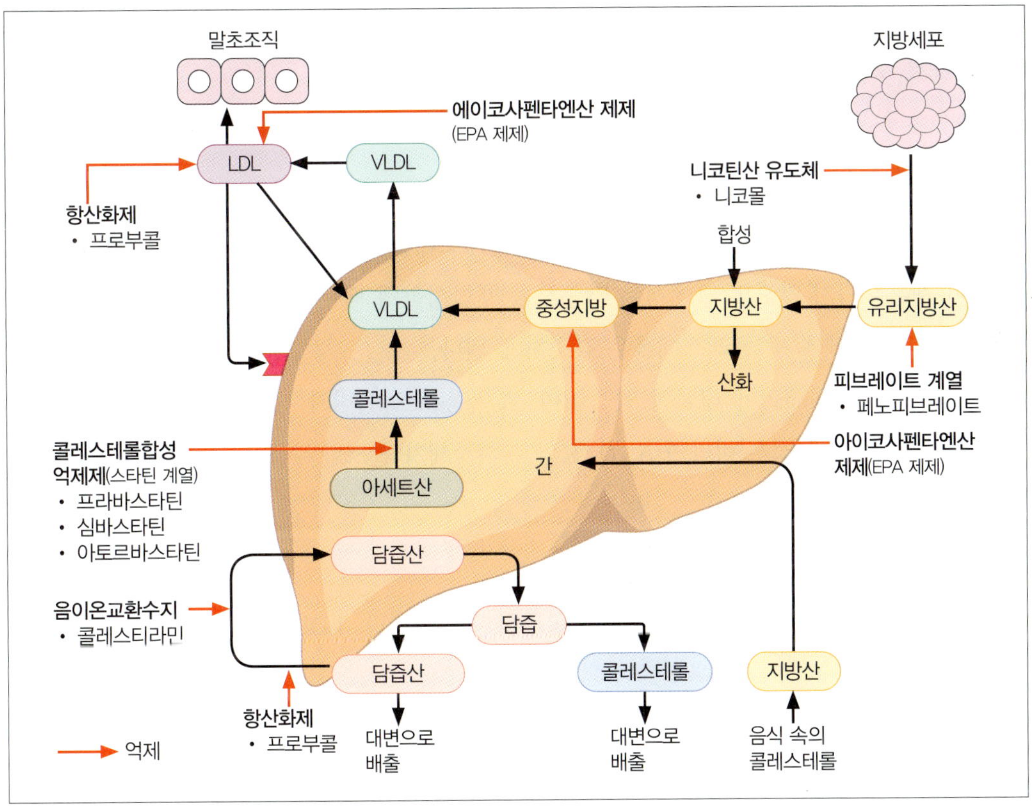

그림 5-14 항고지혈증제의 작용기전

1) 콜레스테롤합성억제제(스타틴 계열)

콜레스테롤의 생합성 속도를 결정하는 단계의 효소를 억제하여 혈중 콜레스테롤을 강력하게 저하시킨다. 가장 우선적으로 사용되는 약물이며, **프라바스타틴**(pravastatin), **심바스타틴**(simvastatin), **아토르바스타틴**(atorvastatin) 등이 있다.

부작용으로 두통이나 소화불량, 설사, 변비 등의 소화기증상이 유발될 수 있다. 또한 드물지만 간독성과 근육독성을 일으켜 간장애, 횡문근융해(증)가 발생할 수 있고 기형 유발의 위험이 있으므로 임부에게 사용해서는 안 된다.

2) 피브레이트 계열

혈중 중성지방 수치를 낮추고 VLDL 콜레스테롤의 분해를 증가시켜 LDL 콜레스테롤의 수치를 낮춘다. 페노피브레이트(fenofibrate)가 대표적 약물이며, 부작용으로 소화불량, 복부팽만, 구역질 등의 소화기 증상과 발진, 가려움 등의 피부증상 그리고 근육통이나 근육손상 등이 유발될 수 있다.

3) 니코틴산 유도체

간에서 VLDL 콜레스테롤의 합성을 억제하며 이로 인해 LDL 콜레스테롤의 합성을 감소시키는 효과를 나타내는 약물로, 니코몰(nicomol) 등이 있다.

4) 음이온교환수지

장 내의 콜레스테롤은 대부분 담즙산과 결합하여 콜레스테롤이 재흡수되지 않고 변으로 배설되도록 한다. 담즙산이 재흡수되지 않으면 간에서는 담즙산을 재합성하게 되는데, 이때 담즙산은 콜레스테롤을 이용하여 합성되기 때문에 혈중 콜레스테롤은 감소하게 된다.

콜레스티라민(cholestyramine)이 대표적 약물이며, 부작용으로 변비가 나타나거나 변비증상을 악화시킬 수 있고, 고용량을 투여할 경우 비타민 A, D, K의 흡수장애가 발생할 수 있다.

5) 항산화제

항산화제인 프로부콜(probucol)은 작용기전이 명확하지는 않지만, LDL과 HDL이 저하된다.

6) 기타

아이코사펜타엔산(eicosapentaenoic acid, EPA)은 지질의 생합성과 분비를 억제하는 약물로, 중성지방이 저하된다.

복약지도 포인트

① 동맥경화성 질환(관상동맥질환)을 예방하기 위해 식사요법(콜레스테롤 섭취 제한, 지방산 적정화 등), 체중 감소, 알코올 · 소금 섭취 제한, 금연, 운동 등이 중요하다는 점을 이해시킨다.

② 부작용, 특히 근육증상(횡문근융해(증))에 주의해야 한다. 팔다리 무력, 근육통 호소 시 약 복용을 일시 중단하도록 지도한다.

07 이뇨제 diuretic

이뇨제(diuretic)란 요세관에서 물이 재흡수되는 것을 억제하여 소변량을 증가시키는 약물이다. 약물내성이 적고 효과가 좋으며, 안전하고 가격이 저렴하여 심부전 등 다양한 원인으로 발생하는 부종을 제거하고 고혈압을 치료하는 데 사용된다.

현재 사용되는 이뇨제 대부분은 신장단위(콩팥단위, nephron)에서 소듐이온(Na^+)이 재흡수되는 것을 억제하는 약물이다(그림 5-15). 그 결과 소듐이온의 소변 배출을 촉진하여 물이 삼투압 차이에 의해 수동적으로 배설된다.

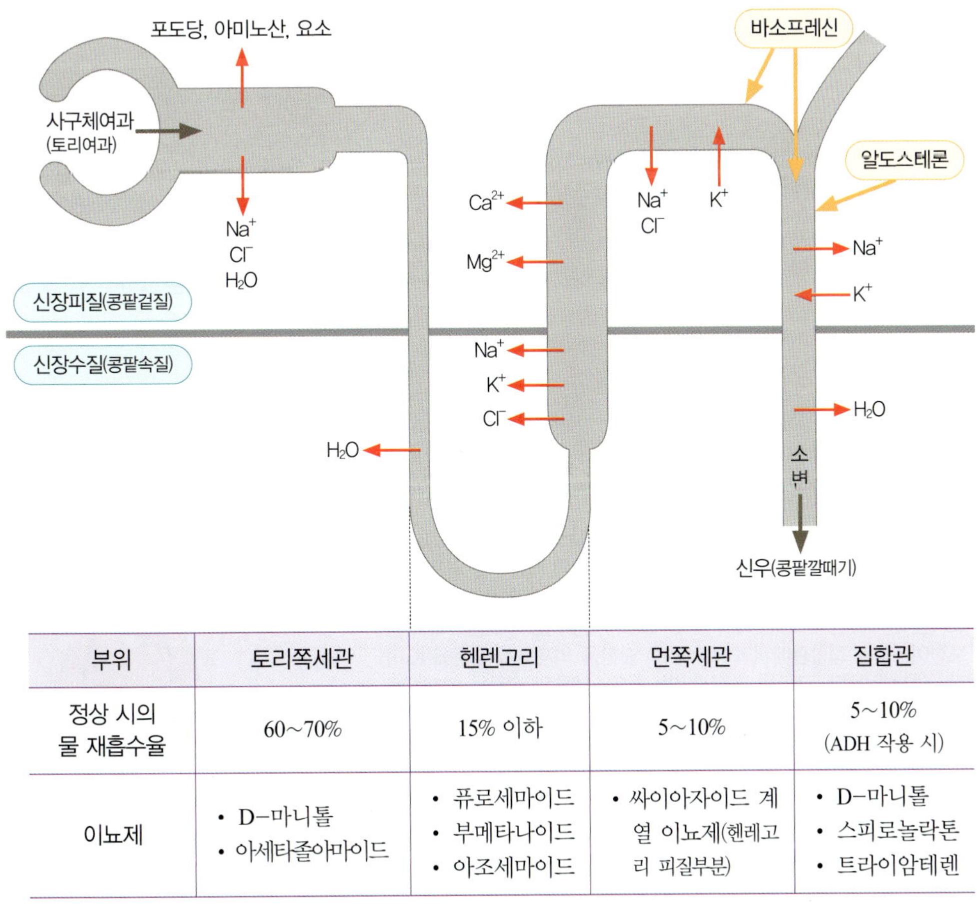

부위	토리쪽세관	헨렌고리	먼쪽세관	집합관
정상 시의 물 재흡수율	60~70%	15% 이하	5~10%	5~10% (ADH 작용 시)
이뇨제	• D-마니톨 • 아세타졸아마이드	• 퓨로세마이드 • 부메타나이드 • 아조세마이드	• 싸이아자이드 계열 이뇨제(헨레고리 피질부분)	• D-마니톨 • 스피로놀락톤 • 트라이암테렌

그림 5-15 신장단위에서 물과 전해질의 이동과 이뇨제 작용부위

이뇨제

그림으로 이해하는 약 이야기

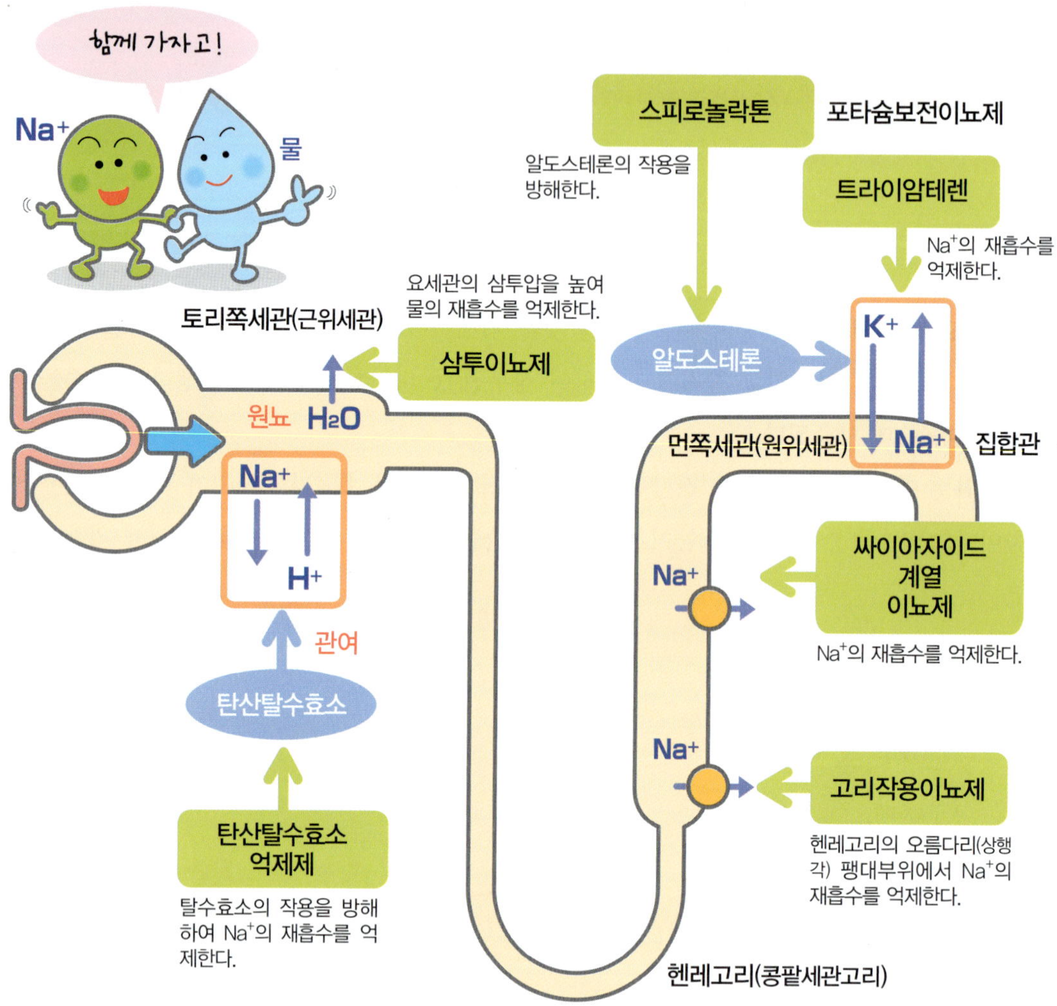

요세관에서 Na^+이 재흡수(요세관 → 사이질 → 모세혈관)되면 요세관 안팎의 농도기울기에 따라 물도 함께 재흡수된다. 따라서 대부분의 이뇨제는 물의 재흡수를 억제하기(배출시킨다 = 이뇨) 때문에 Na^+의 재흡수를 억제하는 기능을 가진다.

탄산탈수효소억제제는 토리쪽세관(근위세관)에서 Na^+와 H^+의 교환에 관여하는 탄산탈수효소의 작용을 억제해서 Na^+의 재흡수를 억제한다. 고리작용이뇨제는 헨레고리(콩팥세관고리)에서, 싸이아자이드 계열 이뇨제는 먼쪽세관(원위세관)에서 각각 Na^+의 재흡수를 억제한다. 포타슘보전이뇨제는 집합관에서의 Na^+와 K^+ 교환을 억제하기 때문에 K^+이 감소하지 않는다. 교환을 촉진시키는 알도스테론의 작용을 억제하는 스피로놀락톤(spironolactone)과 Na^+의 재흡수만 억제하는 트라이암테렌(triamterene)이 있다. 삼투이뇨제는 재흡수되지 않기 때문에 요세관의 삼투압이 높아져서 물의 재흡수를 억제한다.

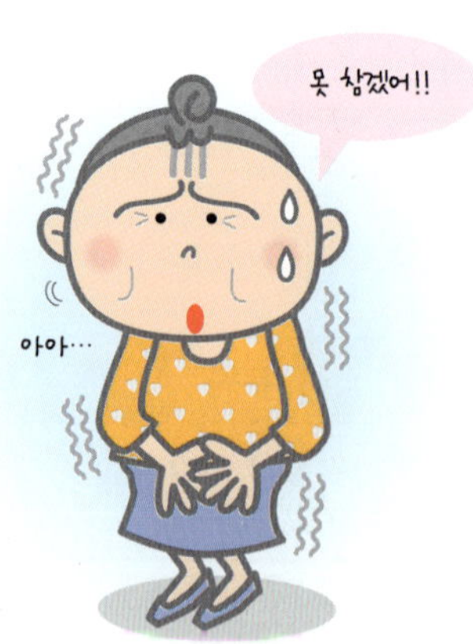

그러나 과도한 이뇨작용은 혈액 농축, 혈전 형성, 색전증, 저전해질혈증이나 탈수증상 등을 일으키거나 약물이나 약물대사물의 배출이나 재흡수에 영향을 주어 약효를 증가시키거나 부작용을 일으키는 경우도 있으므로 주의가 필요하다.

1) 싸이아자이드 계열 이뇨제

먼쪽세관에서 소듐이온(Na^+)과 염소이온(Cl^-)이 재흡수되는 것을 억제하는 약물로, **하이드로클로로싸이아자이드**(hydrochlorothiazide), **트라이클로르메싸이아자이드**(trichlormethiazide) 등이 있다. 항고혈압제로서 많이 이용되며 부작용으로서 저칼륨혈증, 대사알칼리증, 고칼슘혈증, 고요산혈증을 일으킨다.

2) 고리작용이뇨제

헨레고리(콩팥세관고리)의 굵은 오름다리에서 소듐이온, 포타슘이온(K^+), 염소이온이 재흡수되는 것을 억제하는 약물로, **퓨로세마이드**(furosemide), **부메타나이드**(bumetanide), **아조세마이드**(azosemide) 등이 있다. 심부전, 신부전에 동반되는 부종 치료에 사용되며 부작용으로서 저칼륨혈증, 대사알칼리증, 저칼슘혈증, 고요산혈증을 일으킨다.

3) 포타슘보전이뇨제

집합관에서 포타슘이온의 배설을 억제하는 약물로, **스피로놀락톤**(spironolactone), **트라이암테렌**(triamterene) 등이 있다. 스피로놀락톤은 알도스테론 작용에 대항해서 이뇨작용을 나타내며, 고칼륨혈증을 일으키는 경우가 있다. 트라이암테렌은 알도스테론과 관계없이 집합관에서의 포타슘이온 분비와 소듐이온 재흡수를 감소시킨다.

4) 탄산탈수효소억제제

토리쪽세관에서 수소이온(H^+)과 소듐이온의 교환에 관여하는 탄산탈수효소(carbonic anhydrase)를 억제함으로써 소듐이온이 재흡수되는 것을 억제하는 약물로, **아세타졸아마이드**(acetazolamide) 등이 있다.

이뇨제로서보다는 녹내장 치료제로서 많이 사용되며 항경련제로도 사용된다.

5) 삼투이뇨제

주로 토리쪽세관에서 수분의 재흡수를 억제하는 약물로, **D-마니톨**(D-mannitol) 등이 있다. 비전해질로, 사구체에서 자유롭게 여과되고 요세관에서 재흡수되기 어려운 물질이기 때문에 조직에서 물을 빼앗으면서 소변 중으로 배설된다. 신부전 예방, 뇌부종 치료에도 사용된다.

복약지도 포인트

① 약물을 복용하는 목적, 특히 이뇨를 위해서인지 혈압강하를 위해서인지를 잘 이해시킨다.

② 부작용, 특히 대사에 미치는 영향을 설명하고 정기적인 검사가 필요함을 이해시킨다.

③ 이뇨제를 복용하는 대상자는 적절한 영양분과 수분을 섭취하고 포타슘 금기 대상자를 제외하고 포타슘이 풍부한 음식을 섭취하게 한다.

④ 노인, 만성 질환자, 간기능이상이나 신장기능이상 환자에게 이뇨제를 사용할 때는 신중해야 한다.

⑤ 알코올은 이뇨제를 복용하는 동안 피하도록 하고, 알코올은 항이뇨호르몬(ADH)의 분비를 억제함으로써 이뇨제와 함께 복용하면 탈수, 졸음, 현기증을 심화시킬 수 있음을 이해시킨다.

연습문제

Q1. 디기탈리스 제제에 관한 설명 중 옳은 것은?

① 디기탈리스 제제는 심장박동수를 감소시킨다.
② 디기탈리스 제제는 심장수축력을 저하시킨다.
③ 디기탈리스 제제는 주로 심실부정맥 치료에 사용된다.
④ 싸이아자이드 계열 이뇨제와 함께 사용하면 디기탈리스중독이 경감된다.

Q2. 서맥(느린맥)이 있는 환자에게 사용하는 것이 바람직하지 않은 약물의 조합은?

a. 아트로핀	b. 디기탈리스
c. 프로프라놀롤	d. 아이소프로테레놀

① a, b ② a, d ③ b, c ④ c, d

정답 및 해설

Q1. ① / ② : 심장수축력을 증가시킨다. ③ : 심방세동(심방잔떨림), 심방조동(심방된떨림), 발작성 심실위빈맥, 울혈심부전에 사용한다. ④ : 싸이아자이드 계열 이뇨제나 고리작용이뇨제와 같이 저칼륨혈증을 일으키는 이뇨제와 함께 사용하면 독성을 증가시킨다.

Q2. ③ / b : 부작용에 서맥 작용이 있다. c : β차단제이므로 고도의 서맥, 기관지천식 환자에게 사용 금기이다.

Q3. 디기탈리스 복용 시의 설명으로 옳은 것은?

> a. 채소 섭취를 피한다.
> b. 약물 혈중농도를 모니터링한다.
> c. 신장장애를 지표로 하여 투약한다.
> d. 약물 복용을 잊은 경우에는 다음 번에 증량한다.

① a, b ② a, d ③ b, c ④ c, d

Q4. 다음 중 디기탈리스 제제의 작용은?

① 진통작용 ② 강심작용
③ 항균작용 ④ 조혈작용

Q5. 다음 설명 중 옳은 것을 모두 고르면?

① β차단제는 심실부정맥에 사용된다.
② 리도케인은 주로 심실위빈맥에 사용된다.
③ 협심증 발작에 나이트로글리세린 설하정을 사용한다.
④ 나이트로글리세린은 심장근육의 산소수요를 증가시킨다.

정답 및 해설

Q3. ③ / a : 저칼륨혈증에서 디기탈리스중독이 심해지므로 칼륨을 많이 함유한 채소를 섭취하는 것은 좋다. b : 디기탈리스 제제는 유효혈중농도와 중독혈중농도의 차이가 적으므로 약물 혈중농도를 모니터링하여 중독 발현을 억제한다. c : 신장기능이 저하되면 중독이 나타나기 쉬우므로 주의가 필요하다. d : 약물 복용을 잊은 경우에도 다음번에 증량해서는 안 된다. 혈중농도가 너무 상승하여 중독이 일어날 가능성이 있다.

Q4. ② / 디기탈리스 제제는 강심작용이 있으며 이로 인해 전신순환을 개선하고 소변량도 증가시킨다.

Q5. ①, ③ / ② : 심실부정맥에 사용된다. ④ : 나이트로글리세린에 의해 정맥 환류량이 저하되어 심장근육의 부하가 감소하므로 산소수요도 감소한다.

Q6. 심근경색증이 발생할 위험이 높은 유형의 협심증 특징은?

① 왼쪽 목에도 통증이 느껴진다.

② 운동에 의해 통증이 발생한다.

③ 조여지는 듯한 통증이 나타난다.

④ 나이트로글리세린을 복용해도 통증이 사라지지 않는다.

Q7. 나이트로글리세린의 작용은?

① 승압　② 조혈

③ 혈관확장　④ 면역억제

Q8. 다음 설명 중 틀린 것은?

① 이뇨제는 각종 부종 치료에 사용된다.

② 삼투이뇨제인 마니톨은 신부전 예방, 뇌부종 치료에 사용된다.

③ 안지오텐신 II 수용체대항제는 고혈압 치료에 가장 먼저 선택된다.

④ 부정맥은 흥분전도계통의 자극 생성 이상이 주요 원인이며, 흥분의 전도이상은 거의 관찰되지 않는다.

Q9. 칼슘대항제에 관한 설명 중 옳은 것은?

① 안정협심증 예방에 사용된다.

② 뼈대근육의 수축을 현저하게 억제한다.

③ 세포바깥액의 유리 칼슘과 결합하는 약물이다.

④ 부정맥 및 협심증 치료에 사용되지만, 고혈압에는 사용되지 않는다.

정답 및 해설

Q6. ④ / 심근경색증이 발생하면 그 통증을 나이트로글리세린으로 제거할 수 없다.

Q7. ③ / 나이트로글리세린은 모든 민무늬근육을 이완하는 작용이 있기 때문에 동맥과 정맥이 모두 확장된다.

Q8. ④ / 부정맥이란 흥분전도계통의 자극생성과 흥분의 전도이상에 의해 심장박동리듬이 흐트러지는 것을 말한다.

Q9. ① / ② : 심장근육이나 민무늬근육의 수축을 억제한다. 뼈대근육은 거의 영향을 받지 않는다. ③ : 칼슘이온의 세포 내 유입을 억제하는 약물이다. ④ : 부정맥, 협심증, 고혈압에 사용된다.

Q10. 다음 설명 중 틀린 것은?

① 출혈경향에 대해 비타민 K를 복용한다.

② 리도케인은 심실(주)기외수축의 다발 시 사용된다.

③ 재생불량빈혈에 합성대사스테로이드(단백동화스테로이드)가 투여된다.

④ 나이트로글리세린은 경색을 일으킨 심장근육의 순환개선제로서 사용된다.

Q11. 강압제의 작용기전에 대한 설명 중 옳은 것은?

a. 이뇨제 : 순환혈장량 감소
b. β차단제 : 말초혈관 확장
c. 칼슘대항제 : 심(장)박출량 감소
d. 안지오텐신전환효소억제제 : 혈압상승물질 합성억제

① a, b ② a, d ③ b, c ④ c, d

정답 및 해설

Q10. ④ / 나이트로글리세린은 심근경색증에 효과가 없다.

Q11. ② / β차단제는 심장박출량 감소, 칼슘대항제는 말초혈관 확장이 강압기전이다.

Chapter 06

혈액조혈계통 작용제

01 혈액의 개요

혈액은 폐에서 흡입한 산소나 소화관에서 흡수한 영양소를 전신의 모든 세포로 공급하고, 반대로 세포에서 만들어진 이산화탄소나 노폐물을 운반해서 폐, 신장, 피부 등을 통해 몸 밖으로 내보낸다.

혈액은 고형성분인 **혈액세포**(혈구, blood cell)와 액체인 **혈장**(plasma)으로 구성되며, 혈액세포에는 적혈구, 백혈구, 혈소판이 있다(그림 6-1). 적혈구는 철분을 포함한 혈색소(헤모글로빈, hemoglobin, Hb)라는 단백질을 가지고 있어 혈액이 붉은색을 띠게 하며, 혈색소는 산소를 운반하는 일을 한다. 백혈구는 식균작용을 통해 인체의 염증과 감염을 억제하며, 혈소판은 트롬보플라스틴이라는 효소를 가지고 있어서 혈액응고에 관여한다. 혈장은 전체 혈액의 55% 정도를 차지하고, 90%의 수분 외에 전해질, 영양분, 무기질, 효소 등으로 구성되며, 다양한 물질을 운반하는 중요한 역할을 한다.

혈액조혈계통에 작용하는 대표적인 약물을 정리하면 표 6-1과 같다.

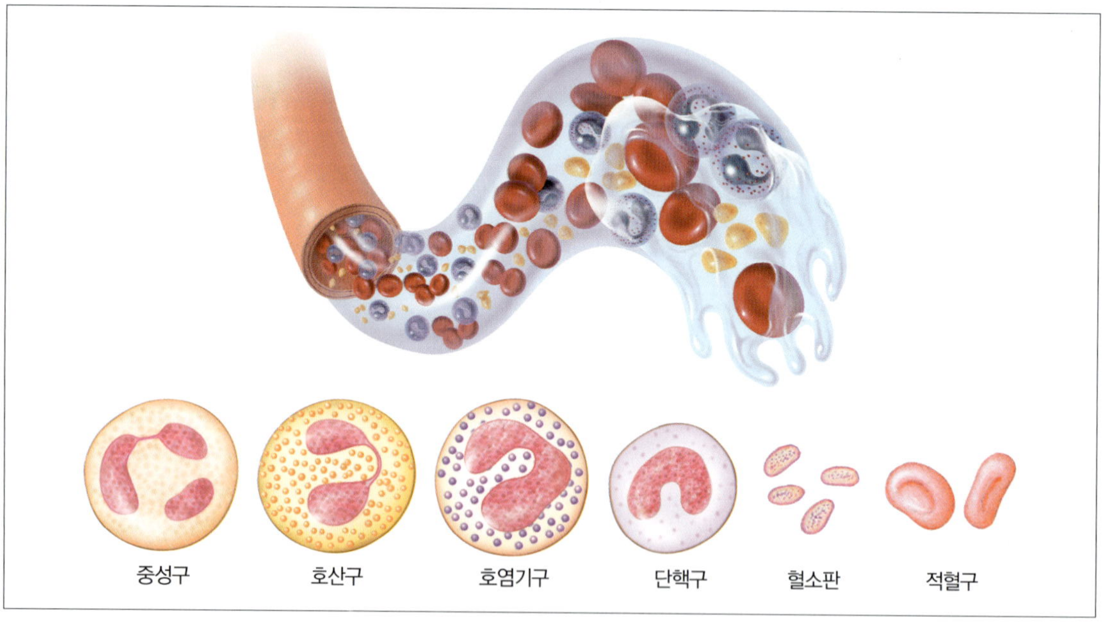

그림 6-1 혈액

혈액은 혈액세포와 혈장으로 구성된 조직이다.

표 6-1 혈액조혈계통에 작용하는 대표적인 약물

분류		약물(일반명)
항빈혈제	철결핍빈혈 치료제	황산철(ferric sulfate), 함당산화철(iron oxide saccharated)
	거대적혈모구빈혈 치료제	비타민 B_{12}(vitamin B_{12}), 엽산(folic acid)
	용혈빈혈 치료제	부신피질호르몬제(adrenocortical hormone)
	재생불량빈혈 치료제	메티놀론(methenolone), 난드롤론(nandrolone), 사이클로스포린(cyclosporine)
	신장성 빈혈 치료제	적혈구형성호르몬(erythropoietin)
백혈구감소증 치료제	G-CSF 제제	레노그라스팀(lenograstim), 필그라스팀(filgrastim)
	M-CSF 제제	미리모스팀(mirimostim)
항응고제		헤파린(heparin), 와파린(warfarin), 시트르산소듐(sodium citrate)
항혈소판제	COX 억제제	아스피린(aspirin), 인도부펜(indobufen), 트리플루살(triflusal)
	트롬복세인 A_2 합성효소억제제	오자그렐(ozagrel)
	혈소판 cAMP 증가제	티클로피딘(ticlopidine), 다이피리다몰(dipyridamole), 실로스타졸(cilostazol)
	5-HT 수용체차단제	사포그렐레이트(sarpogrelate)
	프로스타글랜딘 I_2 유도체	베라프로스트(beraprost)
혈전용해제	혈전용해제	유로키나제(urokinase)
	t-PA	알테플라제(alteplase), 몬테플라제(monteplase)
지혈제	전신성 지혈제	파이토나다이온(phytonadione), 카바조크롬(carbazochrome), 트라넥삼산(tranexamic acid)
	국소성 지혈제	에피네프린(epinephrine), 흡수성 젤라틴스폰지(absorbable gelatin sponge), 옥시셀룰로스(oxycellulose)

02 항빈혈제/백혈구감소증 치료제
antianemic/antileukopenic drug

1. 항빈혈제(antianemic)

빈혈(anemia)은 적혈구가 생성되는 과정에서 각종 장애를 입어 발생하는데, 원인에 따라 크게 ①철결핍빈혈, ②거대적혈모구빈혈, ③용혈빈혈, ④재생불량빈혈, ⑤신장성 빈혈의 5가지 형태로 나눌 수 있다(그림 6-2). 이 중에서 철결핍빈혈은 일상적으로 가장 흔히 나타나는 빈혈로, 적혈구 생성과정에서 혈색소 합성에 필요한 철이 부족함으로써 발생한다. 빈혈은 그 원인을 명확하게 밝힌 다음 적절한 치료법을 선택할 필요가 있다.

빈혈의 증상과 그 치료제를 각각 표 6-2, 6-3에 정리하였다.

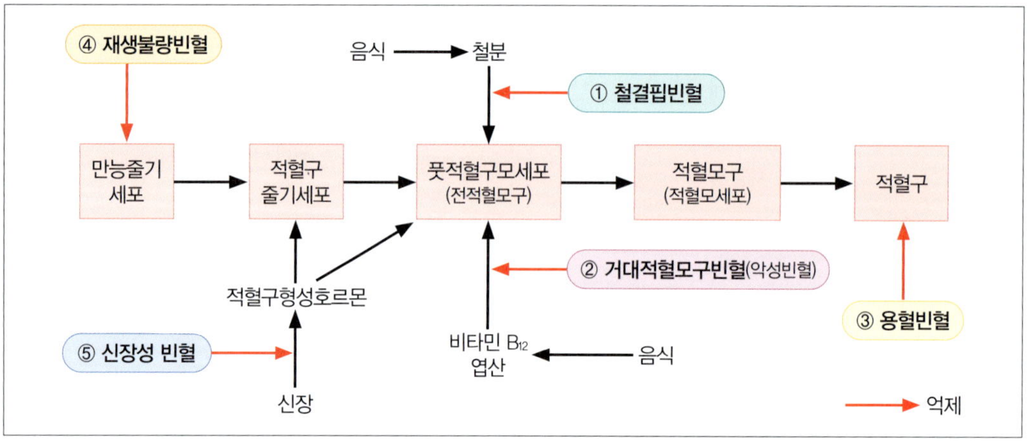

그림 6-2 적혈구의 생성과정과 각종 빈혈에서의 장애부위

Memo

거대적혈모구빈혈(악성빈혈)의 내인자

거대적혈모구빈혈은 비타민 B_{12}가 결핍되면 발생한다. 비타민 B_{12}의 하루 필요량은 1μg/일 정도이며 음식에 함유되어 있는 양만으로도 충분하다. 그런데 비타민이 장에서 흡수되려면 위의 벽세포에서 분비되는 '내인자'가 필요한데, 이 내인자가 결핍(위축위염, 위 부분절제 등)되어 흡수장애가 일어나면 비타민 B_{12}의 결핍이 발생한다.

표 6-2 빈혈의 증상

빈혈 전반에 공통적인 증상	전신증상	미열
	피부 · 점막	창백
	호흡 · 순환기관	두근거림, 헐떡임, 빈맥(빠른맥), 정맥잡음, 수축기잡음
	정신 · 신경계통	두통, 피로감 증가, 전신권태감, 귀울림(이명), 현기증, 기면, 실신, 근력저하
	소화기관	식욕부진, 구역질, 구토, 변비, 설사, 복부불쾌감, 방귀
	비뇨 · 생식기관	무월경, 발기부전
각 빈혈에 고유한 증상	철결핍빈혈	숟가락 모양 손톱, 삼킴곤란, 입안염(구내염)
	용혈빈혈	황달, 비장비대
	악성빈혈	혀유두단축, 척수후삭측삭경화증(아급성연합변성증)

표 6-3 빈혈의 종류와 치료제

빈혈	약물명 · 치료법
철결핍빈혈	황산철(서방정), 함당산화철(주사)
거대적혈모구빈혈(악성빈혈)	비타민 B_{12}(주사), 엽산(주사, 복용)
용혈빈혈	부신피질호르몬제, 비장절제
재생불량빈혈	단백동화호르몬, 면역억제제(부신피질호르몬제, 사이클로스포린), 수혈, 골수이식
신장성 빈혈	적혈구형성호르몬

항빈혈제

그림으로 이해하는 약 이야기

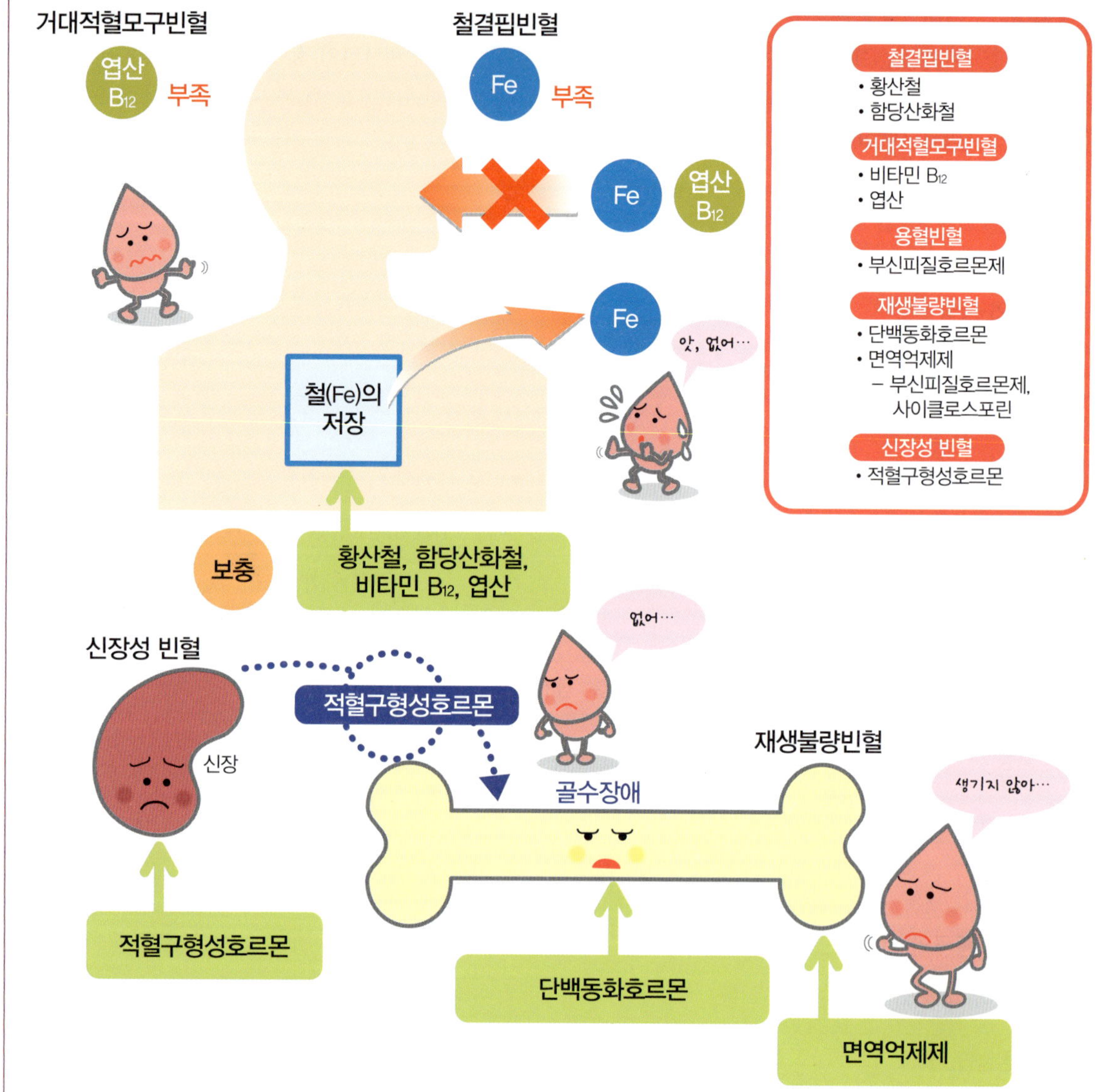

빈혈(anemia)은 적혈구의 부족으로 발생한다. 그 원인을 거슬러 올라가보면 혈액성분의 재료(철, 비타민 B12, 엽산) 부족에 따른 경우, 혈액성분을 만드는 장소(골수)의 장애에 따른 경우, 혈액성분을 만드는 데에 관여하는 호르몬 등(적혈구형성호르몬 등)의 이상에 따른 경우로 나눌 수 있다.
빈혈은 그 원인에 따라 치료법이나 이용되는 약물이 다르다. 빈혈에서 가장 발병 빈도가 높은 것은 철결핍빈혈이며 철을 보충하기 위해 철분제가 이용된다. 거대적혈모구빈혈(악성빈혈)은 비타민 B12나 엽산의 결핍으로 발생한다. 비타민 B12와 엽산을 보충하는 치료를 시행하는데, 어떠한 원인으로 비타민 B12와 엽산이 흡수되지 않는 경우가 있으므로 그 원인을 찾아 치료도 함께 한다. 골수가 손상을 입으면 적혈구나 백혈구가 생산되지 않게 된다. 또 신장기능이 저하되면 적혈구의 생산에 관여하는 적혈구형성호르몬이 분비되지 않게 된다.

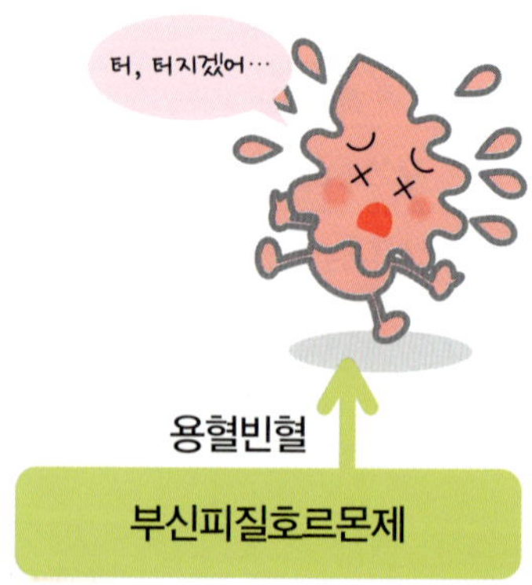

복약지도 포인트

철분제는 차나 식사와 함께 복용해도 효과에 영향은 없다. 철분제 복용 시에는 다음 사항에 주의해야 한다.

① 철을 대량으로 투여하면 점막세포의 페리틴 양이 수 시간에 포화되어 철 흡수가 제한된다(점막차단기전). 그래서 철분제는 간격을 두고 투여할 필요가 있다.
② 공복 시에 잘 흡수되지만 위장장애를 일으키므로 보통 식사 직후에 복용한다.
③ 비타민 C와 복용하면 흡수가 촉진된다.
④ 탄닌산, 제산제(칼슘, 마그네슘 포함)와 함께 복용하면 흡수가 억제된다.
⑤ 철분제를 복용하면 대변이 검은색으로 바뀐다.
⑥ 철분제를 복용하면 빈혈은 6주 정도 지나 개선되지만, 저장철을 충분히 축적시키기 위해 4~6개월간은 꾸준히 복용해야 한다.
⑦ 철분제를 정맥주사로 투여하면 쇼크, 급성중증과민증 유사반응을 일으키는 경우가 있으므로 주의한다. 적혈구형성호르몬을 피부밑주사(피하주사)하는 경우에도 같은 증상이 나타날 수 있다.

2. 백혈구감소증 치료제(antileukopenic drug)

골수이식 후, 악성종양 치료제 투여 후, 방사선 조사 후나 그 밖에 재생불량빈혈(aplastic anemia)이 발생하면 백혈구의 감소가 관찰된다. 이들 치료에는 사이토카인인 G-CSF(과립구집락자극인자, granulocyte colony stimulating factor)나 M-CSF(대식세포집락자극인자, macrophage colony stimulating factor)가 사용된다. G-CSF는 중성구, M-CSF는 단핵구의 생성과 기능을 촉진한다.

복약지도 포인트

G-CSF의 투여로 쇼크, 급성중증과민증 유사반응을 일으키는 경우가 있으므로 주의한다.

03 항혈전제 antithrombotic

1. 혈전형성의 기전

인체는 혈관이 터졌을 때 스스로 지혈하는 능력이 있으며, 이 지혈을 위해서는 혈액을 응고시켜 혈전을 형성할 필요가 있다. 그러나 지혈할 필요도 없는데 혈전이 형성되는 경우가 있다. 어떠한 원인으로 혈관벽에 손상이 가해졌을 때인데 혈전형성에는 혈소판계통과 응고계통의 두 가지 경로가 관여한다(그림 6-3). 각 반응과정에서 혈전형성을 억제하는 약물이 항혈전제(antithrombotic)로 사용된다.

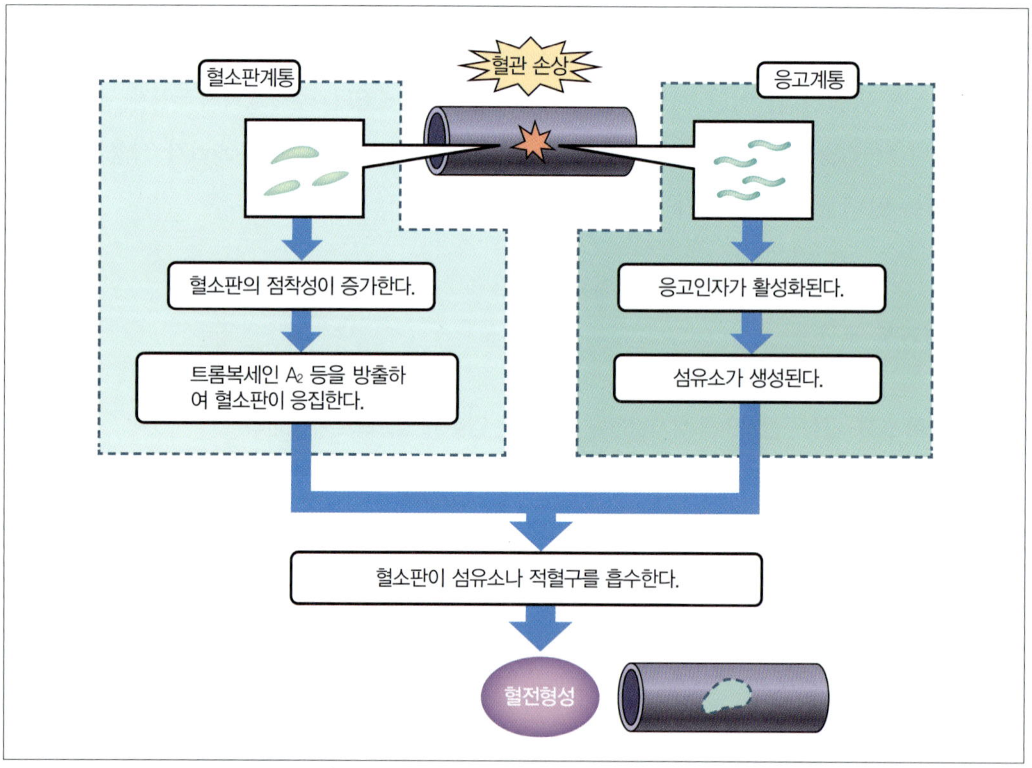

그림 6-3 혈전형성의 기전

2. 항혈전제의 종류

항혈전제(antithrombotic)는 그 작용부위에 따라 항응고제(혈액응고억제제), 항혈소판제, 혈전용해제로 나눌 수 있다(그림 6–4).

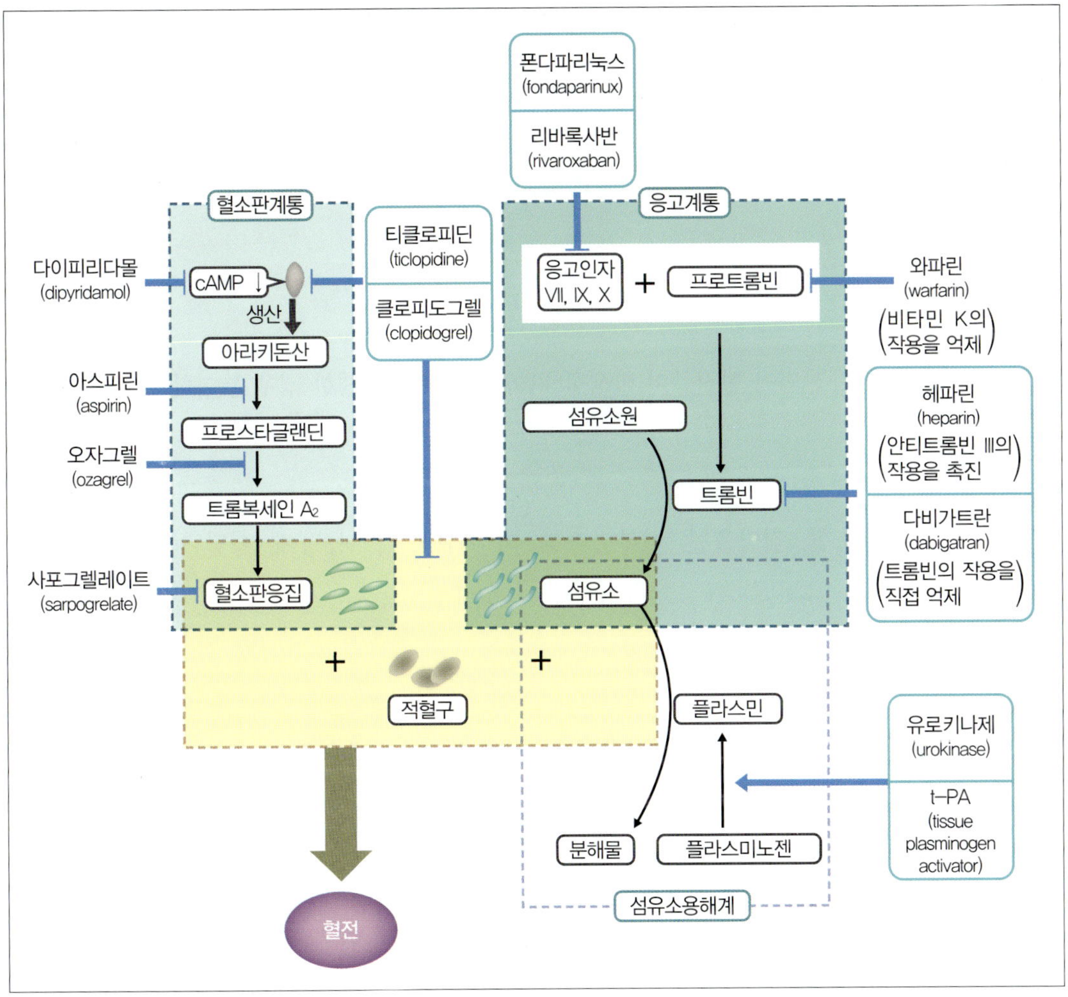

그림 6–4 항혈전제의 작용부위

1) 항응고제(혈액응고억제제, anticoagulant)

혈액응고계통에 작용하여 혈액응고를 억제하는 약물로(그림 6–5), 대표적인 약물에는 헤파린(heparin), 와파린(warfarin) 등의 경구 항응고제, 시트르산소듐(sodium citrate)이 있다. 시트르산소듐은 혈장 중의 칼슘이온과 결합함으로써 혈액응고를 억제하며, 수혈용(10%) 및 적혈구침강용(3.8%)으로 사용된다.

파종혈관내응고(DIC), 폐동맥색전증, 혈전정맥염, 수술 후의 혈전형성 방지 등에 사용된다.

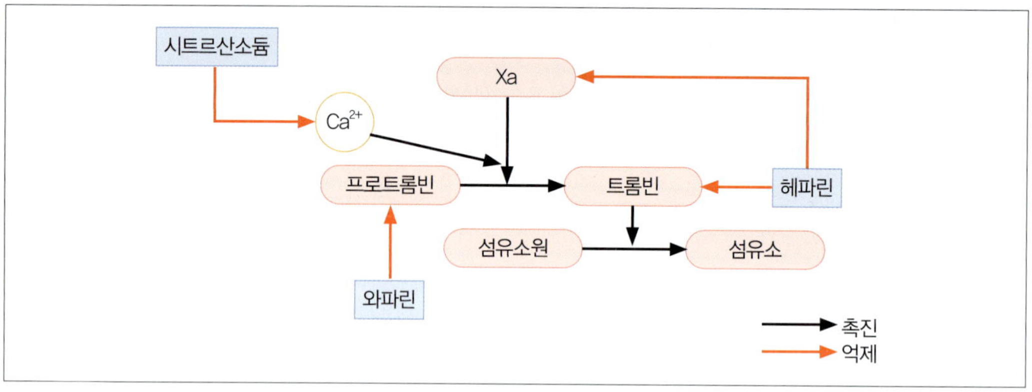

그림 6–5 혈액응고계통과 항응고제의 작용부위

(1) 와파린(warfarin)

혈액의 응고기능이 항진되어 혈전증이 발생할 위험이 있거나 발생한 경우 투여하는 약물이다.

[부작용]

뇌출혈 등의 장기내출혈, 점막출혈, 피부밑출혈, 피부괴사, 간기능장애, 황달 등이 발생하는 경우가 있다.

[금기증]

투약을 피해야 하는 경우는 출혈이 있는 사람(혈소판감소자반, 혈관장애에 의한 출혈경향, 혈우병, 기타 혈액응고장애, 월경기간 중, 수술 시, 소화궤양, 요로출혈, 객혈 등), 출혈 가능성이 있는 사람, 위중한 간장애나 신장장애가 있는 사람, 임부, 골다공증 치료용 비타민 K_2 제제를 투여 중인 사람 등이다.

[상호작용]

와파린은 함께 섭취하면 와파린의 작용을 증가시키거나 대항하는 약이나 음식이 있기 때문에 주의가 필요하다(표 6–4).

표 6–4 와파린과 상호작용을 일으키는 약물과 음식물

상호작용	약물	종류
증가	해열진통소염제	아스피린(aspirin), 아세트아미노펜(acetaminophen), 이부프로펜(ibuprofen), 인도메타신(indomethacin)
	항균제	아미노당화물(aminoglycoside) 계열, 클로람페니콜(chloramphenicol) 계열, 세팔로스포린(cephalosporin) 계열, 테트라사이클린(tetracycline) 계열, 페니실린(penicillin) 계열, 마크롤라이드(macrolide) 계열
	항히스타민제	시메티딘(cimetidine)

표 6-4 와파린과 상호작용을 일으키는 약물과 음식물 (계속)

상호작용	약물	종류
증가	항뇌전증제	페니토인(phenytoin)
감소	항뇌전증제	카바마제핀(carbamazepine), 프리미돈(primidone)
	항균제	그리세오풀빈(griseofulvin), 리팜피신(rifampicin)
	호르몬제	부신피질호르몬(adrenocortical hormone)
	비타민제	비타민 K(vitamin K) 및 비타민 K 함유 제제
	음식물	청국장, 클로렐라 식품, 야채즙 등

(2) 헤파린(heparin)

단독 사용으로는 효과가 없고 항트롬빈제 III(antithrombin III)의 존재 하에서 항응고작용을 나타낸다. 항트롬빈제 III은 트롬빈의 작용을 억제하여 항응고작용을 서서히 나타내는데, 헤파린을 투여하면 그 작용이 신속하게 나타난다. 과잉투여 시에는 황산프로타민(protamine sulfate)을 사용하여 중화시킨다(표 6-5).

표 6-5 헤파린과 와파린의 차이

	헤파린(heparin)	와파린(warfarin)
항응고작용	시험관 내, 생체 내에서 작용	생체 내에서만 작용
작용기전	항트롬빈제 III의 작용을 증가(약 1,000배)	프로트롬빈 및 응고인자 VII, IX, X 생성 억제(간에서 비타민 K에 경쟁적으로 대항)
자원	자연	합성품
투여방법	정맥주사	경구투여
작용발현	즉시 나타남	12~24시간
작용지속시간	2~3시간(정맥주사)	2~7일
대항제	황산프로타민(protamine sulfate)	비타민 K(vitamin K)
응용	DIC, 혈관도관 삽입, 수혈 및 혈액검사, 혈전색전증	혈전색전증, 인공판막이나 인공혈관치환술의 혈전 예방

Memo

파종혈관내응고(disseminated intravascular coagulation, DIC)

악성종양, 백혈병, 감염병, 수술, 외상, 산과 질환 시 혈액응고계통이 활성화됨으로써 발생한다. 전신성으로 미세혈전이 다발해 장기장애를 일으키며 그 결과 응고인자나 혈소판이 소비되어 감소한다. 여기에 섬유소용해계통이 활성화되어 현저한 출혈경향을 나타낸다. 치료에는 혈액응고를 억제하는 헤파린을 정맥 내에 점적 주입한다.

복약지도 포인트

① 와파린을 복용하는 환자는 순환계통 질환이나 뇌혈관계통 질환이 있는 경우가 많다.
② 환자가 여러 종류의 약물을 복용하는 경우가 많으므로 정기적으로 복용 약물을 확인해야 한다.
③ 와파린은 임부에게 투여해서는 안 된다.
④ 헤파린 제제는 점적이 누출되지 않도록 하며 또한 중단되지 않도록 주의한다.

2) 항혈소판제(antiplatelet drug)

혈소판 응집을 억제하여 혈전을 예방하는 약물이다. 동맥경화성 죽종(플라크)이 파열되면 혈소판이 활성화하여 혈전 등으로 혈관이 막히기 쉬워지는데, 이 약물은 혈소판에 의한 혈전증의 진행 억제나 예방에 사용되며 주로 동맥성 혈전증(심근경색증, 뇌경색증, 일과성뇌허혈발작 등)에 사용된다(그림 6-6).

(1) 고리산소화효소(COX) 억제제

비스테로이드소염제(**아스피린** 등)가 여기에 속한다. 혈소판 내에서 혈소판 응집을 촉진하는 작용을 하는 트롬복세인 A_2(thromboxane A_2)의 생성을 억제한다. 다만, 고용량을 사용하면 혈관내피세포에서 합성되어 혈소판 응집을 억제하는 작용을 하는 프로스타글랜딘 I_2(prostaglandin I_2)의 생성을 억제한다(아스피린딜레마).

(2) 트롬복세인 A_2 합성효소억제제

대표적인 약물에는 **오자그렐**(ozagrel)이 있으며, 항혈소판작용은 그다지 강력하게 나타나지 않는다.

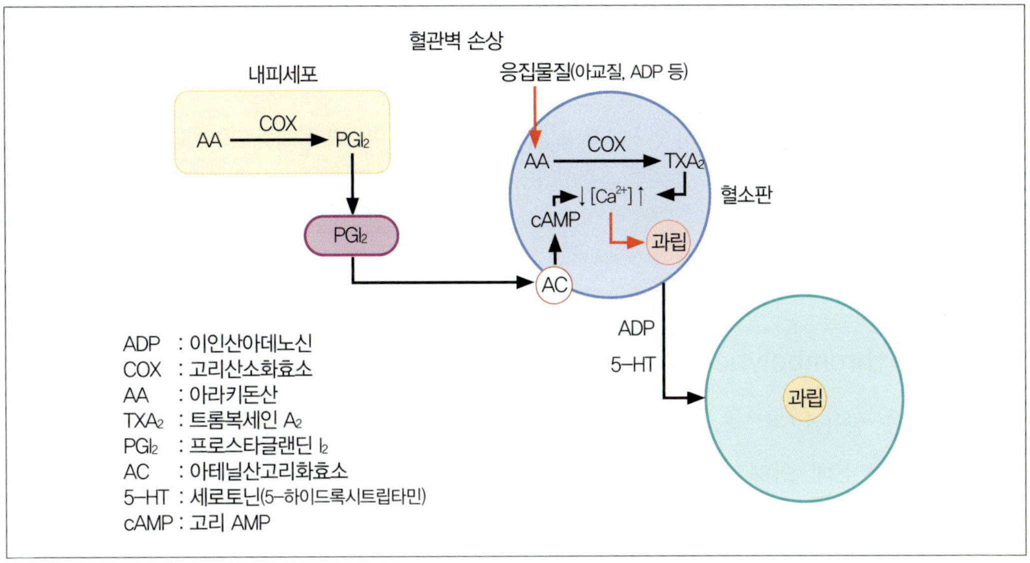

그림 6-6 항혈소판제의 작용기전

응집물질(아교질, ADP 등)이 혈소판을 자극하면 인지질에서 아라키돈산이 유리되고 트롬복세인 A_2가 생성되어 세포 내 Ca^{2+} 농도가 상승한다. 그 결과 과립 내에 있는 혈소판 응집물질인 ADP와 5-HT가 유리된다.
내피세포막의 아라키돈산에서 만들어진 PGI_2는 혈소판에 작용해서 아테닐산고리화효소를 활성화하여 cAMP를 증가시킨다. cAMP는 세포 내 Ca^{2+} 농도를 감소시켜 ADP와 5-HT의 유리를 억제한다.

(3) 혈소판 내 고리 AMP 증가제

혈소판 내의 고리 AMP(cyclic adenosine monophosphate, cAMP)를 증가시켜 혈소판응집인자인 ADP 등의 방출을 억제한다. 대표적인 약물에는 아데닐산고리화효소를 활성화하는 **디클로피딘**(ticlopidine)과 포스포에스터분해효소를 억제하는 **다이피리다몰**(dipyridamole), **실로스타졸**(cilostazol)이 있다.

(4) 세로토닌(5-HT)수용체차단제

혈소판에 있는 세로토닌수용체를 차단하여 혈소판응집인자인 세로토닌(serotonin)의 작용을 억제한다. 대표적인 약물에는 **사포그렐레이트**(sarpogrelate)가 있다.

(5) 프로스타글랜딘 I_2 유도체

혈소판 응집을 억제하는 효과가 있는 프로스타글랜딘 I_2의 유도체로, **베라프로스트**(beraprost)가 있다.

복약지도 포인트

① 항혈소판제를 복용하기 전 출혈 위험이 있거나 위궤양이 있는 환자는 의사와 상의하도록 한다.
② 항혈소판제는 지혈을 더디게 할 수 있으므로 수술이나 치과시술을 할 경우에는 사전에 복용을 중단한다.

3) 혈전용해제(thrombolytic drug)

혈전의 주성분은 섬유소(피브린, fibrin)이다. 인체에는 섬유소용해계통이라는 생리기전이 있어 플라스민(plasmin)이라는 효소에 의해 섬유소가 용해된다. 혈전용해제는 섬유소분해효소전구체(플라스미노겐, plasminogen)를 활성화하여 플라스민의 생산을 촉진한다(그림 6-7).

뇌혈전, 급성심근경색증, 말초성 동정맥폐쇄 등에 사용한다.

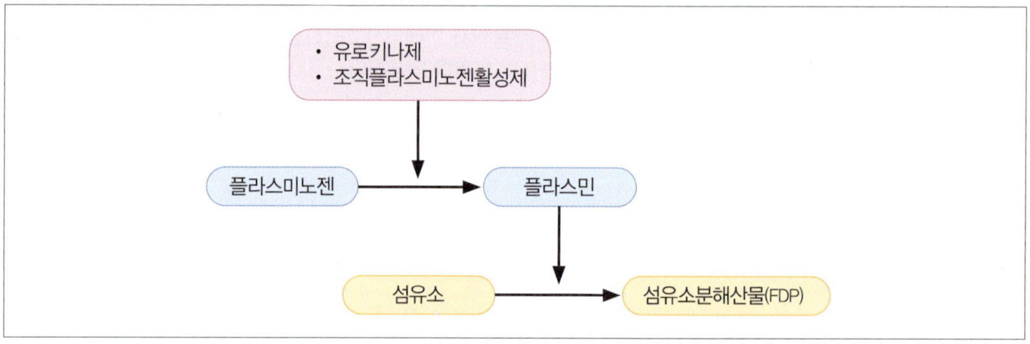

그림 6-7 섬유소용해계통과 혈전용해제의 작용부위

(1) 유로키나제(urokinase)

사람의 소변 속에서 추출한 플라스미노젠 활성화인자(plasminogen activator)로, 혈장 속의 섬유소분해효소전구체(플라스미노젠)를 플라스민으로 활성화시키는 과정을 촉진시킨다. 혈전 속의 섬유소에 작용하여 혈전용해작용을 나타낸다. 혈장 속에는 플라스민의 작용을 억제하는 물질도 있어서 그보다 많은 플라스민을 생산해야 하기 때문에 대량으로 투여해야 한다.

(2) 조직플라스미노젠활성제(tissue plasminogen activator, t-PA)

혈전 속의 섬유소에 결합된 섬유소분해효소전구체(플라스미노젠)만 활성화시켜 플라스민으로 전환시킨다. 따라서 혈장 속에는 작용하지 않기 때문에 출혈 등의 부작용이 비교적 적다.

대표적인 약물에는 알테플라제(alteplase), 몬테플라제(monteplase)가 있다.

3. 지혈제(hemostatic)

지혈제는 기전에 따라 혈관강화제, 응고촉진제, 항섬유소용해제로 분류된다. 혈관강화제에는 혈액응고계통이나 섬유소용해계통에 영향을 주지 않고 혈관저항성을 증가시키는 아드레노크롬(adrenochrome) 유도체인 **카바조크롬**(carbazochrome)이 있다. 응고촉진제에는 간에서의 비타민 K 의존성 응고인자(프로트롬빈 VII · IX · X) 생산을 촉진시키는 비타민 K 제제가 있다. 그 외에도 지혈효소(hemocoagulase), 트롬빈 제제, 혈액 제제가 사용된다. 항섬유소용해제에는 섬유소를 용해하는 플라스민의 작용을 억제하는 항플라스민제인 **트라넥삼산**(tranexamic acid)이 있다.

또한 지혈제는 사용 부위에 따라 전신성과 국소성 지혈제로 분류할 수 있다.

1) 전신성 지혈제

파이토나다이온(phytonadione), **카바조크롬**(carbazochrome), **트라넥삼산**(tranexamic acid; 플라스미노젠과 섬유소의 결합을 억제)이 있다.

2) 국소성 지혈제

에피네프린(epinephrine)을 출혈 국소에 도포하거나 **흡수성 젤라틴스폰지**(absorbable gelatin sponge)나 **옥시셀룰로스**(oxycellulose)를 상처면에 직접 도포하는 방법으로 지혈한다.

복약지도 포인트

① 뇌경색증, 심근경색증, 혈전정맥염 등의 질환으로 혈전이 있는 환자의 경우는 혈전을 악화시킬 수 있으므로 사용에 주의한다.

② 트라넥삼을 신부전 환자에게 투여하면 혈중농도의 상승으로 약물의 작용이 강화될 수 있으므로 주의한다.

연습문제

Q1. 빈혈과 치료제가 올바르게 짝지어진 것은?

① 재생불량빈혈 – 엽산(folic acid)

② 용혈빈혈 – 단백동화호르몬(anabolic hormone)

③ 신장성 빈혈 – 적혈구형성호르몬(erythropoietin)

④ 거대적혈모구빈혈 – 부신피질호르몬제(adrenocortical hormone)

Q2. 악성종양 화학요법에 따른 백혈구감소증에서 사용되는 것은?

① 인터루킨(interleukin)

② 인터페론(interferon)

③ 적혈구형성호르몬(erythropoietin)

④ 집락자극인자(colony–stimulating factor)

정답 및 해설

Q1. ③ / 재생불량빈혈에는 단백동화호르몬이나 면역억제제, 거대적혈모구빈혈에는 비타민 B_{12}나 엽산, 용혈빈혈에는 부신피질호르몬제를 사용한다.

Q2. ④ / 악성종양 화학요법에 따른 백혈구감소증에는 과립집락자극인자(G–CSF)나 대식세포자극인자(M–CSF)를 사용한다. 전자는 중성구, 후자는 단핵구의 생산 및 기능을 촉진한다.

Q3. 인공혈관치환술을 받은 환자가 퇴원을 앞두고 와파린과 강압제(β차단제)의 복약지도를 받았다. 옳은 설명은?

① 밀감류의 섭취는 피한다.
② 강압제는 정해진 시간에 복용한다.
③ 청국장은 와파린 작용을 증가시킨다.
④ 와파린은 재박리 예방을 위해서이다.

Q4. 철결핍빈혈로 철분제를 복용하는 환자의 지도로 틀린 것은?

① 철분제는 자각증상이 개선되면 복용을 중지해도 좋다고 설명한다.
② 철분제를 복용하면 위장장애가 나타나거나 대변이 검은색을 띤다고 설명한다.
③ 비타민 C는 철의 흡수를 촉진시키기 때문에 과일을 충분히 섭취하도록 권한다.
④ 식사는 규칙적으로 하고 하루 전체 단백질 섭취량의 50%는 동물성 단백질에서 섭취하도록 권한다.

Q5. 빈혈에 대한 설명 중 틀린 것은?

① 전신권태감에 대해 족욕이나 마사지를 한다.
② 용혈빈혈에서는 숟가락 모양 손톱이 관찰된다.
③ 운동은 두근거림을 일으키지 않을 정도로만 한다.
④ 위절제 후의 거대적혈모구빈혈에는 비타민 B_{12}가 효과적이다.

정답 및 해설

Q3. ② / ① : 특별히 문제가 되지는 않는다. ③ : 반대로 감소시키기 때문에 와파린 사용 시에는 청국장을 먹어서는 안 된다. ④ : 와파린은 혈전방지 목적으로 사용한다.

Q4. ① / 자각증상이 개선되어도 저장철을 축적시키기 위해 4~6개월은 계속 복용해야 한다.

Q5. ② / 숟가락 모양 손톱이 나타나는 것은 철결핍빈혈이다.

Q6. 혈액응고과정에서 비타민 K에 의해 촉진되는 것은?

① 혈소판응집
② 섬유소의 생성
③ 프로트롬빈의 생성
④ 혈청칼슘의 이온화

Q7. 다음 설명 중 옳은 것은?

① β차단제를 이용하면 빈맥(빠른맥)이 된다.
② 아스피린은 혈소판응집 억제작용을 한다.
③ 유로키나제는 주로 파종혈관내응고(DIC)의 치료에 이용된다.
④ 싸이아자이드 계열 이뇨제에 의해 고칼륨혈증을 일으키기도 한다.

Q8. 다음 설명 중 옳은 것은?

① 헤파린은 시험관 내의 혈액응고는 억제할 수 없다.
② 와파린의 작용은 감기약과 함께 사용하면 약해진다.
③ 헤파린은 비타민 K에 대항해서 항응혈작용을 나타낸다.
④ 유로키나제는 플라스미노젠을 활성화하여 혈전을 용해한다.

Q9. 소량만 투여해도 혈소판 기능을 억제하여 혈전형성을 방지하는 것은?

① 헤파린(heparin)
② 아스피린(aspirin)
③ 유로키나제(urokinase)
④ 시트르산소듐(sodium citrate)

정답 및 해설

Q6. ③ / 응고인자인 프로트롬빈은 간에서 합성되지만, 비타민 K는 그 합성을 촉진하는 보조효소로서 작용한다.

Q7. ② / ① : 서맥(느린맥)이 된다. ③ : 저칼륨혈증을 일으키는 경우가 있다. ④ : DIC의 치료에 사용되는 것은 헤파린의 점적 정맥주사이다.

Q8. ④ / ① : 헤파린은 시험관 내의 혈액응고도 억제할 수 있다. ② : 감기약에 함유된 비스테로이드소염제가 알부민과 결합해 있는 와파린을 유리형으로 바꾸기 때문에 와파린의 작용이 증강된다. ③ : 비타민 K에 대항하는 것은 와파린이다.

Q9. ② / ① : 헤파린은 항트롬빈제 III의 작용을 증강하고 항응고작용을 나타낸다. ③ : 유로키나제는 플라스미노젠을 활성화해서 플라스민을 생산하고 혈전용해작용을 나타낸다. ④ : 시트르산은 칼슘과 결합하여 항응고작용을 나타낸다.

Chapter 07

호흡계통 작용제

01 호흡계통의 개요

인체는 섭취한 탄수화물, 지방, 단백질 등의 영양소를 산화시켜 생성되는 에너지를 이용하여 생명활동을 유지하는데, 이 영양소를 산화하는 과정에는 산소가 필요하며 에너지를 만들어내는 반응에서 이산화탄소가 발생한다. 즉, 외부로부터 산소(O_2)를 받아들여 세포로 운반하고, 세포에서 생성된 이산화탄소(CO_2)를 몸 밖으로 배출하는 과정이 **호흡**(respiration)이다. 호흡은 호흡계통을 통해 이루어지며, 호흡계통은 코안(비강), 인두, 후두, 기관, 기관지, 폐(허파)로 구성된다(그림 7-1).

조직학적으로 기관 및 기관지의 점막은 거짓중층섬모상피(pseudostratified ciliated epithelium)로 덮여 있는데 여기에 점액분비성 술잔세포(goblet cell)가 존재하여 점액을 분비한다. 폐는 인체에 해로운 먼지, 화학물질 및 미생물 등이 포함된 공기를 매일 10,000L 이상 흡입하며, 공기 중의 해로운 물질을 걸러내는 필터 역할을 한다. 그 밖에도 호흡계통에는 다음과 같은 방어기전이 있다.

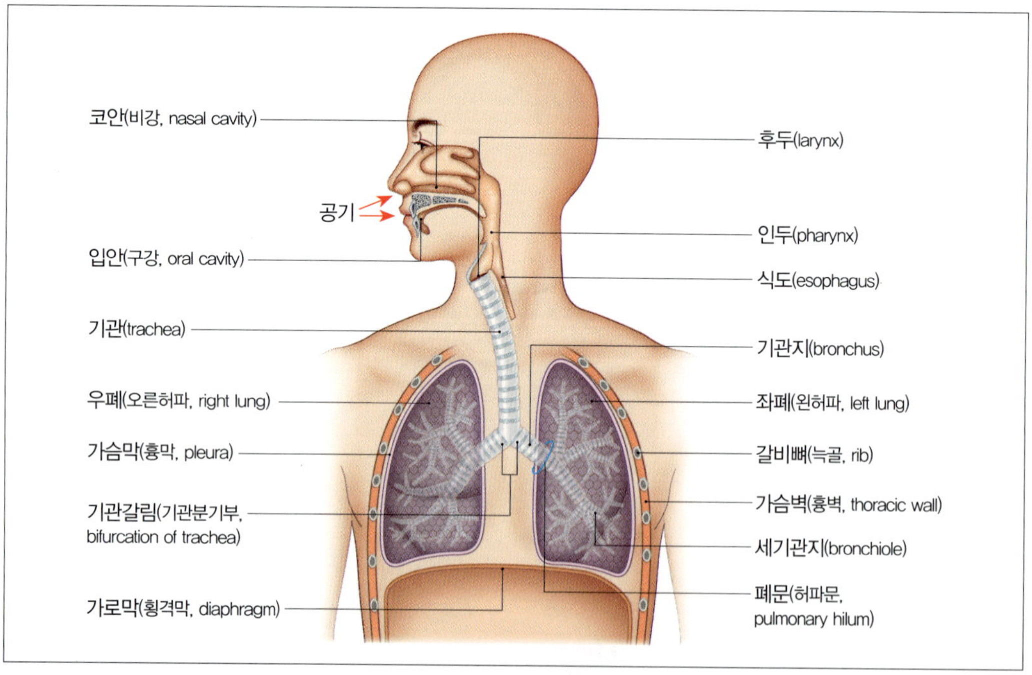

그림 7-1 호흡계통

〈호흡계통의 방어기전〉

① **코안의 청정작용** : 재채기, 콧물

② **기관–기관지의 청정작용** : 섬모의 연속적인 운동(객출, 식도로 삼킴)

③ **폐포의 청정작용** : 폐포의 대식세포가 먼지를 포식한 다음 세기관지를 통해 밖으로 운반, 제거하여 처리

호흡계통에 작용하는 대표적인 약물을 정리하면 표 7–1과 같다.

표 7–1 **호흡계통에 작용하는 대표적인 약물**

분류		약물(일반명)
호흡자극제		디모르폴라민(dimorpholamine), 독사프람(doxapram), 디메프린(dimefline), 로벨린(lobeline)
진해제	마약성 진해제	코데인(codeine)
	비마약성 진해제	노스카핀(noscapine), 덱스트로메토르판(dextromethorphan)
거담제	기도분비촉진제	사포닌 생약
	점액용해제	중층수(intermediate water), 아세틸시스테인(acetylcysteine), 염화암모늄(ammonium chloride), 메틸시스테인(methylcysteine), 브롬헥신(bromhexine)
	점막윤활제	암브록솔(ambroxol)
기관지천식 치료제	교감신경작용제	살부타몰(salbutamol), 프로카테롤(procaterol), 툴로부테롤(tulobuterol)
	잔틴유도체	아미노필린(aminophyline), 테오필린(theophylline)
	탈과립억제제	크로모글릭산(cromoglycate), 케토티펜(ketotifen)
	부신피질호르몬제	베클로메타손(beclomethasone), 플루티카손(fluticasone), 프레드니솔론(prednisolone), 베타메타손(betamethasone)
	류코트라이엔대항제	프란루카스트(pranlukast)

02 호흡자극제/진해제/거담제
respiratory stimulant/antitussive/apophlegmatic

1. 호흡자극제(respiratory stimulant)

호흡자극제는 마취제나 수면제 사용에 따른 호흡억제나 신생아질식(neonatal asphyxia)이 있는 경우에 사용되는 약물이다. **디모르폴라민**(dimorpholamine), **독사프람**(doxapram), **디메프린**(dimefline), **로벨린**(lobeline) 등이 대표적이다. 호흡중추를 직접 흥분시키는 약물과 목동맥소체(경동맥소체)의 화학수용체(chemoreceptor)를 자극해서 호흡중추를 흥분시키는 약물의 2종류가 있다(그림 7–2).

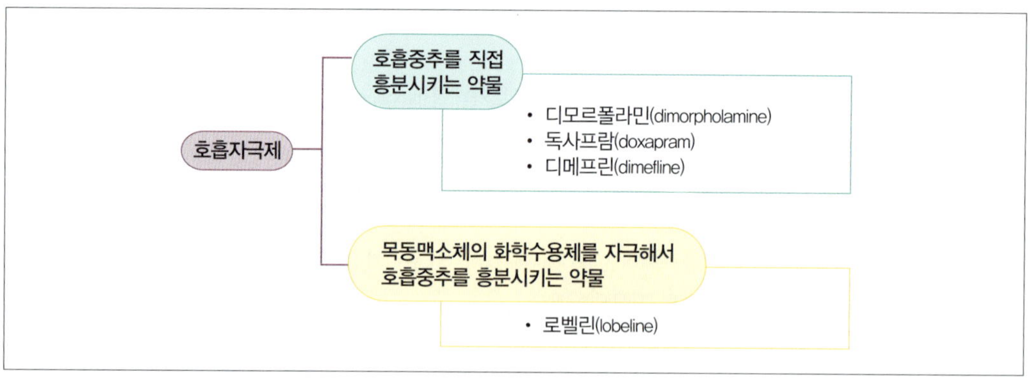

그림 7–2 호흡자극제의 종류

복약지도 포인트

① 호흡자극제는 일시적으로 사용하는 약물이라는 점에 주의한다.

② 호흡자극제는 원인을 근본적으로 개선하는 것이 아니므로 증상이 악화되지 않는지 관찰할 필요가 있다.

2. 진해제(antitussive)

기침과 관련이 있는 기관은 주로 후두, 기관, 기관지의 점막으로, 이들 점막에 대한 자극이 대뇌 옆에 있는 숨뇌의 기침중추에 전달되면 기침이 나온다. 기침의 원인에는 자극성 가스나 이물(질), 그리고 스스로 만들어내는 기도 내 분비물 등의 물리적인 자극이나 다양한 질병이 있다.

기침은 원래 이물(질)을 제거하기 위한 반사(기침반사, cough reflex)이므로 함부로 기침을 멈추게 하는 것은 바람직하지 않다. 그러나 기침이 생활에 크게 지장을 주는 경우 등 기침을 억제할 필요가 있을 때는 약물을 사용한다.

진해제는 기침을 멈추게 하는 약물로 기침약이라고도 불리며, 그 작용기전에 따라 중추성 진해제와 말초성 진해제로 분류한다(그림 7-3, 7-4).

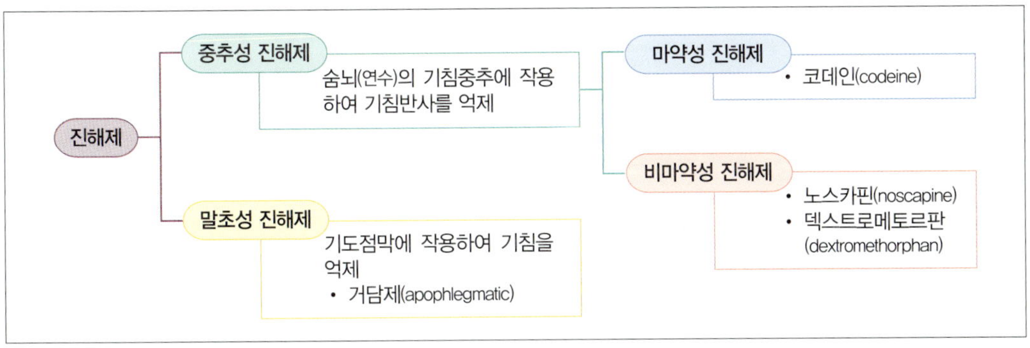

그림 7-3 진해제의 종류

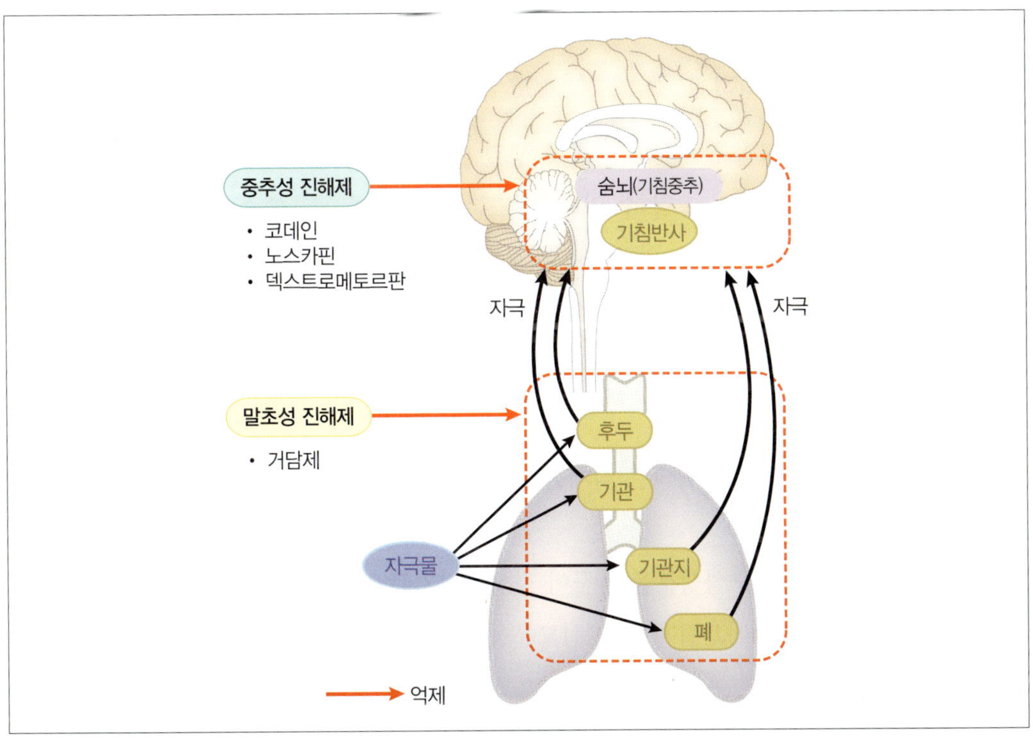

그림 7-4 기침반사와 진해제의 작용부위

1) 중추성 진해제(central antitussive)

숨뇌의 기침중추에 작용하여 기침반사를 억제하는 약물로, **코데인**(codeine) 등의 마약성 진해제와 **노스카핀**(noscapine), **덱스트로메토르판**(dextromethorphan) 등의 신체적 의존성이 낮은 비마약성 진해제로 나뉜다. 마약성 진해제의 경우 부작용으로 졸음, 소화기장애, 변비, 두드러기, 발진, 불안, 우울 등이 유발될 수 있다. 비마약성 진해제 중 덱스트로메토르판은 과민성, 혼란, 흥분 등의 중추신경계통 부작용이 보고되고 있다.

2) 말초성 진해제(peripheral antitussive)

기관지나 후두점막 등 말초조직의 기침수용체에 직접 작용하여 기침을 억제하는 약물로, 거담제(apophlegmatic)가 사용된다. 부작용으로 두통, 피로감, 어지러움, 소화불량, 설사, 구토, 소화관장애 등이 유발될 수 있다.

복약지도 포인트

진해제인 코데인에는 졸음, 변비, 구역질 등의 부작용이 있으므로 주의한다. 또한 장기 연용 시 내성과 신체적 의존성이 생길 수 있다.

3. 거담제(apophlegmatic)

가래는 기관이나 기관지에 고인 분비물에 염증이 생길 때 형성된 염증세포가 분해된 잔해를 말한다. 즉, 염증세포의 폐기물이 가래의 정체라고 할 수 있다. 기도는 가래를 밖으로 배출하는 작용을 하는데, 기도의 점막세포에 있는 섬모가 움직여 가래를 위쪽으로 내보낸다. 그러나 기도에 염증이 생기면 그 기능이 약해지거나 가래의 점성이 높아지면 가래를 배출하기 어려워진다.

거담제는 객담을 묽게 하고 섬모운동을 쉽게 하여 분비물의 제거를 촉진하는 약물로, 다음과 같은 작용을 한다.

① **기도점액용해작용** : 기도에서 분비되는 액체를 많이 만들어 진한 가래를 희석시키거나 점성을 저하시키는 작용

② **기도분비촉진작용** : 가래의 구성성분을 바꾸어 정상화시키는 작용

③ **점막윤활작용** : 기도점막을 매끄럽게 하여 섬모운동을 활발히 하는 작용

대표적인 약물에는 사포닌 생약(세네가, 원지, 도라지꽃), 중층수(intermediate water), 아세틸시스테인(acetylcysteine), 염화암모늄(ammonium chloride), 메틸시스테인(methylcysteine), 브롬헥신(bromhexine), 암브록솔(ambroxol) 등이 있다.

거담제는 기도분비촉진제와 점액용해제, 폐포의 표면활성물질 분비를 촉진하고 기도벽을 매끄럽게 하는 점막윤활제로 분류할 수 있다(그림 7-5).

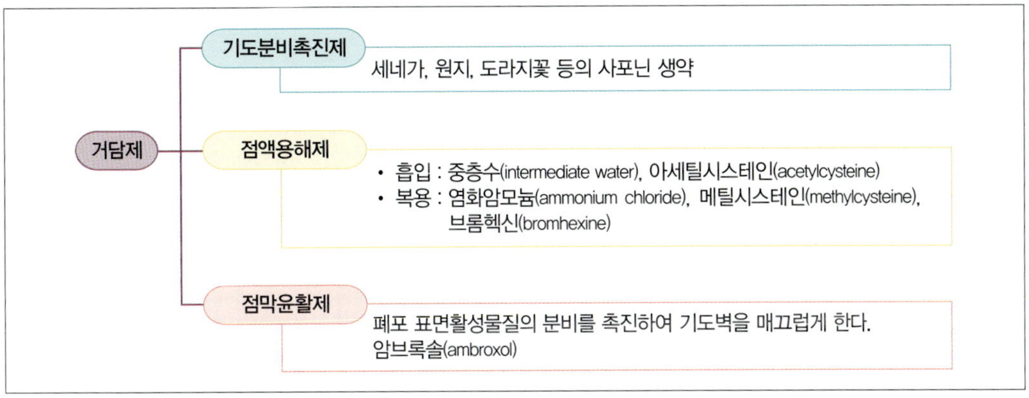

그림 7-5 거담제의 종류

복약지도 포인트

인공호흡관리를 하는 경우 가래가 고이면 질식의 원인이 되므로 주의한다. 이때에는 아세틸시스테인(acetylcysteine)이나 암브록솔(ambroxol)을 흡입하게 한다.

03 기관지천식 치료제 antiasthmatic drug

1. 기관지천식이란?

기관지천식(bronchial asthma)은 여러 가지 자극으로 기도가 광범위하게 협착함으로써 호흡곤란을 일으키고 쌕쌕거림(천명)이나 기침을 동반하는 I형 알레르기질환이다. 기도에 만성염증이 생기고 과민상태가 된다.

기관지천식 환자가 심한 운동을 하면 천식발작을 일으키는데(운동유발천식) 기관지 과민성이 항진된 환자일수록 운동으로 발작이 일어나기 쉽다. 또 음주를 하면 알코올유발천식이라고 하여 증상의 악화가 나타나는데(약 과반수), 이것은 술(에탄올)의 분해산물인 아세트알데하이드(acetaldehyde)에 의해 기관지점막의 모세혈관이 확장되어 히스타민을 유리하기 쉬워져 천식 증상이 악화되기 때문이다. 성인 기관지천식 환자는 과거 30년간 약 3배나 증가하였다.

2. 기관지천식 치료제의 종류

기관지천식 치료제(antiasthmatic drug)는 천식의 증상을 완화하거나 예방함으로써 치료를 돕는 약물로, 염증을 조절하거나 기관지를 확장하는 다양한 약물이 사용된다(그림 7-6).

교감신경작용제(β_2작용제), 잔틴유도체, 탈과립억제제, 부신피질호르몬제, 류코트라이엔대항제로 크게 분류할 수 있으며, 천식발작의 증상을 완화하기 위해 기관지 민무늬근육의 수축을 억제하고 기관지를 확장하는 약물인 β_2작용제와 잔틴유도체 등을 사용하고, 천식발작을 예방하기 위해 탈과립억제제, 부신피질호르몬제, 류코트라이엔대항제 등의 항염증제나 항알레르기제를 사용한다(그림 7-7).

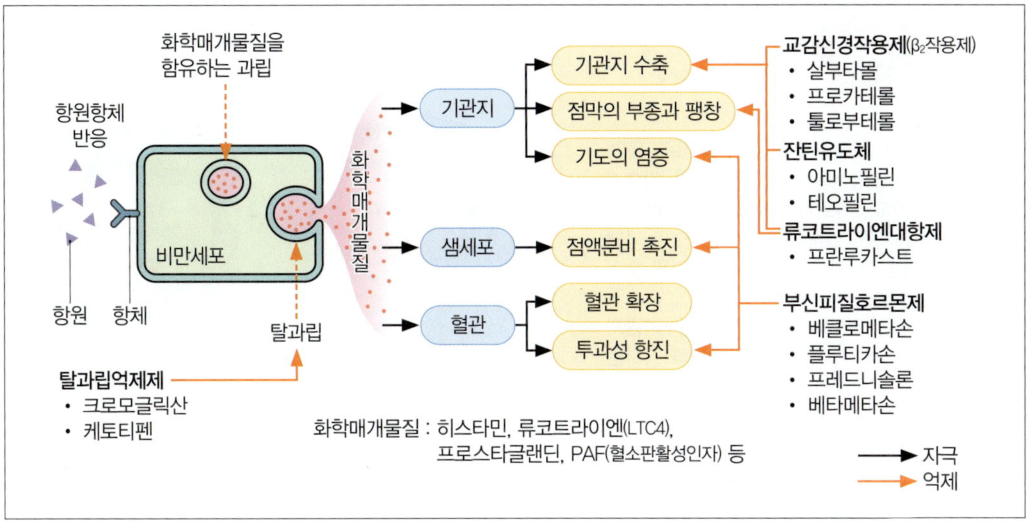

그림 7-6 기관지천식의 발병기전과 각종 기관지천식 치료제의 작용부위

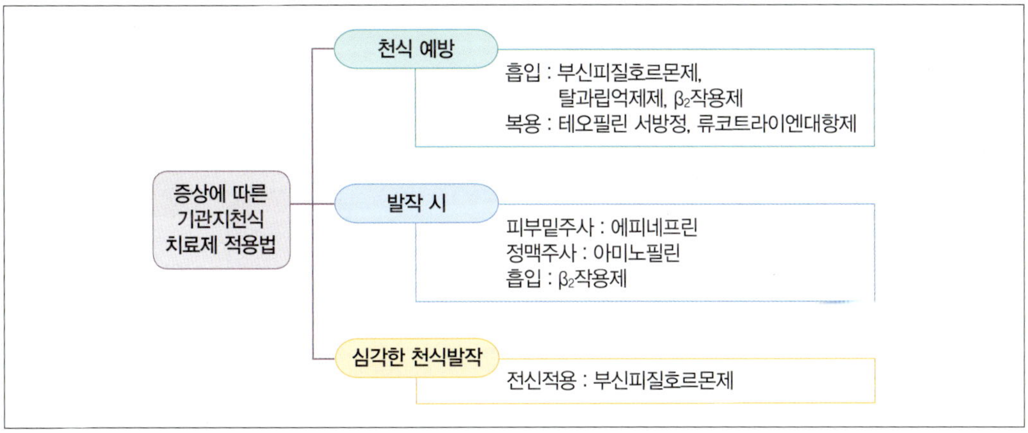

그림 7-7 증상에 따른 기관지천식 치료제의 적용법

1) 교감신경작용제(β_2작용제)

교감신경의 수용체 중에서 기관지 확장작용을 나타내는 β_2수용체에 선택적으로 작용하는 약물로, 천식 발작 시 신속한 기관지확장이 필요할 때 사용한다. 대부분의 천식 환자가 갑자기 증상이 나타나는 상황을 경험할 수 있으므로 상비약으로 흔히 처방된다.

대표적인 약물에는 살부타몰(salbutamol), 프로카테롤(procaterol), 툴로부테롤(tulobuterol; 첩부제) 등이 있다.

기관지천식 치료제

그림으로 이해하는 약 이야기

기관지천식(bronchial asthma)은 기관지 민무늬근육(평활근)이 비정상적으로 수축하여 호흡곤란을 일으키는 알레르기질환이다. 기도가 수축되어 있기 때문에 들숨은 비교적 쉽지만, 날숨이 어려워진다. 또 가래 분비량이 많아지는데다가 가래 배출도 어려워 숨쉬기가 한층 힘들어진다.

기관지천식의 증상을 완화시키기 위해서는 기관지 민무늬근육의 수축을 억제하고 기관지를 확장하는 약물(β_2작용제, 잔틴유도체)을 이용한다. 가래 배출을 쉽게 하는 거담제가 함께 사용되는 경우도 많다.

또 알레르기성 염증이 원인이 되므로 천식발작을 예방하기 위해 항염증제나 항알레르기제가 이용된다(탈과립억제제, 부신피질호르몬제, 류코트라이엔대항제).

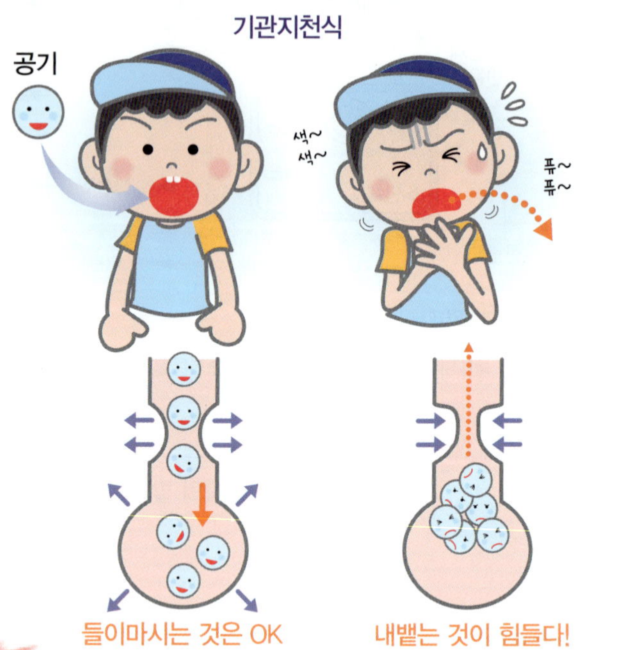

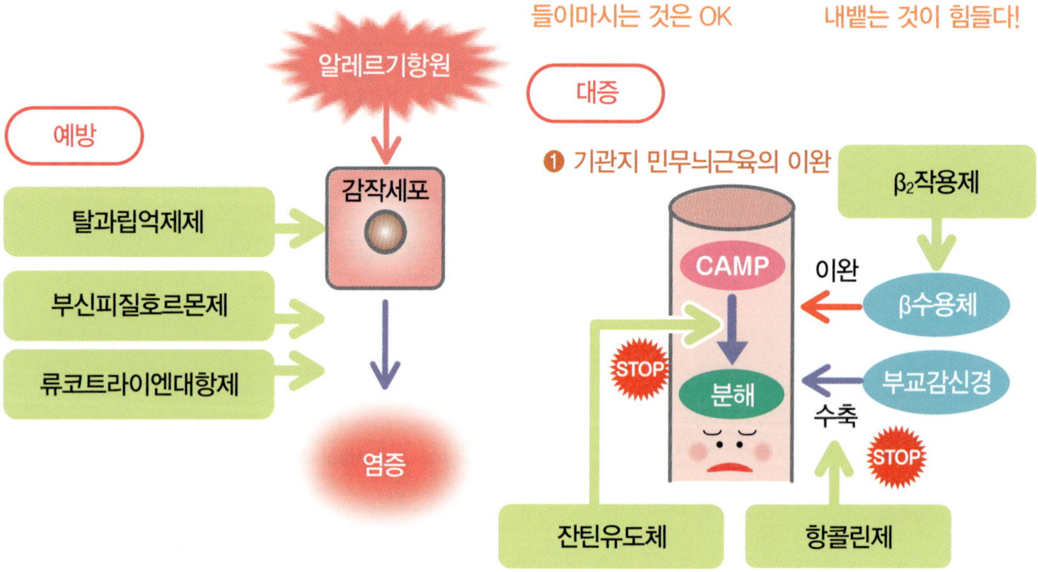

β_2작용제	살부타몰(salbutamol) 프로카테롤(procaterol) 툴로부테롤(tulobuterol)
잔틴유도체	아미노필린(aminophylline)
탈과립억제제	크로모글릭산(cromoglicic acid) 케토티펜(ketotifen)
부신피질호르몬제	베클로메타손(beclometasone) 프레드니솔론(prednisolone) 베타메타손(betamethasone)
류코트라이엔대항제	프란루카스트(pranlukast)

❷ 거담제

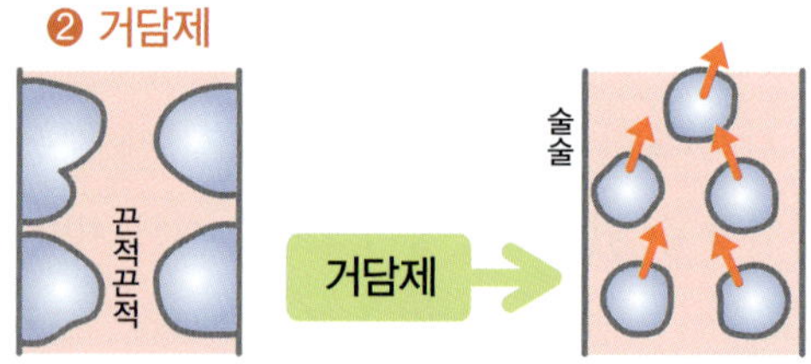

2) 잔틴유도체(테오필린제)

뛰어난 기관지 확장작용이 있는 약물로, **아미노필린**(aminophylline), **테오필린**(theophylline) 등이 있다. β_2 작용제와 유사한 작용을 나타내며 카페인과 화학구조가 유사하기 때문에 불면 등의 부작용이 나타날 수 있다. 안전역이 좁아 주의가 필요하다.

3) 탈과립억제제

직접적인 기관지 확장작용은 없지만, 비만세포에서 탈과립 및 화학매개물질이 분비되는 것을 억제하여 발작 발생의 예방에 효과적이다. **크로모글릭산**(cromoglycate), **케토티펜**(ketotifen) 등이 있으며 케토티펜의 경우 항히스타민작용도 있다.

4) 부신피질호르몬제

지속성 천식을 치료하는 약물로, 흡입으로 적용하는 방법(흡입용 스테로이드제)과 경구투여로 적용하는 방법[경구(전신)용 스테로이드제]이 있다.

흡입용 스테로이드제는 강력하게 염증을 조절하여 천식발작의 빈도를 줄이기 때문에 기관지천식 치료에 우선적으로 사용한다. 또한 조절되지 않는 심한 기관지천식 환자의 경우 스테로이드를 전신적으로 사용해야 할 때 경구(전신)용 스테로이드제를 투여한다. 경구(전신)용 스테로이드제는 모든 종류의 스테로이드를 낮은 용량으로 사용하며, 수면장애, 식욕 증가, 감정변화 등의 부작용이 유발되므로 주의가 필요하다.

대표적인 약물에는 **베클로메타손**(beclomethasone), **플루티카손**(fluticasone), **프레드니솔론**(prednisolone), **베타메타손**(betamethasone)이 있다.

5) 류코트라이엔대항제

염증반응에 관여하는 류코트라이엔(leukotriene)의 작용을 방해하기 위해 류코트라이엔수용체를 차단하는 약물로, **프란루카스트**(pranlukast) 등이 있다. 부신피질호르몬제와 같은 부작용이 없어 소아에게도 사용할 수 있다.

복약지도 포인트

① 아미노필린은 안전역이 좁기 때문에 과잉투여하지 않도록 용량에 주의한다.
② 기관지는 기온의 급격한 저하에 반응해서 수축하기 때문에 여름의 냉방에도 배려해야 한다.
③ 일상생활에서도 제약이나 제한을 받고 있는 천식 환자가 있다는 것을 염두에 두고 질환에 대한 이해와 공감적 대응을 할 수 있도록 한다.
④ 천식발작은 다양한 원인으로 기관지가 수축됨으로써 산소 흡입과 이산화탄소 배출이 장애를 받아 호흡곤란을 동반하는 환기장애이다. 환자는 언제 발작이 일어날지 몰라 늘 불안한 상태에 있으므로 최근의 발작 상태를 묻는 등 환자에 대한 정서적인 지원이 필요하다.

연습문제

Q1. 다음 설명 중 옳은 것은?

① 필로카핀은 기관지천식 증상을 개선한다.

② 와파린을 사용하면 프로트롬빈시간이 단축된다.

③ 심장혈관확장제로서 사용되는 나이페디핀은 저혈압에도 효과적이다.

④ 기관지천식 환자에게 테오필린을 사용하는 경우는 혈중농도에 주의한다.

Q2. 약물과 그 작용이 올바르게 짝지어진 것은?

a. 그라니세트론(granisetron) – 지사제
b. 옥시토신(oxytocin) – 자궁수축
c. 프로케인아마이드(procainamide) – 항부정맥작용
d. H_2수용체차단제(H_2 recepor blocking agent) – 위산 분비촉진

① a, b ② a, d ③ b, c ④ c, d

Q3. 기관지천식에 대해 잘못 설명한 것은?

① 기도의 반응성이 항진되어 있다.

② 발작 시에는 날숨의 연장이 확인된다.

③ 소염진통제 사용 시에는 발작유발에 주의한다.

④ 발작 시에는 우선적으로 부신피질호르몬제를 흡입한다.

정답 및 해설

Q1. ④ / ① : 필로카핀은 콜린작용제이므로 천식발작을 증가시킨다. ② : 프로트롬빈의 생산을 억제하므로 프로트롬빈시간은 연장된다. ③ : 고혈압에 효과가 있다.

Q2. ③ / a : 그라니세트론은 제토제, d : 히스타민 H_2수용제차단제는 위산분비를 억제한다.

Q3. ④ / 발작 시 맨 처음에 사용되는 것은 β_2작용제이다.

Q4. 다음 중 호흡계통 작용제가 올바르게 짝지어진 것은?

a. 진해제 - 카페인(caffeine)
b. 결핵제 - 리팜피신(rifampicin)
c. 거담제 - 프레드니솔론(prednisolone)
d. 기관지확장제 - 테오필린(theophylline)

① a, b　② b, d　③ b, c　④ c, d

Q5. 기관지천식의 발작 요인이 아닌 것은?

① 추위자극　② 기도감염
③ β수용체차단제　④ 부신피질호르몬제

Q6. 천식 때문에 흡입용 스테로이드제를 사용하는 환자에게 해야 할 설명으로 적절한 것은?

① 발작이 일어나려고 할 때 사용한다.
② 흡입한 느낌이 있을 때까지 몇 차례 분무한다.
③ 흡입 전에 최대한 숨을 내쉬게 한 다음 흡입한다.
④ 흡입 후에는 물로 입안을 헹구거나 양치질을 한다.

정답 및 해설

Q4. ② / a : 카페인은 중추흥분제로 진해작용은 없다. c : 프레드니솔론은 스테로이드소염제이다.

Q5. ④ / ①, ② : 천식 시에는 기도가 민감해져 있어 추위자극, 기도감염으로 발작을 유발한다. ③ : β수용체차단제는 정상인에게는 거의 반응을 나타내지 않지만, 천식 환자에게는 기도를 수축시킨다.

Q6. ④ / ① : 발작과는 관계없이 정해진 시간에 사용한다. ② : 흡입은 1회만 한다. ③ : 흡입 전에 숨을 완전히 내뱉을 필요는 없다. ④ : 흡입 후에는 양치질을 하도록 지시한다(입안칸디다증, 쉰소리 예방). 다만 양치질이 어려운 환자에게는 물로 입안을 헹구도록 한다.

Chapter 08

소화계통 작용제

1. 소화계통의 개요
2. 건위소화제 / 제산제
3. 소화궤양 치료제 ······················· 소화궤양이란?
   소화궤양 치료제의 종류
4. 설사제 / 지사제
5. 항구토제 / 담즙배출촉진제 / 궤양대장염 치료제

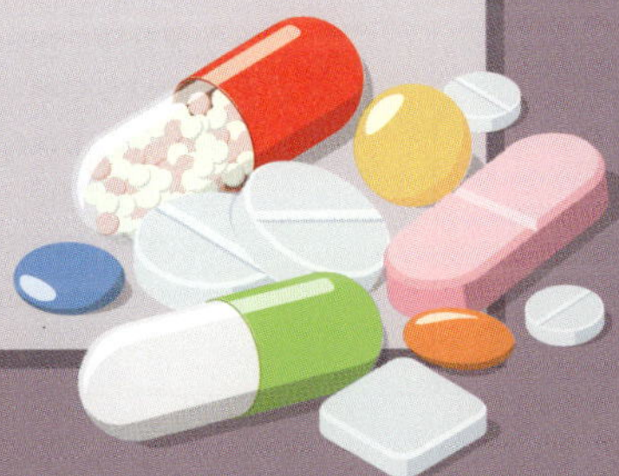

01 소화계통의 개요

소화계통은 음식물을 섭취하고 이를 물리 · 화학적으로 분해하여 영양분은 체내로 흡수하고 노폐물은 배설하는 기능을 수행하는 기관계통이다. 입, 식도, 위, 소장, 대장, 항문으로 이어지는 소화관과 혀, 이와 같은 소화를 돕는 구조물과 소화효소를 분비하는 침샘, 간, 담낭, 췌장 등의 소화샘으로 구성된다(그림 8-1).

소화계통은 물질의 흡수를 촉진하기 위한 소화액(침, 위액, 담즙, 췌장액, 장액 등) 분비의 외분비기전, 이를 조절하기 위한 신경기전, 소화관호르몬(가스트린, 세크레틴, 콜레시스토키닌)을 분비하는 내분비기전, 히스타민(histamine), 세로토닌(serotonin), 프로스타글랜딘(prostaglandin)과 같은 오타코이드(autacoid)에 의한 국소적 기전의 영향도 받는다.

소화계통에 작용하는 약물은 건위소화제, 소화성 궤양 치료제, 설사제와 지사제, 항구토제(항히스타민제, 항도파민제, 항세로토닌제) 등으로 나뉜다. 소화계통에 작용하는 대표적인 약물을 정리하면 표 8-1과 같다.

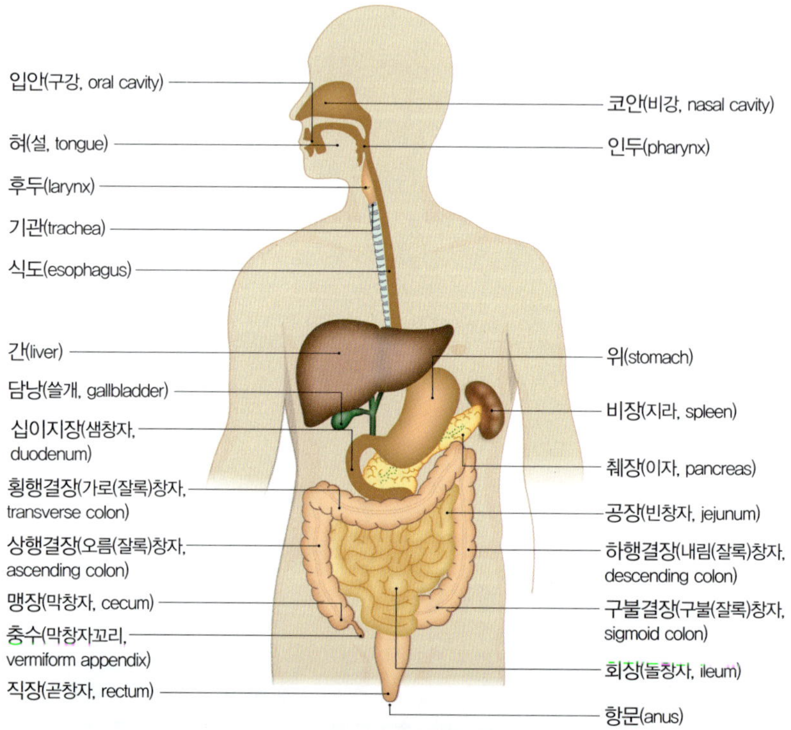

그림 8-1 소화계통의 구성

표 8-1 소화계통에 작용하는 대표적인 약물

분류			약물(일반명)
소화궤양 치료제	점막공격인자 억제	H_2수용체차단제	시메티딘(cimetidine), 라니티딘(ranitidine), 파모티딘(famotidine), 니자티딘(nizatidine)
		양성자펌프억제제	오메프라졸(omeprozole), 란소프라졸(lansoprazole), 판토프라졸(pantoprazole), 덱스란소프라졸(dexlansoprazole)
		제산제	중탄산소듐(sodium bicarbonate), 수산화마그네슘(magnesium hydroxide), 침강탄산칼슘(calcium carbonate P.P.T.), 수산화알루미늄(aluminum hydroxide), 건조수산화알루미늄겔(dried aluminum hydroxide gel)
		항콜린제	피렌제핀(pirenzepine)
	점막방어인자 증강	프로스타글랜딘 유사제	미소프로스톨(misoprostol)
		점막보호제	수크랄페이트(sucralfate), 비스무트 서브살리실레이트(bismuth subsalicylate)
		점막혈류촉진제	레바미피드(rebamipide), 테프레논(teprenone), 트록시피드(troxipide)
설사제	염류설사제		황산마그네슘(magnesium sulfate), 산화마그네슘(magnesium oxide)
	자극설사제		피마자유(castor oil), 비사코딜(bisacodyl), 피코설페이트(picosulfate), 센노사이드(sennoside), 센나(senna), 대황(rhubarb), 카스카라사그라다(cascara sagrada)
	팽창설사제		카복시메틸셀룰로스(carboxymethyl cellulose), 한천(agar)
	침윤설사제		다이옥틸(dioctyl) 제제
지사제	장운동억제제		모르핀(morphine), 아트로핀(atropine), 로페라마이드(loperamide)
	장수렴제		비스무트 차질산염(bismuth subnitrate), 이질풀(geranium thunbergii), 탄닌산알부민(albumin tannate)
	흡착제		약용탄(charcoal), 자연 규산알루미늄(aluminium silicate)
	살균제		버버린(berberine), 이질풀 추출물(geranium thunbergii extract)
	유산균 제제		락토민 제제(lactomin), 비피더스균 제제(lactobacillus bifidus)
항구토제	항히스타민제		디멘하이드리네이트(dimenhydrinate)
	항도파민제		클로르프로마진(chlorpromazine), 프로클로르페라진(prochlorperazine), 돔페리돈(domperidone), 메토클로프라마이드(metoclopramide)
	항세로토닌제		그라니세트론(granisetron), 온단세트론(ondansetron)
담즙배출 촉진제	담즙분비촉진제		데하이드로콜산(dehydrocholic acid), 어소데옥시콜산(ursodeoxycholic acid)
	담즙배출제		황산마그네슘(magnesium sulfate)
궤양대장염 치료제	아미노살리실산 제제		사라조설파피리딘(salazosulfapyridine), 메사라진(mesalazine)
	부신피질호르몬제		프레드니솔론(prednisolone), 베타메타손(betamethasone)
	면역억제제		아자싸이오프린(azathioprine), 머캅토퓨린(mercaptopurine), 사이클로스포린(cyclosporine)
	항TNF-α항체		인플릭시매브(infliximab)

02 건위소화제/제산제
stomachic digestant/antacid

1. 건위소화제(stomachic digestant)

건위소화제는 미각과 후각을 자극하여 식욕을 증진시키거나 산 또는 소화효소를 첨가하여 소화를 돕는 약물이다. 고미제, 방향제, 산제, 소화효소제 등이 있다(그림 8-2).

고미제는 미각신경에 자극을 주어 침이나 위산의 분비를 촉진시키고, 방향제는 후각반사와 위점막을 자극하여 위액분비와 위장운동을 촉진시킨다.

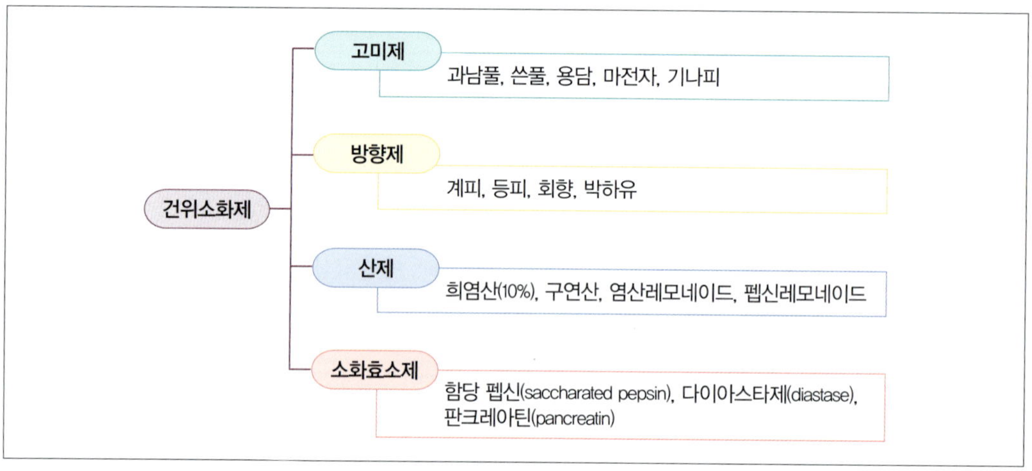

그림 8-2 건위소화제의 종류

2. 제산제(antacid)

제산제는 약알칼리성 약물로 위액의 산성도를 중화하여 pH를 높이는 작용이 있어서 소화궤양이나 위산과다분비에 사용된다.

대표적인 약물에는 중탄산소듐(sodium bicarbonate), 산화마그네슘(magnesium oxide), 침강탄산칼슘(calcium carbonate P.P.T.), 합성규산알루미늄(aluminium silicate synthetic), 건조수산화알루미늄겔(dried aluminium hydroxide gel)이 있다.

03 소화궤양 치료제
drug used in peptic ulcer

1. 소화궤양이란?

소화궤양(peptic ulcer)은 위벽에서 분비되는 위산(gastric acid)과 펩신(pepsin)에 의해 위점막이 손상되는 질환으로, 그 원인은 점막공격인자와 점막보호인자의 균형이 무너진 결과라고 판단된다(그림 8-3).

최근 위나선균(헬리코박터 파일로리, *Helicobacter pylori*)의 감염이 소화궤양의 중요한 원인으로 밝혀졌다. 위나선균이 위나 십이지장(샘창자) 점막에 감염되면 염증을 일으켜 위점막이 약해지고 위산에 손상을 받아 궤양을 일으킨다. 현재 위나선균 제균요법이 소화궤양 치료에 우선적으로 시행된다.

한편, 비스테로이드소염제로 인한 소화궤양에는 위점막의 생산을 촉진하는 프로스타글랜딘(prostaglandin) 제제를 함께 사용한다.

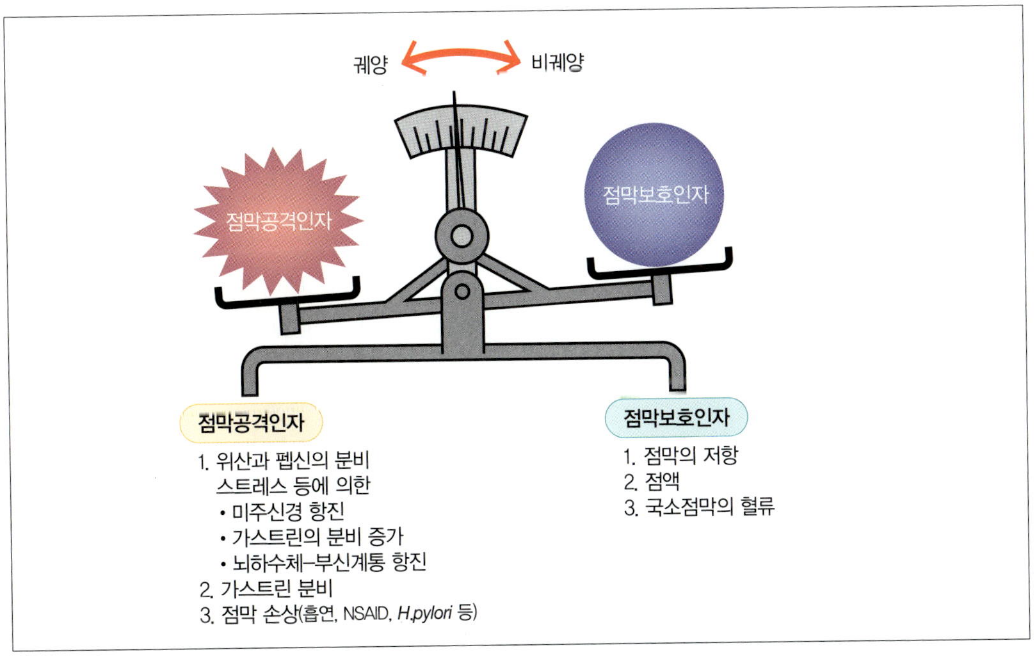

그림 8-3 소화궤양의 원인

위궤양 치료제

그림으로 이해하는 약 이야기

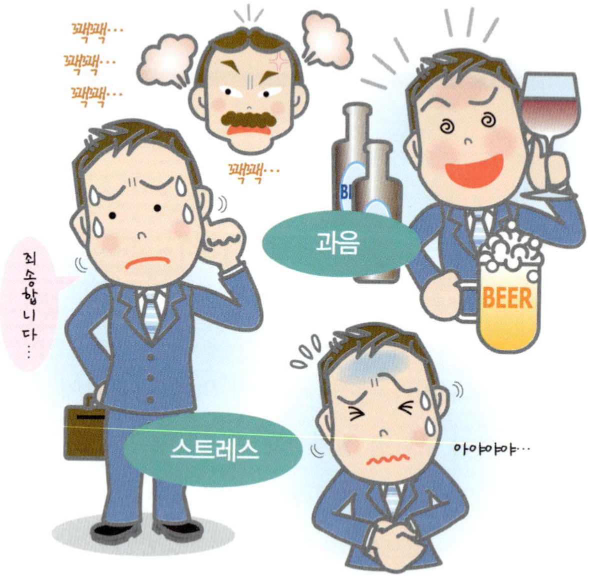

위는 산성의 소화액(위산/펩신)을 분비하여 음식물을 소화하거나 음식물에 들어 있는 세균을 퇴치하는 역할을 한다. 정상적인 상태에서는 위벽에 충분한 혈류가 유지되어 위산으로부터 위를 보호하기 위한 점액이나 알칼리가 분비된다. 그러나 점액이나 알칼리의 분비가 저하되면 위산이 위점막을 녹여서 위벽에 미란이나 구멍이 생기는데, 이것을 위궤양(gastric ulcer)이라고 한다. 위궤양에서는 위통, 구역질, 구토 등의 증상이 나타나며 궤양에서의 출혈로 인한 토혈이나 하혈도 종종 관찰된다.

위궤양 치료제에는 위산 분비를 억제하는 양성자펌프억제제, H_2차단제(히스타민수용체대항제), 무스카린수용체대항제, 항가스트린제나 위산을 중화하는 제산제가 있다. 이들은 위산으로부터의 공격을 막음으로써 통증을 완화하고 또 환부가 악화되는 것을 막는 작용을 한다. 또 위벽이나 위점막의 회복과 유지에 작용하는 위점막피복제, 조직수복촉진제, 프로스타글랜딘(PG) 제제도 있다.

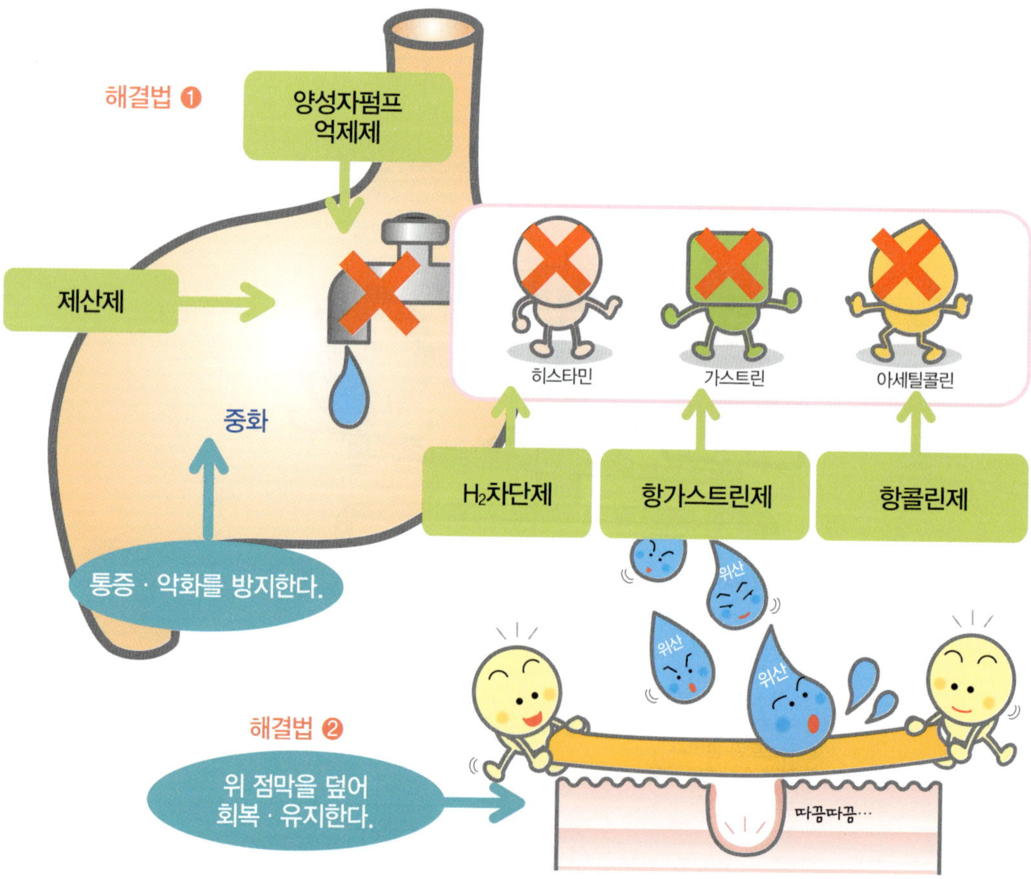

Memo

위나선균(헬리코박터 파일로리, *Helicobacter pylori*, *H.pylori*)

위나선균 그람음성 막대균으로 1982년에 사람의 위점막에서 처음 분리되면서 점막장애를 일으킨다는 사실이 밝혀졌다. 십이지장궤양 환자의 약 90%, 위궤양 환자의 약 70%, 위염 환자의 약 60%에서 분리되며, 소아보다 중 · 장년층에 보균자가 많다. 십이지장궤양 재발의 중요한 원인으로 파악된다.

[위나선균 제균요법]

양성자펌프억제제(proton pump inhibitor, PPI) + **아목시실린**(amoxicillin) + **클래리스로마이신**(clarithromycin) 3가지 약물의 병용요법을 시행한다. 제균이 안 된 경우에는 클래리스로마이신을 **메트로니다졸**(metronidazole)로 변경해서 병용요법을 시행한다.

2. 소화궤양 치료제의 종류

위나 십이지장의 점막에 발생한 궤양을 치료하는 약물로, 작용기전에 따라 점막공격인자를 제거하는 약물(H_2수용체차단제, 양성자펌프억제제, 제산제 등)과 점막방어인자를 증강하는 약물(프로스타글랜딘 유사제, 점막보호제, 점막혈류촉진제 등)로 나뉜다(그림 8-4). 또한 최근 위나선균의 감염이 소화궤양의 중요한 원인으로 밝혀지면서 이 균에 감염된 소화궤양 환자의 경우는 제균요법(Memo 참조)이 우선적으로 시행된다.

1) H_2수용체차단제(H_2 receptor blocker)

위벽세포에서의 위산분비는 아세틸콜린(acetylcholine), 히스타민(histamine), 가스트린(gastrin)에 의해 촉진된다(그림 8-4). H_2수용체차단제는 히스타민의 H_2수용체 결합을 경쟁적으로 차단함으로써 세포 내 cAMP 농도를 감소시켜 위산분비를 억제한다. 특히 야간의 위산분비에 대해 효과가 있다.

대표적인 약물에는 **시메티딘**(cimetidine), **라니티딘**(ranitidine), **파모티딘**(famotidine), **니자티딘**(nizatidine) 등이 있다. 부작용이 비교적 적은 편이지만, 시메티딘은 중추신경계통을 억제하여 두통, 졸음, 어지러움 등을 유발할 수 있고, 남성호르몬 억제 효과로 인해 여성형유방(증)을 유발할 수 있다.

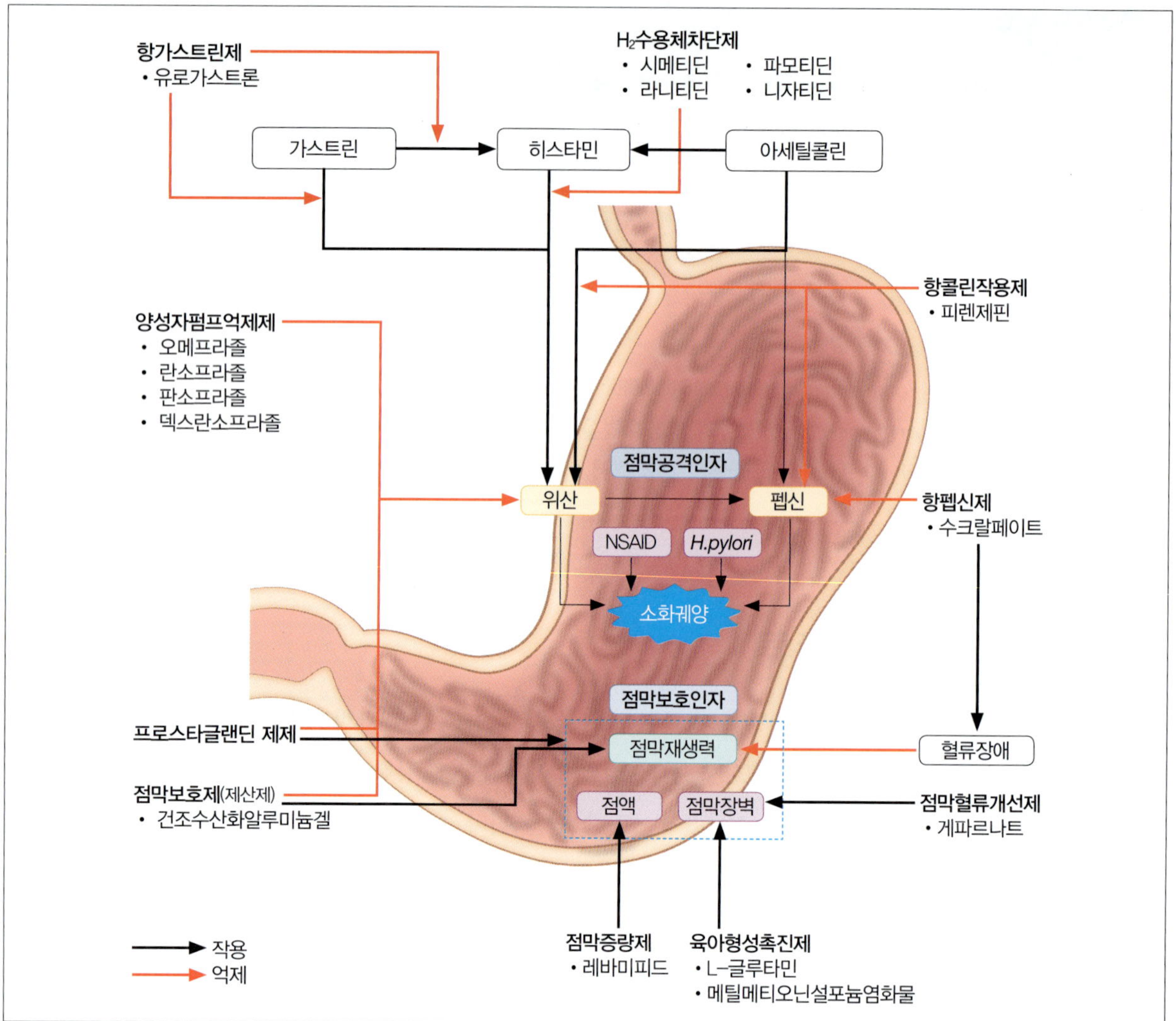

그림 8-4 소화성 궤양 치료제의 작용부위

2) 양성자펌프억제제(proton pump inhibitor, PPI)

위산이 분비되는 최종 단계에서 위벽세포의 H^+/K^+-ATPase 효소계통을 억제하여 위 속공간으로 수소이온(H^+)이 분비되는 것을 차단하는 약물이다(그림 8-4).

이 수소이온이 염소와 결합하여 위산이 된다. H_2수용체차단제보다 위산분비 억제 효과가 빠르고 강력하여 스트레스궤양이나 위식도역류 치료에 사용된다. 또한 위나선균을 근절하기 위해 항생제와 병용하여 사용된다. 양성자펌프억제제는 최대 효과를 나타내기 위해 식사 30~60분 전에 복용해야 한다.

대표적인 약물에는 **오메프라졸**(omeprozole), **란소프라졸**(lansoprazole), **판토프라졸**(pantoprazole), **덱스란소프라졸**(dexlansoprazole) 등이 있다.

3) 제산제(antacid)

위산에 의한 위점막의 손상을 막고 통증을 완화하는 약물이다. 약알칼리성으로, 위산을 중화하여 pH를 높이는 작용이 있어서 소화궤양이나 위산 과다분비에 사용된다.

대표적인 약물에는 중탄산소듐(sodium bicarbonate), 수산화마그네슘(magnesium hydroxide), 침강탄산칼슘(calcium carbonate P.P.T.), 수산화알루미늄(aluminum hydroxide), 건조수산화알루미늄겔(dried aluminum hydroxide gel)이 있다.

4) 프로스타글랜딘 유사제

위점막에서 생산되는 프로스타글랜딘 E(prostaglandins E)는 위산분비를 억제하고 점액과 중탄산염의 생성을 증가시켜 세포보호작용을 한다. 프로스타글랜딘 E와 구조가 비슷한 프로스타글랜딘 유사제는 위벽세포 표면에 있는 프로스타글랜딘수용체와 직접 결합하여 작용하는 약물이며, 미소프로스톨(misoprostol)이 대표적이다. 이 약물은 자궁수축과 유산을 일으키므로 임신기간에는 사용을 금한다.

5) 항콜린제

무스카린수용체에 작용하는 약물로 주로 부교감신경을 억제한다. 피렌제핀(pirenzepine)은 무스카린수용체 중 M_1수용체에 선택적으로 작용하여 지나친 위, 내장의 운동으로 나타나는 경련(위경련, 복통, 생리통 등)을 가라앉히는 효과가 있어서 위궤양 치료에 사용된다.

6) 점막보호제

손상된 궤양부위에 부착되어 보호막을 형성함으로써 위산으로부터 보호하는 작용을 한다.

대표적인 약물에는 수크랄페이트(sucralfate), 비스무트 서브살리실레이트(bismuth subsalicylate) 등이 있다. 특히 비스무트 제제는 항균작용이 있어 위나선균에 감염된 소화궤양 환자에게 효과적이다.

7) 점막혈류촉진제

위점막에 직접 작용하여 혈관의 수축을 억제함으로써 위점막의 혈류량을 증가시킨다. 위점막의 혈류량이 늘어나면 점액이 증가하여 위점막세포의 성장이 촉진된다.

대표적인 약물에는 레바미피드(rebamipide), 테프레논(teprenone), 트록시피드(troxipide) 등이 있다.

설사제

그림으로 이해하는 약 이야기

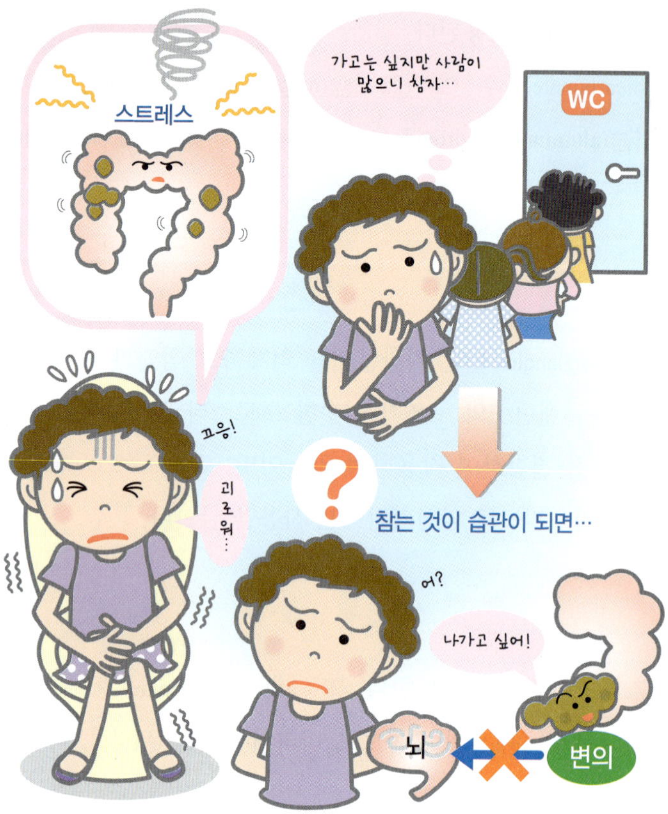
스트레스
가고는 싶지만 사람이 많으니 참자…
WC
끄응!
괴로워…
참는 것이 습관이 되면…
어?
나가고 싶어!
뇌
변의

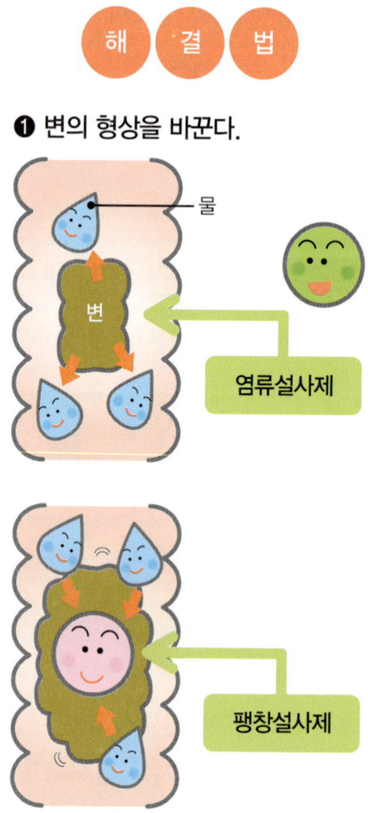

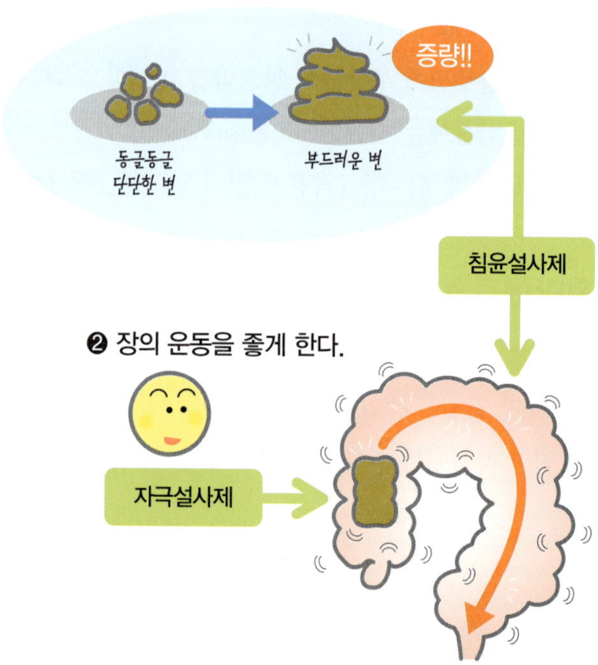

위나 십이지장(샘창자)에서 소화되어 소장(작은창자)으로부터 보내온 음식물은 대장에서 수분이 흡수되고 그 나머지가 변으로서 직장(곧창자)에 쌓인다. 변이 어느 정도 쌓이면 뇌에 그 사실을 알려 변의(대변이 마려운 느낌)가 유도되는데, 스트레스 등으로 대장의 작용이 과도해지면 대장이 변의 수분을 흡수하여 단단하고 동글동글한 변이 생기기 때문에 양이 부족해서 배변이 정체된다. 또 대장의 기능이 저하되면 변이 원활하게 배출되지 않아 변비가 되는 경우와 배변을 습관적으로 참음으로써 배변이 원활하게 이루어지지 않는 경우도 있다.

설사제(purgative)에는 변의 형상에 작용하는 것과 대장이나 소장에 작용하는 것이 있다. 변의 형상에 작용하는 것에는 장 내의 수분을 증가시킴으로써 변을 부드럽게 하여 배변을 촉진시키는 염류설사제, 장 내에서 수분을 흡수하여 변의 분량을 늘리는 팽창설사제, 표면활성작용을 통해 변에 수분을 주어 부드럽게 하는 침윤설사제가 있다(침윤설사제는 대장의 운동을 촉진하는 작용도 있다). 또 대장이나 소장, 직장의 기능에 작용하는 것에는 자극설사제가 있다.

04 설사제/지사제 cathartic/antidiarrheic

1. 설사제(cathartic)

변비(constipation)란 하부 결장(잘록창자)에 분변이 축적되어 배변의 횟수가 줄고 양도 적으며 경도(굳기)가 증가한 증상이며, 설사제는 장 내용물을 쉽게 배출하기 위하여 사용되는 약물로 변비 치료에 흔히 사용된다. 설사제에는 염류설사제, 자극설사제, 팽창설사제, 침윤설사제 등이 있다(표 8-2).

염류설사제는 장 내의 삼투압을 이용해서 수분을 모아 장 내용물을 팽창시켜 배출을 촉진하는 작용을 하며, 자극설사제는 소장(작은창자)이나 대장(큰창자)에 자극을 가해 배변을 촉진하는 작용을 한다. 또 팽창설사제는 장 내의 수분을 흡수해서 팽창시킨 다음 장 내용물을 증가시켜서 대장에 자극을 가해 배변을 촉진하며, 침윤설사제는 장 내용물에 침윤하여 연화시키는 작용을 한다.

대표적인 약물에는 황산마그네슘(magnesium sulfate), 산화마그네슘(magnesium oxide), 피마자유(castor oil), 비사코딜(bisacodyl), 피코설페이트(picosulfate), 센노사이드(sennoside), 센나, 대황, 카스카라사그라다(cascara sagrada), 카복시메틸셀룰로스(carboxymethyl cellulose), 한천(agar), 다이옥틸(dioctyl) 제제가 있다.

설사제의 작용기전을 그림 8-5에 나타내었다.

표 8-2 설사제의 종류

약물명	효과 발현시간	투여 후의 대변 상태
염류설사제 황산마그네슘(magnesium sulfate) 산화마그네슘(magnesium oxide)	 1~3시간(대량) 6~9시간(소량)	 물변(대량) 죽상~무른 변(소량)
자극설사제 소장 자극성 : 피마자유(castor oil) 대장 자극성 : 비사코딜(bisacodyl) 피코설페이트(picosulfate) 센노사이드(sennoside) 센나 대황 카스카라사그라다(cascara sagrada)	 1~3시간 6~9시간	 물변 죽상~무른 변

표 8-2 설사제의 종류 (계속)

약물명	효과 발현시간	투여 후의 대변 상태
팽창설사제 카복시메틸셀룰로스(carboxymethyl cellulose) 한천(agar)	24~72시간	무른 변~보통 변
침윤설사제 다이옥틸(dioctyl) 제제	24~72시간	무른 변~보통 변

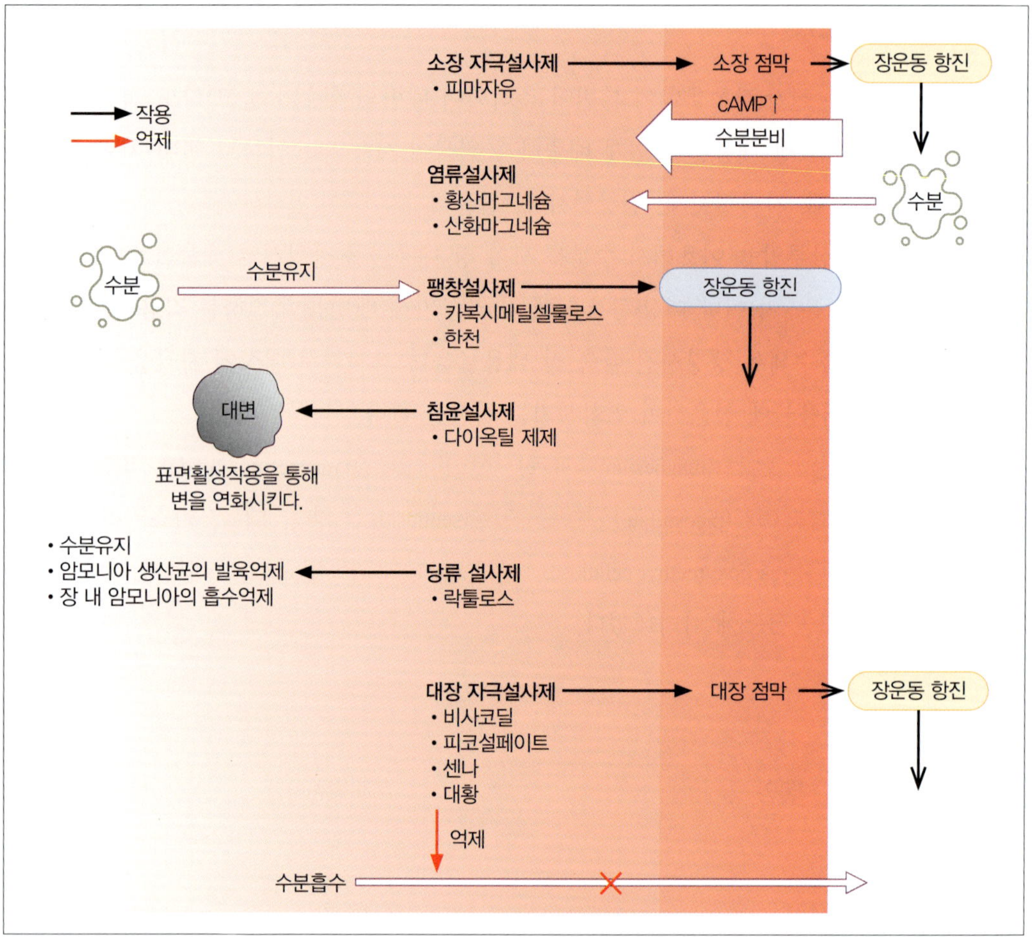

그림 8-5 설사제의 작용기전

복약지도 포인트

설사제는 일반적으로 수분이나 전해질 소실로 근육 쇠약, 거대결장, 체중감소로 장근육을 마비시키는 등의 부작용이 있으므로 설사제 사용 전에 배변습관 확립, 정신적 지원, 고식이섬유 식사, 수분섭취의 중요성 등에 대해 설명한다.

Memo

락툴로스(lactulose)

반합성 이당(류)인 락툴로스는 위와 십이지장(샘창자)에서 소화되지 않고 소장(작은창자) 상부에서 흡수되지 않는다. 따라서 삼투압작용에 의해 장 내에 수분이 유지된다. 하부 소화관에 도달한 락툴로스는 유산균에 분해되어 유기산(젖산, 아세트산)을 생산하는데, 이 유기산이 암모니아 생산균의 발육과 장 내 암모니아의 흡수를 억제하여 혈중 암모니아농도가 저하된다. 전격간염(fulminant hepatitis)이나 간성뇌병증(hepatic encephalopathy) 등 고암모니아혈증의 대증요법으로서 이용된다. 산부인과 수술 후의 배기가스와 배변을 촉진하고, 소아의 변비 개선에도 사용된다.

2. 지사제(antidiarrheic)

지사제란 장의 운동이나 수분 · 전해질의 분비를 억제함으로써 설사를 멈추게 하는 약물이다.

대표적인 약물에는 **모르핀**(morphine), **아트로핀**(atropine), **로페라미이드**(loperamide), **비스무트 차질산염**(bismuth subnitrate), **탄닌산알부민**(albumin tannate), **약용탄**(charcoal), **자연 규산알루미늄**(aluminium silicate), **버버린**(berberine), **이질풀 추출물**, **락토민**(lactomin) **제제**, **비피더스균 제제**가 있다.

지사제의 종류를 그림 8-6에, 각 지사제의 작용기전을 그림 8-7에 나타내었다.

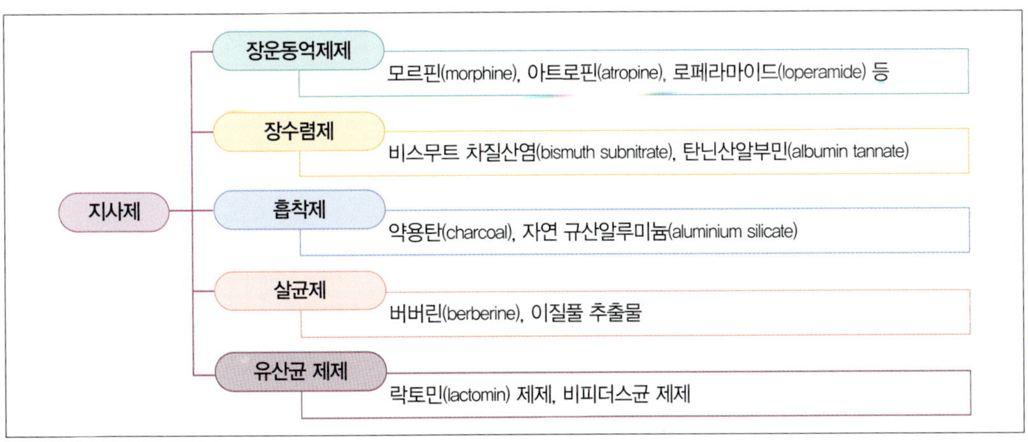

그림 8-6 지사제의 종류

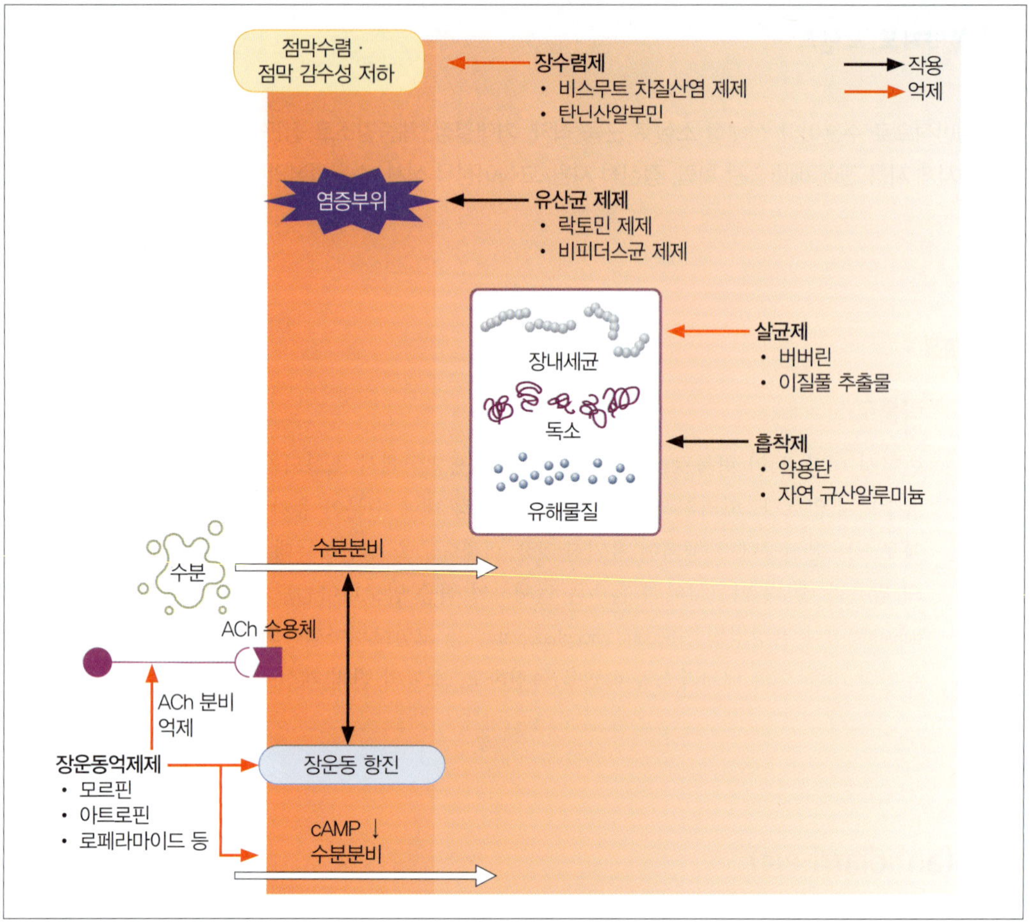

그림 8-7 지사제의 작용기전

복약지도 포인트

① 설사제를 사용할 때는 생활지도나 정신적 지원 등의 비약물적 치료도 중요하다.

② 탈수나 심한 복부증상 등의 징후에 주의해야 한다.

05 항구토제/담즙배출촉진제/궤양대장염 치료제

antiemetic/cholagogue/drug used in ulcerative colitis

1. 항구토제(antiemetic)

구역질이나 구토는 임신, 멀미, 위 · 십이지장궤양, 약물중독, 항암화학요법 등 여러 원인으로 발생한다. 이러한 구토와 구역질을 완화시켜주는 약물이 **항구토제**이며, 대표적인 약물에는 **디멘하이드리네이트**(dimenhydrinate), **클로르프로마진**(chlorpromazine), **프로클로르페라진**(prochlorperazine), **돔페리돈**(domperidone), **메토클로프라마이드**(metoclopramide), **그라니세트론**(granisetron), **온단세트론**(ondansetron)이 있다.

이들 항구토제는 항히스타민제나 항도파민제, 항세로토닌제로 분류할 수 있다(표 8-3). 항히스타민제는 대뇌피질(대뇌겉질)이나 소뇌, 반고리관과 구토중추를 억제하여 멀미의 예방과 치료에 이용된다. 항도파민제와 항세로토닌제는 대뇌피질이나 구토중추, 들신경(구심신경)에 작용하여 구토를 억제한다(그림 8-8).

표 8-3 항구토제의 종류

분류	약물명	임상 응용
항히스타민제*	디멘하이드리네이트(dimenhydrinate)	멀미, 메니에르병 등의 현기증
항도파민제	클로르프로마진(chlorpromazine) 프로클로르페라진(prochlorperazine) 돔페리돈(domperidone)** 메토클로프라마이드(metoclopramide)**	임신입덧, 수술 전후의 구역질 · 구토 소화관 질환이나 약물에 의한 구역질 · 구토
항세로토닌제	그라니세트론(granisetron) 온단세트론(ondansetron)	항암제(시스플라틴 등)에 의한 구역질 · 구토

* 히스타민 H_1수용체차단제

** 위운동 항진작용, 식욕증진작용도 있다.

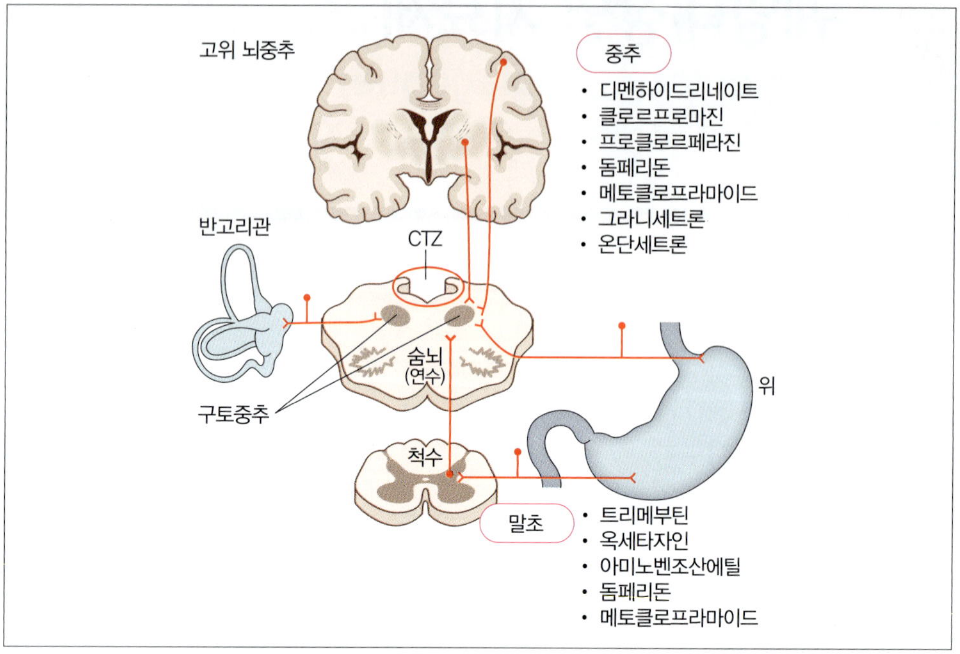

그림 8-8 **항구토제의 작용기전**

2. 담즙배출촉진제(cholagogue)

담즙은 간에서 생성되어 담낭(쓸개)에 저장되어 농축된다. **담즙배출촉진제**는 간에 작용하여 담즙의 분비 및 배출을 증가시키는 약물로, **데하이드로콜산**(dehydrocholic acid), **어소데옥시콜산**(ursodeoxycholic acid), **황산마그네슘**(magnesium sulfate), **케노데옥시콜산**(chenodeoxycholic acid)이 대표적이다(그림 8-9). 담즙이 충분하게 분비되지 않아 지방의 소화불량이 있을 때 사용된다.

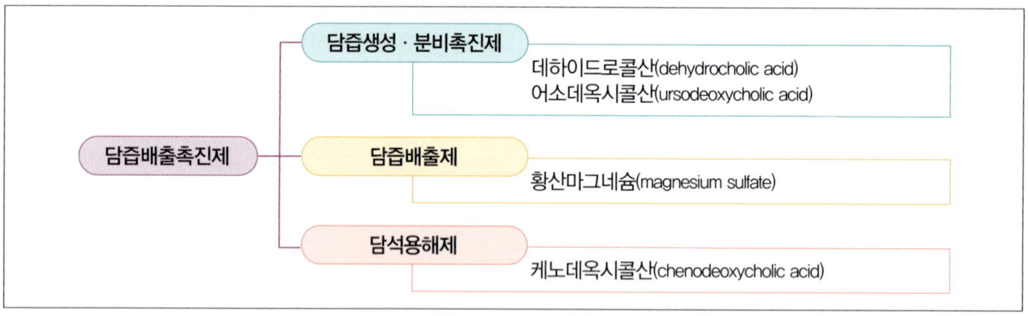

그림 8-9 **담즙배출촉진제**

Memo

급성췌장염 치료제

급성췌장염에서 췌장(이자)의 소화효소인 트립신(trypsin)에 의한 조직의 자가용해(autolysis)를 예방하거나 억제할 목적으로 트립신억제제인 가벡세이트(gabexate) 등을 점적 정맥주사한다.

3. 궤양대장염 치료제(drug used in ulcerative colitis)

궤양대장염(ulcerative colitis)은 대장(큰창자) 점막을 침범하여 미란이나 궤양을 형성하는 원인 불명의 질환으로, 만성으로 진행하면서 악화와 완화를 반복한다. 주로 점막이 손상되는데, 진행되면 점막밑층(점막하층)이나 근육층까지 손상되기도 한다. 30세 이하의 성인에게 많고 장기간 대장 전체를 침범하는 경우에는 악성화되는 경향이 있다.

치료에는 식사요법, 영양요법(고열량수액 등), 약물요법을 시행한다.

1) 아미노살리실산 제제

아미노살리실산(aminosalicylic acid)을 함유하는 제제를 말하며, 경구투여하면 아미노살리실산을 효율적으로 염증부위로 운반한다. 기전은 명확하지 않지만, ①염증세포에서 방출되는 활성산소 제거, ②염증확산과 조직손상 억제, ③염증세포의 조직침윤을 억제하는 등의 가능성을 생각할 수 있다. 경증부터 중증도까지 사용할 수 있다.

대표적인 약물에는 사라조설파피리딘(salazosulfapyridine), 메사라진(mesalazine) 등이 있다.

2) 부신피질호르몬제

강력한 항염증작용과 면역억제작용을 통해 염증을 억제한다. 경증~중등도에는 국소에 적용하고, 이것이 효과가 없으면 경구투여한다.

대표적인 약물에는 프레드니솔론(prednisolone), 베타메타손(betamethasone) 등이 있다.

3) 면역억제제

부신피질호르몬 제제가 효과를 나타내지 않는 중등도~중도에 사용한다.

대표적인 약물에는 아자싸이오프린(azathioprine), 머캅토퓨린(mercaptopurine), 사이클로스포린(cyclosporine) 등이 있다.

4) 항TNF-α항체

염증을 일으키는 사이토카인인 TNF-α(종양괴사인자, tumor necrosis factor alpha)와 결합하여 그 작용을 중화시킨다. 강력한 항염증작용을 나타내며, 대표적인 약물에는 **인플릭시매브**(infliximab)가 있다.

복약지도 포인트

궤양 치료는 약물치료에만 의존하지 말고 원인이나 악화인자를 제거하기 위한 적절한 생활습관을 가지도록 지도한다.

연습문제

Q1. 다음 중 위궤양 치료제는 무엇인가?

① 부신피질호르몬제
② 양성자펌프억제제
③ 단백질분해효소억제제
④ 에피네프린 β수용체차단제

Q2. 약물과 그 작용이 올바르게 짝지어진 것은?

a. 바소프레신 – 이뇨 b. 그라니세트론 – 제토제 c. 부신피질호르몬제 – 면역억제 d. H_2수용체차단제 – 위산분비촉진

① a, b　② a, d　③ b, c　④ c, d

정답 및 해설

Q1. ② / ① : 위궤양을 악화시킨다. ② : 위산분비를 억제한다.

Q2. ③ / a : 바소프레신은 배뇨를 억제한다. b : 시스플라틴 등의 악성종양 치료제에 의한 구토를 억제한다. d : H_2수용체차단제는 위산분비를 억제한다.

Q3. 작용발현이 가장 느린 설사제는?

① 염류설사제
② 침윤설사제
③ 소장 자극설사제
④ 대장 자극설사제

Q4. 위나선균의 제균에 사용하지 않는 것은?

① 젠타마이신(gentamicin)
② 아목시실린(amoxicillin)
③ 클래리스로마이신(clarithromycin)
④ 양성자펌프억제제(proton pump inhibitor)

Q5. 소화궤양의 원인 중 점막공격인자를 보기에서 모두 고르시오.

a. 가스트린 분비	b. 점막의 저항
c. 위산과 펩신의 분비	d. 미주신경의 항진

① a, b, c ② b, c, d ③ a, c, d ④ a, b, c, d

정답 및 해설

Q3. ② / 작용발현이 빠른 순서대로 나열하면 염류설사제 → 소장 자극설사제 → 대장 자극설사제 → 침윤설사제이다.

Q4. ① / 항궤양제인 양성자펌프억제제와 2종류의 항생물질(클래리스로마이신, 아목시실린)을 함께 사용한다. 항생물질인 젠타마이신은 사용하지 않는다.

Q5. ③ / 점막의 저항은 점막보호인자이다.

Chapter 09

생식계통 작용제

1. 생식계통의 개요
2. 자궁수축제
3. 성호르몬 / 경구피임제

01 생식계통의 개요

다음 세대의 개체를 출산하고 종을 유지하는 기능을 생식(reproduction)이라고 한다. 남성과 여성의 생식세포인 정자와 난자가 수정되고 각 세포의 유전정보는 새롭게 만들어낸 개체로 계승된다. 이러한 생식기능을 담당하는 기관계통이 생식계통(reproductive system)이다.

생식기관의 성숙과 발달, 수정 후 임신과 분만 과정의 대부분은 성호르몬에 의해 조절되며 성호르몬의 분비는 시상하부-뇌하수체전엽호르몬의 조절을 받는다.

생식계통에 작용하는 대표적인 약물을 정리하면 표 9-1과 같다.

표 9-1 생식계통에 작용하는 대표적인 약물

분류			약물(일반명)
자궁수축제	맥각알칼로이드		에고메트린(ergometrine), 메틸에고메트린(methylergometrine)
	뇌하수체후엽호르몬		옥시토신(oxytocin)
	프로스타글랜딘	PGE_2 제제	다이노프로스톤(dinoprostone)
		$PGF_{2\alpha}$ 제제	다이노프로스트(dinoprost)
		PGE_1 제제	게메프로스트(gemeprost)
성호르몬제	남성호르몬(안드로젠)		프로피온산테스토스테론(testosterone propionate), 메틸테스토스테론(methyltestosterone)
	항남성호르몬제		플루타마이드(flutamide)
	합성대사스테로이드		아세트산메테놀론(methenolone acetate), 옥시메톨론(oxymetholone)
	에스트로젠		벤조산에스트라다이올(estradiol benzoate), 에타이닐에스트라다이올(ethinyl estradiol)
	항에스트로젠제		클로미펜(clomiphene), 타목시펜(tamoxifen)
	황체호르몬		프로제스테론(progesterone), 노르에티스테론(norethisterone)
	혼합호르몬제		하이드록시프로제스테론 · 에스트라다이올(hydroxyprogesterone · estradiol), 노르에티스테론 · 메스트라놀(norethisterone · mestranol), 노르에티스테론 · 에타이닐에스트라다이올(norethisterone · ethinyl estradiol)

02 자궁수축제 uterotonic

자궁은 여성의 생리, 수정란의 착상, 임신 중 태아의 성장과 분만의 진행에 있어서 중요한 역할을 하는 기관이다.

자궁수축제(uterotonic)는 자궁 민무늬근육에 직접 작용해서 긴장, 수축운동을 높이는 약물로, 진통을 촉진해서 분만을 유도하거나 분만 후 자궁의 무긴장출혈(이완출혈, atonic bleeding) 방지 및 불완전유산의 잔류물 배출 등의 목적으로 사용한다(표 9-2).

표 9-2 각 자궁수축제의 특징

약물명	비임신자궁	임신자궁			임상 응용
		초기	중기	말기	
맥각알칼로이드(ergot alkaloid)	−	−	−	++	분만 후의 무긴장출혈
옥시토신(oxytocin)	−	−		++	진통촉신, 분만유발, 분만 후의 무긴장출혈
프로스타글랜딘(PGE_2, $PGF_{2\alpha}$, PGE_1)	+	+	+	++	진통 촉진, 분만유발, 분만 중기의 인공유산

1) 맥각알칼로이드(ergot alkaloid)

저용량에서는 자궁수축 후 이완이 나타나고, 고용량에서는 수축력 및 근육긴장이 현저하게 증가하여 율동적 수축이 사라지기 때문에 진통촉진에는 사용되지 않는다.

대표적인 약물에는 **에고메트린**(ergometrine), **메틸에고메트린**(methylergometrine)이 있다.

2) 옥시토신(oxytocin)

자궁수축의 유발, 촉진 및 자궁출혈의 치료에 사용되며 원칙적으로 점적 정맥주사로 투여한다.

옥시토신에 대한 자궁근육의 감수성은 개인마다 차이가 커서 소량의 약물에도 강한 진통이 나타날 수 있다. 소량부터 투여하기 시작하여 진통 상태에 따라 천천히 증감해야 한다.

3) 프로스타글랜딘(prostaglandin, PG)

일반적으로 유도분만이 바람직한 임신 말기의 분만유도 시 질 내에 삽입하여 사용한다.

대표적인 약물에는 PGE_2 제제인 **다이노프로스톤**(dinoprostone), $PGF_{2\alpha}$ 제제인 **다이노프로스트**(dinoprost), PGE_1 제제인 **게메프로스트**(gemeprost)가 있다.

옥시토신과 프로스타글랜딘 제제는 병용하면 상승효과로 인해 과도한 진통이 나타날 수 있으므로 함께 투여해서는 안 된다.

03 성호르몬/경구피임제
sex hormone/oral contraceptive

1. 성호르몬(sex hormone)

남성호르몬 제제는 남성의 성기능부전이나 갱년기장애 치료에 사용되며 그 밖에 유방암이나 자궁암에도 사용된다.

여성호르몬 제제는 월경이상이나 성기발육부전, 월경곤란, 갱년기장애, 골다공증, 전립샘암 등의 치료에 사용된다. 또한 합성대사스테로이드(단백동화스테로이드)는 소모성 질환이나 외상, 화상, 골다공증 등에 사용된다(표 9-3).

표 9-3 성호르몬제와 임상 응용

성호르몬과 제제		약물명	임상 응용
남성호르몬(안드로젠)		프로피온산테스토스테론(testosterone propionate) 메틸테스토스테론(methyltestosterone)	남성의 성기능부전, 유방암, 자궁암
항남성호르몬제		플루타마이드(flutamide)	전립샘암, 여성의 남성호르몬 과잉증
합성대사스테로이드		아세트산메테놀론(methenolone acetate) 옥시메톨론(oxymetholone)	수술 후 소모성 질환, 외상, 화상, 골다공증, 미숙아의 체중증가
여성호르몬	에스트로젠	벤조산에스트라다이올(estradiol benzoate) 에타이닐에스트라다이올(ethinyl estradiol)	월경이상, 성기발육부전, 갱년기장애, 골다공증, 전립샘암
	항에스트로젠제	클로미펜(clomiphene)	배란유발
		타목시펜(tamoxifen)	유방암
	황체호르몬	프로제스테론(progesterone) 노르에티스테론(norethisterone)	월경이상, 습관유산
	혼합호르몬제	하이드록시프로제스테론 · 에스트라다이올(hydroxyprogesterone · estradiol; EP 호르몬) 노르에티스테론 · 메스트라놀(norethisterone · mestranol) 노르에티스테론 · 에타이닐에스트라다이올(norethisterone · ethinyl estradiol)	에스트로젠 · 황체호르몬은 ①경구피임제, ②월경주기를 바꾸기 위한 목적, ③월경주기이상, ④월경곤란에 사용

2. 경구피임제(oral contraceptive)

경구피임제는 황체호르몬인 노르에티스테론(norethisterone)과 에스트로젠인 에타이닐에스트라다이올(ethinyl estradiol)의 혼합제이다. 뇌하수체를 억제하고 배란을 정지시켜서 피임하게 한다. 보통 월경주기(4주일)에 따라 3주일은 복용하고 1주일은 복용하지 않는 복용 주기를 반복한다.

경구피임제는 정맥혈전증이나 심근경색증 등 혈관계통에 부작용을 유발할 수 있다. 자궁내막암과 난소암의 위험은 경감되지만, 자궁경부암의 위험은 상승할 가능성이 있다는 보고가 있다.

피임 실패율은 1% 정도이다.

복약지도 포인트

① 경구피임제는 제품에 따라 함유하는 약물의 양과 약효의 지속기간이 다르고, 복용일을 편리하게 맞춰서 복용할 수 있도록 위약(헛약)을 포함하고 있는 경우도 있기 때문에 용법이 매우 다양하다는 점을 알려준다.

② 생리를 미루고 싶을 때는 생리 예정일 최소 1주일 전부터 하루 1알씩 미루고자 하는 날까지 복용하고 연장하는 동안 약간의 불규칙적인 출혈이 있음을 알린다.

③ 복용을 잊었다면 복용 시간에서 12시간 이내인 경우 생각난 즉시 1정을 복용하고 정해진 시간에 다음 약을 복용하게 한다. 복용 시간에서 12시간 경과한 경우 복용 첫째 주나 둘째 주이면 즉시 복용하고 정해진 시간에 다음 약을 복용하게 한다.

연습문제

Q1. 임신 초기의 자궁에 대해 수축작용을 나타내는 것은?

① 옥시토신(oxytocin)
② 프로제스테론(progesterone)
③ 맥각알칼로이드(ergot alkaloid)
④ 프로스타글랜딘 E_2(prostaglandin E_2)

Q2. 약물과 그 임상 응용이 올바르게 짝지어진 것은?

① 타목시펜(tamoxifen) – 유방암
② 클로미펜(clomiphene) – 골다공증
③ 에스트라다이올(estradiol) – 자궁암
④ 테스토스테론(testosterone) – 배란유발

정답 및 해설

Q1. ④ / ①, ③ : 옥시토신 및 맥각알칼로이드는 임신 말기 자궁에 대해 수축작용을 나타낸다. ② : 프로제스테론은 임신 시의 자궁수축을 억제하여 임신을 유지시킨다.

Q2. ① / 클로미펜은 배란유도에, 에스트라다이올은 골다공증이나 전립샘암, 갱년기장애 등에, 테스토스테론은 유방암이나 자궁암에 사용한다.

Q3. 젖 분비를 촉진하는 것은?

a. 옥시토신(oxytocin)	b. 프로락틴(prolactin)
c. 에스트로젠(estrogen)	d. 알도스테론(aldosterone)

① a, b ② a, d ③ b, c ④ c, d

Q4. 저용량 경구피임제에 대한 설명으로 옳은 것은?

① 흡연자는 복용해서는 안 된다.
② 첫 복용은 월경 종료일부터 시작한다.
③ 2일 이상 복용하는 것을 잊었을 때는 복용을 중단한다.
④ 장기간 복용자는 자궁경부(자궁목) 세포진단을 3년마다 시행한다.

정답 및 해설

Q3. ① / c : 난포호르몬, 여성 이차성징 발현에 관여한다. d : 부신피질(부신겉질)에서 분비되는 전해질 조절 호르몬이다.

Q4. ③ / ① : 금기사항은 아니다. 그러나 35세 이상에서 하루 15개피 이상의 흡연 습관이 있으면 심근경색증, 혈전증 등의 부작용 발현빈도가 증가한다는 보고가 있으므로 금연하는 것이 바람직하다. ② : 월경 첫날부터 시작한다. ④ : 매년 시행하는 것이 좋다.

Chapter 10

물질대사 작용제

01 비타민제 vitamin compound

생체 내에서 생산되지 않는 비타민은 외부로부터 영양소로서 흡수되어 생체의 물질대사에 중요한 역할을 한다. 그 용해성에 따라 **지용성 비타민**(fat soluble vitamin)과 **수용성 비타민**(water soluble vitamin)으로 나뉜다(표 10-1, 10-2).

비타민이 결핍되면 신체기능에 다양한 장애가 발생하며, 비타민 A와 비타민 D의 경우 과잉 흡수되면 과잉증도 나타난다.

① 비타민 A 과잉증 : 식욕부진, 피부발진, 탈모, 간비대, 뇌압항진, 골막비후

② 비타민 D 과잉증 : 고칼슘혈증, 위장장애, 신장장애, 신장 · 혈관 · 폐 · 피부의 석회화

Column

비타민의 명칭

비타민은 보통 발견된 순서에 따라 A, B, C, D, E 등으로 이름이 붙여졌으며, 이 중에는 작용기전이나 실험동물의 이름을 따서 붙인 것도 있다. 예를 들어 비타민 K는 혈액응고(koagulation; 독일어로 응고를 의미함), 비타민 P는 모세혈관투과성(permeability)에서 유래한다.

비타민이라는 명칭이 없는 것도 있는데, 이들 대부분은 미생물의 성장인자로 연구되다가 이후에 비타민임이 밝혀진 것으로 니코틴산(nicotinic acid), 판토텐산(pantothenic acid) 등이 여기에 해당한다.

하나의 비타민이라고 생각했던 것이 많은 화합물로 이루어졌다는 사실을 밝혀내고 비타민을 나타내는 알파벳에 아래첨자를 붙여서 표기하는 것도 있는데, 비타민 B_1, B_2, B_6…, D_1, D_3… 등이 그 예이다.

표 10-1 지용성 비타민

비타민(화학명)	약물명	결핍증 및 특징
비타민 A*(레티놀)	레티놀(retinol)	시력장애(야맹증), 피부건조
비타민 D*(칼시페롤)	알파칼시돌(alfacalcidol) 칼시트라이올(calcitriol)	구루병, 뼈연화증(골연화증)
비타민 E(토코페롤)	토코페롤(tocopherol)	습관유산, 생식기능저하(남성), 생체에 유해한 과산화물의 생성을 방해하는 작용도 있다.
비타민 K [파이토나다이온(K_1)] [메나디온(K_2)]	파이토나다이온(phytonadione) 메나테트레논(menatetrenone)	저프로트롬빈혈증(출혈경향) 신생아 혈변

* 비타민 A, 비타민 D에는 과잉증도 있다.

표 10-2 수용성 비타민

비타민(화학명)	약물명	결핍증 및 특징
비타민 B_1(티아민)	푸르설티아민(fursultiamine) 옥토티아민(octotiamine)	각기증상(만성신경장애)
비타민 B_2(리보플라빈)	리보플라빈(riboflavin) 리보플라빈인산소듐 (riboflavin phosphate sodium)	입술염(구순염), 입안염(구내염), 각막염
비타민 B_6(피리독신) (피리독살) (피리독사민)	피리독신(pyridoxine) 피리독살(pyridoxal)	신경과민증, 입안염, 펠라그라, 빈혈 등
비타민 B_{12}(시아노코발라민)	하이드록소코발라민(hydroxocobalamin) 메코발라민(mecobalamin)	악성빈혈, B_{12}는 위바닥에서 분비되는 내인자와 결합하여 소장에서 흡수된다.
나이아신(니코틴산) (니코틴아마이드)	니코틴산(nicotinic acid) 니코틴아마이드(nicotinamide)	피부염, 설사, 치매의 3가지 증상을 나타내는 펠라그라
비타민 C(아스코르빈산)	아스코브산(ascorbic acid)	괴혈병

호르몬

호르몬(hormone)은 뇌하수체, 갑상샘, 부갑상샘, 부신, 췌장(이자), 난소 등으로부터 혈액 중으로 분비되어 혈액을 통해 작용하는 특정 장기로 각각 운반된다.
호르몬은 신체의 기능을 조절하는 역할을 하기 때문에 호르몬이 부족하거나 과잉으로 분비되면 변화를 일으킨다. 예를 들어 갑상샘에서 분비되는 갑상샘호르몬(thyroid hormone)은 물질대사나 발육성장, 교감신경활동 항진, 지능발달, 정신기능을 자극하는 작용을 한다.
갑상샘항진증(thyrotoxicosis)의 대표적인 질환에 그레이브스병(Graves disease)이 있고, 갑상샘저하증(hypothyroidism)의 대표적인 질환에 크레틴병(cretinism)을 들 수 있다.
치료는 호르몬 보충요법이 시행된다.

크레틴병 얼굴

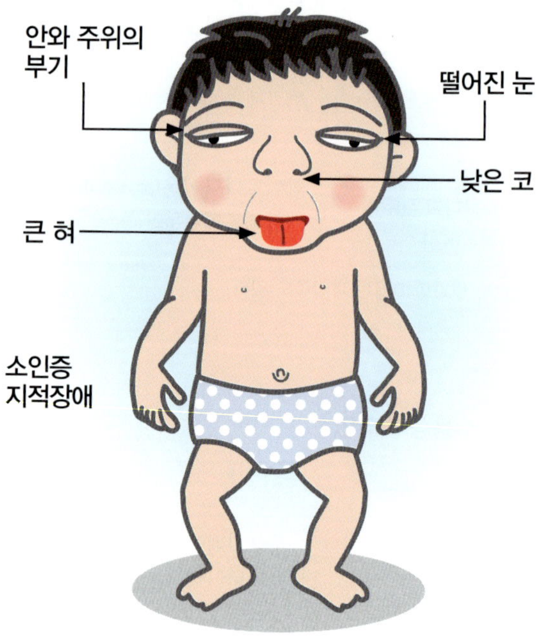

그레이브스병 증상

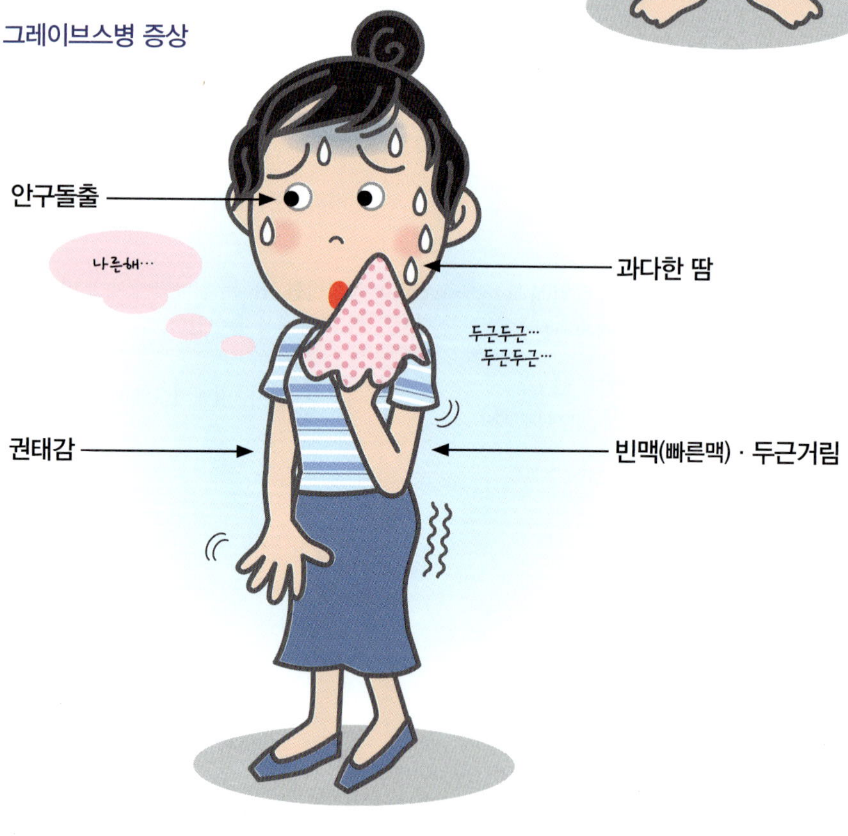

그림으로 이해하는 약 이야기

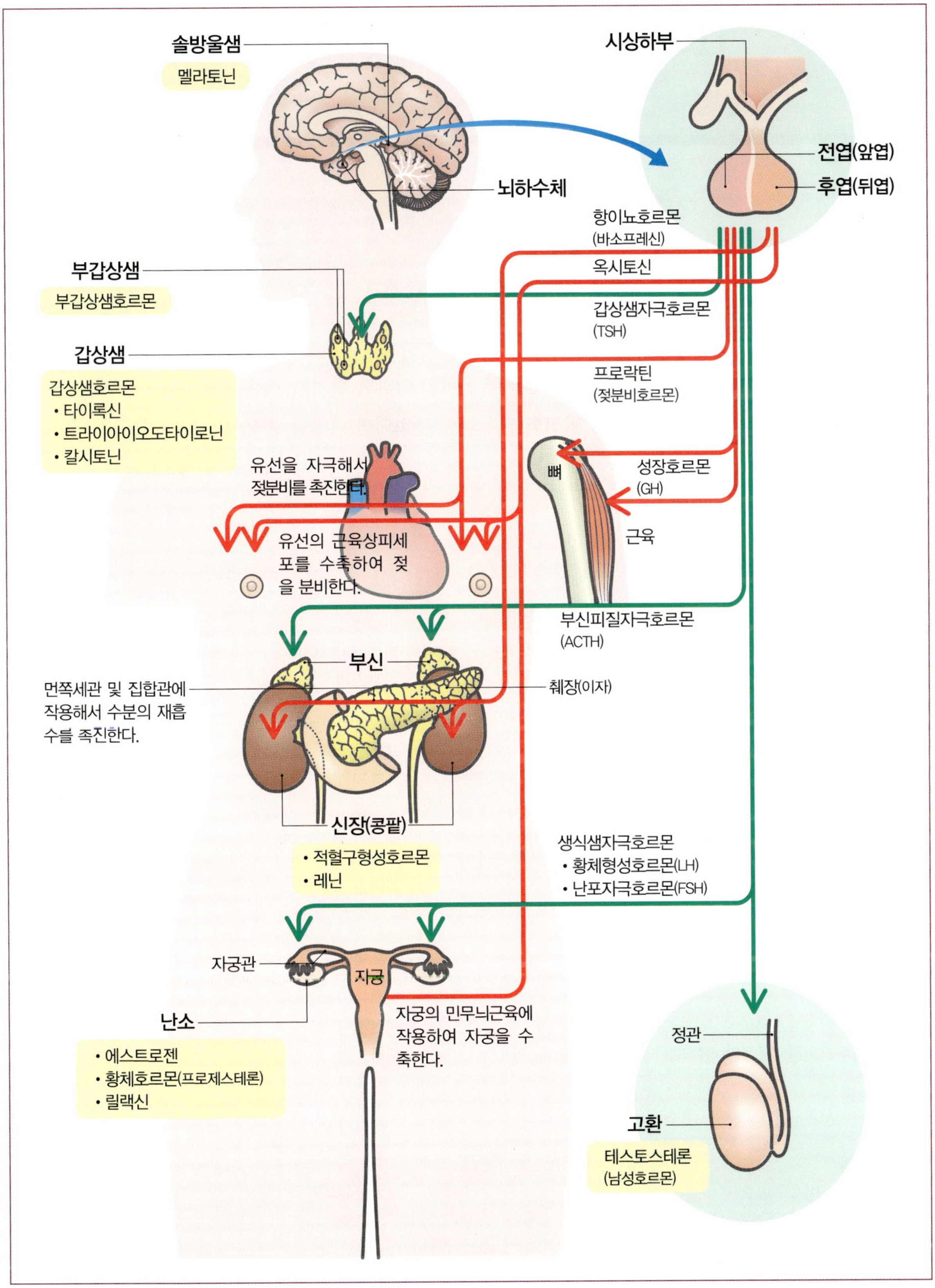

02 호르몬제 hormone drug

1. 호르몬결핍증과 과잉증

호르몬(hormone)은 몸 전체의 균형 있는 성장을 촉진하고 다양한 장기와 기관의 조화를 이루게 하며 항상성(homeostasis)을 유지시킨다. 호르몬이 결핍되거나 과잉 분비되면 다양한 증상이 나타난다(표 10-3).

표 10-3 호르몬결핍증과 과잉증

호르몬명	결핍증	과잉증
뇌하수체전엽호르몬		
성장호르몬(growth hormone, GH)	소인증	거인증, 말단비대증
갑상샘자극호르몬(thyroid stimulating hormone, TSH)	기초대사 저하	
부신피질자극호르몬(adrenocorticotropic hormone, ACTH)	시몬스병	쿠싱병
뇌하수체후엽호르몬		
항이뇨호르몬(anti-diuretic hormone, ADH)	요붕증	
옥시토신(oxytocin)	진통미약	
갑상샘호르몬(thyroid hormone)	크레틴병 점액부종	그레이브스병
부갑상샘호르몬(parathormone)	테타니	섬유성 골염
췌장호르몬		
인슐린(insulin)	당뇨병	
부신피질호르몬		
당질부신피질호르몬(글루코코티코이드, glucocorticoid)	애디슨병	쿠싱병
무기질부신피질호르몬(미네랄코티코이드, mineralocorticoid)	애디슨병	알도스테론증
고환호르몬		
테스토스테론(testosterone)	유사고자증	
에스트로젠		
에스트라다이올(estradiol)	성기발육부전	
황체호르몬		
프로제스테론(progesterone)	불임	

Memo

요붕증(diabetes insipidus) 치료

항이뇨호르몬(anti-diuretic hormone, ADH)은 바소프레신(vasopressin)이라고 하며, 신장단위(콩팥단위)의 먼쪽세관과 집합관에 작용하여 물의 재흡수를 촉진하고 소변량을 감소시키는 작용(항이뇨작용)이 있다. 이 호르몬은 혈중 삼투압이 상승되면 분비가 증가되고 삼투압이 저하되면 분비가 감소된다. 이처럼 바소프레신은 체액의 삼투압 유지에 관여한다.

요붕증의 치료 목적으로 이 호르몬을 코로 투여하는 점비제(데스모프레신, desmopressin)가 개발되었다. 이 약물은 코점막을 통해 흡수되어 전신 혈류로 들어간 후 먼쪽세관과 집합관에 작용해서 소변량을 감소시킨다.

2. 시상하부호르몬(hypothalamic hormone)

뇌하수체전엽호르몬의 분비를 조절하는 호르몬으로, 임상에서 사용되는 주요 호르몬은 표 10-4와 같다.

표 10-4 시상하부호르몬의 임상 응용과 특징

시상하부호르몬	임상 응용 및 특징
갑상샘자극호르몬분비호르몬(TRH)	갑상샘자극호르몬(TSH)과 프로락틴(PRL)의 분비기능검사 머리외상이나 거미막밑출혈(지주막하출혈) 등에 동반되는 지연성 의식장애
생식샘자극호르몬분비호르몬 (GnRH, LH-RH, FSH-RH)	황체형성호르몬(LH) 분비기능검사
합성 LH-RH 작용제*(류프로렐린)	전립샘암, 자궁내막증, 중추성 성조숙증

* 작용제이지만 반복투여하면 시상하부가 탈민감화(desensitization)하여 생식샘자극호르몬 및 성호르몬의 분비가 억제된다.
TRH : thyrotropin-releasing hormone, GnRH : gonadotropin releasing hormone, LH-RH : luteinizing hormone-releasing hormone, FSH-RH : follicle-stimulating hormone releasing hormone, PRL : prolactin

3. 뇌하수체호르몬(pituitary hormone)

뇌하수체는 전엽(앞엽), 중간엽, 후엽(뒤엽)의 3부분으로 나뉘며 각각 호르몬의 분비를 담당한다.

뇌하수체전엽에서 분비되는 호르몬은 시상하부에 의해 제어되며 시상하부에서 방출된 호르몬에 의해 분비된다. 뇌하수체후엽호르몬은 시상하부에서 합성된 후 축삭을 지나 뇌하수체후엽에 저장되었다가 자극을 받으면 분비된다. 뇌하수체중간엽호르몬에는 멜라닌세포자극호르몬(melanocyte-stimulating hormone, MSH)이 있으며 세포 내에서의 멜라닌 합성을 촉진한다. 임상에서 사용되는 주요 호르몬은 표 10-5와 같다.

표 10-5 뇌하수체호르몬의 임상 응용과 특징

뇌하수체호르몬		임상 응용 및 특징
뇌하수체 전엽호르몬	성장호르몬(GH)*	뇌하수체왜소증(pituitary dwarf)
	갑상샘자극호르몬(TSH)	뇌하수체 및 갑상샘의 기능진단
	부신피질자극호르몬(ACTH)	부신피질 기능부전 치료나 부신피질 기능검사
	생식샘자극호르몬(Gn)	① 난포자극호르몬(FSH) : 난포발육촉진 배란유도제(클로미펜, clomiphene)는 뇌하수체전엽에 작용하여 이 호르몬의 분비를 촉진해서 배란을 유발하므로 불임에 사용 ② 황체형성호르몬(LH) : 황체형성 촉진, 남성호르몬 분비 촉진
	프로락틴(PRL)*	유선을 자극해서 젖을 분비
뇌하수체 후엽호르몬	옥시토신	자궁수축 및 젖 분비를 촉진
	바소프레신(ADH)	혈관수축, 항이뇨작용이 있으며 요붕증에 사용

* 브로모크립틴(bromocriptine; 도파민작용제)은 성장호르몬이나 프로락틴의 분비를 억제하는 작용이 있으므로 말단비대증이나 거인증, 고프로락틴혈증, 젖흐름증(젖분비과다)에 사용된다.

GH : growth hormone, TSH : thyroid-stimulating hormone, ACTH : adrenocorticotropic hormone, Gn : gonadotropin, PRL : prolactin, ADH : anti-diuretic hormone, FSH : follicle-stimulating hormone, LH : luteinizing hormone

4. 갑상샘호르몬(thyroid hormone)

1) 갑상샘호르몬의 기능

갑상샘호르몬은 주로 다음과 같은 작용으로 열을 생산하고 교감신경의 감수성을 증가시키는 역할을 한다.

① DNA, RNA는 사람의 성장에 반드시 필요하며 갑상샘호르몬은 이들 단백질합성에 필요한 DNA, RNA의 합성을 자극하여 에너지대사에 필요한 효소를 만든다.

② 사립체 내의 단백질합성을 촉진한다.

③ 세포막에 작용하여 이온 투과성을 높이고 이와 동시에 신경말단의 수용체와 결합해서 신경전달물질로서 작용한다.

④ 에피네프린신경세포가 방출하는 카테콜아민(catecholamine)의 작용을 증강시킨다.

2) 갑상샘호르몬에 의한 병태

갑상샘호르몬의 주체를 이루는 것은 **타이록신**(thyroxine; T_4), **트라이아이오도타이로닌**(triiodothyronine; T_3), **타이로칼시토닌**(thyrocalcitonin)의 3종류이다. T_4, T_3은 뇌하수체가 분비하는 갑상샘자극호르몬(thyroid stimulating hormone, TSH)에 의해 그 분비가 제어되며 TSH의 분비는 추위나 정신적 자극에 의해 증가된다.

갑상샘호르몬이 과잉 생산되어 발생하는 질병이 갑상샘항진증(hyperthyroidism)이고, 갑상샘호르몬이 결핍되어 발생하는 질병이 갑상샘저하증(hypothyroidism)이며 그 특징은 표 10-6과 같다.

갑상샘항진증의 치료는 약물요법, 방사선요법, 외과요법이 주체이고, 갑상샘저하증의 경우는 약물요법이 주체가 되어 치료가 이루어진다.

(1) 갑상샘항진증(hyperthyroidism)

현재는 자가면역질환으로 파악하고 있으며, TSH수용체에 대한 자가항체(TRAb)가 생산되어 그것이 갑상샘을 더 세게 자극하기 때문에 발생하는 것으로 판단된다.

(2) 갑상샘저하증(hypothyroidism)

일차성과 이차성으로 분류되는데, 일차성은 갑상샘 자체에 이상이 있는 것이고 이차성은 갑상샘 기능을 자극할 수 없는 어떤 원인으로 인해 발생하는 것이다. 하시모토병(Hashimoto disease)은 대표적인 만성 자가면역갑상샘염으로, 질병 초기에는 갑상샘항진증과 같은 증상을 나타내기도 하지만, 이후에는 갑상샘저하증의 증상이 나타난다.

표 10-6 갑상샘항진증과 갑상샘저하증의 증상

갑상샘항진증	부위	갑상샘저하증
식욕은 증가하지만 체중은 감소, 발한 증가	전신	식욕부진이어도 체중은 증가, 발한 감소, 피로감 증가
탈모	두부	얼굴부종
안구돌출, 시력감퇴	눈	–
갑상샘비대	경부	–
두근거림, 혈압 상승(수축기)	심장	심장비대, 호흡곤란, 가슴통증
설사	소화기	변비
무월경, 월경기간 단축	생식기	월경과다
피부충혈	팔다리	피부건조, 부종
신경질, 불면	감정	감정 불안정, 우울

3) 갑상샘호르몬 제제

(1) 갑상샘항진증 치료제

대표적인 갑상샘항진증이 그레이브스병이다. 치료에 사용되는 약물은 타이록신합성억제제이며 T_4, T_3의 생산을 억제한다. 임상에서 사용되는 약물은 **프로필싸이오유라실**(propylthiouracil), **메티마졸**(methimazole)의 2종류이다.

(2) 갑상샘저하증 치료제

갑상샘호르몬에는 T_4, T_3가 있는데 T_4가 압도적으로 많이 분비된다. 그러나 갑상샘호르몬으로서의 효력을 발휘하는 것은 오히려 T_3이며 T_4는 세포 속에 흡수되어 T_3가 된 후 T_3 수용체와 결합해서 갑상샘호르몬으로서의 작용을 한다.

현재 임상에서 사용되는 약물은 **건조갑상샘분말**(thyroid sicca), **레보타이록신**(levothyroxine), **리오타이로닌**(liothyronine) 등이 있다. 건조갑상샘분말은 T_4, T_3를 함유하지만 그 비율이 일정하지 않고 불순물도 있기 때문에 알레르기반응을 일으키기 쉽다는 단점이 있다. 레보타이록신은 T_4 제제이기 때문에 체내에서 T_3로 변환되어 작용한다. 효과가 나타나기까지 1주일이나 걸리는 것이 단점이지만 반감기가 길기 때문에 1일 1회 투여하면 된다. 리오타이로닌은 T_3 제제이기 때문에 활성도 강하고 효과도 빨리 나타나지만 반감기가 짧기 때문에 1일 2회 투여한다.

(3) 부작용

갑상샘호르몬 제제의 부작용으로 백혈구 감소(과립구 감소), 피부발진 등이 나타난다.

Memo

그레이브스병(Graves disease)

원인은 명확하지 않지만 체질 변화 등에 의해 자신의 갑상샘 표면에 있는 갑상샘자극호르몬수용체(TSH receptor)에 대해 자가항체(TSH 항체)가 생산되고 이것이 갑상샘을 자극하기 때문에 갑상샘호르몬이 과잉으로 만들어져 다양한 증상을 일으킨다. 특히 빈맥, 갑상샘종(대부분 나타남), 안구돌출(약 40%)은 대표적인 증상이다.

발생빈도는 0.3%이며 남녀비는 1 : 3~4이고 15~50세 여성에게 많이 발병한다.

복약지도 포인트

① 갑상샘호르몬은 대부분 모든 생체기능에 관여하는 중요한 호르몬이다. 산소소비에 영향을 주고 칼로리 생산을 증가시켜 단백질 · 핵산 합성의 촉진, 당대사, 지능 · 신체의 성장에도 관여하는 등 다양한 작용을 한다. 하시모토병(만성갑상샘염)에서는 갑상샘호르몬이 감소하기 때문에 질환에 따른 특수성을 이해해야 한다.

② 항갑상샘호르몬제의 부작용은 1,000명에 1명 비율로 백혈구감소증이 나타난다.

③ 갑상샘항진증에서 가장 주의해야 하는 사항으로 혈관수축제의 문제가 있다. 에피네프린은 병태를 악화시키고 때로는 갑상샘독성발작(thyrotoxic storm)의 원인이 되는데 이때는 펠리프레신(felypressin)으로 바꾸거나 무첨가인 것을 선택하도록 조언한다.

4) 칼시토닌(calcitonin)

갑상샘의 소포곁세포에서 생산되어 분비된다. 뼈에서 혈액으로 칼슘이온이 방출되는 것을 감소시켜 혈중 칼슘농도를 저하시킨다. 골다공증, 고칼슘혈증, 패짓병(Paget disease)에 사용된다. 그 밖에도 칼슘이온의 ①뼈침착 촉진작용, ②장흡수 억제작용, ③신장배설 촉진작용도 있다.

칼시토닌 제제에는 **엘카토닌**(elcatonin)이 있다.

5. 부갑상샘호르몬(parathormone)

부갑상샘에서 생산 및 분비된다. 뼈의 칼슘을 이온으로서 혈중에 방출하여 비타민 D의 활성화 등을 통해 혈중 칼슘농도를 증가시킨다. 부갑상샘호르몬의 재조합 형태인 **테리파라타이드**(teriparatide)는 골다공증 치료제로서 허가를 받았다.

6. 부신피질호르몬(adrenocortical hormone)

주로 탄수화물과 단백질 대사에 관여하는 당질부신피질호르몬(글루코코티코이드, glucocorticoid)와 물과 무기염류의 대사를 조절하는 무기질부신피질호르몬(미네랄코티코이드, mineralocorticoid)로 크게 나뉜다(그림 10-1).

임상에서 사용되는 것은 당질부신피질호르몬 제제이며, 이를 부신피질호르몬제 또는 부신피질스테로이드제라고도 한다. 당질부신피질호르몬 제제의 임상 응용 범위와 주요 부작용을 각각 표 10-7, 10-8에 정리하였다.

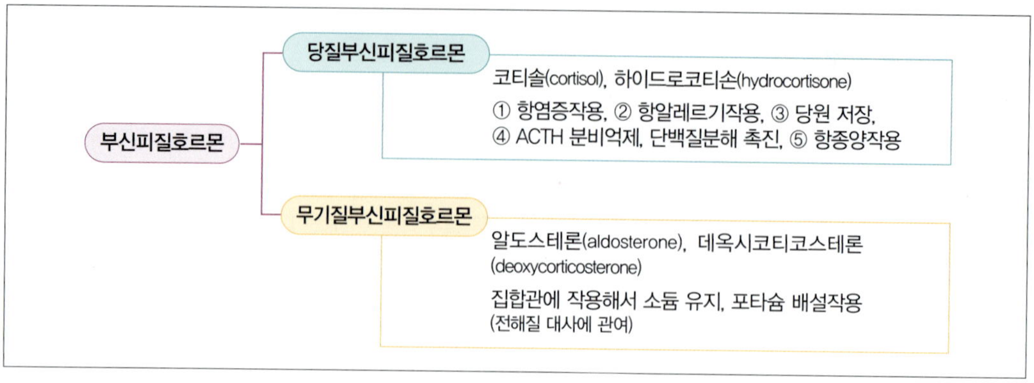

그림 10-1 부신피질호르몬의 종류

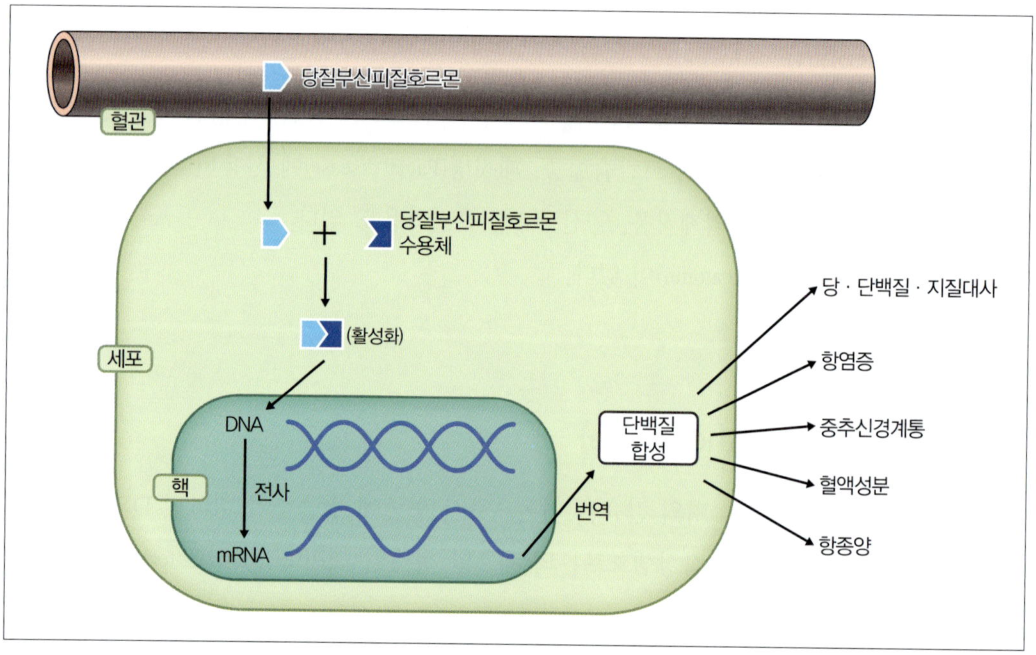

그림 10-2 당질부신피질호르몬의 작용기전

표 10-7 당질부신피질호르몬 제제의 임상 응용

결합조직질환	류마티스관절염, 류마티스열, 전신홍반루푸스(SLE), 다(발)근육염
호흡기질환	기관지천식, 유육종증(사코이드증)
소화기질환	궤양대장염, 전격간염
신장질환	신장증후군
신경질환	다발경화증, 베체트병, 기얭-바레증후군
혈액질환	자가면역용혈빈혈, 재생불량빈혈, 특발혈소판감소자반병, 급성백혈병, 만성림프백혈병, 악성림프종, 골수종
내분비질환	애디슨병, 선천부신과다형성증, 급성부신기능부전
알레르기질환	약물알레르기, 혈청병, 급성중증과민반응쇼크
기타	장기이식 시의 거부반응 방지(면역억제), 피부질환

표 10-8 당질부신피질호르몬 제제의 주요 부작용

경증 부작용		중증 부작용
보름달 얼굴	부종	소화궤양
비만	백내장	감염병 악화
여드름	녹내장	당뇨병 유발 · 악화
다모 · 탈모	근육병증	골다공증*
월경이상	혈전증	고혈압
피부의 투명화와 출혈		정신장애(우울, 다행증, 경련)
불면		반동현상, 부신기능부전

* 병적골절이나 넓적다리뼈머리괴사(대퇴골두괴사)가 관찰된다.

1) 당질부신피질호르몬 제제

- 당질부신피질호르몬 : 코티손(cortisone), 하이드로코티손(hydrocortisone)
- 합성 부신피질호르몬 : 프레드니솔론(prednisolone), 트라이암시놀론(triamcinolone), 베타메타손(betamethasone), 덱사메타손(dexamethasone)

당뇨병 치료제

그림으로 이해하는 약 이야기

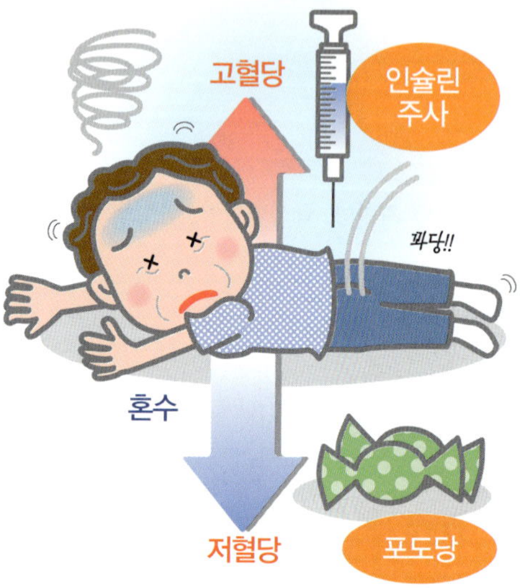

혈당치 일정

정상 시

인슐린은 혈중 포도당 흡수에 작용한다.

고혈당치

혈중 포도당 수치가 증가

인슐린 능력 이상으로 혈중 포도당이 증가하면 혈당치가 올라가고 또 인슐린 자체의 기능도 저하된다.

당뇨병

인슐린은 기능하지 않게 되고 그로 인해 포도당이 흡수되지 않고 최종적으로 몸 밖으로 배출된다.

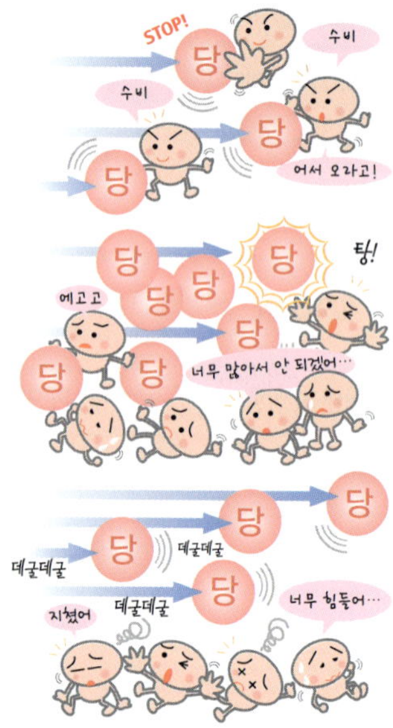

혈당치(혈중 포도당의 양)는 항상 일정하게 유지되어야 하는데, 인슐린(insulin)이 부족하여 혈당치가 상승하는 질환을 당뇨병(diabetes mellitus)이라고 한다. 인슐린은 췌장의 랑게르한스섬 B세포에서 분비되는 호르몬으로, 혈당치를 낮추는 작용이 있다. 비만이나 운동부족이 되면 인슐린의 효과가 발휘되기 어려워진다. 따라서 중년 이후의 비만한 사람은 당뇨병에 걸리기 쉽다. 경증에서는 식사요법이나 운동요법을 중심으로 치료를 하지만, 중증에서는 인슐린에 의한 혈당관리가 필요하다. 혈당치가 높거나 낮으면 다양한 장애가 발생하기 쉬운데, 이것을 당뇨병 합병증이라고 한다.

인슐린이 분비되지 않는 사람에게는 인슐린을 투여해야 하고, 인슐린이 적게 분비되거나 인슐린의 효과가 발휘되지 않는 사람에게는 당뇨병 치료제가 이용된다. 인슐린은 폴리펩타이드이기 때문에 경구투여가 불가능하며 피부밑주사(경우에 따라 정맥주사)로 투여된다. 혈당치를 관리하려면 빈번하게 인슐린을 투여해야 하므로 환자는 일상적으로 자가 주사를 놓아야 한다. 인슐린의 부작용으로 가장 주의해야 하는 것은 저혈당(hypoglycemia)이다. 저혈당 상태가 계속되면 뇌가 장애를 입어 죽음에 이르는 경우도 있으므로 저혈당에 대비해서 사탕이나 비스킷을 휴대할 필요가 있다.

경구 당뇨병 치료제

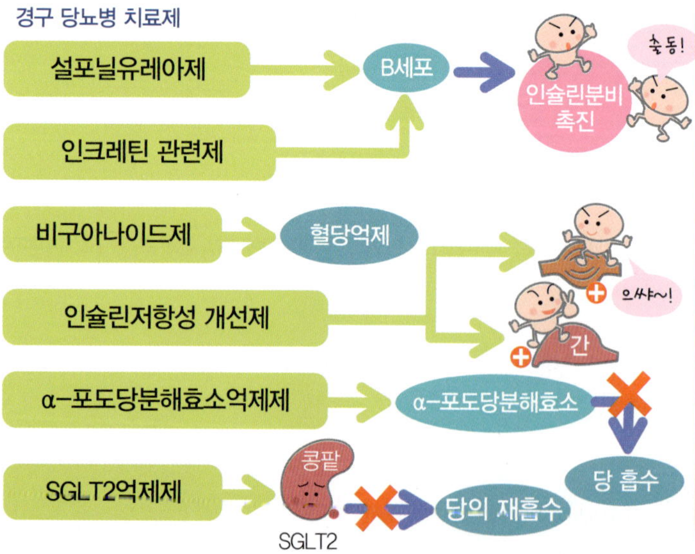

인슐린 제제
각종 인슐린 제제(췌장호르몬제)

설포닐유레아제
톨부타마이드(tolbutamide)
클로르프로파마이드(chlorpropamide)

인크레틴 관련제
시타글립틴(sitagliptin)
리라글루타이드(liraglutide)

비구아나이드제
메트포민(metformin)
부포민(buformin)

인슐린저항성 개선제
피오글리타존(pioglitazone)

α-포도당분해효소억제제
아카보스(acarbose)
보글리보스(voglibose)

SGLT2억제제
이프라글리플로진(ipragliflozin)

복약지도 포인트

① 환자가 부작용을 너무 두려워한 나머지 마음대로 용량을 바꾸거나 복용을 중단하는 경우도 있으므로 주의한다.
② 급격하게 감량하거나 중단하면 증상 재발이나 혈압저하, 쇼크 등의 증상이 나타날 수 있음을 환자에게 이해시킨다.
③ 장기간 복용하는 경우에는 감염성이 증가되므로 피부 등의 청결유지에 노력한다.
④ 장기간 복용하는 경우에는 상처치유의 지연으로 욕창이 생기기 쉽고 상처가 악화되기 쉬우므로 주의한다.
⑤ 소량 투여하는 경우에는 아침 1회, 대량인 경우는 분할하여 투여하되 아침에 많이 투여한다.

7. 당뇨병 치료제(antidiabetic drug)

당뇨병(diabetes mellitus)은 매우 발생빈도가 높은 물질대사질환으로, 초기의 자각증상이 거의 없기 때문에 간과하기 쉽다. 그러나 치료하지 않고 방치하면 ①동맥경화 진행에 따른 심근경색증, 팔다리의 동맥혈전, ②망막병증, ③신(장)병증, ④신경염 등 심각한 증상이 나타난다.

당뇨병은 1형(인슐린 의존형)과 2형(인슐린 비의존형)으로 나뉘며 치료법도 각각 다르다(표 10-9).

표 10-9 1형 당뇨병과 2형 당뇨병의 비교

	1형 당뇨병	2형 당뇨병
원인	① 바이러스 감염 ② 자가면역 이상	① 비만, 과다영양 ② 정신적 스트레스 ③ 운동부족 ④ 유전적 요인
발병연령	20세 이하에 많음	40세 이상에 많음
당뇨병 전체에 대한 비율	10%	90%
증상 발현	급성 및 아급성	완만
대사산증 발현	자주 발생	드물게 발생
체격	야윈 형에 많음	비만형에 많음
혈중 인슐린 수치	감소	일정하지 않음
치료법	① 인슐린주사 ② 식사요법	① 식사, 운동요법 ② 경구당뇨병제 ③ 인슐린주사

당뇨병 치료제는 당뇨병 환자의 혈당 조절을 위해 사용되는 약물이다. 1형 당뇨병에는 췌장의 랑게르한스섬 β세포에서 인슐린이 분비되지 않기 때문에 주로 인슐린 주사제를 사용하고, 2형 당뇨병에는 인슐린의 분비를 촉진하거나 감수성을 개선하고 포도당 흡수를 조절하는 등 다양한 작용을 가진 약물을 사용한다(그림 10-3).

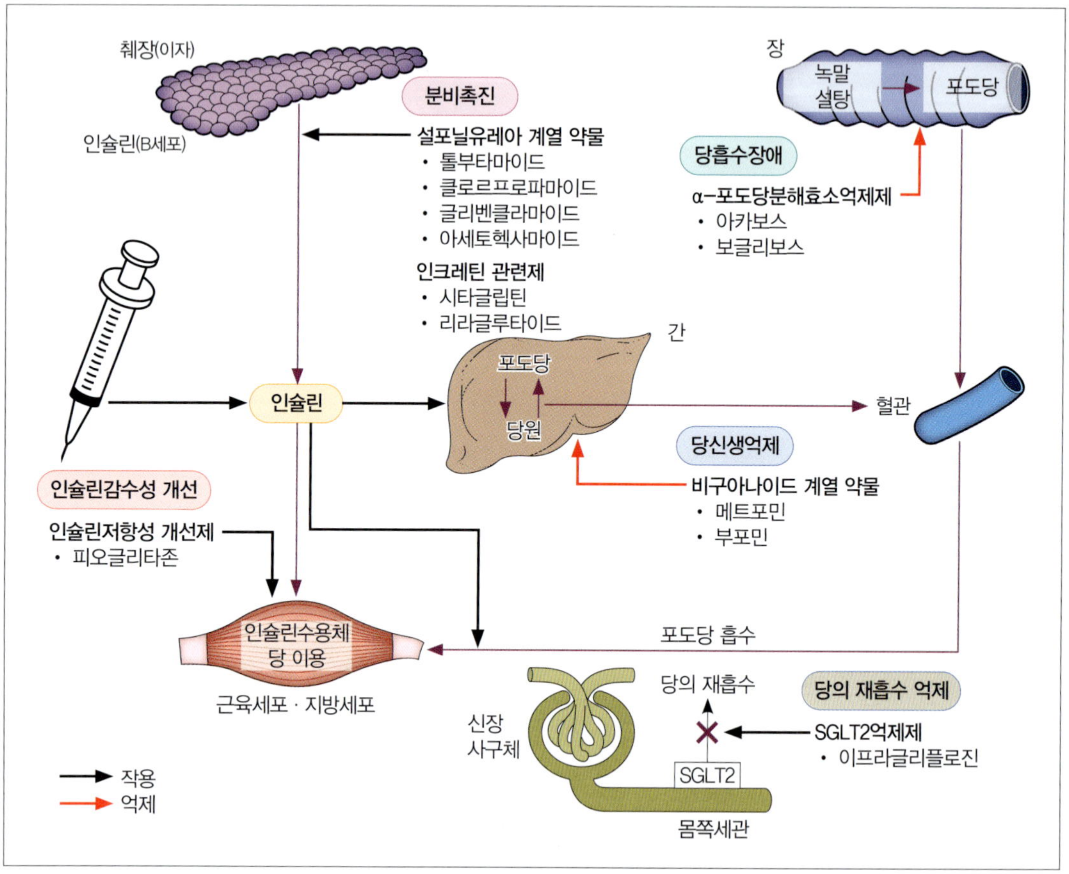

그림 10-3 당뇨병 치료제의 작용기전

1) 인슐린 제제(췌장호르몬제)

인슐린(insulin)은 폴리펩타이드 구조를 가지고 있어 경구로 복용하면 분해되기 때문에 **주사**로 투여된다. 각종 제제가 있으며 작용발현시간과 지속시간의 차이에 따라 속효형, 중간형, 지속형으로 분류된다(표 10-10).

인슐린주사의 투여 예를 그림 10-4에 나타내었다.

표 10-10 인슐린 주사 제제의 종류와 특징

유형	제제	작용발현시간	지속시간	특징
속효형	중성 인슐린주사 인슐린주사	0.5시간	8시간	식후 고혈당 억제 목적 등으로 사용
준속효형	무결정성 인슐린 아연 수성 현탁주사액	1시간	12~16시간	
중간형	인슐린 아연 수성 현탁주사액 이소펜 인슐린 수성 현탁주사액	1~1.5시간	18~24시간	1일 2회 주사
혼합형	생합성 사람 이상성 이소펜 인슐린성 현탁주사액	0.5시간	24시간	속효형과 중간형을 혼합
지속형	결정성 인슐린 아연 수성 현탁주사액 프로타민 인슐린 아연 수성 현탁주사액	4~8시간	36시간	

※ 인슐린은 보통 피부밑주사로 투여하지만, 속효형 인슐린은 정맥주사나 근육주사로도 투여할 수 있다.

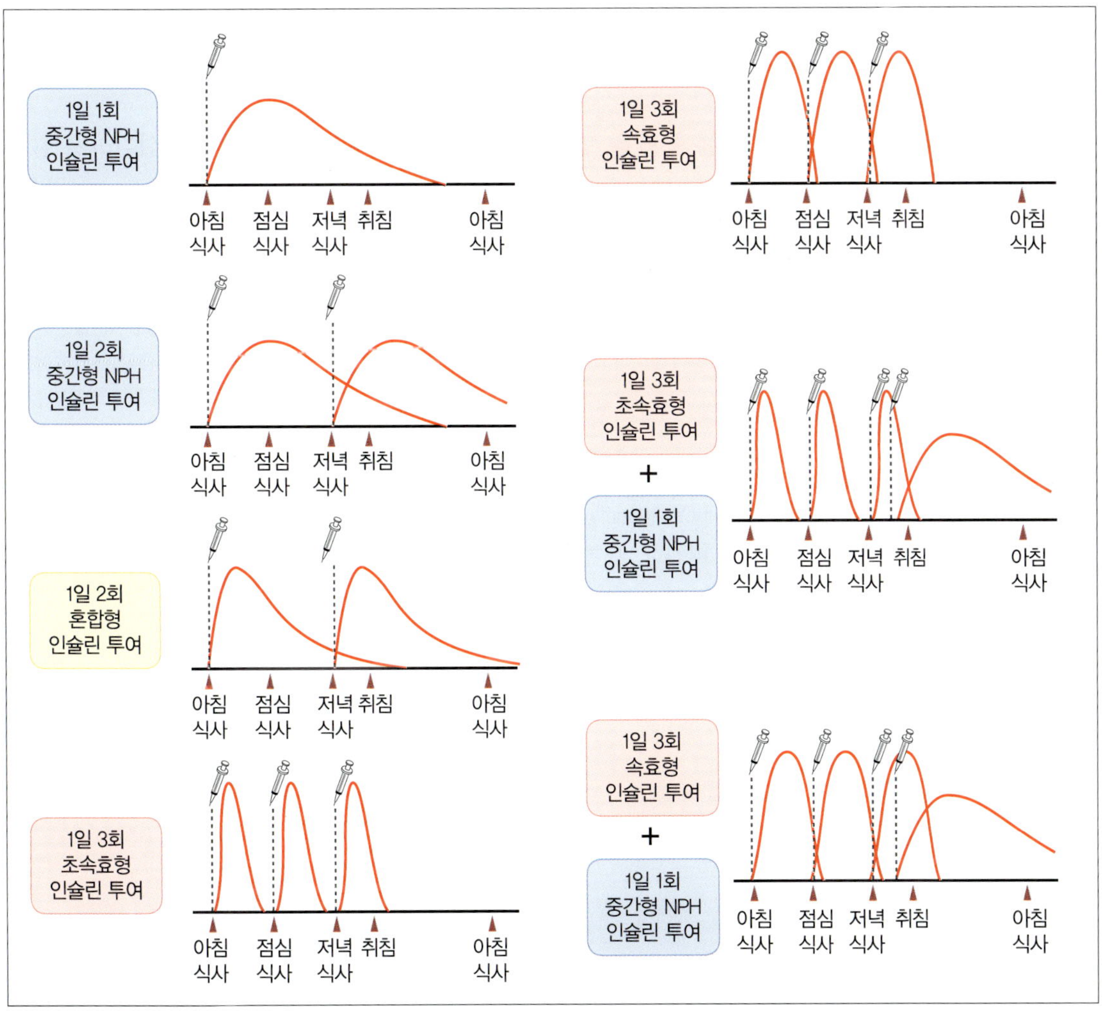

그림 10-4 인슐린주사 투여 예

(1) 인슐린의 작용

인슐린은 췌장의 랑게르한스섬 B(β)세포에서 분비되는 당대사에 필수 호르몬으로 혈당치를 떨어뜨리는 작용을 한다. 근육에서 흡수한 포도당을 당원으로 합성하는 데 촉진작용을 하여 에너지원으로서 비축하여 이용한다. 또한 단백질 합성을 촉진하며, 간에서의 포도당 방출을 억제하고 당원 합성을 촉진한다. 그리고 지방조직에서 혈당을 흡수하여 에너지원으로서 이용하고 지방의 분해를 억제하며 합성도 촉진한다. 그 외에 소듐의 조절, 체액량의 조절, 세포의 증식작용, 교감신경계통의 활성에 관여하고 산화스트레스의 발생에도 관여한다.

(2) 부작용

저혈당이 가장 위험하며 그 외에도 알레르기나 두드러기 등의 과민증, 간기능이상, 메스꺼움, 식욕부진 등의 소화기증상 등이 나타난다. 중추(뇌)의 영양원은 포도당이므로 저혈당이 되면 뇌에 기능장애가 발생할 가능성이 있기 때문에 매우 위험하다. 정상인인 경우 공복 시일지라도 혈당치는 70mg/dL 이상으로 유지되지만 만일 50mg/dL 이하가 되면 권태감 등 중추신경 기능이 저하되고, 30mg/dL 이하가 되면 혼수상태가 된다.

저혈당 시의 처치로는 의식이 있는 동안은 당분(설탕 15~20g, 캔주스, 캔커피 등)을 섭취하게 한다. 의식이 없을 때는 설탕을 잇몸에 문질러 넣거나 점적용 포도당액이 있다면 정맥주사한다. 물에 용해시킨 것은 폐흡인의 위험이 있어 권장하지 않는다.

Memo

고혈당(hyperglycemia)

고혈당은 삼투압의 변화를 일으켜 심한 구갈, 소변량 증가로 인해 탈수를 초래한다. 또한 전해질 균형도 파괴되기 때문에 구역질, 구토, 복통, 설사를 하며 혈당치가 500mg/dL 이상이 되면 쇼크상태가 되어 혼수상태에 빠진다. 대처방법으로는 신속한 인슐린 투여가 필요하기 때문에 의료기관으로 이송해야 한다.

복약지도 포인트

① 인슐린으로 조절되고 있는 당뇨병 환자에게 관혈처치를 위해 식사를 하지 않도록 하면 저혈당을 일으키는 경우가 있으므로 인슐린의 종류와 주사시간, 주사량은 물론 식사 섭취의 유무를 확인하는 것은 필수이다.
② 환자의 복용약에 항우울제(MAO억제제, 삼환계 항우울제), β차단제, 와파린, 아스피린이 있다면 인슐린의 효과를 증가시켜 저혈당이 될 위험성이 있다. 한편, 스테로이드, 에피네프린은 당신생을 항진시켜 고혈당을 일으킬 위험성이 있다.
③ 국소마취제에 첨가되어 있는 혈관수축제인 에피네프린에도 주의가 필요하다.
④ 특히 환자가 의식을 상실하여 저혈당인지 고혈당인지 판단이 서지 않는 경우에는 저혈당 쪽이 뇌손상이 크기 때문에 저혈당에 대한 대응이 우선되어야 한다. 날숨에서 나는 냄새가 달콤새콤하여 과일이 부패한 듯한 냄새가 난다면 고혈당이므로 참고하도록 한다.

2) 경구 당뇨병 치료제 (표 10-11)

(1) 설포닐유레아제

췌장(이자)의 랑게르한스섬 B(β)세포를 자극해서 인슐린 분비를 높이고 혈당을 낮춘다. 원래 항균제인 설파제(sulfa drug)에서 파생한 약물로, 항균작용은 없어졌으나 설파제와 마찬가지로 그 화학구조 중에 설포닐유레아($-SO_2-NH-$)를 가진다. 그래서 이들 당뇨병 치료제를 설포닐유레아제라고 한다.

대표적인 약물에는 **톨부타마이드**(tolbutamide), **클로르프로파마이드**(chlorpropamide), **글리벤클라마이드**(glibenclamide), **글리클라자이드**(gliclazide), **아세토헥사마이드**(acetohexamide) 등이 있다.

(2) 비구아나이드제

장에서의 포도당 흡수를 지연시키거나 조직에서의 당분해를 촉진하여 간에서의 당신생을 억제함으로써 혈당치를 낮추는 작용을 하는데, B(β)세포와 별로 상관없이 혈당을 낮춘다. 비만 당뇨병의 혈당 개선 효과가 있고 체중이 잘 늘지 않아서 비만 환자에게 우선적으로 사용된다.

대표적인 약물에는 **메트포민**(metformin), **부포민**(buformin) 등이 있으며, 초기 비구아나이드제인 펜포민(phenformin)은 젖산산증을 일으켜 판매가 중지되었다.

(3) 인슐린저항성 개선제

표적장기의 인슐린감수성을 높이므로 인슐린저항성의 개선에 사용된다.

대표적인 약물에는 **피오글리타존**(pioglitazone)이 있다.

표 10-11 경구 당뇨병 치료제

분류		약물명	하루양(mg)	작용시간
설포닐유레아제	제1세대	톨부타마이드(tolbutamide)	250~1,500	6~12
		아세토헥사마이드(acetohexamide)	250~500	10~16
		클로르프로파마이드(chlorpropamide)	100~500	24~60
		글리클로피라마이드(glyclopyramide)	250~500	6
	제2세대	글리클라자이드(gliclazide)	40~120	6~24
		글리벤클라마이드(glibenclamide)	1.25~7.5	12~24
	제3세대	글리메피라이드(glimepiride)	1~6	6~12
비구아나이드제		메트포민(metformin)	250~750	6~14
		부포민(buformin)	50~150	6~14
인슐린저항성 개선제		피오글리타존(pioglitazone)	15~30(45)	20
α-포도당분해효소억제제		아카보스(acarbose)	150~300	2~3
		보글리보스(voglibose)	0.6~0.9	2~3
속효형 인슐린분비촉진제		미티글리나이드(mitiglinide)	30	3
		나테글리나이드(nateglinide)	270	3
인크레틴 관련제		시타글립틴(sitagliptin)	50	24
		리라글루타이드(liraglutide)*	0.3~0.9	24
SGLT2억제제		이프라글리플로진(ipragliflozin)	50~100	24

* 피부밑주사 적용

(4) α-포도당분해효소억제제

이당(류)을 포도당으로 분해하는 효소 α-포도당분해효소(alpha-glucosidase)의 작용을 억제하여 식후의 포도당 생산을 감소시키거나 장에서의 포도당 흡수를 지연시킴으로써 당뇨병에서 나타나는 식후의 급격한 혈당상승을 억제한다.

대표적인 약물에는 **아카보스**(acarbose), **보글리보스**(voglibose) 등이 있다.

(5) 인크레틴 관련제

식사 후 혈당치가 상승하면 소장에서 혈액 안으로 분비되어 췌장(이자)의 랑게르한스섬 B세포에 작용해 인슐린 분비를 일으키는 호르몬을 인크레틴(incretin)이라고 한다. 그 대표적인 호르몬이 GLP-1(글루카곤

유사펩타이드-1, glucagon-like peptide-1)이며 혈당치에 따라 B세포에서 인슐린을 분비시킨다. 이 GLP-1은 DPP-4(다이펩타이드분해효소-4, dipeptidyl peptidase-4)라는 효소에 의해 신속하게 분해된다.

최근 DPP-4 억제제인 **시타글립틴**(sitagliptin; 경구복용), DPP-4에 분해되지 않는 GLP-1 작용제인 **리라글루타이드**(liraglutide; 주사) 등이 당뇨병 치료에 응용되고 있다. 이들 약물은 혈당치를 지나치게 낮추지 않는다는 특징이 있다.

(6) SGLT2억제제

포도당은 신장 사구체에서 여과된 후 대부분 몸쪽세관에 있는 소듐-포도당 공동수송체2(sodium-glucose transporter 2, SGLT2)에서 재흡수된다. SGLT2억제제는 포도당의 재흡수를 억제하여 소변 안으로 배설을 증가시킴으로써 혈당치를 낮춘다.

대표적인 약물에는 **이프라글리플로진**(ipragliflozin)이 있다.

복약지도 포인트

① 인슐린이나 경구 당뇨병 치료제를 사용하면 저혈당을 일으키는 경우가 있으므로 사탕이나 비스킷 등을 휴대하게 한다.

② 환자의 능력이나 환경에 맞게 인슐린주사의 기구 사용법을 익히게 한다.

03 수혈제/영양제/전해질 제제
blood transfusion/nutrient/electrolyte

1. 수혈제(blood transfusion)

1) 보존혈액

보존혈액이란 신선한 혈액에 **시트르산소듐**, **시트르산**, **포도당**, **인산이수소소듐**을 첨가하여 4~6℃에서 72~96시간 보관한 것으로 채혈 후 21일째까지 유효하다.

2) 대용혈액

혈장에 가까운 점조도, 삼투압, 비중을 가지며, 저분자 다당(류)인 **덱스트란**(dextran)이 주로 사용된다. 대표적인 대용혈액에는 **덱스트란 40**(dextran 40), **하이드록시에틸녹말**(hydroxyethyl starch)이 있다.

2. 영양제(nutrient)

영양제는 **탄수화물**(포도당, 과당, 소비톨, 자일리톨), **아미노산** 및 **지질**을 보충하기 위해 주사로 투여되는 약물이다.

Memo

고열량수액

경구를 통해 영양섭취가 장기간 불가능한 경우 체액 균형을 유지하고 영양을 보충하기 위한 고열량수액 제제가 제품화되어 있다(400~1,400mL 단위의 병으로 340~2,000kcal의 열량). 이것은 고농도의 포도당을 함유하는 고장액이기 때문에 혈관통증이나 혈관염을 피하기 위해 보통 중심정맥천자법으로 카테터의 끝이 가슴안(흉강)의 대정맥에 도달하도록 삽입해서 지속 주입한다.

3. 전해질 제제(electrolyte)

사용 목적에 맞는 수분양, 전해질 성분, 열량을 가진 제제를 선택한다. 탄수화물을 함유한 제제도 있으나 열량이 낮아 필요한 영양을 모두 충당할 수 없다.

대표적인 전해질 제제에는 **생리식염수**, **링거액**, **젖산링거액**, **포도당 첨가 젖산 링거액** 등이 있다.

복약지도 포인트

① 정맥 삽입부위를 청결하게 유지하고 혈관염의 조기 발견에 노력한다.
② 중심정맥영양인 경우에는 감염방어가 특히 중요하다.
③ 점적 투여경로를 간략하게 한다.
④ 코위영양관(경비위관)이나 위루로 영양제를 투여하는 경우에는 환자의 상체를 일으켜 폐흡인을 예방한다.
⑤ 코위영양관이나 위루로 약물을 투여하는 경우에는 관이 막히지 않도록 물로 씻어 내린다.

연습문제

Q1. 비타민결핍증에 대해 잘못 설명한 것은?

① 비타민 D – 괴혈병

② 비타민 K – 출혈경향

③ 비타민 B_2 – 입안염(구내염)

④ 비타민 B_{12} – 거대적혈모구빈혈

Q2. 비타민과 그 결핍증이 올바르게 짝지어진 것은?

a. 비타민 A – 야맹증	b. 비타민 B_1 – 각기
c. 비타민 B_2 – 악성빈혈	d. 비타민 C – 구루병

① a, b ② a, d ③ b, c ④ c, d

정답 및 해설

Q1. ① / 비타민 D의 결핍증은 구루병이다.

Q2. ① / c : 비타민 B_2의 결핍증은 입술염(구순염), 입안염(구내염) 등이다. d : 비타민 C의 결핍증은 괴혈병이다.

Q3. 호르몬 증가에 따른 신체의 반응이 올바르게 짝지어진 것은?

a. 인슐린(insulin) – 간에서의 탄수화물 저장
b. 알도스테론(aldosterone) – 혈청칼륨의 증가
c. 갑상샘호르몬(thyroid hormone) – 기초대사율 저하
d. 당질부신피질호르몬(glucocorticoid) – 피부밑지방 분포의 변화

① a, b ② a, d ③ b, c ④ c, d

Q4. 골다공증에 대해 잘못 설명한 것은?

① 손관절의 골절이 일어나기 쉽다.
② 활성형 비타민 D를 치료에 이용한다.
③ 혈청 칼슘치는 높은 수치를 나타낸다.
④ 부신피질호르몬의 장기투여로 일어난다.

Q5. 부신피질호르몬제의 장기 투여에 따른 유해작용은?

① 저혈당
② 저혈압
③ 청력장애
④ 골다공증

정답 및 해설

Q3. ② / 알도스테론은 포타슘의 배설을 촉진하기 때문에 혈청 포타슘농도는 감소한다. 갑상샘호르몬은 기초대사를 촉진한다.

Q4. ③ / 골다공증에서 혈청 칼슘치는 거의 변하지 않는데, 그 이유는 생체에 혈청 칼슘 조절기전이 있기 때문이다.

Q5. ④ / 고혈당, 고혈압이 발생한다. 청력장애는 나타나지 않는다.

Q6. 다음 설명 중 옳은 것은?

① 인슐린은 보통 근육 내에 주사한다.
② 글리벤클라마이드의 혈압강하작용 지속시간은 톨부타마이드보다 짧다.
③ 톨부타마이드는 랑게르한스섬(췌장) B세포에서의 인슐린 분비를 억제한다.
④ 티아마졸은 갑상샘항진증에 이용되지만, 부작용으로서 무과립구증이 나타나기도 한다.

Q7. 다음의 질환과 사용되는 호르몬제가 올바르게 짝지어진 것은?

a. 유방암 – 클로미펜(clomiphene)
b. 전립샘암 – LH–RH작용제(LH–RH agonist)
c. 고프로락틴혈증 – 브로모크립틴(bromocriptine)
d. 그레이브스병 – 트라이아이오도타이로닌(triiodothyronine)

① a, b ② a, d ③ b, c ④ c, d

Q8. 골다공증 치료제가 아닌 것은?

① 칼시토닌(calcitonin)
② 비타민 D(vitamin D)
③ 에스트로젠(estrogen)
④ 칼슘대항제(calcium antagonist)

정답 및 해설

Q6. ④ / ① : 보통은 피부밑주사이다. 속효형 인슐린은 근육주사, 정맥주사도 가능하다. ② : 글리벤클라마이드는 10~24시간, 톨부타마이드는 6~12시간 ③ : B(β)세포를 자극해서 인슐린의 분비를 항진시킨다.

Q7. ④ / a : 유방암에는 타목시펜을 사용한다. 클로미펜은 배란을 유도한다. b : 그레이브스병에는 항갑상샘제인 티아마졸이 효과적이다.

Q8. ④ / 칼슘대항제가 아니라 칼슘제를 사용한다.

Q9. 2형 당뇨병에 대한 설명으로 옳은 것은?

① 케톤증을 일으키지 않는다.
② 인슐린의 작용부족에 기인한다.
③ 체중감소와 혈당치 개선은 비례한다.
④ 젊은 사람이 많이 걸리는 유형으로 인슐린주사가 반드시 필요하다.

Q10. 인슐린의 자가주사 투여경로는?

① 피부 내 ② 피부 밑 ③ 근육 내 ④ 정맥 내

Q11. 1형 당뇨병에 대한 설명으로 옳은 것은?

① 경구혈당강하제로 치료한다.
② 고도의 인슐린분비장애가 있다.
③ 2형 당뇨병보다도 유병률이 높다.
④ 야윈 사람보다도 비만한 사람에게 많다.

Q12. 인슐린요법에 대한 설명으로 옳은 것은?

① 다소 많은 양부터 시작해서 서서히 감량한다.
② 인슐린을 장기간 보관할 때에는 냉동고에 보관한다.
③ 도입 시에는 중간형과 속효형의 혼합인슐린 제제를 이용한다.
④ 케톤증 치료에 지속형 인슐린의 점적 정맥주사를 시행한다.

정답 및 해설

Q9. ② / 인슐린은 분비되지만 조직의 인슐린 감수성이 저하되어 있다.

Q10. ② / 인슐린 자가주사는 피부 밑에 투여한다.

Q11. ② / ① : 인슐린 분비세포가 기능하지 않기 때문에 경구혈당강하제는 효과가 없다. ③ : 2형 당뇨병 유병률은 5%, 1형 당뇨병 유병률은 0.0015%이다. ④ : 야윈 형에게 많다. 2형은 비만형이 많다.

Q12. ③ / ① : 다소 작은 양부터 시작해서 서서히 증량한다. ② : 장기간 보관하는 경우에는 냉장고(약 5℃)에 넣어야 하며 냉동해서는 안 된다. ③ : 혼합 제제의 조 · 석식 전 투여 또는 속효형의 각 식전 투여가 이루어진다. ④ : 속효형 인슐린을 사용한다.

Chapter 11

항감염병제

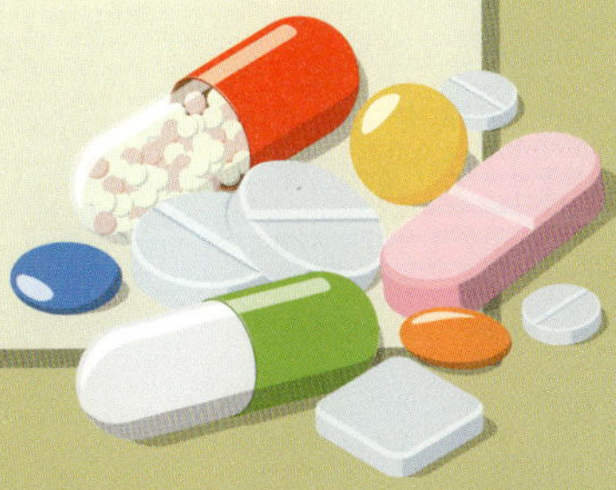

01 소독제
disinfectant

국소에 적용하여 미생물을 사멸시키거나 증식을 멈추게 함으로써 감염을 방지하는 화학물질을 소독제(disinfectant)라고 한다.

소독제의 효력을 단순하게 비교할 수는 없으나 일반적인 기준으로 예전부터 석탄산계수(페놀계수, phenol coefficient, P.C.)가 사용된다.

1. 석탄산계수

어떤 소독제가 석탄산(페놀)의 몇 배 효력을 가지고 있는지를 시험관 내 배양법으로 구한 수치이다.

$$\text{석탄산계수(P.C.)} = \frac{\text{동일 세균을 죽이는 피검 소독제의 최대희석배수}}{\text{일정 세균을 죽이는 석탄산의 최대희석배수}}$$

예 티푸스균을 대상으로 한 P.C.

- 염소 225
- 역성비누 50
- 에탄올 0.04
- 옥시돌 0.013

2. 소독제의 종류

사용하는 소독제는 신체나 기구, 환경에 따라 다르다. 소독제의 종류와 그 응용에 대해 정리하면 표 11-1과 같고, 소독제가 각 미생물에 나타내는 유효성을 정리하면 표 11-2와 같다.

표 11-1 주요 소독제와 그 응용

소독제		용도와 농도	특기사항
고수준	글루타랄(glutaral)	기구 : 2%	금속을 부식시킨다. 인체에 사용하지 않는다. 증기에 강한 자극작용이 있다.
		수술실 : 0.5%를 분무	
	포르말린(formalin)	병실 · 기구 · 물품 : 1~50%	자극적인 냄새와 조직독성이 있다. 가스소독법에서도 사용한다. 인체에 사용하지 않는다.
중수준	석탄산(페놀, phenol)	손 · 피부 : 1.5~2%	고농도에서 부식성이 있다.
		기구 · 실내 : 2~5%	
	크레졸(cresol) 비누액	손 · 피부 : 0.5~1%	살균력은 석탄산보다 강하다.
		병실 · 기구 : 0.5~1%	
	에탄올(ethanol)	손 · 피부 : 70~75%	살균력은 70~80%가 가장 강하다.
	아이소프로판올(isopropanol)	손 · 피부 · 기구 : 50~70%	피부와 눈에 자극성이 있다.
	차아염소산소듐(sodium hypochlorite)	손 · 피부 : 0.01~0.05%	금속을 부식시킨다.
		기구 · 실내 : 0.02~0.05%	
	아이오딘팅크(iodine tincture) 포비돈 아이오딘(povidone iodide)	피부 · 창상 · 수술부위 : 원액	자극성이 강하다.
		손 · 피부 · 점막 · 수술부위 : 5~10%	자극성이 적다.
저수준	역성비누(invert soap) 염화벤잘코늄(benzalkonium chloride) 염화벤제토늄(benzethonium chloride)	손 · 피부 : 0.05~0.1%	일반 비누와 함께 사용하면 효과가 없어진다.
		점막 · 상처면 : 0.1~0.5%	
	클로르헥시딘(chlorhexidine)	손 · 피부 : 0.05~0.1%	귀와 눈에는 사용하지 않는다.
		상처면 · 실내 · 기구 : 0.05%	
과산화물	옥시돌(oxydol)	상처면 · 실내 · 기구 : 0.05%	혈액 · 고름이 있으면 효력이 저하된다.

표 11-2 소독제의 미생물에 대한 유효성

소독제	녹농균	결핵균	매독균	진균	MRSA	아포균	B형 간염 바이러스	HIV
글루타랄	○	○	○	○	○	○	○	○
포르말린	○	○	○	○	○	△	○	○
석탄산	○	○	○	△	○	×	×	×
크레졸 비누액	○	○	○	△	○	×	×	×
에탄올	○	○	○	○	○	×	×	○
아이소프로판올	○	○	○	○	○	×	×	○
차아염소산소듐	○	×	○	○	○	△	○	○
아이오딘팅크	○	○	○	○	○	△	×	×
포비돈 아이오딘	○	○	○	○	○	△	×	○
역성비누	△	×	○	△	△	×	×	×
클로르헥시딘	△	×	○	△	△	×	×	×

○ : 유효, △ : 효과 불확실, × : 무효

3. 소독제의 3가지 요소

소독제의 살균력에 큰 영향을 미치는 3가지 요소는 작용농도, 시간, 온도이다.

1) 작용농도

소독제별로 정해진 사용 농도가 있으며 대상물(기재, 환경, 사람)에 따라 다르다. 최저억제농도(minimal inhibitory concentration, MIC)나 최소살균농도가 지표가 되는데, 실제로 소독제를 사용하는 경우 적용부위의 희석, 유기물 혼입과 같은 조건이 더해지기 때문에 이보다 고농도에서 사용한다.

2) 시간

소독제가 효과를 나타내려면 미생물과 어느 정도 접촉할 필요가 있다. 속효성 소독용 에탄올이라도 10~15초가 필요하다. 대부분의 소독제는 일반 세균을 30초 정도에 살균하지만, 결핵균과 같은 세포벽이 튼튼한 균은 2% 글루타랄(glutaral)에서 10~30분, 1% 포비돈 아이오딘(povidone iodine)에서 2.5분 이상 필요하다.

3) 온도

살균력도 화학반응이어서 일반적으로 온도가 높으면 높을수록 강해진다. 그러나 지나친 고온에서는 다루기 어려우므로 보통 20~25℃에서 사용한다. 각종 소독제를 10℃와 26℃에서 대장균, 녹농균, 황색포도알균에 적용하면 26℃가 살균 효과가 높다.

4. 사용 시 주의사항

① 역성비누와 일반 비누를 함께 사용하면 효과가 없어진다.
② 알데하이드 계열[포르말린(formalin), 글루타랄]은 자극성이 강하므로 신체에는 사용하지 않는다.
③ 차아염소산소듐(sodium hypochlorite)은 금속을 부식시키므로 내시경이나 수술도구의 소독에는 사용하지 않는다.
④ 매독균이나 HIV(사람면역결핍바이러스, human immunodeficiency virus)는 체외에서는 감염력이 약해서 기구를 통한 감염은 일어나지 않는다(감염에 성적 접촉이 필요).
⑤ MRSA(메티실린 내성 황색포도알균, methicillin-resistant *Staphylococcus aureus*)는 적절하게 소독하면 제거할 수 있다.
⑥ 아포는 강력해서 신체에 사용할 수 있는 소독제로는 원칙적으로 제거할 수 없다. 그러나 발아할 때까지 시간이 걸리므로 세정을 통해 충분히 제거하면 질병의 원인은 되지 않는다.
⑦ B형 간염바이러스를 소독하기는 어려우므로 의료종사자의 감염사고에 주의한다.

그림으로 이해하는 약 이야기

항균제

세균 감염병에 대한 항균제는 세균의 어떤 기능을 억제하는가에 따라 크게 4종류로 나뉜다.

세포벽합성억제제는 약물 중의 β-락탐고리가 세포벽을 형성하고 있는 펩타이드글리칸(peptidoglycan)을 합성하는 효소와 결합해서 그 작용을 억제한다. 그래서 세포벽이 취약해진다. 다만, 진균의 세포벽에는 펩타이드글리칸이 없기 때문에 효과를 발휘하지 못한다. 세포막손상제는 세포막 인지질에 결합해서 막을 파괴한다.

핵산합성억제제는 ①DNA(데옥시리보핵산, deoxyribonucleic acid)의 복제과정에 필요한 효소인 DNA 선회효소(DNA gyrase)의 작용을 억제해서 복제 장애를 일으키고(뉴퀴놀론 계열), ②RNA 중합효소(RNA polymerase)에 작용하여 DNA에서 mRNA로 전사되는 것을 억제하며(리팜피신), ③뉴클레오사이드(nucleoside)의 대사대항제로서 작용한다(아시클로버, 아이독슈리딘).

단백질합성억제제는 mRNA의 정보에서 단백질을 만드는 리보소체에 결합해서 단백질 합성기능을 억제한다.

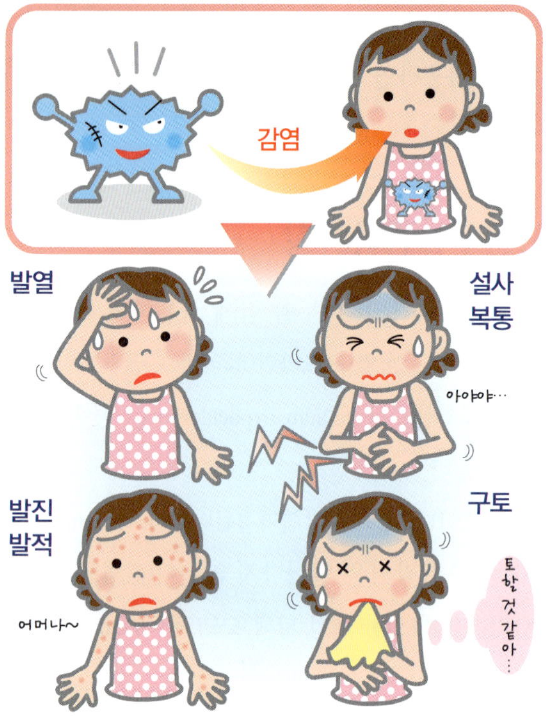

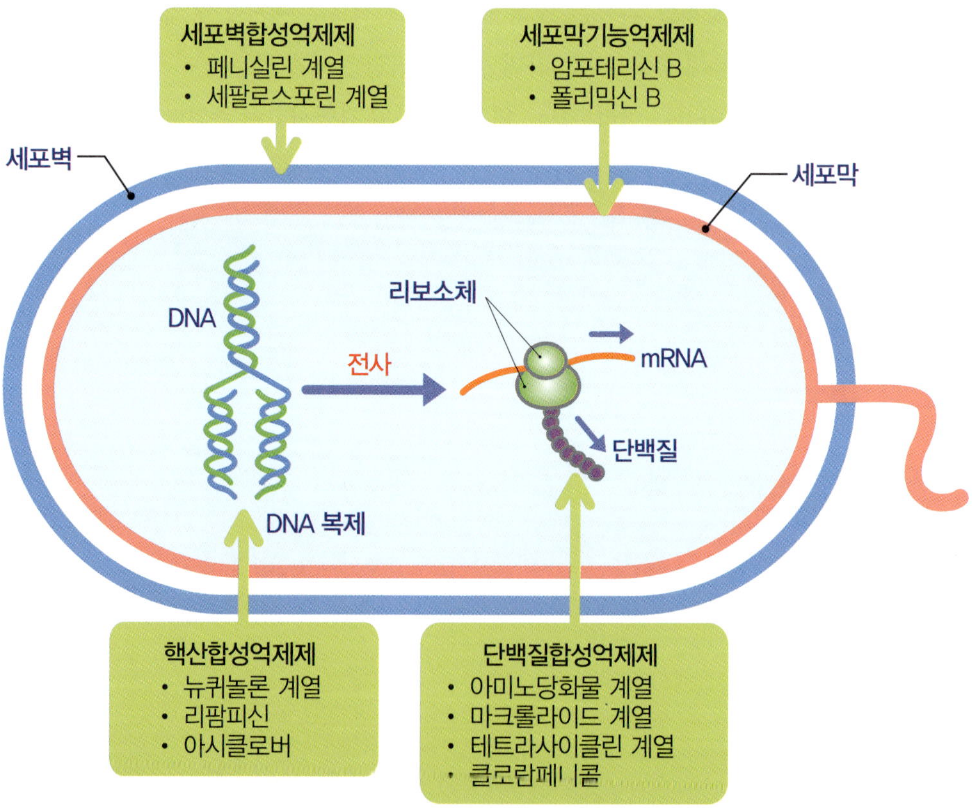

02 항균제의 특징

1. 항균제의 작용기전

항균제는 작용기전에 따라 다음의 4가지로 크게 나뉘며, 각 항균제가 작용하는 부위는 그림 11-1과 같다.

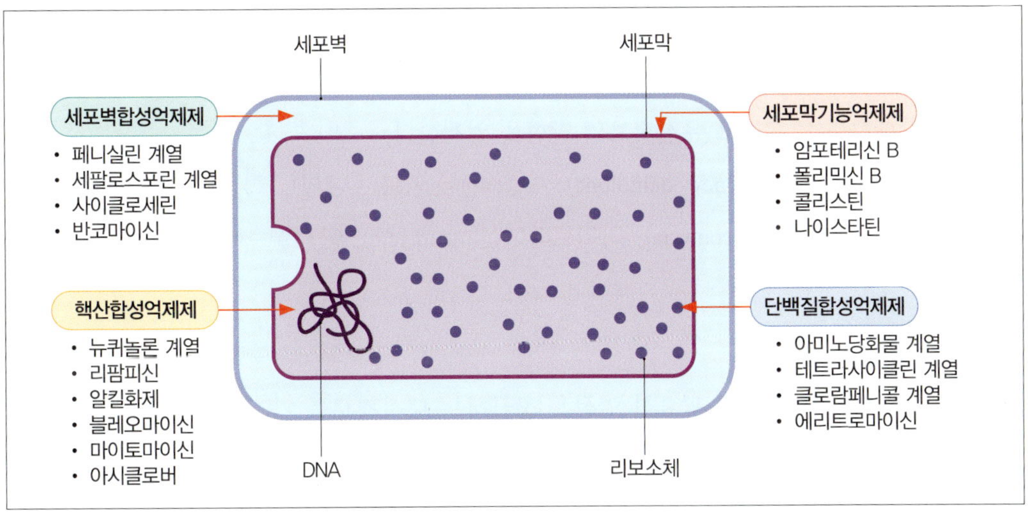

그림 11-1 항균제의 작용부위

1) 세포벽합성억제제

세균이 생존하는 데는 세포벽의 역할이 중요하다. β-락탐 계열 항균제(페니실린 계열, 세팔로스포린 계열 등)가 세포벽을 형성하는 효소에 결합함으로써 세포벽은 불완전해져서 세균을 사멸시킨다.

대표적인 약물에는 페니실린(penicillin) 계열, 세팔로스포린(cephalosporin) 계열, 사이클로세린(cycloserine), 반코마이신(vancomycin) 등이 있다.

2) 세포막기능억제제

세균의 세포막은 생명유지에 필요한 물질의 투과를 지배한다. 이 세포막에 대해 선택적으로 투과성을 바꾸면 세포 내 성분이 방출되어 세균은 사멸된다.

대표적인 약물에는 **암포테리신 B**(amphotericin B), **폴리믹신 B**(polymyxin B), **콜리스틴**(colistin), **나이스타틴**(nystatin) 등이 있다.

3) 단백질합성억제제

단백질을 합성하는 리보소체(ribosome)는 사람과 세균에서 그 구조가 다르기 때문에 세균의 리보소체에 대해 선택적으로 작용하여 단백질 합성을 억제한다.

대표적인 약물에는 **아미노당화물**(aminoglycoside) **계열**, **테트라사이클린**(tetracycline) **계열**, **클로람페니콜**(chloramphenicol) **계열**, **에리트로마이신**(erythromycin) 등이 있다.

4) 핵산합성억제제

핵산의 합성과 대사를 억제하고 유전정보의 발현을 억제한다.

대표적인 약물에는 **뉴퀴놀론**(new quinolone) **계열**(**피리돈카본산** 계열), **리팜피신**(rifampicin), **알킬화제**(alkylating agent), **블레오마이신**(bleomycin), **마이토마이신**(mitomycin), **아시클로버**(acyclovir) 등이 있다.

5) 엽산대사억제제

세균은 핵산이나 단백질 합성에 필요한 엽산을 공급하는 대사경로를 가지는데, 이 엽산의 합성을 억제하여 항균작용을 나타낸다.

대표적인 약물에는 **설파제**(설폰아마이드, sulfonamide), **ST합제**(sulfamethoxazole–trimethoprim) 등이 있다.

Memo

정균작용과 살균작용

- **정균작용(bacteriostasis)** : 약물을 투여하는 동안만 균의 증식을 억제하는 작용을 말한다. 사용을 멈추면 다시 균이 증식하기 시작한다. 이 작용이 있는 약물에는 설파제(sulfa drug), 클로람페니콜(chloramphenicol) 계열, 테트라사이클린(tetracycline) 계열 등이 있다.
- **살균작용(bacteriocidal action)** : 약물을 투여하면 균이 사멸되는 작용을 말한다. 이 작용이 있는 약물(페니실린 등)은 세포벽이나 세포막에 장애를 일으킨다. 다만, 살균작용이 있는 약물도 농도가 낮으면 정균작용을 나타낸다.

2. 항균범위(antibacterial spectrum)

병원체에 대한 항균제의 감수성은 일률적이지 않다. 이처럼 각 항균제가 효과를 나타내는 병원체의 범위를 **항균범위**라고 한다.

1) 그람양성균 · 그람음성 알균(구균)의 일부에 유효

페니실린 G(penicillin G), **페니실린분해효소 내성 페니실린**(penicillinase-resistant penicillin), **마크롤라이드**(macrolide) **계열**

2) 그람양성균 · 그람음성균에 유효

광역 페니실린[**암피실린**(ampicillin), **카베니실린**(carbenicillin)], **세팔로스포린**(cephalosporin) **계열**, **테트라사이클린**(tetracycline) **계열**, **클로람페니콜**(chloramphenicol), **설파제**(sulfa drug)

3) 주로 그람음성 산소성 막대균(간균)에 유효

아미노당화물(aminoglycoside) **계열**

이러한 항균범위를 고려하여 원인균별로 유효한 약물이 사용된다(표 11-3).

표 11-3 주요 감염병에 사용되는 항균제

	세균명	주요 질환	우선 선택제	차선 선택제
그람양성알균	포도알균(포도구균) 페니실린 G 감수성 페니실린 G 내성 메티실린 내성(MRSA)	폐렴 패혈증 심내막염 수막염 폐렴	페니실린 G 페니실린 V 페네시실린 메티실린 세팔로스포린 계열 반코마이신	세팔로스포린 계열 마크롤라이드 계열 아미노당화물 계열 아미노당화물 계열 마크롤라이드 계열 뉴퀴놀론 계열
	폐렴알균(폐렴구균)	수막염 심내막염 폐렴, 인두염	페니실린 G 페니실린 V 암피실린	세팔로스포린 계열 마크롤라이드 계열 세팔로스포린 계열
	사슬알균(연쇄구균)	중이염, 수막염 성홍열 요로 감염병 심내막염	페니실린 G 페니실린 V 페네티실린 암피실린	아미노당화물 계열

표 11-3 주요 감염병에 사용되는 항균제 (계속)

	세균명	주요 질환	우선 선택제	차선 선택제
그람음성막대균	대장균	담낭염 패혈증 폐렴	암피실린 세팔로스포린 계열	아미노당화물
	클레브시엘라	요로 감염병	제3세대 세팔로스포린 계열	뉴퀴놀론 계열
	엔테로박터	호흡기 감염병 요로 감염병	제3세대 세팔로스포린 계열	제4세대 세팔로스포린 계열
	녹농균	화상부위 감염병 패혈증 요로 감염병	아미노당화물 계열 뉴퀴놀론 계열 피페라실린	뉴퀴놀론 계열 뉴퀴놀론 계열
	세라시아	호흡기 감염병	아미노당화물 계열 제3세대 세팔로스포린 계열	

3. 장기쏠림성(organotaxis)

항균제는 특정 장기에 모이기 쉬운 성질인 **장기쏠림성**(장기주성)이 있기 때문에 감염부위에 따라 항균제를 구분하여 사용한다(표 11-4).

표 11-4 주요 항균제의 장기쏠림성(장기주성)

장기	주요 질환	항균제
폐	상기도 · 호흡계통 감염병 (주로 그람음성균)	• 페니실린(penicillin) 계열 • 세팔로스포린(cephalosporin) 계열 • 마크롤라이드(macrolide) 계열 • 테트라사이클린(tetracycline) 계열
간 · 담낭	간 · 담도계통 감염병 (그람음성균, 특히 대장균)	• 페니실린 계열[암피실린(ampicillin), 피페라실린(piperacillin)] • 세팔로스포린 계열[세파졸린(cefazolin), 세프메타졸(cefmetazole), 세포티암(cefotiam)] • 뉴퀴놀론(new quinolone) 계열
신장	신장 · 요로 감염병 (그람음성균, 대장균, 클레브시엘라, 변형균)	• 아미노당화물 계열[토브라마이신(tobramycin)] • 페니실린 계열[암피실린(ampicillin), 피페라실린(piperacillin)] • 세팔로스포린 계열(세파졸린, 세프메타졸, 세포티암) • 뉴퀴놀론 계열

4. 내성 및 교차내성

1) 내성(tolerance)과 내성균

항균제를 연속 사용하면 항균작용은 감소되는데 이를 **내성**이라고 하며, 내성을 가진 균을 **내성균**이라고 한다. 현재 포도알균(포도구균)의 70% 이상은 페니실린 G 내성균이며 이 균은 페니실린 G를 분해하는 β-락탐분해효소(beta-lactamase; 페니실린분해효소)를 생산하여 내성을 나타낸다(그림 11-2).

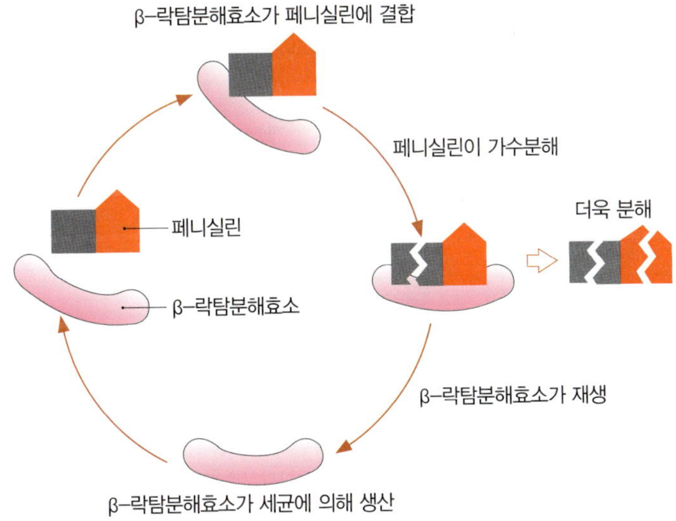

그림 11-2 **β-락탐분해효소에 의한 페니실린 계열 항생물질의 분해**

2) 교차내성(cross tolerance)

하나의 약물에 대해 내성을 나타내는 세균이 다른 약물에 대해서도 내성을 나타내는 것을 **교차내성**이라고 한다.

> **Memo**
>
> **세균의 약물내성(drug resistance)**
>
> 세균이 내성을 획득하는 기전으로 β-락탐분해효소와 같은 약물 불활성화효소를 생산하는 방법 외에도 약물의 작용부위를 다른 형태로 바꾸거나(마크롤라이드 계열 및 아미노당화물 계열 항생물질, 메티실린) 약물의 세포막 투과성을 저하시키는(테트라사이클린, 클로람페니콜) 방법이 있다.

5. 부작용

항균제가 아무리 선택독성이 강하다고는 해도 인체에 부작용을 일으키는 경우가 많다(표 11-5). 대표적인 부작용에는 장기장애, 균교대현상, 약물알레르기 등이 있다.

표 11-5 항균제의 주요 부작용

항균제	주요 부작용
페니실린 계열, 세팔로스포린 계열	유사급성중증과민반응(쇼크)
마크롤라이드 계열, 테트라사이클린 계열	간기능장애
아미노당화물 계열, 폴리펩타이드 계열, 세팔로스포린 계열	신장기능장애
클로람페니콜	혈액장애
아미노당화물 계열	제8뇌신경장애(난청, 귀울림, 감각이상)
폴리펩타이드 계열	신경 · 근육차단(호흡억제)
세팔로스포린 계열 일부 [라타목세프(latamoxef), 세프부페라존(cefbuperazone)]	다이설피람 작용 (술과 함께 사용하지 않도록 주의)
린코마이신, 암피실린, 제3세대 세팔로스포린 계열	거짓막장염[위막장염; 장 내에 비정상적으로 증식한 무산소균의 일종인 클로스트리듐 디피실레(*Clostridium difficile*)가 생산하는 독소의 영향]
항균범위가 넓은 항생물질 (테트라사이클린, 암피실린, 세팔로스포린 계열)	장내세균 억제에 의한 비타민 K 결핍(간에서 혈액응고인자의 생산이 저하되어 출혈경향이 나타남)

6. 균교대현상(microbial substitution)

항균범위가 넓은 항균제를 사용하면 병원성균이 아닌 감수성균도 사멸되어 정상세균무리의 균형이 파괴되고 그 항균제에 내성을 가지는 균이 비정상적으로 증식하는데, 이를 **균교대현상**이라고 한다. 내성 포도알균(포도구균)에 의한 장염이나 진균, 녹농균, 세라시아에 의한 감염병 등이 있다.

7. 기회감염(opportunistic infection)

신체 내 및 생활환경에 상주하는 평소 무해한 균이 감염방어력이 떨어졌을 때 증식해서 유해한 작용을 나타내는 것을 **기회감염**이라고 한다. 병원 내에서 나타나는 경우가 많아서 **병원감염**(hospital acquired infection)이라고도 한다.

1) 감염방어력 저하 원인

① 외과수술

② 연령 증가

③ 약물(부신피질호르몬제, 면역억제제, 대사대항제, 항균범위가 넓은 항균제)

2) 문제가 되는 균

일반 항균제에 내성을 가지는 경우가 많다. 녹농균, 세라시아, 진균, 메티실린 내성 황색포도알균(MRSA, methicillin-resistant *Staphylococcus aureus*) 등이 있다(표 11-3 참조).

복약지도 포인트

① 약물알레르기(발진, 설사, 쇼크 등)에 주의한다.

② 점적부위의 감염을 확인하고 감염이 확인되면 점적부위를 조기에 변경한다.

03 항균제의 종류

1. 항생물질(antibiotic)

1) β락탐 계열

화학구조 중에 β락탐고리라는 기본뼈대를 가진 항생물질을 일컬으며, 현재 세균 감염병 치료에 주로 사용된다. 페니실린 계열, 세팔로스포린 계열, β락탐 유사화합물(페넴 계열, 카바페넴 계열, 모노박탐 계열 등)이 있다. 이들은 세포벽의 합성을 억제하는 비슷한 작용기전과 약물알레르기 등의 부작용이 있다.

(1) 페니실린 계열

대표적인 약물에는 벤질페니실린(benzylpenicillin), 암피실린(ampicillin), 아목시실린(amoxicillin), 피페라실린(piperacillin) 등이 있다(표 11-6).

[특징]

① 비교적 안전성이 높다.

② 종류가 많다.

③ 뇌척수 안으로 들어가지 않는다.

[부작용]

급성중증과민반응쇼크, 피부반응

[부작용 방지대책]

① 문진

② 응급처치 준비

③ 투약 중 변화에 주의

표 11-6 대표적인 페니실린 계열 항생물질

[항균범위가 좁은 페니실린 계열]

약물명	특징
벤질페니실린(benzylpenicillin, PCG) (페니실린 G)	페니실린 대용으로 사용된다. 경구로 복용하면 위산에 분해되기 때문에 주사제로 사용되며, 매독균에 효과적이다.

[항균범위가 넓은 페니실린 계열]

약물명	특징
암피실린(ampicillin, ABPC)	광역 페니실린으로, 그람음성 막대균인 대장균, 인플루엔자균, 살모넬라균에도 효과적이다.
아목시실린(amoxicillin, AMPC)	암피실린과 유사한 항균범위를 가지며, 소화관에서 잘 흡수된다. 호흡기 · 요로 감염병, 위나선균(헬리코박터 파일로리)의 제균에 사용된다.
피페라실린(piperacillin, PIPC)	암피실린 유도체로, 그람양성균에서부터 녹농균을 포함한 그람음성 막대균까지 넓은 항균범위를 가진다. 소화관에서 잘 흡수되지 않기 때문에 정맥주사 또는 근육주사로 사용한다.

(2) 세팔로스포린 계열

대표적인 약물에는 **세팔로틴**(cephalothin), **세팔렉신**(cephalexin), **세파클러**(cefaclor), **세프메타졸**(cefmetazole), **세포티암**(cefotiam), **라타목세프**(latamoxef), **세포탁심**(cefotaxime), **세프카펜피복실**(cefcapene pivoxil), **세페핌**(cefepime), **세포조프란**(cefozopran) 등이 있다(표 11-7).

[특징]

① 페니실린 계열과 유사하다.

② 넓은 항균범위, β-락탐분해효소 저항성에 따라 제1세대에서 제4세대로 분류된다(세대가 증가할수록 항균범위가 넓어지고 β-락탐분해효소에 대한 저항성이 증가).

③ 일반적으로 장에서의 흡수가 나쁘다. 주사 적용이 원칙이며 경구 적용이 가능한 것도 일부 개발되어 있다.

④ 일반적으로 태반장벽, 혈액뇌장벽을 통과하기 쉽다.

[부작용]

약물알레르기(급성중증과민반응쇼크, 피부반응), 신장장애

표 11-7 대표적인 세팔로스포린 계열 항생물질

약물명		특징
제1세대	세팔로틴(cephalothin, CET) 세팔렉신(cephalexin, CEX)*	그람양성균과 그람음성 막대균인 대장균, 폐렴막대균, 프로테우스균 등에 항균력을 가지고 있다. β-락탐분해효소에 의해 분해된다.
제2세대	세파클러(cefaclor, CCL) 세프메타졸(cefmetazole, CMZ) 세포티암(cefotiam, CTM)	β-락탐분해효소에 저항성이 있으며 대장균, 클레브시엘라, 인플루엔자에 강한 항균력이 있다.
제3세대	라타목세프(latamoxef, LOMX) 세포탁심(cefotaxime, CTX) 세프카펜피복실(cefcapene pivoxil, CFPNPI)*	β-락탐분해효소에 안정적이며 그람음성 막대균에 대한 항균력이 더욱 증가되었다.
제4세대	세페핌(cefepime, CFPM) 세포조프란(cefozopran, CZOP)	제3세대보다 β-락탐분해효소에 안정적이며 그람양성균에 대한 항균력이 증가되었다.

* 경구 적용 가능

2) 아미노당화물 계열

대표적인 약물에는 **스트렙토마이신**(streptomycin), **카나마이신**(kanamycin), **젠타마이신**(gentamicin), **아미카신**(amikacin), **토브라마이신**(tobramycin), **프라디오마이신**(fradiomycin) 등이 있다(표 11-8).

[특징]

① 내성균이 많아져서 일반 감염병 치료제로서는 거의 사용되지 않는다.

② 결핵, 녹농균 감염병에 사용한다.

③ 장에서 잘 흡수되지 않기 때문에 경구복용은 불가능하다. 다만, 장 내에서 발생한 감염인 경우에는 경구복용한다.

④ 독성이 강하다.

⑤ 치료약물농도감시(TDM) 대상약물이다.

[부작용]

제8뇌신경장애(현기증, 귀울림, 난청), 신장장애

[상호작용]

고리작용이뇨제(퓨로세마이드, furosemide)와 함께 사용하면 신장장애, 청각장애를 일으킨다.

[약물사용 시의 주의사항]

① 투여기간 중에는 신장기능검사를 실시한다.

② 신장기능이 발달하지 않은 미숙아나 신생아에게 투여할 때는 주의가 필요하다. 연속 사용하는 경우에는 청력검사를 정기적으로 실시한다.

③ 신생아는 혈액뇌장벽이 발달해 있지 않기 때문에 경련발작을 일으키는 경우가 있다.

표 11-8 주요 아미노당화물 계열 항생물질

약물명	특징	적용
스트렙토마이신(streptomycin, SM) 카나마이신(kanamycin, KM)	폐결핵 및 다른 결핵에 4제 병용요법(아이소나이아지드+리팜피신+피라진아미드+스트렙토마이신 또는 에탐부톨)을 우선적으로 선택한다. 결핵 치료에 사용한다. 장관 감염병에도 효과적이다.	결핵 치료에 사용
젠타마이신(gentamicin, GM) 아미카신(amikacin, AMK) 토브라마이신(tobramycin, TOB)	녹농균, 세라시아, 변형균 등에 뛰어난 항균력을 나타낸다.	녹농균, 세라시아 등의 감염병에 사용
프라디오마이신(fradiomycin, FRM)	독성이 강해서 외용제로서 사용한다.	외용제로서 사용

3) 테트라사이클린 계열

대표적인 약물에는 **테트라사이클린**(tetracycline, TC), **마이노사이클린**(minocycline, MINO)이 있다.

[특징]

① 항균범위가 넓다. 리케차, 원충, 일부 바이러스에도 효과적이다.

② 균교대현상을 일으키기 쉽다.

③ β락탐 계열, 아미노당화물 계열 약물이 효과를 나타내지 않을 때 사용한다.

④ 칼슘, 마그네슘, 알루미늄과 결합하면 장에서 잘 흡수되지 않는다.

[부작용]

간장애, 신장장애, 위장장애, 균교대증

[약물사용 시의 주의사항]

① 제산제나 유제품을 동시에 복용해서는 안 된다.

② 대량으로 투여하면 태아나 영유아의 이, 뼈 발육을 억제한다.

③ 정맥 내 투여 시 정맥염을 일으키는 경우가 있다.

4) 마크롤라이드 계열

대표적인 약물에는 에리트로마이신(erythromycin, EM), 클래리스로마이신(clarithromycin, CAM)이 있다.

[특징]

① 상기도 감염병(마이코플라즈마폐렴, 백일해)에 효과적이다.

② 항균범위는 페니실린과 유사하다.

③ 포도알균(포도구균)이나 마이코플라즈마, 클라미디아에 사용된다.

④ 클래리스로마이신은 위나선균(헬리코박터 파일로리)의 제균에 사용된다.

[부작용]

경미한 위장장애, 간장애

[약물사용 시의 주의사항]

간에서의 약물대사효소를 억제하므로 카바마제핀(carbamazepine), 디곡신(digoxin), 와파린(warfarin), 테오필린(theophylline) 등의 약물과 병용하면 이들 약물의 작용을 증가시킨다.

5) 당펩타이드 계열

대표적인 약물에는 반코마이신(vancomycin, VCM)이 있다.

[특징]

① MRSA 감염병에 우선적으로 사용된다.

② 장에서 흡수되지 않는다.

③ 치료약물농도감시(TDM) 대상약물이다.

[부작용]

신장장애, 제VIII뇌신경장애(청각장애)

6) 클로람페니콜 계열

대표적인 약물에는 클로람페니콜(chloramphenicol, CP)이 있다.

[특징]

① 살모넬라 감염병(장티푸스, 파라티푸스)에 우선적으로 선택된다.

② 그람양성균, 그람음성균, 리케차, 클라미디아 등 광범위한 감염병에 효과적이다.

[부작용]

조혈계통 장애(백혈구 감소, 재생불량빈혈), 신생아나 미숙아의 회색증후군(복부팽만, 청색증, 순환허탈; 간 기능이 미숙하기 때문에 발생) 등이 관찰된다.

[약물사용 시의 주의사항]

내성균이 많고 심각한 부작용을 일으키기 때문에 살모넬라 감염병, 백일해 감염병, 쓰쓰가무시병 등에 국한해서 사용한다.

2. 합성 항균제(synthetic antimicrobial drug)

1) 뉴퀴놀론 계열(피리돈카본산 계열)

대표적인 약물에는 노플록사신(norfloxacin, NFLX), 시프로플록사신(ciprofloxacin, CPFX), 레보플록사신(levofloxacin, LVFX)이 있다.

[특징]

① 날리딕스산(nalidixic acid, NA)을 기초로 새롭게 개발시킨 강력한 항균력을 가진 약물이다.

② 녹농균을 포함한 그람음성균 전반, 황색포도알균, 폐렴알균 등의 그람양성균에 효과적이다.

③ 호흡기 감염병, 신장 · 요로 감염병, 담도 · 장 내 감염병에 사용된다.

[부작용]

소화기 증상(구역질, 식욕부진, 위 불쾌감, 설사, 복통), 과민증(발진, 발열) 등

[약물사용 시의 주의사항]

① 비스테로이드소염제와 함께 사용하면 경련을 일으키는 경우가 있으므로, 뇌전증 환자나 과거병력이 있는 환자에게는 사용하지 않도록 한다.

② 테오필린(카페인류)과 함께 사용하면 혈중 테오필린 농도를 상승시킨다.

③ 칼슘, 알루미늄, 마그네슘을 포함한 제제나 우유와 함께 복용하면 소화관에서의 흡수가 나빠진다.

2) 설파제(설폰아마이드제)

대표적인 약물에는 난용성의 **설파다이아진**(sulfadiazine), 이용성의 **설피속사졸**(sulfisoxazole), **설파메티졸**(sulfamethizole), 지속성의 **설파디메톡신**(sulfadimethoxine), **설파모노메톡신**(sulfamonomethoxine), **설파메톡사졸**(sulfamethoxazole), **ST합제**가 있다. ST합제는 설파메톡사졸과 트라이메토프림(trimethoprim)을 배합하여 항균력을 증가시킨 것으로, 폐포자충폐렴에 효과적이다(그림 11-3).

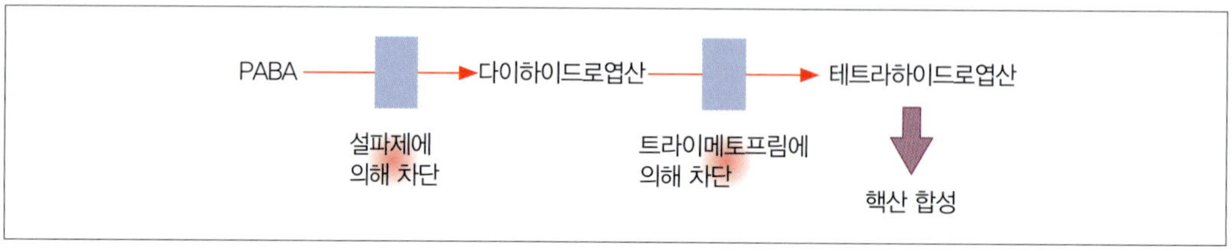

그림 11-3 설파제와 트라이메토프림의 작용기전

[특징]

① 세균 발육에 필요한 파라아미노벤조산(para-aminobenzoic acid, PABA)과 대항작용을 통해 항균작용을 나타낸다.

② 그람양성 · 음성 알균 및 일부 막대균(대장균 · 이질균 등)에 효과적이다.

[부작용]

위장장애(식욕부진, 구역질, 구토, 설사), 과민증(발진, 발열), 신경증상(두통, 현기증) 등

[사용 현황]

설파제는 항생물질보다 먼저 도입되어 세균 감염병에 매우 좋은 효과를 나타내었다. 그러나 남용으로 인해 내성균이 많아지고, 또한 많은 항생물질이 개발되어 현재는 사용 빈도가 현저하게 감소되었다.

3. 각종 요법에 사용되는 항균제

1) 결핵(tuberculosis)

[선택 약물]

리팜피신(rifampicin, RFP), **아이소나이아지드**(isoniazid, INH), **에탐부톨**(ethambutol, EB), **스트렙토마이신**(streptomycin, SM), **피라진아마이드**(pyrazinamide, PZA)

[예비 약물]

카나마이신(kanamycin, KM), 엔비오마이신(enviomycin, EVM), 에티오나마이드(ethionamide, TH), 사이클로세린(SC), 파라아미노살리실산(p-aminosalicylic acid, PAS) 등

[치료의 기본방침]

치료 시작 2개월간은 INH + RFP + PZA + SM 또는 EB의 4제 병용요법을 시행한다. 그 다음 4개월 동안은 INH + RFP의 2제 병용요법을 시행한다.

[부작용]

① INH : 말초신경염

② SM · KM : 제8뇌신경장애, 신장장애

③ EB : 시력장애

④ RFP : 간장애

[주의사항]

① 결핵 치료에는 내성화를 억제하고 항균력 상승 효과를 기대하여 3제 이상의 병용요법을 시행한다.

② 현재는 파라아미노살리실산의 사용은 줄이고 대신 리팜피신이나 에탐부톨을 사용한다.

Memo

결핵

결핵은 세계 3대 감염병 중 하나로, 매년 1,000만 명 정도가 새롭게 발병하고 150~200만 명이 사망한다. 첫 감염 시 차단에 실패하면 파종결핵이 관찰된다. 이것을 1차 결핵이라고 하는데 감염자 전체의 5~10%이며 대다수가 소아라고 한다. 한편, 건강한 성인은 감염되어도 대부분 발병하지 않는다. 이때 결핵균의 대사나 분열은 억제되지만, 평생감염이 계속된다. 이 무증상 감염자의 5~10%에서 재감염이 일어나 결핵이 발병하는데, 이를 2차 결핵이라고 한다. 사람면역결핍바이러스(HIV) 감염 등의 면역결핍증은 발병률을 높인다. 우리나라 결핵의 70% 이상은 재감염에 따른다. 특히 질병의 징조가 없는 사례를 잠복결핵(latent tuberculosis)이라고 한다.

우리나라의 결핵 발생률과 사망률은 OECD 가입국 중 가장 높은 수준을 보이고 있다. 우리나라 결핵의 중요한 문제점은 20~30대 젊은 층에 결핵 환자가 많다는 것인데, 젊은 결핵 환자들은 다른 사람과의 접촉이 적은 노인층 결핵 환자에 비해 결핵을 전염시킬 가능성이 훨씬 높을 뿐만 아니라 결핵이 완치되었다 하더라도 나이가 들어 면역력이 약해지면 결핵이 다시 재발할 수 있다는 문제점이 있다.

2) 매독(syphilis)

매독균을 병원체로 하는 성매개병(성병, sexually transmitted disease, STD)으로, **페니실린 계열 항생물질**이 가장 효과적이다.

3) 기타

- 나균(한센병) : 설폰화합물 … **다이아페닐설폰**(diaphenylsulfone)
- 장티푸스 · 파라티푸스 : **클로람페니콜**(chloramphenicol)
- 백일해 : **에리트로마이신**(erythromycin), **클로람페니콜**
- 쓰쓰가무시병 : 테트라사이클린(tetracycline) 계열, 클로람페니콜
- 류마티스열 : **페니실린**(penicillin) **계열**. 그 밖에 아스피린, 부신피질호르몬제

04 항진균제 antifungal agent

세균과 진균은 구조나 대사계통 등 많은 점에서 차이가 나기 때문에 항균제는 진균에 효과가 없다. 따라서 진균에 의한 감염병에는 **항진균제**(antifungal agent)가 필요하다. 일반적으로 진균(fungus)의 감염력은 약하다. 면역결핍, 알코올중독 또는 암 환자 등 저항력이 떨어진 사람에게 감염을 일으키기 쉽다(기회감염, opportnistic infection). 또한 진균은 진핵생물로 사람이나 동물의 세포와 구조가 비슷하기 때문에 선택독성이 있는 작용부위를 찾기가 매우 어려우며, 진균에만 작용하고 사람에게는 작용하지 않는 약물을 사용할 필요가 있다(표 11-9).

표 11-9 진균증에 이용되는 약물과 특징

약물명		투여경로	특징
폴리엔 계열 항생물질	암포테리신 B (amphotericin B)	주사 경구	진균의 세포막에 들어가 세포 내의 물 투과성을 높여서 진균을 죽인다. 모든 심재성 진균에 효과적이다. 소화관에서 흡수되지 않는다. **[부작용]** 신장 · 소화관 장애, 발열
캔딘 계열	마이카펀진 (micafungin)	주사	진균의 세포벽 합성을 억제한다. 심재성 진균인 아스페르길루스, 칸디다 등에 효과가 있지만, 크립토코쿠스에는 효과가 없다. **[부작용]** 사람에게 존재하지 않는 세포벽에 작용하므로 부작용이 적다.
피리미딘 유도체	플루시토신(flucytosine)	경구	신규 세포 내로 들어가 5-플루오로유라실로 변화하여 DNA 합성을 억제한다. 진균에 의한 호흡기 감염병, 수막염에 효과가 있다. 칸디다, 크립토코쿠스에 특히 효과적이다. **[부작용]** 소화기장애(구역질, 구토, 설사) 시 간장애, 혈액장애
이미다졸 계열	미코나졸(miconazole)	주사	진균 사이토크롬P450 효소에 대해 특이적으로 저해한다. 넓은 항균 범위를 가지며, 심재성 및 표재성 진균에 효과적이다. **[부작용]** 비교적 경미
트라이아졸람 계열	플루코나졸(fluconazole)	경구	

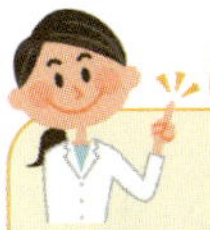

복약지도 포인트

항진균제 치료 도중에 중단하면 감염이 완전히 사라지지 않아 내성균의 발현을 가속화시킬 수 있으므로 치료기간 동안에는 정해진 용법과 용량에 따르도록 지도한다.

05 항원충제/항기생충제 antiprotozoal/antiparasitic

1. 항원충제(antiprotozoal)

우리나라에서 관찰되는 원충 감염병은 **수입 감염병**인 경우가 많다. 수입 감염병이란 수입품, 수입 동물, 귀국자, 해외 관광객, 이주자 등을 통해 국내에서 발생하는 감염병을 가리킨다. 표 11-10에 주요 항원충제를 정리하였다.

표 11-10 주요 항원충제

질환명	약물명
말라리아	퀴닌(quinine), 메플로퀸(mefloquine), 프리마퀸(primaquine), 아토바쿠온(atovaquone) · 프로구아닐(proguanil), 아르테메터(artemether) · 루메판트린(lumefantrine)
아메바이질 아메바간농양	티니다졸(tinidazole), 메트로니다졸(metronidazole), 파로모마이신(paromomycin)
파동편모충증	펜타미딘(pentamidine), 수라민(suramin), 멜라소프롤(melarsoprol)
리슈만편모충증	안티몬화나트륨(sodium antimonide)
질편모충증	메트로니다졸(metronidazole), 티니다졸(tinidazole)
톡소포자충증	피리메타민(pyrimethamine), 스피라마이신(spiramycin)

Memo

수입 감염병

수입 감염병 중에 공항 말라리아(airport malaria), 수하물 말라리아(baggage malaria)라고 불리는 것이 있다.

① **공항 말라리아** : 말라리아원충을 가진 모기가 항공기를 통해 다른 국가로 유입되어 공항에 있는 사람을 감염시키는 것

② **수하물 말라리아** : 말라리아원충을 가진 모기가 여행객의 수하물에 섞여 있다가 귀국 후, 여행에 함께 가지 않은 가족 등을 감염시키는 것

2. 항기생충제(antiparasitic)

항기생충제 중에는 살충작용을 가진 것도 있지만, 대부분은 기생충을 약하게 하는 약물이다. 소화관에 기생하는 것은 설사제와 함께 사용하여 배출시킨다.

대표적인 구충제는 표 11-11과 같다.

표 11-11 주요 구충제

질환명	약물명
회충증	피란텔(pyrantel), 알벤다졸(albendazole), 메벤다졸(mebendazole)
구충증	피란텔, 메벤다졸
요충증	피란텔, 피르비늄(pyrvinium)
편충증	메벤다졸, 티니다졸(tinidazole)
사상충증	다이에틸카바마진(diethylcarbamazine)
흡충증	프라지콴텔(praziquantel), 바이타이오놀(bithionol)
조충증	프라지콴텔, 바이타이오놀, 파로모마이신(paromomycin)

06 항바이러스제 antiviral agent

1. 바이러스의 특징

바이러스는 독립해서 살아갈 수 있는 최소한의 형태를 갖추고 있으나 세균과 달리 스스로 복제와 증식을 할 수 없어 다른 생물(사람 등)의 세포 내에 들어가 증식한다.

바이러스는 유전분자로서 RNA를 가지는지 DNA를 가지는지에 따라 RNA바이러스와 DNA바이러스로 크게 나뉜다. 복제능력은 RNA바이러스가 훨씬 빠르기 때문에 RNA바이러스는 더욱 처치하기 어렵다고 할 수 있다.

바이러스의 구조는 그림 11-4와 같은데, 표면에 있는 당단백질이 숙주에 침입하는 역할을 한다. 그리고 바이러스의 입자 중에는 다양한 종류의 효소가 존재해서 그것이 사람 등의 세포 내에서 증식 및 복제할 때 큰 역할을 담당한다. 참고로 바이러스와 세균의 차이는 표 11-12와 같다.

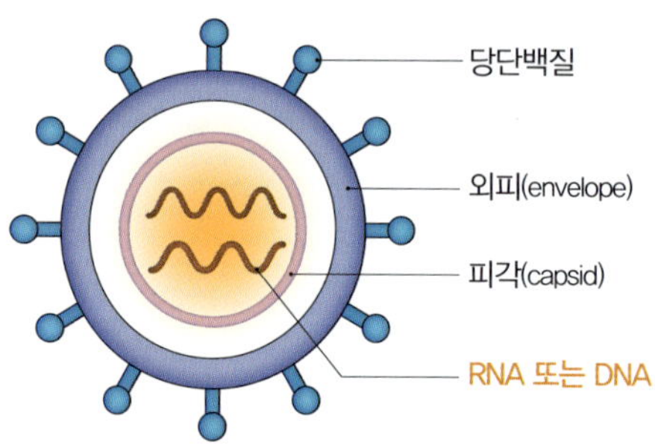

그림 11-4 바이러스의 구조

표 11-12 바이러스와 세균의 차이

	바이러스	세균
크기	작다(nm 단위).	크다(μm 단위).
구조	세포가 없고 단백질과 핵산으로 이루어진 입자이다.	세포가 있고 사람에게는 없는 세포벽이 있다.
증식	자기 자신은 증식하는 능력이 없어 다른 생물의 세포에 기생해서 증식한다.	자기 자신이 증식하는 능력을 가지며, 영양이 있고 일정한 조건이 갖추어지면 증식한다.

2. 항바이러스제의 종류

바이러스(virus)는 독자적인 대사계통을 가지지 않고 숙주세포의 대사계통을 이용해서 세포 내에서 증식한다. 따라서 바이러스의 증식을 특이적으로 억제해서 숙주세포에 유해작용을 하지 않는 화학물질을 검출하기란 매우 어려워 현재 유효한 항바이러스제의 수는 많지 않다.

대표적인 항바이러스제와 적용되는 질환을 표 11-13에 정리하였다. 또한 항바이러스제의 작용기전을 크게 나누면 다음의 5가지이다.

1) 바이러스의 숙주세포 침입억제제

A형 인플루엔자바이러스의 숙주세포 흡착과 침입을 막고 증식을 억제한다.

대표적인 약물에는 **아만타딘**(amantadine)이 있다.

2) 바이러스 DNA 합성억제제

바이러스가 증식할 때는 바이러스 DNA가 합성되는데 이 DNA의 합성을 막아 증식을 억제한다.

대표적인 약물에는 **아시클로버**(acyclovir), **아이독슈리딘**(idoxuridine), **지도부딘**(zidovudine) 등이 있다.

3) 바이러스 mRNA 전사억제제

RNA를 합성하는 효소(RNA중합효소)를 억제하여 바이러스 mRNA의 전사를 억제한다.

대표적인 약물에는 **라이버바이린**(ribavirin)이 있다.

4) 바이러스단백질 합성억제제

세포막에 있는 수용체와 결합해서 바이러스 mRNA를 분해하는 단백질(핵산분해효소)의 생산을 유도하거나 바이러스 합성에 필요한 단백질의 기능을 억제한다. 대표적인 약물에는 **인터페론**(interferon)이 있다.

5) 뉴라민산기제거효소억제제

숙주세포 내에서 증식한 바이러스가 방출되는 과정에 중요한 역할을 하는 뉴라민산기제거효소(neuraminidase)를 억제함으로써 바이러스의 방출을 억제한다.

대표적인 약물에는 오셀타미비어(oseltamivir), 자나미비어(zanamivir) 등이 있다.

표 11-13 항바이러스제와 특징

약물명	적용되는 질환
아만타딘(amantadine)	인플루엔자 A형의 예방 및 치료, 파킨슨병 치료제로도 사용한다.
비다라빈(vidarabine, Ara-A)	단순헤르페스바이러스, 헤르페스뇌염, 바이러스간염에 효과적이다.
아시클로버(acyclovir, ACV)	헤르페스바이러스 감염병에 효과적이다.
간시클로버(ganciclovir)	거대세포바이러스 감염병에 효과적이다.
라이버바이린(ribavirin)	인플루엔자 등 각종 상기도 바이러스 감염병, C형 간염(인터페론과 병용)에 효과적이다.
인터페론(interferon, IFN)	단순헤르페스바이러스, 바이러스성 사마귀, C형 간염에 효과적이다. α형, β형, γ형이 있다.
오셀타미비어(oseltamivir; 내복) 자나미비어(zanamivir; 흡입)	인플루엔자 A형 및 B형에 효과적이다. 바이러스가 감염 세포 표면에서 유리되기 때문에 필요한 뉴라민산기제거효소를 억제하여 다른 세포로 감염되어 증식하는 것을 억제한다.
발록사비어 마르복실 (baloxavir marboxil)	인플루엔자 A형 및 B형에 1회 투여로 효과적이다. Cap의존성 핵산내부분해효소(endonuclease)를 억제하여 바이러스 mRNA의 합성을 억제하는 신약이다.

3. 항HIV요법제

AIDS(후천면역결핍증후군, acquired immune deficiency syndrome)는 HIV(사람면역결핍바이러스, human immunodeficiency virus)의 감염으로 일어나는 질환인데, 이 HIV는 상당히 변이되기 쉽고 내성 바이러스도 나타나기 쉽다. 그래서 결핵과 마찬가지로 장기간의 다약제 병용요법(고활성 항레트로바이러스요법, HAART)이 필요하다.

HIV의 증식기전과 항HIV요법제의 작용부위를 그림 11-5, 주요 항HIV요법제를 표 11-14에 정리하였다.

1) 뉴클레오사이드 계열 역전사효소억제제

핵산의 구성단위인 뉴클레오사이드(nucleoside)와 유사한 약물로, 바이러스에 특이적인 역전사효소를 억제한다. HIV 이외에도 효과가 나타나는 경우가 있다.

대표적인 약물에는 지도부딘(zidovudine, AZT), 다이다노신(didanosine), 라미부딘(lamivudine), 엠트리시타빈(emtricitabine) 등이 있다.

2) 비뉴클레오사이드 계열 역전사효소억제제

역전사효소를 억제하며, HIV에만 효과가 았다.

대표적인 약물에는 네비라핀(nevirapine), 릴피비린(rilpivirine), 에파비렌즈(efavirenz) 등이 있다.

3) 단백질분해효소억제제

바이러스 입자가 완성될 때 작용하는 단백질분해효소를 억제하는 약물로, 내성 바이러스가 생기기 쉽다.

대표적인 약물에는 아타자나비어(atazanavir), 리토나비어(ritonavir), 다루나비어(darunavir), 넬피나비어(nelfinavir) 등이 있다.

4) 인테그라제억제제

HIV 감염 초기에 HIV 유전체가 숙주세포 유전체로 삽입 또는 조합될 때 작용하는 인테그라제(integrase)를 억제한다. HIV의 복제가 억제되기 때문에 감염 확대가 저지된다.

대표적인 약물에 랄테그라비어(raltegravir), 돌루테그라비어(dolutegravir)가 있다.

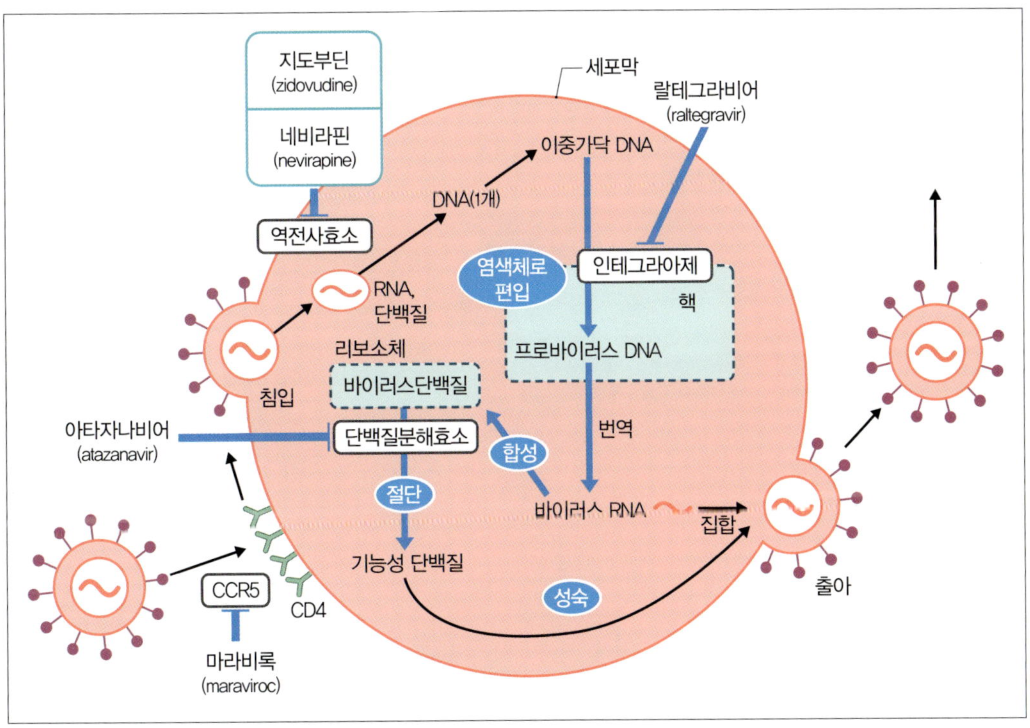

그림 11-5 HIV 증식기전과 약물의 작용부위

5) HIV 침입억제제

HIV가 세포에 침입할 때 사용하는 케모카인수용체(chemokine receptor 5, CCR5)를 억제하여 HIV의 침입을 막는다. 사용 전에 HIV의 CCR5 지향성 검사를 시행할 필요가 있다.

대표적인 약물에는 **마라비록**(maraviroc)이 있다.

표 11-14 항HIV요법제의 종류

분류	약물
뉴클레오사이드 계열 역전사효소억제제	지도부딘(zidovudine, AZT), 다이다노신(didanosine, ddl), 라미부딘(lamivudine, 3TC), 엠트리시타빈(emtricitabine, FTC)
비뉴클레오사이드 계열 역전사효소억제	네비라핀(nevirapine, NVP), 릴피비린(rilpivirine), 에파비렌즈(efavirenz, EFV)
단백질분해효소억제제	아타자나비어(atazanavir, ATV), 리토나비어(ritonavir, RTV), 다루나비어(darunavir), 넬피나비어(nelfinavir, NFV)
인테그라제억제제	랄테그라비어(raltegravir), 돌루테그라비어(dolutegravir)
HIV 침입억제제	마라비록(maraviroc)

07 피부 외용제
external preparation for skin

피부 외용제에는 화농성 질환용 약물이나 항염증 및 항알칼리 외용제, 기생충 피부병제, 피부자극제, 발진제, 수렴제, 부식제, 보호 · 완화제가 있다. 표 11–15에 주요 피부 외용제의 종류와 특징을 정리하였다.

표 11–15 피부 외용제의 종류와 특징

[화농성 질환용 약물] 외상 표면의 세균감염에 사용

종류		특징
항생물질 제제	젠타마이신(gentamicin) 연고	녹농균, 변형균, 대장균, 클레브시엘라, 엔테로박터, 포도알균(포도구균), 사슬알균(연쇄구균)
	에리트로마이신(erythromycin) 연고	포도알균, 사슬알균, 연성하감균, 코리네박테륨속
	클로람페니콜(chloramphenicol) 연고	포도알균, 사슬알균, 대장균, 클레브시엘라, 프로테우스속
	프라디오마이신(fradiomycin) 거즈	포도알균, 사슬알균
설파제 제제	설파다이아진(sulfadiazine) 연고	포도알균, 대장균, 녹농균

[항염증 · 항알레르기 외용제] 피부 표면, 심부의 항가려움 · 항염증 · 진통 목적으로 사용

종류		특징
부신피질호르몬제 외용제	하이드로코티손(hydrocortisone), 프레드니솔론(prednisolone), 플루오시놀론 아세토나이드(fluocinolone acetonide), 베타메타손(betamethasone), 다이플로라손(diflorasone) 등의 연고, 크림제, 액제	습진, 피부염증, 피부가려움증, 벌레물림, 만성 원반모양 홍반루푸스, 약물발진, 중독발진
비스테로이드 소염제 외용제	스프로펜(suprofen), 이부프로펜(ibuprofen) 등의 연고, 크림제	습진, 피부염, 대상포진, 열상, 피부결손증
항히스타민제 연고	다이펜하이드라민(diphenhydramine) 연고	두드러기, 습진, 벌레물림, 피부가려움증
면역억제제	타크로리무스(tacrolimus) 연고	아토피피부염

표 11-15 피부 외용제의 종류와 특징 (계속)

[항염증 · 항알레르기 외용제] 피부 표면, 심부의 항가려움 · 항염증 · 진통 목적으로 사용

종류		특징
기생충 피부병제	크로타미톤(crotamiton) 연고, 페노트린(phenothrin)	옴진드기나 진균 등에 의한 피부질환에 사용 칸디다증, 옴, 백선
피부자극제 · 발적제	멘톨, 장뇌, 박하유, 테레빈유, 고추팅크, 칸타리스 팅크	국소적 발적 또는 충혈을 일으키는 약물로, 혈액순환을 좋게 하고 나아가 반사적으로 근육 · 관절 등 다른 부위의 염증 · 통증을 경감한다.
수렴제	탄닌산류, 산화아연, 차갈산비스무트, 황산 알루미늄칼륨	피부 · 점막의 조직단백질과 결합해서 불용성 막을 만들어 외부 자극으로부터 보호한다.
부식제	살리실산 반창고, 유황알칼리, 유황, 탄산알칼리, 요소 연고	표피의 각질을 연화 및 용해할 목적으로 사용한다.
보호 · 완화제	라놀린, 올리브유	피복 보호의 목적으로 사용한다. 또, 연고의 기제나 부형제로도 사용된다.

복약지도 포인트

① 피부를 청결하게 유지하고, 새로 외용제를 바를 때는 오래된 연고나 피부의 오염을 제거하도록 설명한다.
② 환자가 부신피질호르몬제에 거부반응을 일으키는 경우에는 환자가 호소하는 내용을 잘 들어주고 외용제를 사용하는 것이 효과를 나타내며, 부작용 경감으로 이어진다는 것을 설명한다.
③ 각 피부질환에 따른 피부관리, 일상생활의 주의사항을 충분히 설명하고 너무 외용제에만 의존하는 일이 없도록 한다.

연습문제

Q1. 보건인의 손 청결에 대한 설명으로 옳은 것은?

① 비누와 역성비누는 함께 사용하지 않는다.
② 장갑을 벗은 직후에는 손 씻기를 하지 않는다.
③ 손 표면에 보이는 오염은 알코올 솜으로 닦아낸다.
④ 마찰식 손 소독제는 손에 잘 문지른 후 종이타월로 닦아낸다.

Q2. 5% 글루큐론산 클로르헥시딘을 이용하여 0.2% 희석액 1,000mL를 만드는 데 필요한 용액량은?

① 10mL　　② 20mL
③ 40mL　　④ 50mL

Q3. 소독제에 대한 설명으로 옳은 것은?

① 알데하이드 계열은 독성이 강하다.
② 에탄올의 살균작용은 농도 100%가 가장 강하다.
③ 소독용 에탄올은 염소 계열 소독제보다 살균작용이 강하다.
④ 역성비누는 남아 있는 유기물에 따른 영향을 받지 않는다.

정답 및 해설

Q1. ① / 비누와 역성비누를 함께 사용하면 역성비누의 소독 효과가 감소된다.

Q2. ③ / 필요한 글루큐론산 클로르헥시딘 양은 0.002×1,000 = 2g이다. 5% 용액 100mL에는 5g의 글루큐론산 클로르헥시딘이 포함되어 있으므로 2÷5 = 0.4, 0.4×100mL = 40mL이다.

Q3. ① / ② : 에탄올의 살균작용은 70~80%가 가장 강하다. ③ : 염소 계열 소독제가 살균작용이 강하다. ④ : 역성비누는 유기물이 남아 있으면 영향을 받기 때문에 혈액이나 가래 등이 있으면 효력이 떨어진다.

Q4. 소독제와 병원체가 짝지어진 것 중에서 소독 효과가 있는 것은?

a. 포비돈 아이오딘 – MRSA b. 염화벤잘코늄 – 로타바이러스 c. 소독용 에탄올 – B형 간염바이러스 d. 포르말린 – HIV(사람면역결핍바이러스)

① a, b ② a, d ③ b, c ④ c, d

Q5. 다음 설명 중 틀린 것은?

① C형 간염바이러스에는 인터페론이 효과적이다.
② 헤르페스바이러스 감염병에는 젠타마이신이 사용된다.
③ MRSA(메티실린 내성 황색포도알균)이나 녹농균은 병원감염의 원인균이다.
④ 면역력이 떨어진 환자에서는 입안이나 식도에 칸디다증을 일으키기 쉽다.

Q6. 다음 중 올바르게 짝지어진 것은?

① 블레오마이신(bleomycin) – 핵산 합성을 억제한다.
② 암포테리신 B(amphotericin B) – 세포벽 합성을 억제한다.
③ 세팔로스포린(cephalosporin) 계열 항생물질 – 세포막을 손상시킨다.
④ 아미노당화물(aminoglycoside) 계열 항생물질 – 엽산의 대사와 대항한다.

정답 및 해설

Q4. ② / b : 역성비누는 바이러스에는 효력이 약하다. c : 아포균이나 바이러스에는 효과가 없다.

Q5. ② / 헤르페스바이러스 감염병 치료에 사용되는 것은 항바이러스제이다.

Q6. ① / ② 암포테리신 B는 세포막을 손상시킨다. ③ 세팔로스포린 계열 항생물질은 세포벽의 합성을 억제한다. ④ 아미노당화물 계열 항생물질은 단백질 합성을 억제한다.

Q7. 다음 설명 중 틀린 것은?

① C형 간염바이러스에는 인터페론이 효과적이다.

② AIDS 환자는 기회감염에 의해 사망하는 경우가 많다.

③ 클로르헥시딘은 결핵균에 오염된 물품 소독에 적합하다.

④ 면역력이 떨어진 환자는 입안이나 식도에 칸디다증이 발생하기 쉽다.

Q8. 다음 설명 중 옳은 것은?

① 마크롤라이드 계열 항생물질은 난청을 일으키기 쉽다.

② 항생물질인 악티노마이신 D는 항암제로도 사용된다.

③ 부신피질호르몬제를 장기간 사용하면 부신이 비대해진다.

④ 각막헤르페스에는 부신피질호르몬제 점안제가 사용된다.

Q9. 다음 설명 중 틀린 것은?

① 메티실린 내성 포도알균에는 반코마이신이 효과적이다.

② 아미노당화물 계열 항생물질은 장에서 흡수되기 어렵다.

③ 페니실린 G 내성균은 페니실린 G를 분해하는 β-락탐분해효소를 생산한다.

④ 기회감염에서는 보통 인체 내 및 생활환경 하에 존재하지 않는 균이 문제가 된다.

정답 및 해설

Q7. ③ / 클로르헥시딘은 결핵균에는 효력이 약하다.

Q8. ② / ① : 아미노당화물 계열 항생물질이 난청을 일으킨다. ③ : 부신피질이 위축되고 기능이 저하된다(부신부전). ④ : 항바이러스제인 아이독슈리딘을 사용한다.

Q9. ④ / 감염방어능력이 떨어짐으로써 상주균이 유해작용을 하게 된다.

Q10. 다음 설명 중 옳은 것은?

① 기회감염은 신체의 감염방어능력이 정상일 때 발생한다.
② 페니실린 계열 항생물질은 세균의 세포막 손상을 일으킨다.
③ 각 화학요법제의 유효한 병원체 범위를 항균범위라고 한다.
④ 아미노당화물 계열 항생물질은 결핵뿐만이 아니라 일반 감염병에 폭넓게 사용된다.

Q11. 다음 설명 중 틀린 것은?

① 녹농균 감염병에는 스트렙토마이신을 사용한다.
② 타크로리무스는 장기이식 후의 거부반응방지에 사용된다.
③ 아이소나이아지드는 부작용으로서 말초신경염을 일으킨다.
④ 세팔로스포린 계열은 세대가 늘어날 수록 항균범위가 넓어진다.

Q12. 기회감염 증가에 관여하는 요인이 아닌 것은?

① 면역억제요법의 증가
② 항생물질 사용량 부족
③ 의료종사자를 통한 감염
④ 장기간 병상생활을 하는 고령 환자의 증가

정답 및 해설

Q10. ③ / ① : 감염방어능력이 저하되었을 때 발현된다. ② : 세포벽을 손상시킨다. ④ : 내성균이 많아져서 일반 감염병에는 사용되지 않는다.

Q11. ① / 녹농균 감염병에 사용되는 것은 젠타마이신이다.

Q12. ② / 항생물질의 사용량 부족이 아니라 대량사용이 요인이 된다.

Q13. 항생물질의 내성균에 대한 설명으로 틀린 것은?

① 내성기전 중에 β-락탐분해효소 생산이 있다.
② 다약제내성 결핵균 중에 비정형 항산균이 있다.
③ 약제감수성 검사 중에 최저억제농도(MIC) 측정이 있다.
④ MRSA의 병원감염 경로 중에 의료종사자 매개가 있다.

Q14. 기저질환이 없는 호흡기 감염병에 대한 항생물질 사용으로 적절하지 않은 것은?

① 투여 후 5일 해열 경향이 없어 계속투여 여부에 대해 주치의에게 확인하였다.
② 첫 투여 후 30분에 두드러기 유사 피진이 나타나 감량하고 주치의에게 연락하였다.
③ 두 번째 투여 시 식은땀과 입술 저림감이 나타나 투여를 중지하고 주치의에게 연락하였다.
④ 세팔로스포린 계열 항생물질을 투여하기 전에 피부내반응 결과를 주치의에게 보고하였다.

Q15. 부작용으로 난청을 일으킬 가능성이 있는 약물은?

① 리팜피신(rifampicin)
② 마이토마이신(mitomycin)
③ 암포테리신 B(amphotericin B)
④ 스트렙토마이신(streptomycin)

정답 및 해설

Q13. ② / ② : 결핵균 이외의 항산균을 비정형 항산균이라고 한다. 비정형 항산균은 폐에 결핵 유사 병변을 일으키기 때문에 폐결핵과 혼동되기 쉽다.

Q14. ② / 피진은 알레르기반응이므로 감량해도 낫지 않는다. 즉시 투여를 중단하고 주치의에게 연락해야 한다.

Q15. ④ / 아미노당화물 계열 항생물질은 부작용으로서 제8뇌신경장애가 나타난다. 그래서 난청이나 현기증이 나타나며 신장장애도 일으킨다.

Chapter 12

항암제

01 암의 개요

1. 암의 특징

종양(tumor)이란 생체의 세포가 정상적인 제어기전을 벗어나 자율적으로 과잉 증식하여 형성된 조직 덩어리로 신생물(neoplasm)이라고도 한다. 양성종양과 악성종양으로 분류되는데, 일반적으로 악성종양을 암(cancer)이라고 한다(표 12-1). 또한 종양의 발생 모조직에 따라 상피성 종양과 비상피성 종양으로도 나뉜다.

암은 세포의 성장을 조절하는 유전자가 손상된 결과이며, 일단 손상된 세포는 성장을 확인하는 정상적인 화학신호에 더이상 반응하지 못한다. 암세포는 정상적인 기능을 잃고 급속하게 분열하여 주위 세포를 침윤(infiltration)하게 되는데, 비정상적인 세포는 종종 먼 부위로 이동하여 새로운 종양을 생성하는 전이(metastasis)를 일으킨다(그림 12-1).

표 12-1 양성종양과 악성종양의 비교

	양성종양	악성종양
성장 속도	늦음	빠름
국소에서의 성장	팽창성, 압박성	침윤성, 파괴성
국소 재발	드묾	흔함
원격전이	없음	있음
숙주에 대한 영향	일반적으로 경미	심각
세포의 이형성	약함	강함
혈관 및 림프관 침윤	없음	흔함

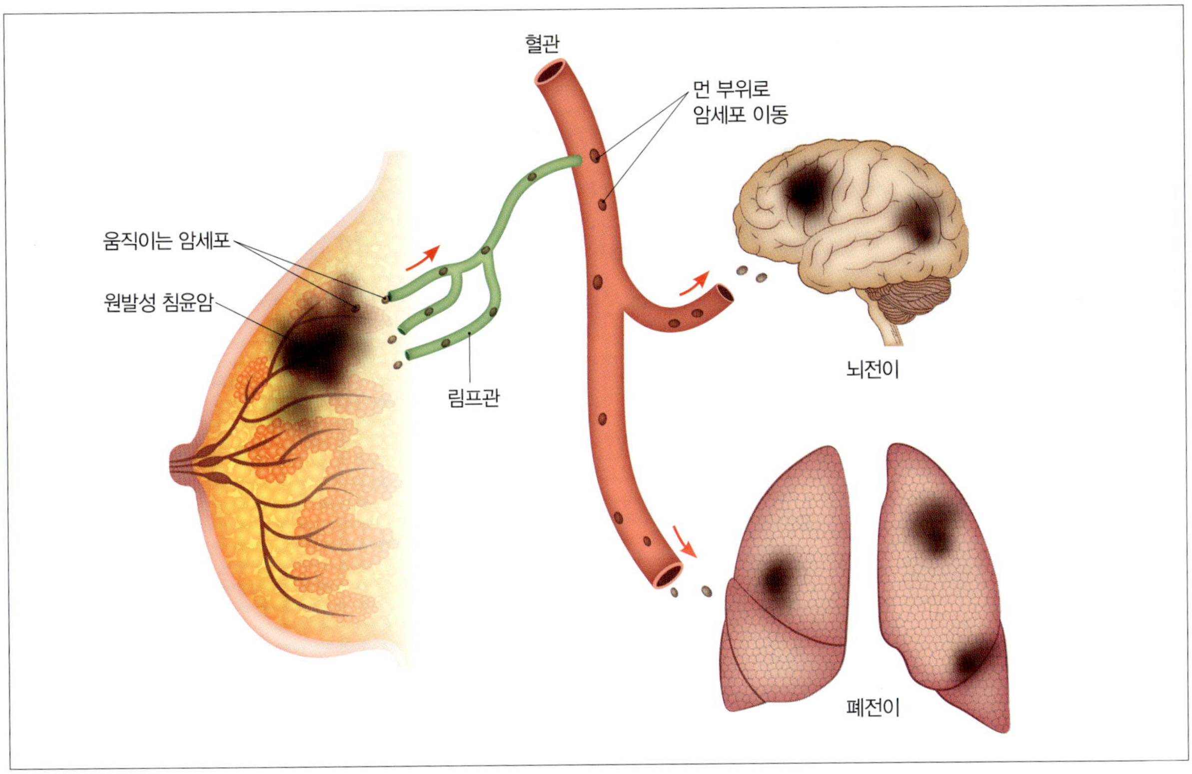

그림 12-1 암세포의 침윤과 전이

2. 암의 치료

암은 조기에 발견하여 외과적 처치가 가능한 경우 신속하게 외과수술을 시행하는 것이 중요하다. 수술의 대상이 되지 않거나 수술 전후의 보조요법으로 방사선요법이나 화학요법을 시행한다.

1) 외과수술

외과수술에는 확대수술과 축소수술(기능보존수술)의 2가지 흐름이 있다. 예전에는 암을 철저하게 제거하는 것에 중점을 둔 확대수술이 주류였지만, 수술 후 발생하는 기능장애가 커서 최근에는 환자의 삶의 질(QOL)을 중시한 축소수술이 많이 시행되고 있다. 진행도에 따라서는 수술 전 항암제를 투여하여 암의 크기를 줄인 후 외과수술을 시행하는 방법도 활발하게 이루어진다.

2) 방사선요법

수술이 불가능하거나 수술로 완전히 제거하지 못했을 가능성이 있는 경우에 방사선 치료가 시행된다.

또한 병적 골절에 의한 통증 등의 국소적인 증상을 완화할 목적으로도 시행된다. 방사선은 증식세포를 손상시키기 때문에 정상세포 가운데 증식성이 높은 세포무리의 손상이 부작용으로 나타난다.

3) 화학요법

화학요법은 수술 전이나 수술 후 항암제를 투여하는 방법으로, 세포분열이 활발한 암세포에 작용하여 암세포의 증식을 억제한다. 항암제 또한 방사선과 마찬가지로 증식이 활발한 정상세포무리까지 손상시켜 백혈구감소, 탈모, 구토, 설사 등의 부작용이 나타난다.

부작용과 함께 문제가 되는 것이 약물내성(drug resistance)이다. 항암제에 대한 암세포의 감수성이 감소하여 약효가 나타나지 않게 되는 것을 말하는데, 약물내성의 발생을 예방하기 위해 여러 항암제를 조합하여 사용하는 병용요법이 이루어진다.

02 항암제 antitumor agent

1. 항암제의 종류

악성종양의 치료는 조기에 발견하여 외과적 처치가 가능한 경우 신속하게 외과수술을 시행하는 것이 중요하다. 수술의 대상이 되지 않거나 수술 전후의 보조요법으로 방사선요법이나 **항암제**(antitumor agent)를 사용한다.

항암제는 크게 세포독성 항암제, 분자표적치료제, 면역관문억제제로 나눌 수 있다.

1) 세포독성 항암제(cytotoxic anticancer drug)

기존의 항암제를 말하며 세포분열에 필요한 DNA의 합성과정, DNA 사슬, 분열장치(미세관)에 작용하여 세포의 증식을 억제한다. 증식이 활발한 암세포를 표적으로 하기 때문에 정상세포라도 증식이 활발한 세포(조혈세포, 모근세포, 점막세포)는 손상을 입는다.

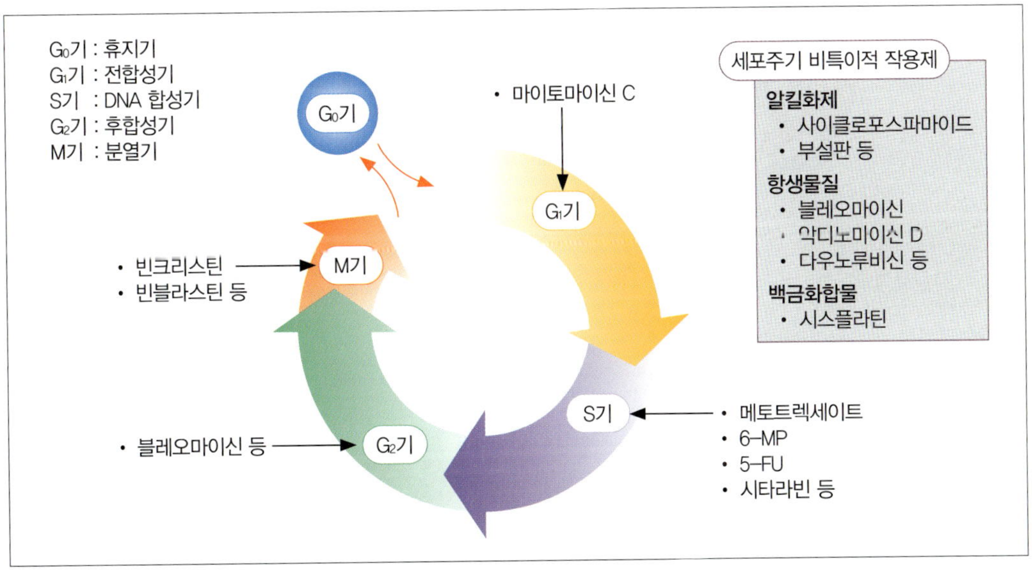

그림 12-2 **종양세포의 주기와 항암제의 작용기전**

세포독성 항암제에는 세포주기의 특정 시기 세포에 효율적으로 작용하는 약물과, 분열을 계속하는 세포의 특정 시기에도 작용하는 약물(세포주기 비특이적 작용제)이 있다.

세포독성 항암제

그림으로 이해하는 약 이야기

세포독성 항암제는 악성종양세포에 작용해서 증식을 억제하는 약물로, 주로 핵산의 합성을 억제하는 것과 세포분열을 억제하는 것이 있다.
핵산합성억제제에는 다음과 같은 것이 있다.

① 알킬화제는 DNA 사슬 사이를 연결해서 복제를 방해한다.
② 항생물질은 DNA 사슬을 절단하거나 이중나선을 연결하는 염기 사이에 들어가 RNA 합성을 억제한다.
③ 대사대항제는 엽산과 대항해서 DNA 합성을 억제하거나 퓨린(아데닌, 구아닌)이나 피리미딘(시토신, 티민)과 유사한 물질이 DNA에 삽입되어 그 합성을 방해한다.
④ 백금화합물은 DNA에 결합해서 핵산의 합성을 억제한다.

세포분열억제제에는 식물 유래의 알칼로이드(alkaloid)가 있으며 세포분열 시에 나타나는 방추섬유(spindle fiber)를 생성하는 미세관의 단백질(튜불린)에 결합하여 방추섬유의 형성을 억제한다.
그 밖에 호르몬 의존성 성기의 악성종양에 대해서는 반대의 성호르몬을 투여하여 증식을 억제한다.

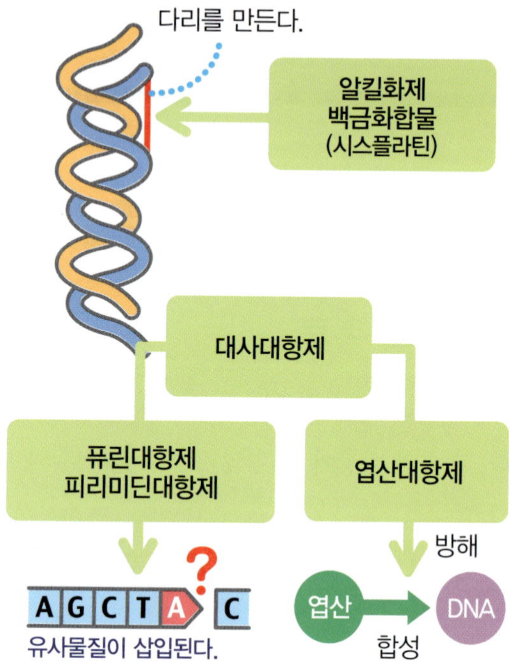

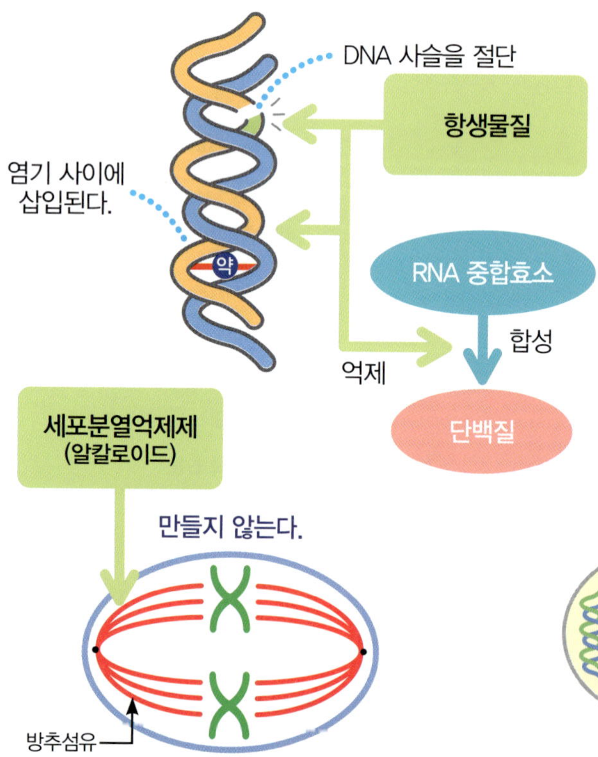

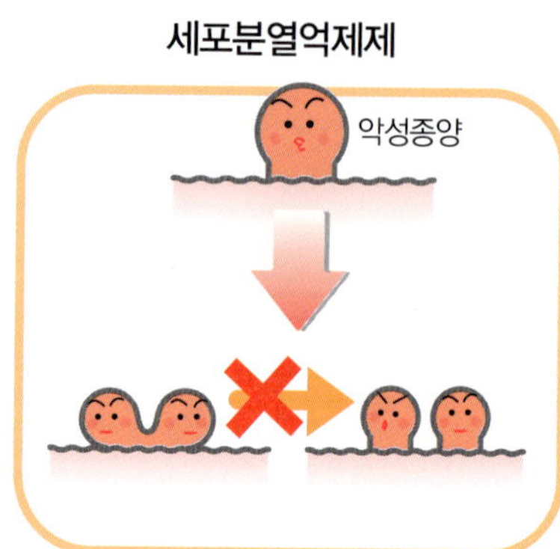

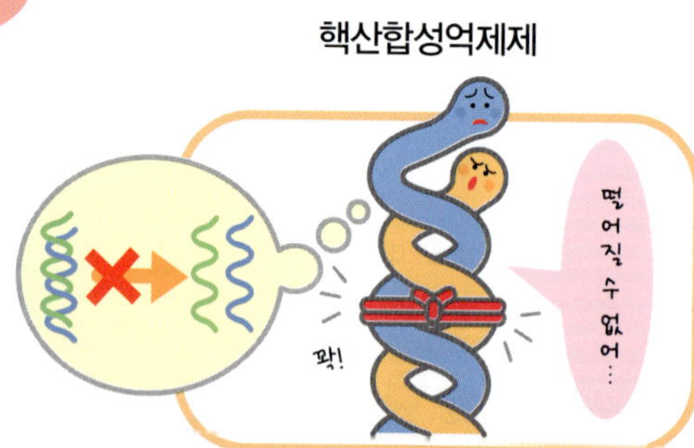

공통적인 부작용으로서 골수장애(빈혈, 과립구 감소), 소화기장애, 감염병(저항력 저하에 의함) 등이 나타난다. 작용기전(그림 12-2)이나 유래에 따라 알킬화제, 대사대항제, 항생물질, 빈카알칼로이드(vinca alkaloid), 호르몬제, 백금화합물, DNA 회전효소억제제(topoisomerase inhibitor) 등으로 나뉜다(표 12-2).

표 12-2 **세포독성 항암제와 임상 응용**

분류	약물명	임상 응용
알킬화제 : DNA 합성기 및 세포분열 전기에 작용해서 핵산의 DNA를 알킬화하여 세포증식을 억제한다.		
	사이클로포스파마이드(cyclophosphamide)	다발골수종, 악성림프종, 유방암, 폐암
	부설판(busulfan)	만성골수백혈병
	니무스틴(nimustine)	뇌종양, 소화기암, 폐암, 악성림프종
대사대항제 : 세포의 대사에 필요한 물질과 대항하여 세포의 발육과 증식을 억제한다.		
핵산대사대항제	메토트렉세이트(methotrexate)	급성백혈병, 만성림프백혈병, 융모암
퓨린대사대항제	머캅토퓨린(mercaptopurine)	급성백혈병, 만성골수백혈병
피리미딘대사대항제	플루다라빈(fludarabine)	비호지킨림프종, 만성림프백혈병
	플루오로유라실(fluorouracil, 5FU)	유방암, 소화기암, 자궁경부암, 췌장암
	테가푸르(tegafur)	위암, 결장·직장암, 유방암, 두경부암
	사이타라빈(cytarabine)	급성백혈병, 소화기암, 유방암, 폐암, 난소암
항생물질 : 핵산합성억제		
	마이토마이신 C(mitomycin C)	만성림프백혈병, 위암, 결장·직장암
	블레오마이신(bleomycin)	편평상피암(두경부, 피부, 폐, 식도, 자궁경부), 악성림프종, 배세포종양(고환·난소종양)
	독소루비신(doxorubicin)	악성림프종, 폐암, 소화기암, 유방암
	악티노마이신 D(actinomycin D)	윌름스종양, 융모상피종
	다우노루비신(daunorubicin)	급성백혈병, 머캅토퓨린과 함께 사용되는 경우가 많음
빈카알칼로이드 : 방추의 형성장애		
	빈블라스틴(vinblastine)	악성림프종
	빈크리스틴(vincristine)	백혈병, 악성림프종, 소아종양

표 12-2 세포독성 항암제와 임상 응용 (계속)

분류	약물명	임상 응용
호르몬제		
항남성호르몬제	비칼루타마이드(bicalutamide)	전립샘암
	플루타마이드(flutamide)	전립샘암
항에스트로젠제	타목시펜(tamoxifen)	유방암
	토레미펜(toremifene)	폐경 후 유방암
	풀베스트란트(fulvestrant)	유방암
LH-RH 작용제	류프로렐린(leuprorelin)	전립샘암, 폐경 후 유방암
부신피질호르몬제	프레드니솔론(prednisolone)	면역억제작용, 악성림프종
백금화합물 : 핵산 합성 억제		
	시스플라틴(cisplatin)	고환종양에 대해 특히 효과적
	옥살리플라틴(oxaliplatin)	결장 · 직장암, 위암
DNA 회전효소억제제 : DNA의 복제 억제		
	이리노테칸(irinotecan)	폐암, 결장 · 직장암, 위암, 유방암, 악성림프종
	에토포사이드(etoposide)	폐암, 악성림프종, 난소암, 고환암

2) 분자표적치료제(molecular-targeted therapy drug)

특정 암세포의 증식 원인이 되는 분자나 세포 내 신호전달을 차단함으로써 그 암세포의 증식만 억제하는 약물이다(표 12-3). 예를 들어 트라스투주맙(trastzumab)은 HER2라고 하는 단백질이 과잉으로 기능하는 유방암에만 효과적이다. **항체 제제**와 **저분자 화합물**로 나뉜다. 분자표적치료제는 기존의 세포독성 항암제를 웃도는 치료 효과가 확인되며 부작용도 적은 특징이 있다.

표 12-3 주요 분자표적치료제의 적용, 부작용과 작용기전

약물명		적용	부작용	작용기전
EGFR 억제제	세툭시맙(cetuximab) 파니투무맙(panitumumab)	대장암	설사, 구역질, 구토, 구내염 등	EGFR의 단클론항체 → EGF에 의한 EGFR의 활성화를 억제
	제피티닙(gefitinib) 엘로티닙(erlotinib)	폐암	폐장애, 사이질폐렴, 간장애, 심한 설사, 소화궤양 등	EGFR의 타이로신인산화효소 활성을 억제

표 12-3 주요 분자표적치료제의 적용, 부작용과 작용기전 (계속)

약물명		적용	부작용	작용기전
HER2 억제제	트라스투주맙(trastzumab)	유방암	심부전, 사이질폐렴, 설사, 심장장애 등	HER2에 대한 사람형 항체 → 면역계통을 활성화하여 HER2 발현세포를 사멸
	라파티닙(lapatinib)	유방암	간장애, 사이질폐렴, 설사, 심장장애 등	HER2 및 EGFR의 타이로신인산화효소 활성을 억제
혈관신생 억제제	베바시주맙(bevacizumab)	대장암, 폐암	소화관천공, 혈전색전증, 고혈압뇌병증, 사이질폐렴 등	VEGF에 대한 사람형 단클론항체 → VEGF의 기능장애, 혈관신생 억제
	수니티닙(sunitinib)	위암, 소화관 사이질종양	골수억제, 감염병, 혈전색전증, 고혈압, 심부전, 사이질폐렴, 경련 등	VEGF, PDGFR 및 c-Kit의 타이로신인산화효소 활성을 억제
	소라페닙(sorafenib)	신장암, 간암		
항CD20 항체제	리툭시맙(rituximab)	비호지킨림프종	허파장애, 심장장애, 간장애, 혈전색전증, 사이질폐렴 등	B형 림프구 표면항원 CD20의 키메라 항체 → 면역계통을 활성화하여 CD20 발현세포를 사멸
기타	이마티닙(imatinib) 닐로티닙(nilotinib) 다사티닙(dasatinib)	백혈병, 소화관 사이질종양	심부전, 심근경색, 사이질폐렴, 소화관출혈 등	bcr/abl, PDGFR 및 c-Kit의 티로신인산화효소 활성을 억제
	템시로리무스(temsirolimus) 에베로리무스(everolimus)	신장암	간부전, 사이질폐렴 등	mTOR 억제

EGFR : epidermal growth factor(EGF) receptor(표피성장인자수용체), HER2 : human epidermal growth factor(EGF) receptor 2(사람표피성장인자수용체 2형), CD20 : cluster of differentiation 20(성숙 B세포 표지자), VEGF : vascular endothelial growth factor(혈관내피성장인자), VEGFR : VEGF receptor(혈관내피성장인자수용체), PDGFR : platelet-derived growth factor receptor(혈소판유래 성장인자수용체), bcr/abl : break point cluster region/abesion lukemia, mTOR : mammalian target of rapamycin(단백질인산화효소의 일종)

3) 면역관문억제제(immune checkpoint inhibitor)

본래라면 암세포는 면역세포에 공격을 받아야 하지만, 면역기전에서 벗어나는 기능을 암세포가 획득함으로써 실제로는 면역세포에 공격받기 어려워진다. 면역관문억제제는 면역억제기전을 억제함으로써 본래의 면역기능을 회복하여 치료 효과를 나타낸다(표 12-4). 원래 치료법이 거의 없었던 악성흑색종에 허가되어 현재 폐암 등에 적용이 확대되고 있다.

표 12-4 주요 면역관문억제제의 적용

약물명	적용
이필리무맙(ipilimumab)	전이된 흑색종
펨브롤리주맙(pembrolizumab)	요로상피세포암종, 호지킨림프종, 비소세포성 폐암, 두경부상피세포암, 흑색종
니볼루맙(nivolumab)	두경부편평세포암, 호지킨림프종, 흑색종, 비소세포성 폐암, 신장암, 요로상피세포암
아테졸리주맙(atezolizumab)	전이된 비소세포성 폐암, 요로상피암
블리나투모맙(blinatumomab)	B세포 급성 림프성 백혈병

4) CAR-T 치료제(키메라항원수용체 T세포 치료제)

3세대 면역항암제 이후 2017년 미국 FDA에서 승인되어 2021년 우리나라에도 도입된 1인 맞춤형 원샷 항암제이다. 환자의 혈액에서 T세포를 추출한 뒤 공격 대상 암세포의 특정 항원을 인식하도록 유전자 정보를 입힌 후 다시 몸속으로 넣는 방식이다. 암세포는 정상세포인 것처럼 속여 면역세포의 공격을 피하는 특성이 있기 때문에 면역세포가 암세포를 정확히 찾아 공격할 수 있도록 일종의 내비게이션을 달아주는 방법이라 할 수 있다. 완치 사례가 보고될 만큼 획기적인 치료 효과가 있으며 말기암 환자도 치료가 가능하다.

주입(infusion)에는 15분 정도 소요되며 치료 전 항히스타민제인 다이펜하이드라민, 해열진통제인 아세트아미노펜, 구역질을 완화시켜주는 프로클로르페라진을 정맥투여한다. 치료 전과 후에는 혈액검사를 실시하여 세포가 적절하게 기능하는지를 확인한다. 활력징후를 확인하면서 열이나 염증반응이 있는지를 확인한다. 치료 효과는 주사 후 1일 이후부터 나타나기 시작하며 대개 2~3일 이내 반응한다. 열이 나면 치료 효과가 있다는 증거이기도 하나 사례에 따라 열이 나지 않아도 치료 효과가 있는 경우도 있다.

'킴리아', '예스카타'라는 상품명으로 나와 만성림프구백혈병 같은 혈액암 치료에 사용된다.

2. 항암제의 부작용

구역질, 구토, 전신권태감, 식욕저하, 설사, 소화기관점막장애, 입안염(구내염), 미각장애, 골수억제, 기회감염, 탈모, 신경장애, 감염 등이 나타난다.

3. 항암제의 상호작용

항암제 치료에 동반해서 혈소판 감소나 신장기능저하, 간기능저하가 발생하기 때문에 사용 약물에는 주의가 필요하다.

① 혈소판 기능을 억제하는 비스테로이드소염제(NSAID)는 금기이며 진통제가 필요한 경우는 아세트아미노펜을 선택해야 한다.

② 신장기능장애가 발생한 경우 비스테로이드소염제나 아미노당화물 계열 항균제는 더욱 악화시킬 가능성이 있기 때문에 투여하지 말아야 한다.

③ 대사대항제인 메토트렉세이트는 비스테로이드소염제, 페니실린 계열 항균제와 병용하면 메토트렉세이트의 독성이 증가하기 때문에 주의가 필요하다.

④ 알킬화제인 사이클로포스파마이드는 클로람페니콜 계열 항균제를 병용하면 약효가 감소하기 때문에 투여하지 말아야 한다.

복약지도 포인트

① 지시된 약물과 투여량을 이중 확인하여 점검한다.

② 점적바늘이 정맥 내에 들어 있음을 확인하고, 만일 약물이 누출되었다면 점적을 중지하고 생리식염수를 투여하며, 즉시 의사에게 연락한다.

③ 부작용 발현에 주의하며, 환자에게는 부작용에 대해 구체적으로 설명한다.

연습문제

Q1. 화학요법 중에 암 환자의 혈구수가 감소하는 이유는?

① 정상적인 조혈세포도 항암제에 손상을 입는다.
② 파괴된 종양세포에서 조혈억제물질이 방출된다.
③ 남아 있는 종양세포가 급격하게 영양소를 소비한다.
④ 종양세포에 대한 면역반응이 조혈조직을 향해 일어난다.

Q2. 구역질, 구토가 심하게 나타나는 항암제는?

① 부설판(busulfan)
② 시스플라틴(cisplatin)
③ 빈크리스틴(vincristine)
④ 블레오마이신(bleomycin)

Q3. 항암제와 그 부작용이 잘못 짝지어진 것은?

① 시스플라틴(cisplatin) – 요세관괴사
② 빈크리스틴(vincristine) – 말초신경장애
③ 다우노루비신(daunorubicin) – 사이질폐렴
④ 사이클로포스파마이드(cyclophosphamide) – 출혈성 방광염

정답 및 해설

Q1. ① / 조혈세포와 같이 세포분열이 빠른 정상세포는 특히 항암제의 영향을 많이 받는다.
Q2. ② / 백금화합물인 시스플라틴은 구토를 일으키기 쉬워 이를 방지하기 위해 항세로토닌제(그라니세트론 등)가 사용된다.
Q3. ③ / 다우노루비신은 심장장애, 골수억제 등을 일으킨다.

Q4. 항암제에 대한 설명으로 옳은 것은?

① 투약방법은 피부밑주사가 많다.

② 소화기에 대한 부작용으로 위궤양이 많다.

③ 부작용으로서 골수독성을 동반하는 것이 많다.

④ 부작용의 강도는 종양 축소 효과와 상관이 있다.

Q5. 악성종양과 그 치료제가 올바르게 짝지어진 것은?

a. 폐암 – 시스플라틴(cisplatin)
b. 전립샘암 – 인터페론(interferon)
c. 악성림프종 – 알칼로이드제(alkaloid)
d. 유방암 – 항알도스테론제(antialdosterone)

① a, b ② a, c ③ b, c ④ c, d

정답 및 해설

Q4. ③ / ① : 복용, 정맥주사, 동맥주사 등이 있는데, 가장 많이 시행되는 것은 정맥 내 투여(점적 정맥주사 포함)이다. ② : 구역질, 구토, 설사 등이 많다. ④ : 부작용의 강도는 반드시 종양 축소 효과와 상관이 있는 것은 아니다.

Q5. ② / b : 남성호르몬이 전립샘암조직의 발육을 촉진하기 때문에 항남성호르몬제인 플루타마이드나 남성호르몬의 분비를 억제하는 LH-RH 작용제인 류프로렐린을 사용한다. d : 에스트로젠이 유방암 조직의 발육을 촉진하기 때문에 항에스트로젠제인 타목시펜을 사용한다.

Chapter 13

생물학적 제제와 진단용 약물

1. 생물학적 제제 ································	백신
	치료용 혈청
	면역 관련제
2. 진단용 약물 ································	진단용 약물
	방사선 조영제

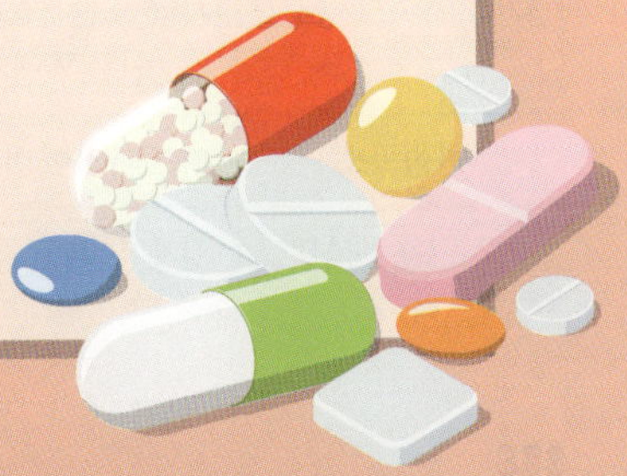

01 생물학적 제제 biological preparation

생물학적 제제란 살아 있는 생물을 재료로 만든 의약품으로, 혈액 성분 등을 이용한 제제나 백신, 면역 관련제 등을 일컫는다.

1. 백신(vaccine)

접종을 통해 체내에서 후천면역(acquired immunity)을 만드는 항원(생물학적 활성물질)을 일컬어 **백신**(그림 13-1)이라고 한다. 감염병의 예방과 진단에 사용되며, 그 종류는 표 13-1과 같다.

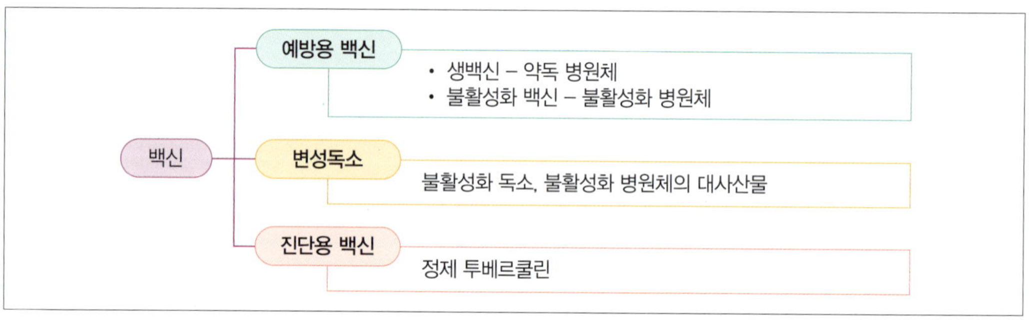

그림 13-1 백신

표 13-1 백신의 종류

구분	종류
예방용 백신	생백신 : 두창백신, 건조 BCG백신, 경구 폴리오생백신, 건조약독성 홍역백신, 약독성 풍진생백신, 약독성 볼거리백신
	사균 또는 불활성화 백신 : 콜레라백신, 백일해 · 디프테리아 · 파상풍 혼합백신, 일본뇌염백신, 광견병백신, 인플루엔자백신, B형 간염백신
변성독소	디프테리아변성독소, 디프테리아 · 파상풍 혼합변성독소
진단용 백신	정제 투베르쿨린(결핵 진단용)

2. 치료용 혈청(therapeutic serum)

면역성을 얻은 동물의 혈청(독소항체)을 정제한 것을 **치료용 혈청**이라고 한다. 즉효성을 가지지만, 반복적으로 사용하면 급성중증과민증(anaphylaxis)을 일으킬 수 있으므로 주의가 필요하다.

치료용 혈청으로 사용되는 것에는 디프테리아항독소(diphtheria antitoxin), 파상풍항독소(tetanus antitoxin), 가스괴저항독소(gas gangrene antitoxin), 뱀독항독소가 있다.

3. 면역 관련제(drug affecting immunity) (표 13-2)

면역이란 자기(self)와 비자기(non-self)를 인식하여 비자기를 제거하는 기전으로, 비자기를 항원으로서 인식하여 항체를 생산하는 체액면역(humoral immunity)과 세포가 직접 침입물에 작용하여 제거하는 세포면역(cellular immunity)으로 나뉜다. 이러한 일련의 반응에 관여하는 세포를 면역담당세포라고 한다. 면역담당세포에는 항원을 인식하여 면역반응을 하는 T세포와 B세포, 이들에 항원제시를 하는 대식세포(큰포식세포) 등이 포함된다(그림 13-2).

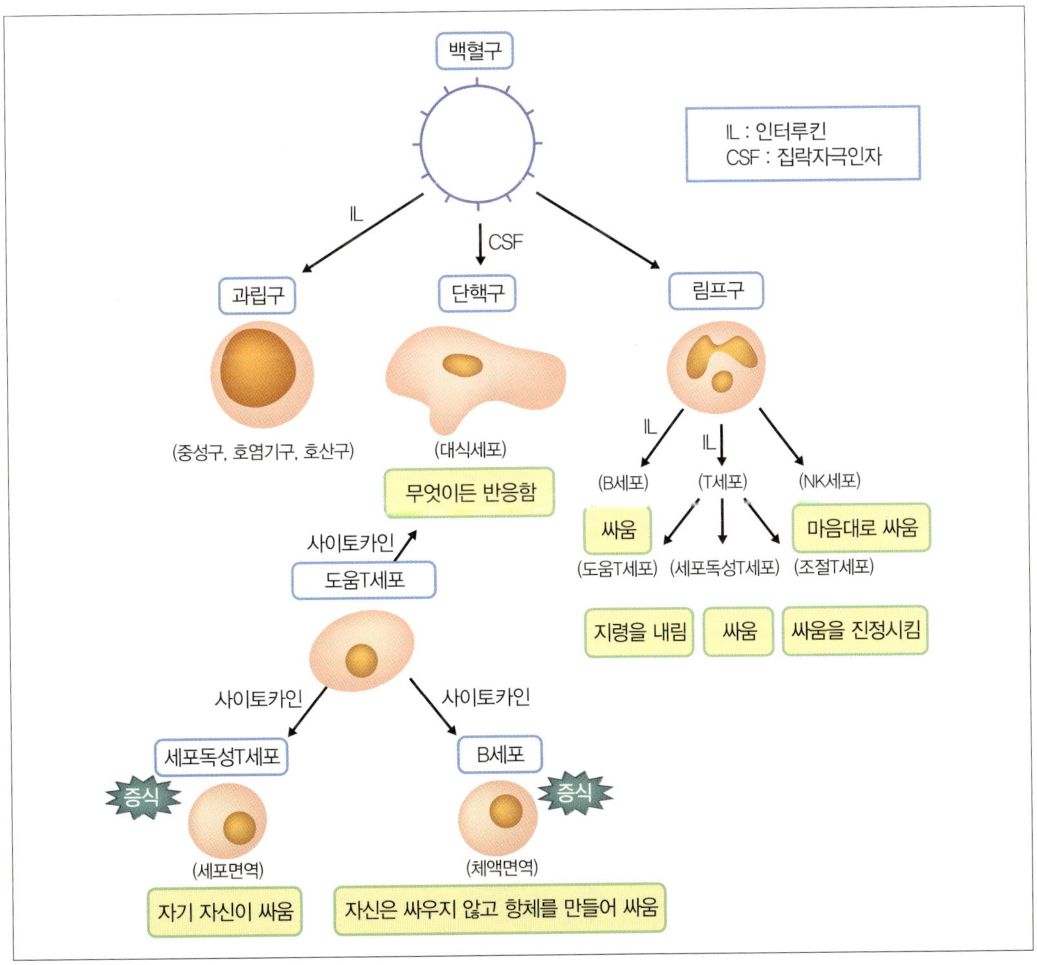

그림 13-2 면역담당세포

1) 면역억제제(immunosuppressant)

생체가 가진 면역기능을 억제하는 약물로, 자가면역질환이나 장기이식 시 일어나는 거부반응을 방지하기 위해 사용된다(그림 13-3). 면역기능이 억제되기 때문에 감염성 증가에 따른 감염병 발생에 주의가 필요하다.

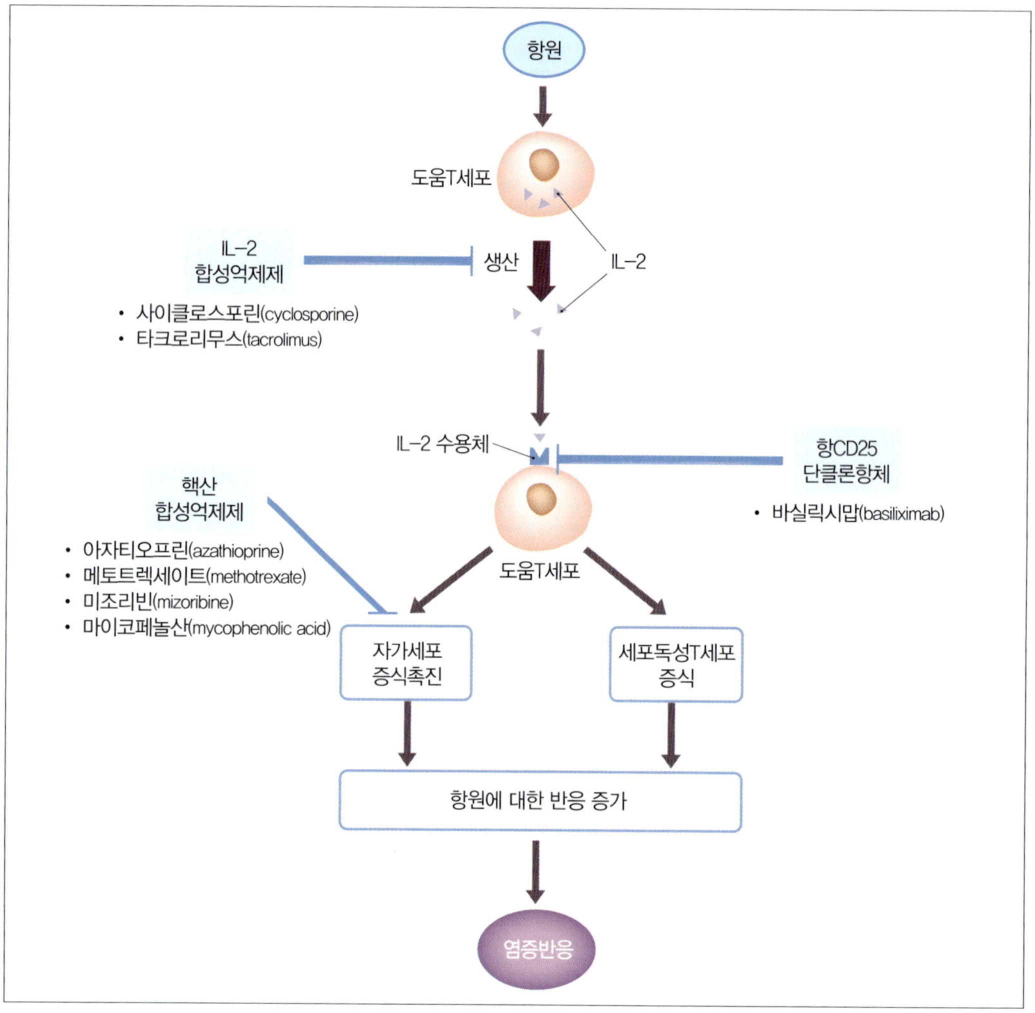

그림 13-3 면역기전과 각종 면역억제제의 작용기전

2) 면역증가제(immunostimulant)

생체가 가진 면역기능을 증강시키는 약물이다. 항원의 제거능력이나 포식능력, 체액면역, 거부반응, 감염에 대한 저항성, 종양면역이 증가된다.

(1) 면역글로불린(immunoglobulin)

사람의 γ-글로불린(gamma globulin)을 정제한 것이다. 각종 감염병에 대한 항체가 함유되어 있어서 치료제가 없는 바이러스 감염병의 예방이나 치료에 사용된다.

현재 사용되는 면역글로불린에는 사람면역글로불린(홍역과 폴리오의 예방 및 치료)과 HBs 사람면역글로불린(B형 간염의 발병 예방)이 있다.

(2) 인터페론(interferon)

인터페론은 바이러스에 감염되었을 때 생체를 보호하기 위해 체내에서 만들어지는 단백질(사이토카인)의 일종이다. 백혈구나 림프구 등 면역에 관여하는 세포에서 만들어지며 바이러스를 제거하고 또한 그 증식을 억제하는 작용을 한다.

또한 NK세포(자연살해세포, natural killer cell)나 세포독성T세포(cytotoxic T cell), 단핵구 · 대식세포(큰포식세포)와 같은 면역계통의 세포를 활성화하는데, α형, β형, γ형이 있다.

표 13-2 **면역 관련제와 임상 응용**

분류	약물명	임상 응용
면역억제제	부신피질호르몬제 프레드니솔론(prednisolone) 메틸프레드니솔론(methylprednisolone)	전신홍반루푸스, 장기이식 등
	아자티오프린(azathioprine)	이식 시의 거부반응 억제(신장이식 등), 아교질병
	사이클로포스파마이드(cyclophosphamide)	아교질병, 신(장)증후군
	사이클로스포린(cyclosporine)	신장 · 간 · 심장 · 골수 이식 시의 거부반응 억제, 이식편대숙주병 억제, 패짓병, 전신형 중증근무력증
	타크로리무스(tacrolimus)	신장 · 간 · 심장 · 골수 이식 시의 거부반응 억제, 이식편대숙주병 억제, 전신형 중증근무력증
	메토트렉세이트(methotrexate)	류마티스관절염
	타크로리무스 연고	아토피피부염
면역증가제	인터페론(interferon) α형, β형, γ형	면역결핍, 악성종양, 만성감염병, C형간염 등
	면역글로불린(immunoglobulin)	바이러스 감염병의 예방 및 치료

Memo

인터페론요법

본래 인터페론은 필요에 따라 생체 내에서 만들어내는 물질인데 간염 환자는 체내에서 만들어내는 양이 충분하지 않아 간염을 치료할 수가 없다. 그래서 인공적으로 제조한 인터페론을 체외에서 투여하여 간염바이러스에 대항하도록 인터페론의 양을 보충하는데 이것을 인터페론요법이라고 한다.

복약지도 포인트

인터페론을 투여하는 B형, C형간염 등의 환자는 다음을 유의할 필요가 있다.

① 문맥압이 항진되기 때문에 백혈구와 혈소판 등의 혈액세포 성분이 감소하며 또한 간기능장애에 의해 단백질 합성 기능이 저하되어 알부민 저하, 혈액응고능의 저하가 일어난다.

② 간기능장애에 의해 알부민이 저하되기 때문에 상처치유가 지연되고 또한 약물작용 및 독성이 증가되기 때문에 철저한 술후관리, 감염 예방이 필수이다.

③ 병원감염 대책에 대해서는 표준예방책(standard precaution)에 따라서 환자를 교차감염으로부터 보호함과 동시에 의료종사자를 감염으로부터 보호한다.

02 진단용 약물 diagnostic agent

1. 진단용 약물(diagnostic drug)

치료나 예방뿐만 아니라 질병의 상태를 진단하는 목적으로도 사용되는 약물을 **진단용 약물**이라고 한다. 동일한 약물이 진단과 치료에 모두 사용되는 경우도 있다.

대표적인 진단용 약물에는 뇌하수체 · 부신기능 검사약물, 위액분비기능 검사약물, 간 · 담낭 · 췌장기능 검사약물, 신장기능 검사약물, 결핵 · 눈기능 검사약물 등이 있다.

2. 방사선 조영제(contrast medium)

방사선 진단에서 조영제는 매우 중요하다. 방사선 흡수가 큰 물질(양성 조영제)과 적은 물질(음성 조영제)을 구분해서 사용해야 한다(표 13-3).

표 13-3 **방사선 조영제의 종류**

양성 조영제	황산바륨, 아이오딘제
음성 조영제	공기, 산소, 탄산가스, 질소

Chapter 14

약물 및 독물중독의 처치

01 약물 및 독물중독의 처치

약물이나 독물중독의 원인에는 약물 대량복용, 처방오류 등의 우발적인 사고나 자살 및 타살의 목적 등이 있다.

중독 환자에 대해서는 즉시 생명기능을 유지시키고(호흡이나 순환, 체액관리, 체온유지) 원인물질을 확인함과 동시에 약물이나 독물을 몸 밖으로 제거한다(그림 14-1).

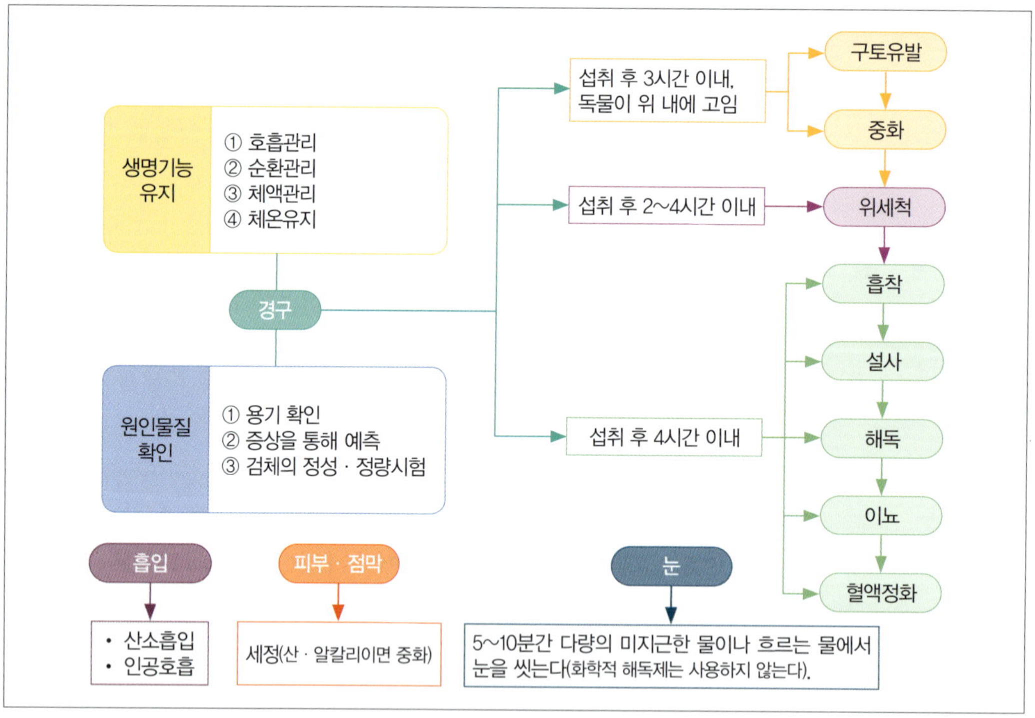

그림 14-1 약물 및 독물중독의 처치

1. 체외제거법

체외제거법에는 구토유발, 위세척, 흡착 등의 방법이 있다. 구토유발의 경우 전통적인 방법으로 현재는 약물 및 독성 제거를 위해 사용하지 않는다. 위세척 또한 최신 연구에 의해 체내 독 제거 효과가 크지 않아 권장되지 않지만, 음독 시간에 따라 일부 독성 응급에서는 효과적일 수 있다.

1) 구토유발

토근시럽(ipecac syrup) 15~30mL + 물 240~480mL를 경구로 투여한다.

[금기 대상]

① 산이나 알칼리 등 부식성 물질을 섭취한 경우(위천공을 피하기 위해)

② 휘발성 물질(휘발유, 석유 등) 및 이들이 장뇌, 살충제, 금속의 용매로 사용되는 경우(폐 유입으로 인한 폐렴 합병을 피하기 위해)

③ 구토반응이 억제된 사람

④ 6개월 이하의 영아

2) 위세척

300~400mL의 따뜻한 물이나 생리식염수를 이용한다. 수면제(hypnotic), 항콜린제(anticholinergic), 중추신경억제제(central nervous system depressant)를 복용 중인 환자인 경우에는 8~12시간 경과 후에도 위세척 대상이 된다.

3) 흡착

활성탄 10g/30~50mL를 사용한다.

만능 해독제(약용탄 : 산화마그네슘 : 탄닌산 = 2 : 1 : 1)

2. 체외배출 촉진

1) 설사제

시트르산마그네슘, 피마자유를 사용한다.

2) 이뇨

[강제이뇨]

- 500mL 생리식염수 + 산화포타슘
  신장 배출형 독물인 경우에 시행한다.
- 알칼리성 강제이뇨($NaHCO_3$) → 페노바비탈(phenobarbital), 아스피린(aspirin)
- 산성 강제이뇨(비타민 C, NH_4Cl)

[삼투압이뇨]

D-마니톨, 포도당 → 페노바비탈, 메티프릴론(methyprylon)

[금기 대상]

쇼크 상태의 환자, 부종 경향이 있는 순환부전 환자, 중증 신장장애 환자

3) 혈액정화

혈액투석이나 알부민 코팅 활성탄을 사용하여 혈액흡착을 시행한다. 중증 예에 적용하며, 거의 모든 약물중독에 효과적이다.

3. 해독제(antidote)

각 중독에 대한 해독제를 정리하면 다음과 같다.

1) 중화

① 산류 : $Mg(OH)_2$, $Ca(OH)_2$, $Al(OH)_3$, 우유

② 알칼리류 : 오렌지주스, 레몬주스

2) 해독

① 중금속(아연, 카드뮴, 구리, 아연) : EDTA(ethylenediamine tetraacetic acid)

② 중금속(구리, 납, 수은, 아연), 비소 : d-페니실라민(d-penicillamine)

③ 비소, 중금속(수은, 동, 연, 금, 크롬) : 다이머카프롤(dimercaprol, BAL)

④ 유기인제(농약, 신경가스) : 프랄리독심(pralidoxime, 2-PAM)

⑤ 철화합물 : 데페록사민(deferoxamine)

⑥ 시안화합물 : 아질산(nitrous acid) + 티오황산소듐(sodium thiosulfate)

⑦ 마약진통제 : 날록손(naloxone)

⑧ 쿠마린 계열 항응혈제 : 파이토나다이온(phytonadione; 비타민 K_1)

⑨ 벤조다이아제핀 계열 약물 : 플루마제닐(flumazenil)

⑩ 페노티아진류, 부티로페논류 : 다이펜하이드라민(diphenhydramine) + 페니토인(phenytoin)

⑪ 삼환 계열 항우울제 : 피소스티그민(physostigmine) + 리도카인 · 프로프라놀롤(lidocaine · propranolol)

⑫ 버섯(무스카린 함유) : 아트로핀(atropine) + 페니실린(penicillin)

⑬ 플루오르화수소산 : 글루콘산칼슘(calcium gluconate)

⑭ 메탄올, 에틸렌글리콜 : 에탄올(ethanol)

3) 기타

① 일산화탄소 : 고압산소

Reference/Index

참고문헌/찾아보기

참고문헌

- 대한약리학회 교재편찬위원회, 〈이우주의 약리학강의〉, 신일서적, 2019
- 서울대학교 의과대학 연구진, 〈기초의학 약리학 개정2판〉, 예당출판사, 2018
- 약리학교재판찬위원회, 〈약리학 12판〉, 현문사, 2018
- 와타나베 야쓰히로 저, 〈집중강의 약리학 제2판〉, 신일서적, 2017
- 은종영 저, 〈최신 임상약리학〉, 학지사메디컬, 2018
- 최병철, 송연화 저, 〈임상 약리학〉, 포널스출판사, 2013
- Bertram G. Katzung, 〈약리학 제11판〉, 고문사, 2011
- Blainetemplar Smith, 〈간호학 전공을 위한 임상약리학〉, 한미의학, 2019
- Henry Hitner, 〈알기 쉬운 약리학 7판〉, 메디컬사이언스, 2019
- Marilyn Winterton Edmunds, 〈임상약리학 8판〉, 현문사, 2018
- Susan M. Ford, 〈간호사를 위한 임상약리학 11판〉, 범문에듀케이션, 2019
- Bertram G. Katzung, 〈Basic and Clinical Pharmacology 15th Edition〉, McGraw-Hill, 2020
- Karen Whalen Lippincott, 〈Lippincott Illustrated Reviews: Pharmacology 7th Edition〉, Williams & Wilkins, 2018
- Khillare, Sonali Ankush, 〈Basic Pharmacology〉, Lambert Academic Publishing, 2020

찾아보기

한글

ㅇ

찾아보기 한글

영어

D

E

F

G

H

I

K

L

M

N

O

P

Q

R

S

T

U

V

W

Z

저자진

- **강노을** 청암대학교
- **김명희** 삼육보건대학교
- **김미숙** 춘해보건대학교
- **김보균** 가천대학교
- **김소라** 제주관광대학교
- **김윤정** 배재대학교
- **김은우** 서영대학교
- **김하늘** 동원과학기술대학교
- **김현주** 세한대학교
- **김혜랑** 호원대학교
- **라미옥** 기독간호대학교
- **박정숙** 남부대학교
- **신환호** 서영대학교
- **유진나** 대구한의대학교
- **윤혜원** 가톨릭상지대학교
- **이미호** 선린대학교
- **이민아** 강동대학교
- **이상구** 경일대학교
- **이선희** 대경대학교
- **이소영** 광주대학교
- **이승민** 창원문성대학교
- **이영희** 동남보건대학교
- **이효정** 광주대학교
- **임병주** 나사렛대학교
- **임성민** 춘해보건대학교
- **정세인** 송원대학교
- **정은선** 울산과학대학교
- **조지연** 유한대학교
- **채경숙** 서정대학교
- **황경미** 한영대학교

제4판

쉽게 배우는

필수 약리학

2022년 1월 25일 초판 발행
2023년 3월 3일 2판 발행
2024년 2월 25일 3판 발행
2025년 8월 20일 4판 3쇄 발행

저　　자 박정숙 · 신환호 · 이미호 · 정은선 외
발 행 인 배영환 외
발 행 처 도서출판 의학교육
등록번호 제 2013-114 호
주　　소 서울시 영등포구 영중로 138-1(영등포동 8가 80-2) 드림프라자 B 901호
Tel 02) 2637-4806, 4863 Fax 02) 2637-4807
홈페이지 www.medipub.co.kr
E-mail okpress1208@naver.com
정　　가 40,000 원
I S B N 979-11-6127-226-9 93510